# Crosslink
## 理学療法学テキスト

# 内部障害
# 理学療法学

編集 解良武士
高崎健康福祉大学 保健医療学部 理学療法学科 教授

椿 淳裕
新潟医療福祉大学 リハビリテーション学部 理学療法学科 教授

**MEDICAL VIEW**

**Crosslink Textbook : Physical Therapy for Internal Medicine**
(ISBN 978-4-7583-2004-7 C3347)

Editors: Takeshi Kera
       Atsuhiro Tsubaki

2019. 10. 10　1st　ed

©MEDICAL VIEW, 2019
Printed and Bound in Japan

**Medical View Co., Ltd.**
2-30 Ichigayahonmuracho, Shinjyukuku, Tokyo, 162-0845, Japan
E-mail　ed@medicalview.co.jp

# 編集の序

　わが国の呼吸リハビリテーションは，肺理学療法や呼吸理学療法といった名称で古くから行われてきました。しかし，2006年の診療報酬改定・疾患別リハビリテーションの導入に至るまで，診療報酬として認められるまでに長い期間を要しました。一方，急性心筋梗塞のみを対象とした心疾患理学療法料は1988年に認められ，その適応が狭心症や開心術後まで拡大したのは，疾患別リハビリテーション料よりも10年早い1996年でした。しかし，その厳しい施設基準から普及には同様に時間を要しました。現在では，いわゆる内部障害理学療法として体系化される疾病として，心大血管疾患，末梢循環障害，呼吸器疾患，糖尿病，腎臓病などがありますが，高齢期の中枢神経疾患や運動器疾患でも内部障害を併存症として有する方が多い現状を考えると，内部障害理学療法は今やリハビリテーションの中核ともいえる存在となりました。

　本書は内部障害を有する対象者への理学療法について，疾患別リハビリテーションの枠組みにとらわれずに臨床現場で必ず対応に迫られる疾病を中心に，その疾患概念・病態・治療・理学療法について系統的に，かつ網羅的に解説しています。また，呼吸・循環にかかわる解剖学・生理学，そして運動療法の理解には必須の運動生理学についてページを割いて解説を行い，学生や若い理学療法士が病態や理学療法介入の意義が理解しやすいよう，章構成を工夫しています。巻末の症例検討では，画像のほか，内部障害特有の血液ガス分析，生化学検査，スパイロメトリなどの診断のための各種検査結果を示し，これらに基づいた理学療法の展開をわかりやすく説明しています。各疾患別の理学療法を学んだあとに，ストーリーをなぞるように読むことで，臨床的な思考が疑似体験できるものと思います。

　本書を手にとる理学療法を目指す学生のみなさんが，本書を読むことでインスピレーションを開花させ，新しい理学療法を切り開くきっかけになれば幸いです。

2019年8月

解良武士

椿　淳裕

# 執筆者一覧

## 編　集

**解良武士**　高崎健康福祉大学 保健医療学部 理学療法学科 教授
**椿　淳裕**　新潟医療福祉大学 リハビリテーション学部 理学療法学科 教授

## 執筆者（掲載順）

**堀田一樹**　新潟医療福祉大学 リハビリテーション学部 理学療法学科 講師
**野添匡史**　甲南女子大学 看護リハビリテーション学部 理学療法学科 准教授
**椿　淳裕**　新潟医療福祉大学 リハビリテーション学部 理学療法学科 教授
**安達裕一**　榊原記念病院 リハビリテーション科
**齊藤正和**　順天堂大学 保健医療学部 理学療法学科 准教授
**笹沼直樹**　兵庫医科大学病院 リハビリテーション部
**竹内雅史**　東北大学病院 リハビリテーション部
**榊　聡子**　春日部中央総合病院 リハビリテーション科 理学療法部門
**解良武士**　高崎健康福祉大学 保健医療学部 理学療法学科 教授
**亀田光宏**　春日部中央総合病院 リハビリテーション科
**千木良佑介**　高崎健康福祉大学 保健医療学部 理学療法学科 准教授
**瀬崎　学**　新潟県立がんセンター新潟病院 リハビリテーション科
**花田匡利**　長崎大学病院 リハビリテーション部
**万行里佳**　目白大学 保健医療学部 理学療法学科 教授
**臼井直人**　嬉泉病院 リハビリテーション科
**森下慎一郎**　福島県立医科大学 保健科学部 理学療法学科 教授

## 企画協力

**中山恭秀**　東京慈恵会医科大学附属病院 リハビリテーション科 技師長

# 目　次

略語一覧 ⋯⋯⋯⋯⋯⋯⋯⋯⋯⋯⋯⋯⋯⋯⋯⋯⋯ x

## 第1章　総論 ⋯⋯⋯⋯⋯⋯⋯⋯⋯⋯⋯⋯⋯ 1

**1 循環器の構造としくみ** ⋯⋯⋯⋯⋯⋯ 堀田一樹　2
　**1 循環器系の構造** ⋯⋯⋯⋯⋯⋯⋯⋯⋯⋯ 2
　**2 循環器系のしくみ** ⋯⋯⋯⋯⋯⋯⋯⋯⋯ 7
　● まとめ ⋯⋯⋯⋯⋯⋯⋯⋯⋯⋯⋯⋯⋯⋯⋯ 13

**2 呼吸器の構造としくみ** ⋯⋯⋯⋯⋯⋯ 野添匡史　14
　**1 呼吸器系の解剖** ⋯⋯⋯⋯⋯⋯⋯⋯⋯⋯ 14
　**2 呼吸器の生理** ⋯⋯⋯⋯⋯⋯⋯⋯⋯⋯⋯ 20
　● まとめ ⋯⋯⋯⋯⋯⋯⋯⋯⋯⋯⋯⋯⋯⋯⋯ 25

**3 運動生理と運動処方** ⋯⋯⋯⋯⋯⋯ 椿　淳裕　26
　**1 運動時の生体反応** ⋯⋯⋯⋯⋯⋯⋯⋯⋯ 26
　**2 運動時の呼吸代謝反応** ⋯⋯⋯⋯⋯⋯⋯ 30
　**3 運動強度** ⋯⋯⋯⋯⋯⋯⋯⋯⋯⋯⋯⋯⋯ 36
　**4 運動処方** ⋯⋯⋯⋯⋯⋯⋯⋯⋯⋯⋯⋯⋯ 37
　● まとめ ⋯⋯⋯⋯⋯⋯⋯⋯⋯⋯⋯⋯⋯⋯⋯ 39

## 第2章　各論 ―循環器疾患― ⋯⋯⋯ 41

**1 心不全と理学療法評価** ⋯⋯⋯ 安達裕一, 齊藤正和　42
　**1 疾患の病態** ⋯⋯⋯⋯⋯⋯⋯⋯⋯⋯⋯⋯ 42
　**2 症候・障害** ⋯⋯⋯⋯⋯⋯⋯⋯⋯⋯⋯⋯ 45
　**3 医学的検査** ⋯⋯⋯⋯⋯⋯⋯⋯⋯⋯⋯⋯ 46
　**4 医師による治療** ⋯⋯⋯⋯⋯⋯⋯⋯⋯⋯ 49
　**5 理学療法評価** ⋯⋯⋯⋯⋯⋯⋯⋯⋯⋯⋯ 51
　**6 理学療法士による治療** ⋯⋯⋯⋯⋯⋯⋯ 60
　● まとめ ⋯⋯⋯⋯⋯⋯⋯⋯⋯⋯⋯⋯⋯⋯⋯ 66

**2** 虚血性心疾患　　　　　　　　　　　　　　　　　笹沼直樹　68

  **1** 疾患の病態 ……………………………………… 68

  **2** 症候・障害 ……………………………………… 69

  **3** 医学的検査 ……………………………………… 71

  **4** 医師による治療 ………………………………… 77

  **5** 理学療法評価 …………………………………… 78

  **6** 理学療法士による治療 ………………………… 81

   ●まとめ ……………………………………………… 89


**3** 弁疾患および大血管疾患　　　　　　　　　　　竹内雅史　90

  **3-1** 弁疾患 …………………………………………… 90

   **1** 疾患の病態 ……………………………………… 90

   **2** 症候・障害 ……………………………………… 91

   **3** 医学的検査 ……………………………………… 93

   **4** 理学療法士による治療 ………………………… 94

  **3-2** 大血管疾患 ……………………………………… 99

   **1** 疾患の病態 ……………………………………… 99

   **2** 症候・障害 ……………………………………… 102

   **3** 医学的検査 ……………………………………… 103

   **4** 理学療法士による治療 ………………………… 104

   ●まとめ ……………………………………………… 107


**4** 末梢循環障害　　　　　　　　　　　　　　　　榊　聡子　110

  **1** 病態生理 ………………………………………… 110

  **2** 症候・障害 ……………………………………… 112

  **3** 医学的検査 ……………………………………… 114

  **4** 医師による治療 ………………………………… 116

  **5** 運動療法 ………………………………………… 118

   ●まとめ ……………………………………………… 126

目次

# 第3章 各論 —呼吸器疾患— ...... 127

## 1 呼吸不全と理学療法評価 ...... 解良武士，亀田光宏 128
1 呼吸不全の病態 ...... 128
2 理学療法の対象となる代表的疾患 ...... 131
3 医学的検査 ...... 132
4 医師による治療 ...... 143
5 理学療法評価 ...... 145
● まとめ ...... 158

## 2 呼吸器障害に対する理学療法手技 ...... 千木良佑介 160
1 コンディショニング ...... 160
2 胸郭の柔軟性を高める手技 ...... 163
3 排痰手技 ...... 167
4 運動療法 ...... 169
● まとめ ...... 171

## 3 慢性閉塞性肺疾患 ...... 解良武士 172
1 疾患の病態 ...... 172
2 症候・障害 ...... 174
3 医師による治療 ...... 176
4 理学療法評価 ...... 178
5 理学療法士による治療 ...... 181
● まとめ ...... 191

## 4 周術期 ...... 瀬崎 学 192
1 疾患の病態 ...... 192
2 症候・障害 ...... 195
3 医学的検査 ...... 199
4 理学療法評価 ...... 202
5 理学療法士による治療 ...... 209
6 人工呼吸器 ...... 212
● まとめ ...... 215

vii

**5 喀痰等の吸引** ......................................... 花田匡利　216

1 吸引の定義と目的 .......................................... 216

2 吸引の適応と禁忌 .......................................... 217

3 感染対策：標準予防策（スタンダードプリコーション） ............ 218

4 吸引の実際 ①：アセスメント .............................. 219

5 吸引の実際 ②：吸引の手順 ................................ 220

6 合併症とその対応 .......................................... 224

● まとめ ...................................................... 225

# 第4章　各論 －代謝・腎疾患－　227

**1 糖尿病** .............................................. 万行里佳　228

1 症候・障害 ................................................ 228

2 医学的検査 ................................................ 233

3 血糖コントロール目標 ...................................... 235

4 医師による治療 ............................................ 236

5 理学療法評価 .............................................. 238

6 理学療法士による治療 ...................................... 244

7 行動変容 .................................................. 245

● まとめ ...................................................... 247

**2 腎疾患** .............................................. 臼井直人　248

1 症候・障害 ................................................ 248

2 医学的検査 ................................................ 258

3 医師による治療 ............................................ 262

4 理学療法評価 .............................................. 269

5 理学療法士による治療 ...................................... 276

● まとめ ...................................................... 285

**3 がんの理学療法** ...................................... 森下慎一郎　288

1 概論 ...................................................... 288

2 医学的検査 ................................................ 291

**目次**

**3** 医師による治療 ……………………………………………………………… 292

**4** 理学療法評価 …………………………………………………………………… 293

**5** 理学療法士による治療 ……………………………………………………… 298

　● まとめ ……………………………………………………………………………… 306

## 症例集 …………………………………………………………………………………… 309

心不全 …………………………………………………… 安達裕一，齊藤正和　310

急性心筋梗塞 …………………………………………………… 笹沼直樹　314

末梢動脈疾患 …………………………………………………… 榊　聡子　317

重症下肢虚血 …………………………………………………… 榊　聡子　320

慢性閉塞性肺疾患 ……………………………………………… 亀田光宏　323

外科周術期 ……………………………………………………… 瀬崎　学　327

糖尿病（教育入院） …………………………………………… 万行里佳　330

急性腎障害 ……………………………………………………… 臼井直人　332

末期腎不全（外来，長期透析） ……………………………… 臼井直人　336

血液がん ………………………………………………………… 森下慎一郎　340

乳がん …………………………………………………………… 森下慎一郎　343

肺がん …………………………………………………………… 森下慎一郎　346

索引 ………………………………………………………………………………………… 348

# 略語一覧

## A

| ABI | ankle-brachial index | 足関節上腕血圧比 |
|-----|---------------------|----------------|
| ACBT | active cycle breathing technique | アクティブサイクル呼吸法 |
| ACE | angiotensin converting enzyme | アンジオテンシン変換酵素 |
| ACS | acute coronary syndrome | 急性冠症候群 |
| ADL | activities of daily living | 日常生活活動 |
| AED | automated external defibrillator | 自動体外式除細動器 |
| AF | atrial fibrillation | 心房細動 |
| AFL | atrial flutter | 心房粗動 |
| AHA | American heart association | 米国心臓協会 |
| AKI | acute kidney injury | 急性腎障害 |
| ALP | alkaline phosphatase | アルカリホスファターゼ |
| ALS | amyotrophic lateral sclerosis | 筋萎縮性側索硬化症 |
| AMI | acute myocardial infarction | 急性心筋梗塞 |
| AP | angina pectoris | 狭心症 |
| AR | aortic regurgitation | 大動脈弁閉鎖不全症 |
| ARB | angiotensin II receptor blocker | アンジオテンシンII受容体遮断薬 |
| ARDS | acute respiratory distress syndrome | 急性呼吸窮迫症候群 |
| ARF | acute renal failure | 急性腎不全 |
| AS | aortic stenosis | 大動脈弁狭窄症 |
| AT | anaerobic threshold | 嫌気性代謝閾値 |
| ATN | acute tubular necrosis | 急性尿細管壊死 |

## B

| BGA | blood gas analysis | 血液ガス分析 |
|-----|---------------------|----------------|
| BI | Barthel index | |
| BV | blood volume | 血液量 |

## C

| CABG | coronary artery bypass grafting surgery | 冠動脈バイパス術 |
|------|------------------------------------------|----------------|
| CAG | coronary angiography | 冠動脈造影検査 |
| CAPD | continuous ambulatory peritoneal dialysis | 持続的携帯型腹膜透析 |
| CC | closing capacity | |
| CI | cardiac index | 心係数 |
| CKD | chronic kidney disease | 慢性腎臓病 |

略語一覧

| CLI | critical limb ischemia | 重症虚血肢 |
|---|---|---|
| COPD | chronic obstructive pulmonary disease | 慢性閉塞性肺疾患 |
| CP | costophrenic | 肋骨横隔膜 |
| CPAP | continuous positive pressure ventilation | 持続性気道内陽圧 |
| CPX | cardiopulmonary exercise test | 心肺運動負荷試験 |
| CRF | chronic renal failure | 慢性腎不全 |
| CS | clinical scenario | クリニカルシナリオ |
| CTR | cardiothoracic ratio | 心胸郭比 |
| CV | closing volume | |

## D

| DES | drug eluting stent | 薬剤溶出性ステント |
|---|---|---|
| DKA | diabetic ketoacidosis | |
| DLCO | diffusing capacity for carbon monoxide | 一酸化炭素拡散能 |

## E

| EBM | evidence based medicine | 根拠に基づいた医療 |
|---|---|---|
| ED | erectile dysfunction | 勃起障害 |
| EELV | end expiratory lung volume | 呼気終末肺気量 |
| EF | ejection fraction | |
| eGFR | estimated glomerular filtration rate | 推算糸球体濾過量 |
| EIH | exercise induced hypoxia | 運動誘発性低酸素血症 |
| EILV | end inspiratory lung volume | 吸気終末肺気量 |
| ERV | expiratory reserve volume | 予備呼気量 |
| ESA | erythropoiesis stimulating agent | 赤血球造血刺激因子製剤 |
| ESKD | end-stage kidney disease | 末期腎不全 |

## F

| $FEV_1$ | forced expiratory volume in one second | 一秒量 |
|---|---|---|
| FIM | functional independence measure | 機能的自立度評価法 |
| $FIO_2$ | fraction of inspiratory oxygen | 吸入酸素濃度 |
| FPS | faces pain scale | |
| FRC | functional residual capacity | 機能的残気量 |
| FS | fractional shortening | 左室内径短縮率 |
| FVC | forced vital capacity | 努力性肺活量 |

## G

| | | |
|---|---|---|
| **GCS** | Glasgow coma scale | |
| **GFR** | glomerular filtration rate | 糸球体濾過量 |
| **GLUT** | glucose transporter | グルコース輸送体 |
| **GVHD** | graft versus host disease | 移植片対宿主病 |

## H

| | | |
|---|---|---|
| **HD** | hemodialysis | 血液透析 |
| **HDF** | hemodiafiltration | 血液濾過透析 |
| **HF** | hemofiltration | 血液濾過 |
| **HFmrEF** | heart failure with mid-range ejection fraction | LVEFが軽度低下（40％≦〜＜50％）した心不全 |
| **HFpEF** | heart failure with preserved ejection fraction | LVEFが保たれた（≧50％）心不全 |
| **HFrecEF** | heart failure with recovered ejection fraction | LVEFが改善した（≧40％）心不全 |
| **HFrEF** | heart failure with reduced ejection fraction | LVEFが低下（＜40％）した心不全 |
| **HHD** | hand held dynamometer | 徒手筋力計 |
| **HMV** | home mechanical ventilation | 在宅人工呼吸器療法 |
| **HOT** | home oxygen therapy | 在宅酸素療法 |
| **HR** | heart rate | 心拍数 |
| **HRQL** | health related quality of life | |
| **HRR** | heart rate reserve | |

## I・J

| | | |
|---|---|---|
| **IABP** | intra-aortic balloon pumping | 大動脈バルーンパンピング |
| **IADL** | instrumental activities of daily living | 手段的日常生活活動 |
| **IC** | inspiratory capacity | 最大吸気量 |
| **IC** | intermittent claudication | 間欠性跛行 |
| **ICF** | international classification of functioning, disability and health | 国際生活機能分類 |
| **ICS** | inhaled corticosteroid | 吸入ステロイド薬 |
| **ICU** | intensive care unit | 集中治療室 |
| **ICUAW** | ICU acquired weakness | 超急性期での四肢筋力低下 |
| **IDH** | intradialytic hypotension | 透析関連低血圧 |
| **IE** | infective endocarditis | 感染性心内膜炎 |
| **IGT** | impaired glucose tolerance | |
| **IPPV** | intermittent positive pressure ventilation | 間欠的陽圧換気 |

| IRMA | intraretinal microvascular abnormality | 網膜内細小血管異常 |
|---|---|---|
| IRV | inspiratory reserve volume | 予備吸気量 |
| ISWT | incremental shuttle walking test | 漸増シャトルウォーキング試験 |
| IVC | inferior vena cava | 下大静脈 |
| JCS | Japan coma scale | |

## L

| LAA | low attenuation area | 低吸収領域 |
|---|---|---|
| LABA | long-acting $\beta_2$-agonist | 長時間作用性$\beta_2$刺激薬 |
| LAD | left anterior descending artery | 左前下行枝 |
| LAMA | long-acting muscarinic antagonist | 長時間作用性抗コリン薬 |
| LCA | left coronary artery | 左冠動脈 |
| LCX | left circumflex branch | 左回旋枝 |
| LMT | left main trunk | 左冠動脈主幹部 |
| LOS | low output syndrome | 低心拍出量症候群 |
| LVDd | left ventricular end-diastolic dimension | 左室拡張末期径 |
| LVEF | left ventricular ejection fraction | 左室駆出率 |

## M

| MBD | mineral and bone disorder | 骨ミネラル代謝異常 |
|---|---|---|
| MEP | maximal expiratory position | 最大呼気位 |
| MET | metabolic equivalent | 代謝当量 |
| MIBG | meta-iodobenzylguanidine | |
| MIP | maximal inspiratory position | 最大吸気位 |
| mMRC | modified Medical Research Council | |
| MMT | manual muscle testing | 徒手筋力検査 |
| MPQ | McGill pain questionnaire | マクギル疼痛質問票 |
| MR | mitral regurgitation | 僧帽弁閉鎖不全症 |
| MRSA | methicillin-resistant *Staphylococcus aureus* | メチシリン耐性黄色ブドウ球菌 |
| MS | mitral stenosis | 僧帽弁狭窄症 |

## N

| | | |
|---|---|---|
| **NEAT** | non-exercise activity thermogenesis | 非運動性熱産生 |
| **NIPPV** | non-invasive positive pressure ventilation | 非侵襲的陽圧換気法 |
| **NRS** | numerical rating scale | |
| **NSAIDs** | non-steroidal anti-inflammatory drugs | 非ステロイド性消炎鎮痛薬 |
| **NSVT** | nonsustained ventricular tachycardia | 非持続性心室頻拍 |

## P・Q

| | | |
|---|---|---|
| **PAC** | premature atrial contraction | 心房性（上室性）期外収縮 |
| **PaCO$_2$** | partial pressure of arterial carbon dioxide | 動脈血二酸化炭素分圧 |
| **PAD** | peripheral arterial disease | 末梢閉塞性動脈疾患 |
| **PaO$_2$** | partial pressure of arterial oxygen | 動脈血酸素分圧 |
| **PCI** | percutaneous coronary intervention | 経皮的冠動脈インターベンション |
| **PCPS** | percutaneous cardiopulmonary support | 経皮的心肺補助装置 |
| **PCWP** | pulmonary capillary wedge pressure | 肺動脈楔入圧 |
| **PEEP** | positive end expiratory pressure | 終末呼気陽圧 |
| **PEmax** | maximal expiratory pressure | 最大呼気圧 |
| **PImax** | maximal inspiratory pressure | 最大吸気圧 |
| **PNF** | proprioceptive neuromuscular facilitation | 固有受容器性神経筋促進法 |
| **PVC** | premature ventricular contraction | 心室性期外収縮 |
| **QOL** | quality of life | 生活の質 |

## R

| | | |
|---|---|---|
| **RAAS** | renin-angiotensin-aldosterone system | レニン・アンジオテンシン・アルドステロン系 |
| **RASS** | Richmond agitation-sedation scale | リッチモンド興奮・鎮静スケール |
| **RCA** | right coronary artery | 右冠動脈 |
| **RFI** | renal failure index | 腎不全指数 |
| **RM** | repetition maximum | 最大反復回数 |
| **ROM** | range of motion | 関節可動域 |
| **RPE** | rating of perceived exertion | 自覚的運動強度 |
| **RV** | residual volume | 残気量 |

## S

| SABA | short-acting $\beta_2$-agonist | 短時間作用型$\beta_2$刺激薬 |
|---|---|---|
| SAMA | short-acting muscarinic antagonist | 短時間作用型抗コリン薬 |
| SBP | systolic blood pressure | |
| SBT | spontaneous breathing trial | 自発呼吸トライアル |
| SGA | subjective global assessment | 主観的包括的評価 |
| SGLT | sodium glucose transporter | |
| SIMV | synchronized intermittent mandatory ventilation | 同期型間欠的強制換気 |
| SpO$_2$ | saturation of percutaneous oxygen | 経皮的酸素飽和度 |
| SPP | skin perfusion pressure | 皮膚(組織)灌流圧 |
| SPPB | short physical performance battery | |
| SRE | skeletal related events | 骨関連事象 |
| STAS | spread through air spaces | |
| STEMI | ST elevation myocardial infarction | |
| SVT | sustained ventricular tachycardia | 持続性心室頻拍 |
| SWT | shuttle walking test | シャトル歩行試験 |

## T・U

| TAVI | transcatheter aortic valve implantation | 経カテーテル大動脈弁留置術 |
|---|---|---|
| TBI | toe brachial pressure index | 足趾上腕血圧比 |
| TcPO$_2$ | transcutaneous oxygen pressure | 経皮的酸素分圧 |
| THR | target heart rate | 目標心拍数 |
| TLC | total lung capacity | 全肺気量 |
| TP | toe pressure | 足趾血圧 |
| TRPG | transtricuspid pressure gradient | 三尖弁圧較差 |
| TUG | timed up & go | |
| TV | tidal volume | 一回換気量 |
| ULP | ulcer-like projection | 偽腔内血栓 |

## V

| VAS | visual analogue scale | |
|---|---|---|
| VC | vital capacity | 肺活量 |
| VE | minute ventilation | |
| VF | ventricular fibrillation | 心室細動 |

| | | |
|---|---|---|
| $VO_2$ | volume of oxygen | |
| $VO_2$ max | maximal oxygen uptake | 最大酸素摂取量 |
| VT | ventilatory threshold | 換気性作業閾値 |
| VT | ventricular tachycardia | 心室頻拍 |

## W

| | | |
|---|---|---|
| WBC | white blood cell | 白血球 |
| WR | work rate | 仕事率 |

## 数字・記号

| | | |
|---|---|---|
| 6MWT | 6-minute walk test | 6分間歩行試験 |
| 75gOGTT | 75g oral glucose tolerance test | 75g ブドウ糖負荷試験 |
| %VC | % vital capacity | %肺活量 |

# 第1章

# 総論

# 1章 総論

## 1 循環器の構造としくみ

### 1 循環器系の構造

**POINT**
- 循環器系は体循環と肺循環に大別される
- 心臓は全身に血液を送るポンプとしての役割を担っている
- 冠動脈は心臓に血液を供給しており，運動時に冠血流量は増加する

#### 体循環と肺循環

心臓は1日24時間，365日休まず働き続ける健気な臓器である。心臓の最たる役割は心ポンプ機能であり，全身の臓器に血液を届けている。その役割を果たすために，左心室は100〜140mmHgもの圧で血液を拍出している。

心臓の内腔は右心房，右心室，左心房，左心室の4つが存在するが（**図1**），そのうち心ポンプ機能として最も強力な力を生み出すのが左心室である。このような特性から，左心室の壁厚は右心室と比べて約3倍厚くなっている。

循環器系は大きく体循環と肺循環に分けられ，この回路に沿って血液は**左心室→体循環→右心房→右心室→肺循環→左心房→左心室**と循環する（**図1**）。肺循環の役割は，酸素と二酸化炭素の**ガス交換**である。肺循環で血中に取り込んだ酸素を体循環は末梢臓器へと運搬する。体循環では，大動脈→動脈→細動脈→毛細血管→細静脈→静脈→大静脈の順に血液が循環する。細動脈，毛細血管および細静脈は**微小血管**とよばれ，臓器内を走行している。微小血管は，臓器が必要とする酸素や栄養物質を血管外に供給し，二酸化炭素と代謝産物を血中に取り込む。血中に取り込まれた二酸化炭素は静脈を介して肺に到達し，肺から大気中に排泄される。

#### 心臓の解剖

心臓は左右の肺の間，横隔膜の上に位置し，心尖部を左下方に向けて存在する。心臓の大きさは握りこぶし程度で，重さは250〜300gである。心臓には血液の逆流を防ぐための弁として，三尖弁，肺動脈弁，僧帽弁および大動脈弁の4つが存在する（**図2**）。

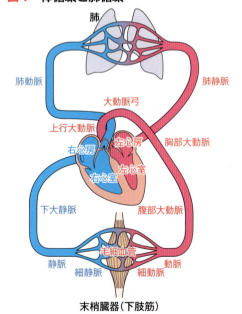

**図1　体循環と肺循環**

両心室と心房の中隔を通って，前後で分けたときの背側の内観を示す。肺循環で酸素化された血液は，左心室のポンプ機能によって末梢の臓器へと運搬される。静脈系は伸展性が高く，容量血管としての役割を担っている。細動脈は臓器が必要とする血流を再配分するために，血管抵抗を調節している。

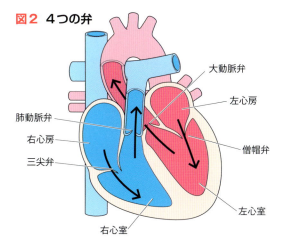

**図2 4つの弁**

右心房と右心室，右心室と肺動脈，左心房と左心室，左心室と大動脈の間には弁が存在し，血液の逆流を防いでいる。

## 心筋

　心筋は骨格筋と同様に横紋筋の一種であり，アクチンとミオシンにより収縮・弛緩が行われる。心筋は骨格筋と異なり，電気刺激の生成や伝導に関与する特殊心筋と，その指令を受けて収縮する固有心筋の2種類があり，役割分担されている。例えるならば，会社の管理職が特殊心筋であり，特殊心筋の指示に従って実際に働く社員が固有心筋である〔詳細は「刺激伝導系」(p.4)で述べる〕。

　心臓の収縮・弛緩において必要なアデノシン三リン酸（ATP）は，心筋細胞の細胞内小器官であるミトコンドリアで産生され，その過程で酸素が必要となる。従って，心臓は全身の臓器に血流（酸素）を供給する臓器であると同時に，自らも常時血流による酸素供給を必要としている。骨格筋と決定的に異なるのは，骨格筋では非運動時の酸素需要はきわめて低いが，心筋は常時活動しているため，酸素需要は常にある一定レベルを維持している。そのため，心臓の栄養血管である冠動脈の血流量（**冠血流量**）の調節は生命維持にとってきわめて重要である。

## 冠動脈

　心臓自体に血流を供給する血管を**冠動脈**とよぶ（**図3a**）。冠動脈は大動脈基部から**右冠動脈**と**左冠動脈**が分岐している。左冠動脈主幹部は**左前下行枝**と**左回旋枝**の2本に分岐する。右冠動脈は右心房，右心室，洞房結節，房室結節，左心室の後壁と下壁を栄養しており，左前下行枝は心室中隔，左心室前壁，心尖部，右心室前壁を，左回旋枝は左心房，左心室側壁と後下壁を栄養している。各冠動脈と栄養部位の対応は，心筋梗塞の病態の理解において重要である。

　冠動脈は分岐直後は，心膜と心外膜の間を走行している（**図3b**）。途中から冠動脈は心外膜から心筋内に入り込みながら心内膜の方向へ分岐する。ヒトの冠血流量は安静時では心臓重量100 g 当たり60〜80 mL/100 g・分，高強度の運

## 図3 冠動脈

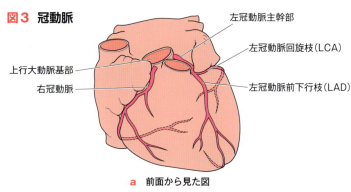

**a 前面から見た図**

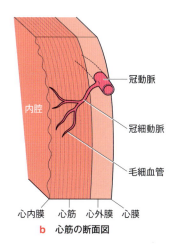

**b 心筋の断面図**

上行大動脈の基部から右および左冠動脈が分岐する（a）。左冠動脈は回旋枝と前下行枝に分岐する。冠動脈は最初は心外膜と心膜の間を走行するが，途中から心筋内へと走行し，最終的に冠細動脈，毛細血管へと分岐する（b）。

＊ATP：adenosine triphosphate

動時には300〜400 mL/100 g・分に増加する。冠血流の特徴は，心臓の収縮期には冠血流量は少なく，拡張期に血流が多いことである。これは収縮期に心内膜側の毛細血管が心筋により圧迫され，拡張期に開放されるためである。一方，心拍数が増加すると収縮期の時間はほとんど変わらないのに対し，拡張期の時間が短縮するため，1心周期当たりの冠血流量は減少する。

## 刺激伝導系

心臓はわれわれの意思とは無関係に均一のリズムで収縮している。随意的に収縮する骨格筋とは異なる心筋の特徴といえる。右心房の上大静脈付近にある特殊心筋である洞結節が，一定のリズムで電気刺激を発生している。この刺激が刺激伝導系を伝わって心筋全体を興奮させる（図4）。つまり，洞結節は会社の役職に例えると社長であり，最も高位から指令を出し心臓（会社）全体を指揮している。この洞結節の周りには自律神経の神経終末が接しており，自律神経からの刺激によって洞結節はリズムを変化させる。

洞結節からの刺激は心房の固有心筋に興奮を伝え，その刺激は房室結節を介してHis束に伝わる（図4）。心房と心室は結合組織により絶縁されており，心房の興奮はヒス束を介してのみ心室へと伝えられる。ヒス束の刺激伝導速度が遅いため，心房から心室へと刺激が伝わるまでに時間的な遅延が生ずる。この遅延が存在するために，心房の収縮の後に心室が収縮する順序性が保たれている。ヒス束は右脚，左脚のPrukinje線維へと興奮を伝える。プルキンエ線維に伝わった電気刺激は，最終的に心室の固有心筋に伝わり，心室が収縮する。

洞結節の不全（社長の辞任）は生命を脅かす事態となる。しかし，洞結節の刺激が起こらない場合でも対応できるよう，心筋細胞は自ら電気刺激を発する能力を有している。これを心筋の自動能といい，特殊心筋，固有心筋はいずれも自らがペースメーカーとして刺激を発する能力を潜在的に有している。ただし普段は，ほかの細胞よりも洞結節の刺激がより高頻度であるため，不応期にこの自動能が表に出ることはない。

## 血管の解剖

血管の役割は，心臓が拍出した血液を末梢臓器へ運搬することである。動脈を輪切りにすると，内膜，中膜および外膜に分類される（図5）。最内層の内膜には，1層の扁平上皮である内皮細胞が存在する。この内皮細胞は血管の外と中を隔てるバリアーとしての役割に加えて，内皮細胞自体が一酸化窒素（NO）をはじめとする物質を産生・放出する内分泌機能を有する。中膜は主として平滑筋細胞から構成される。内皮細胞から放出されたNOは，近傍の平滑筋を弛緩させ，血管径を増大する。外膜は血管の最外層で，膠原線維からなる。

動脈よりさらに小さな血管をみると，細動脈では平滑筋が観察されるのに対し，毛細血管では平滑筋を含む中膜は存在しない。動脈と静脈の違いとして，血管の伸展性は動脈と比べて静脈で高く，広がりやすいことが挙げられる。そ

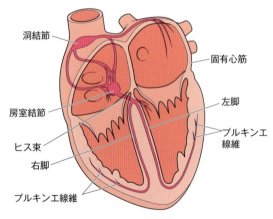

**図4 刺激伝導系**

洞結節，房室結節，ヒス束，右脚，左脚およびプルキンエ線維は特殊心筋，それ以外は固有心筋である。

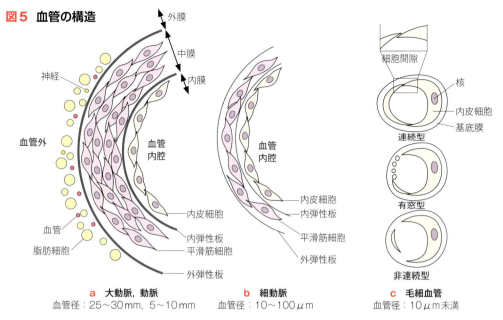

**図5 血管の構造**

a 大動脈, 動脈
血管径：25〜30mm, 5〜10mm

b 細動脈
血管径：10〜100μm

c 毛細血管
血管径：10μm未満

血管を長軸に対して垂直に切った断面図を示す。大動脈から細動脈までは平滑筋細胞が存在するのに対して，毛細血管には平滑筋細胞は存在しない。いずれの血管においても，最内層に1層の内皮細胞が配列されている。毛細血管は連続型，有窓型，非連続型に分類される。

のため，静脈系には血液量全体の60％が存在している。このような特徴から，静脈は**容量血管**とよばれる。

　血圧は全身の血管で一様ではなく，循環の方向から見て上流側の大動脈で最も高く大静脈で最も低い（**図6**）。流体力学的には，この血圧"差"が存在することで，中枢から末梢への物質移動を可能にしている。特に血圧差が大きいのが細動脈である。「血圧（差）＝血流量×血管抵抗」の式から考えると，細動脈の血管抵抗が高いことがわかる。このことから，細動脈は**抵抗血管**とよばれている。抵抗血管の役割として各臓器の血流量の調節がある。骨格筋の細動脈を例にとると，骨格筋細動脈の平滑筋が弛緩し血管拡張（血管抵抗が減少）することで，血流量が増加する。逆に，安静時には骨格筋細動脈の血管抵抗を増やし（平滑筋が収縮し血管径が減少し），骨格筋への血流量を減らしている。運動時などに血液を必要とする臓器に，適切な血流を配分することを血液再配分という。

**図6 血管と平均血圧の関係**

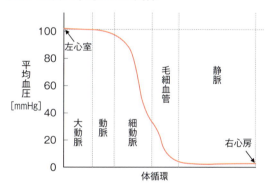

## 大動脈と動脈

　大動脈は太さ約2.5cmの最も太い血管で，全身へと血液を送り出す本幹である。大動脈弁を介して心臓から上行大動脈が出て一度上方に走行する。上行大動脈基部には冠動脈の分岐部がある（**図7**）。上行大動脈に続いて，左方へ彎曲する部分を大動脈弓といい，腕頭動脈，左総頸動脈，左鎖骨下動脈に分岐し，そのうち腕頭動脈は右総頸動脈，右鎖骨下動脈に分岐する。

　大動脈弓は反転しながら下行大動脈へと続き，

### 図7 大動脈と動脈

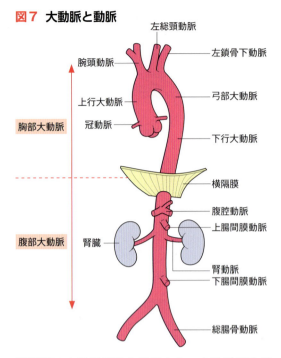

横隔膜の大動脈裂孔を通過する。大動脈裂孔以前を胸部大動脈，以降を腹部大動脈という。腹部大動脈は近位から腹腔動脈，上腸間膜動脈，腎動脈，下腸間膜動脈への分岐を伸ばし，最終的に第4腰椎の高さで左右の総腸骨動脈に分かれる。

## 微小血管（細動脈，毛細血管，細静脈）

細動脈は前述のとおり抵抗血管として機能しており，臓器の血流調節に重要な役割を担っている。血管抵抗の調節は，血管平滑筋の緊張によって行われる。この血管平滑筋は自律神経の支配を受ける。また，自律神経以外の調整機構も存在し，近傍の内皮細胞が一酸化窒素やエンドセリンなどを分泌することで平滑筋細胞の弛緩・収縮が生じる。

細動脈は臓器内で複数回分岐し，最終的に毛細血管（血管径＜$10\mu m$）となる（図5）。毛細血管は一層の内皮細胞によって構成され，その周囲には基底膜が存在する。平滑筋細胞が存在しない代わりに，周皮細胞が存在する。最近の研究により，周皮細胞の収縮能が報告されている[1]。赤血球は毛細血管に到達すると，ヘモグロビンの酸素解離曲線に従って酸素分子を切り離し，酸素は血管外へ移動する。

毛細血管の最も重要な役割は，血管内外の物質交換である。酸素や二酸化炭素は細胞膜を透過できるが，各種イオン，タンパク質，グルコースなどは内皮細胞膜を通過できない。脳や骨格筋の毛細血管は内皮細胞同士がタイトに結合しており，このようなタイプを連続型内皮細胞という。肝臓や脾臓では内皮細胞間に隙間があり，これを非連続型内皮細胞という。また，消化管粘膜や腎糸球体では内皮細胞の一部に窓が開いており，このようなタイプを有窓型内皮細胞という。連続型内皮細胞であっても，炎症時には内皮細胞の間隙が数nm開大し，物質交換を可能にする。

静脈系の特徴として，静脈弁（図8）が挙げられる。立位では下方にある下肢の血液を重力に逆らって右心房へと運ぶために，弁が血液の逆流を防いでいる。骨格筋の収縮により静脈が圧迫され，血液は中枢へと送られる（ミルキングアクション）。

### 図8 静脈の特徴

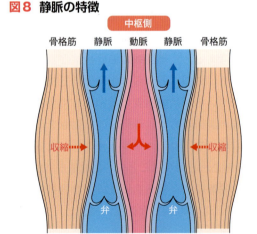

静脈には弁が存在し，血液の逆流を防いでいる。骨格筋の収縮と動脈の拍動は，静脈血を中枢側へ押しやる原動力である。

## 2 循環器系のしくみ

- 心臓は収縮期と拡張期を繰り返している
- 心電図は心臓の電気的活動を記録している
- 心拍出量は一回拍出量と心拍数の積である
- 自律神経は交感神経と副交感神経からなり，循環調節に重要な役割を担っている

### 心臓の周期的活動

心臓は生涯にわたり収縮と弛緩を周期的に繰り返している。心臓が収縮して血液を駆出する時期を**収縮期**，弛緩して心内腔に血流を流入する時期を**拡張期**とよび，収縮期と拡張期からなる1サイクルを**心周期**とよぶ。心周期に伴う左心室圧，左心室容積，動脈圧の変化（**図9**）を理解することは，心電図や心臓超音波検査の理解に必要不可欠である。

### 心室収縮期：等容性収縮期，駆出期，前弛緩期

心室に興奮が伝わることで，心室の収縮が始まる。収縮期は等容性収縮期，駆出期および前弛緩期の3つに分けられる。心室の収縮が始まると僧帽弁が閉じるが，心室圧が動脈圧を超えて大動脈弁を押し開くまでに0.02〜0.06秒かかる（**図9**の①）。この間を**等容性収縮期**といい，心

**図9 心周期に伴う心室内圧，容積および心臓の電気的活動の変化**

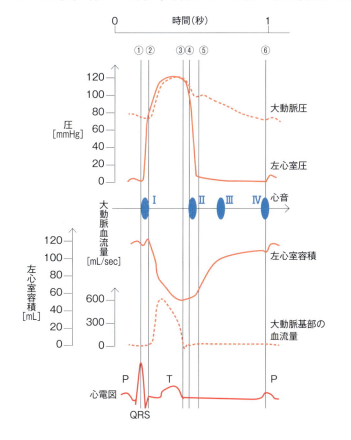

図中の①〜⑥は以下を示す。
① 僧帽弁の閉鎖と左室の等容性収縮の開始
② 等容性収縮の終了と大動脈弁の開放
③ 心室収縮期の終了
④ 大動脈弁の閉鎖と等容性弛緩期の開始
⑤ 僧帽弁の開放と心室への血液流入
⑥ 心房収縮期の開始

拍出は生じない．心室圧が動脈圧を超えると大動脈弁が開き心拍出が始まる（図9の②）．収縮期の終盤には，心室筋が収縮していても心拍出はみられない（図9の③）．この時期を**前弛緩期**といい，この時期においても大動脈から末梢血管への血流は持続している．

### 心室拡張期：等容性弛緩期，充満期

心拍出が終わってから次の心室収縮が始まるまでの時期を，心室拡張期という．心室拡張期は等容性弛緩期と充満期に分けられる．心室が弛緩すると，心室圧は減少し動脈圧より低くなる．このため，大動脈弁が閉じる（図9の④）．その後，約0.1秒間にわたり僧帽弁は閉じたままで，心室容積は変化しないまま心室圧が低下する．この時期を**等容性弛緩期**といい，この間の心室拡張は心筋自体の弛緩によって生じる．その後，僧帽弁が開き，心房の収縮はなくとも心室自体の拡張により血液が流入する（図9の⑤）．続いて，心房が収縮し，心室内へ血流が流入する（図9の⑥）．僧帽弁が開いてから心室が収縮を始めるまでの期間を**充満期**とよぶ．

### 心音

聴診は聴診器1つで行える非侵襲的な評価法である．胸壁に聴診器を当てると，心周期に同期したⅠ音（僧帽弁の閉鎖音）とⅡ音（大動脈弁の閉鎖音）が聴取される（図9）．若年者ではⅠ音とⅡ音に引き続いてⅢ音が聞き取れる場合がある．これらは正常心音であり，正常には存在しない心音を心雑音という．

心雑音は収縮期あるいは拡張期に聞こえる雑音に分けられる．収縮期に心臓から血液が駆出される際に聞こえる雑音として，大動脈弁狭窄症，肺動脈弁狭窄症，心房中隔欠損症などの駆出性雑音がある．僧帽弁閉鎖不全症，三尖弁閉鎖不全症では収縮期に逆流性雑音が聴取される．また，拡張期には大動脈弁閉鎖不全症および肺動脈弁狭窄症で逆流性雑音が聞こえる．

Ⅲ音，Ⅳ音が常に聴取されると，馬の歩みに似た音に聞こえる．これを**gallop rhythm**といい，心不全で聴取されることがある．

### 心電図

#### 心臓の電気的活動

心電図とは，心筋の興奮に伴って生じる電位を，電極により誘導・増幅し，記録したものである．聴診と同様に心電図も非侵襲的な評価法である．心電図によって，心臓における興奮の発生と伝播，またこれらの異常を検出できる．

心電図波形は，刺激伝導系（図4）と対応させると理解しやすい．正常な心電図を図10に示す．心電図の縦軸は任意の2点間の電位差を，横軸は時間を示す．心電図はP波，QRS波，T波で構成される．これらの波形は心周期における心筋の電気活動を表しており，P波は心房の脱分極，QRS波は心室の脱分極，T波は心室の再分極を表している．健常成人では洞結節の興奮は安静時では60〜100回/分であり，正常洞調律がその

### 図10 正常心電図

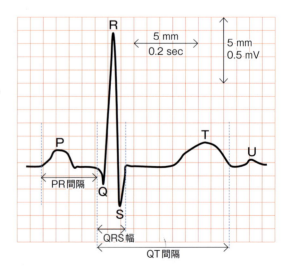

範囲に収まるゆえんである。

心電図には主に3つの間隔(interval)がある(図10)。PR間隔は心房の脱分極の始まりから心室の脱分極の始まりまでの時間であり,主に房室結節を電気刺激が通過するのにかかる時間である。房室結節で興奮の伝導障害が生ずるとPR間隔は延長する。QRS幅は心室の脱分極にかかる時間である。プルキンエ線維の刺激伝播に遅延が生ずると,QRS幅が開大する。QT間隔は心室の脱分極の始まりから再分極が終わるまでの時間である。このQT間隔の初期には刺激に反応しない絶対不応期が存在する。

心臓の電気的活動は,必ずしも心臓の機械的収縮(実際の心ポンプ)を反映しない。例えば,心電図モニター上で心電図波形がみられるにもかかわらず脈拍が触れないことがある。心室細動,無脈性心室性頻拍,無脈性電気活動は,心臓の電気的活動はあるものの有効な血液拍出は得られない。そのため,これらの波形は**心停止**と判断される。

## 12誘導心電図

身体の12方向から心臓の電気的活動を記録したものを12誘導心電図という(図11)。12誘導心電図は標準肢誘導,単極肢誘導および胸部誘導からなり,計10個の導子を胸部と四肢に取り付けて記録される(表1)。

### 図11　正常な12誘導心電図

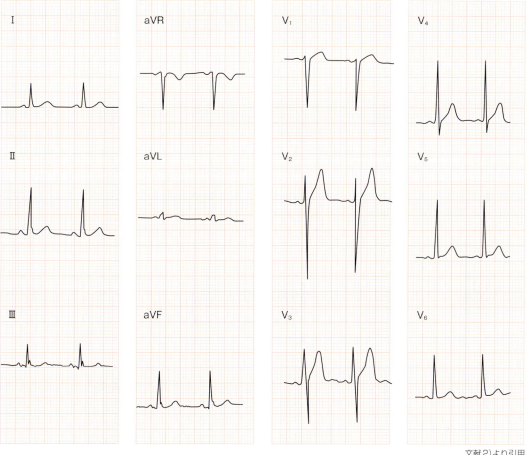

文献2)より引用

## 表1 導子の位置

| 導子 | コードの色 | 装着部位 |
|---|---|---|
| 右手(R) | 赤 | 右手首 |
| 左手(L) | 黄 | 左手首 |
| 左足(LF) | 緑 | 左足首 |
| 右足(RF) | 黒 | 右足首 |
| 胸部V1 | 赤 | 右第4肋間の胸骨右縁 |
| 胸部V2 | 黄 | 左第4肋間の胸骨左縁 |
| 胸部V3 | 緑 | V2とV4の中間点 |
| 胸部V4 | 茶 | 第5肋間上で左鎖骨中線との交点 |
| 胸部V5 | 黒 | V4の高さと左前腋窩線との交点 |
| 胸部V6 | 紫 | V4の高さと左中腋窩線との交点 |

## 誘導の意義

心臓が脱分極すると，前額面上に方向(ベクトル)と大きさ(スカラー)をもった電気軸が生まれる。ある2つの導子間の電位差をみるのが**双極肢誘導**，0電位とみなされる不関電極と導子の間の電位差をみるのが**単極肢誘導**である。心電図の標準肢誘導Ⅰ(右手から左手へ向かう電位差)，Ⅱ(右手から左足に向かう電位差)，Ⅲ(左手から左足へ向かう電位差)，誘導軸が電気的に心臓を中心とする正三角形になると仮定したものを**Einthovenの三角形**という(図12a)。Ⅰ，Ⅱ，Ⅲ誘導のR波の振幅の大きさから電気軸が決定される。不関電極に対して，右手，左手，左足に向かう電位差をそれぞれaVR，aVLおよびaVF誘導という。胸部誘導は心臓の周りを水平面上で囲むような形で導子が配列しており(図12b)，各誘導に対応する心臓の部位が存在する。$V_1$～$V_3$は右心室壁，$V_2$～$V_4$は心室中隔，$V_4$～$V_6$は左心室壁の状態を反映している(図12c)。

## 図12 導子の位置と誘導の意義

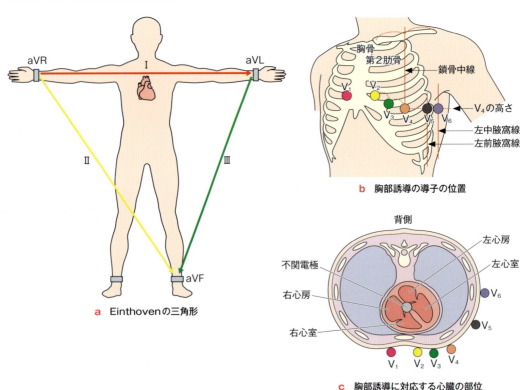

a Einthovenの三角形

b 胸部誘導の導子の位置

c 胸部誘導に対応する心臓の部位

## 心拍出量

心臓のポンプ機能を反映する指標として，**心拍出量**は最も重要である。心拍出量は**一回拍出量**と**心拍数**の積で算出される（**図13**）。一回拍出量は心臓が1回の拍動で拍出する血液量であり，**左室拡張末期容量**と**左室収縮末期容量**の差で算出される。左室拡張末期容量には，**左室拡張能**と**前負荷**が影響する。左室収縮末期容量には**左室収縮能**と**後負荷**が影響する。

## Starlingの心臓の法則

骨格筋と同様に，心筋にも長さ・張力関係が存在し，収縮開始時の筋長により発生張力が変化する（**図14a**）。これをスターリングの心臓の法則といい，筋長によって心室が発揮できる張力および静止張力は異なる。

心臓の拡張期に左心室容積が増加し，収縮期に減少する。拡張期には心室拡大に伴い心筋が伸長される。左室拡張末期容積は心筋がどの程度伸長されたかを反映しており，これを心臓の前負荷という。心臓の前負荷に影響する因子は肺静脈圧である。肺血流は体循環の静脈還流量に直接影響を受けることを考えると，前負荷の増加には静脈還流量の増加が影響する。

一方で，心筋の収縮時に心筋に加わる負荷を後負荷という。心臓からみて末梢の血管抵抗が

### 図13 心拍出量に影響する因子

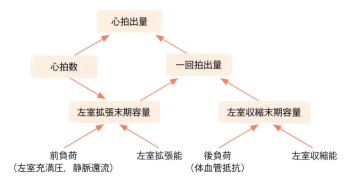

### 図14 心筋の長さ・張力関係とスターリングの心臓の法則

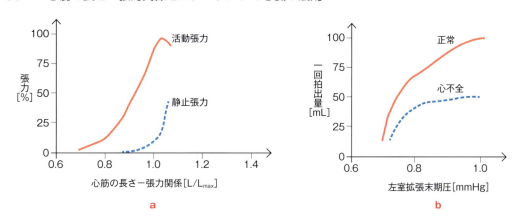

心筋の筋長を伸ばすと活動張力および静止張力が増加する（**a**）。心筋は，発揮張力が最大となる筋長（$L_{max}$）より伸展することはできない。すなわち，心筋は伸ばせば伸ばすだけ発揮張力が増える。**b**には左室拡張末期圧と一回拍出量の関係を示す。心室への血液流入が増加し，心室壁が伸展されると，心室壁が発揮する張力が増加し，一回拍出量が増加する。しかしながら，心不全例では一回拍出量の増加は正常と比べて乏しい。

高いと，同じ血液量を拍出するのにより高い心筋収縮力を要する。この場合，心筋の後負荷が高いことを意味する。末梢血管抵抗以外に大動脈弁狭窄，血液粘度，動脈の弾性などが心臓の後負荷を規定している。

この原理により，心室への前負荷（静脈還流）が増加すると心室が伸ばされるとより強い力を発揮でき，その結果一回拍出量が増加する（**図14b**）。しかし，心不全例では一回拍出量の増加は正常例と比べて乏しい。

## 自律神経による循環調節

生体における循環，呼吸，消化，代謝，分泌，体温維持，生殖および排泄はいずれも自律神経によって調節されている。自律神経の遠心路は胸腰髄から始まる**交感神経**と，脳幹と仙髄から始まる**副交感神経**の2つがある。

交感および副交感神経の神経末端からは化学伝達物質が放出される。自律神経は自律神経節を介して節前線維と節後線維に分けられ，それぞれはシナプスを形成している（**図15**）。交感神経節後線維の神経末端からは**ノルアドレナリン**が，副交感神経節後線維の神経末端からは**アセチルコリン**が化学伝達物質として放出される。ノルアドレナリンの受容体として**α受容体，β受容体**があり，**ムスカリン受容体**がアセチルコリンの受容体として働く。

循環調節に自律神経は重要な役割を担っている。α受容体は$α_1$受容体と$α_2$受容体に分けられ，$α_1$受容体は血管収縮に関与する（**図15**）。β受容体は$β_1$，$β_2$および$β_3$受容体に分けられ，$β_1$受容体は心臓に分布し，心拍数増加，心収縮力増大に関与する。$β_2$受容体は血管などに分布し，血管拡張に関与する。ムスカリン（M）受容体は$M_1$，$M_2$および$M_3$に分けられ，$M_2$受容体は心臓に分布し，心拍数と心機能の低下に働く。

$β_1$受容体と$α_1$受容体の遮断薬であるカルベジロールは，$β_1$遮断により心拍数を減少し，$α_1$遮断により血管拡張し血管抵抗を減少する。$M_2$受容体の遮断薬であるアトロピンは心臓副交感（迷

**図15** 自律神経の化学伝達物質と循環調節の効果

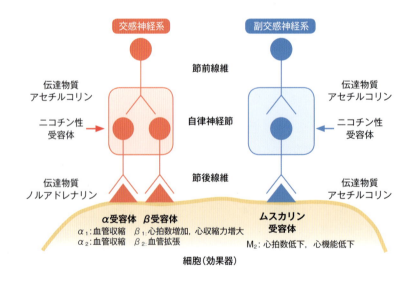

走) 神経の働きを阻害し，心拍数が上昇する。

　心臓を支配する自律神経の役割を自動車に例えると，心臓交感神経は自動車のアクセル，心臓迷走神経はブレーキに例えられる。心臓がさまざまな環境に適応して心拍数や一回拍出量を調節できる理由は，このアクセルとブレーキによって巧妙に調節されているからである。

## まとめ

- ●左心室の壁厚が右心室より厚いのはなぜか（☞p.2）。 実習 試験
- ●体循環と肺循環の役割をそれぞれ述べよ（☞p.2～3）。 実習 試験
- ●刺激伝導系における洞結節の役割は何か（☞p.4）。 実習 試験
- ●血管内皮細胞と血管平滑筋による血管抵抗調節のメカニズムを述べよ（☞p.4～6）。 実習 試験
- ●大動脈の血管径は数cmであるが，毛細血管の血管径はどのくらいか（☞p.6）。 実習 試験
- ●心電図で心室の脱分極を表す波形は，P波，QRS波，T波のどれか（☞p.9）。 実習 試験
- ●なぜ左室拡張末期容量が増えると一回拍出量が増加するのか（☞p.11）。 実習 試験
- ●交感神経終末から分泌される神経伝達物質とその作用を述べよ（☞p.12）。 実習 試験

【引用文献】

1）Hall CN, et al：Capillary pericytes regulate cerebral blood flow in health and disease. Nature 508(7494), 55-60, 2014.
2）小沢友紀雄 ほか編著：心電図診断基準110, 中外医学社, 1998.

# 1章 各論

## 2 呼吸器の構造としくみ

### 1 呼吸器系の解剖

**POINT**

**肺・気道**
- 呼吸器系は上気道（鼻腔・咽頭・喉頭）と下気道（気管・気管支）および肺で構成される
- 下気道は呼吸面積を広げるために気管から肺胞に至るまでに23回の分岐を繰り返す
- 気道と血管がセットになった1つの小部屋を肺小葉とよぶ

**肺区画（体表解剖含む）**
- 右肺は3つ，左肺は2つの葉から構成され，さらに右肺は10，左肺は9の区域に分けられる
- 体表から肺の位置を把握するためには，体表から確認できる組織（骨など）と各肺組織の部位との関係を理解する必要がある

**胸郭と呼吸筋**
- 胸郭は胸椎，肋骨，胸骨からなる骨性胸郭と筋，結合組織からなる
- 吸気は横隔膜を中心とした吸気筋の筋収縮が生じなければ行われないが，安静呼気は主に肺の弾性収縮力で行われ，特別な呼気筋の活動は必要としない

## 肺・気道

### 呼吸器系の概要

呼吸器系は，**空気の通り道である気道とガス交換の役目を担う肺**の2つに大別される。さらに，気道は上気道（鼻腔・咽頭・喉頭）と下気道（気管・気管支）に分類される（**図1**）。

### 下気道

下気道は気管から終末細気管支までを指す。気管は左右に分かれるが，その分岐角度および太さは左右で異なる。**右主気管支のほうが分岐角度が小さく，太い**（**図2**）。そのため，誤嚥物は右主気管支に侵入しやすく，誤嚥性肺炎は右肺下葉で生じやすい。

また，気管の前壁および側壁は軟骨組織を有し，

**図1 呼吸器系の構造**

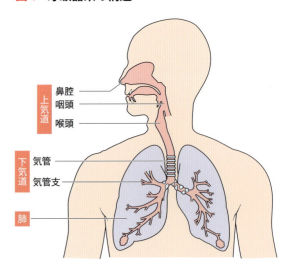

ある程度の硬さが保たれている。一方，後壁は柔らかい粘膜と平滑筋で構成され，食道と接している（図2）。そのため，気管内腔の形態を保持するために軟骨組織が重要な役割を担っている。

下気道は主気管支から23回の分岐を繰り返して肺胞に至る。下気道の主な役割として，**換気**と**感染防御機能**が挙げられる。換気を行ううえでは気道が閉塞しないようにその形態を維持する必要があり，軟骨組織は重要な役割を担う。感染防御機能としては，杯細胞から粘液・漿液

### 図2 気道の構造

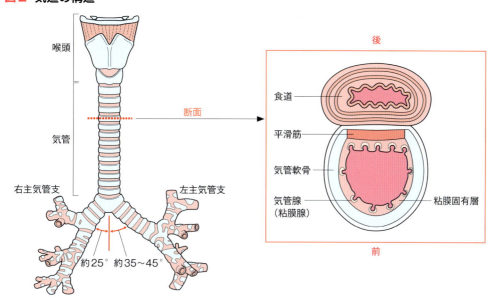

### 表1 下気道の構造

| 気道 | | | 気道分岐次数 | | 内径[mm] | 気管軟骨 | 平滑筋 | 粘膜上皮 | 杯細胞 |
|---|---|---|---|---|---|---|---|---|---|
| 導管部 | | 気管 | 0 | | 20 | あり | あり | 多列円柱線毛上皮 | あり |
| | 気管支 | 主気管支 | 1 | | 10 | | | | |
| | | 葉気管支 | 2 | | 7〜6 | | | | |
| | | 区域気管支 | 3 | | 6〜2 | | | | |
| | | 亜区域気管支 | 4 | | | | | | |
| | 細気管支 | 小気管支 | 5 | | 2〜0.5 | なし | | 単層円柱線毛上皮 | なし |
| | | 細気管支 | 〜 | | | | | | |
| | | 終末細気管支 | 16 | | 0.5 | | | | |
| 呼吸部 | | 呼吸細気管支 | 17 | | 0.3〜0.2 | | | 単層立方上皮 | |
| | | | 18 | | | | | | |
| | | 肺胞管 | 19 | | 0.1 | | | | |
| | | | 20 | | | | | | |
| | | | 21 | | | | | | |
| | | | 22 | | | | | | |
| | | 肺胞嚢 | 23 | | | | | | |

の分泌と，上皮にある線毛があり，一方向へなびく線毛運動により気道内の異物除去が行われている（**表1**）。

## 肺小葉

　肺の構造および病態を理解するうえで重要なユニットとして，**肺小葉**という区画がある（**図3**）。肺小葉は小葉間隔壁などの結合組織で隔てられており，200以上の肺細葉の集まりである。肺小葉は細気管支に該当する領域にあり，肺細葉は呼吸細気管支に該当する領域にある。肺小葉はガス交換を理解するうえで重要な構造物である。細気管支に沿って肺動脈が走行しそのまま肺胞の毛細血管まで伸びている。ガス交換後の動脈血は，小葉間結合組織を通る肺静脈を介して左心房に至る。

## 肺組織

　肺組織は肺実質と肺間質に大別される。肺実質は肺胞腔（肺胞内腔）と肺胞上皮（Ⅰ型およびⅡ型肺胞上皮細胞）からなる（**図4**）。その役割は，ガス交換を行うこと（Ⅰ型肺胞上皮細胞），そして肺胞の表面張力を弱めるサーファクタントを分泌すること（Ⅱ型肺胞上皮細胞）である。これらの部分に炎症が生じる病態が一般的な肺炎である。

　一方，肺間質とは肺実質の間を埋めている結合組織である。広義の肺間質としては，血管周囲の組織や前述の小葉間隔壁なども含まれる。これらの部分に炎症が生じた病態が間質性肺炎である。

### 図4　肺実質と肺間質

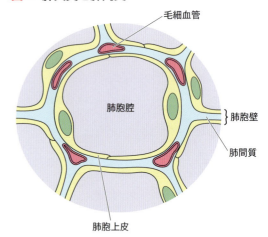

### 図3　肺小葉の構造

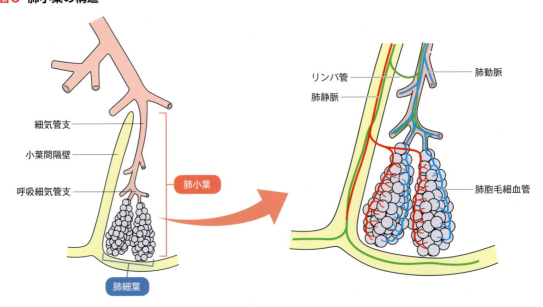

## 肺区画（体表解剖含む）

**肺葉と肺区域**

肺は右肺では3つ，左肺では2つの肺葉に分けられる（図5）。中葉が存在する右肺では，上葉と中葉が分かれる部位を**水平裂**とよぶ。一方，**斜裂**は左右に存在し，右肺では上葉・中葉と下葉が分かれる部位であり，左肺では上葉と下葉が分かれる部位に該当する。

肺葉はさらに肺区域に分けられる（図6，表2）。右上葉は3つ，右中葉は2つ，右下葉は5つの計10の区域に分けられる。一方，左上葉は4つ，左下葉は4つの計8つの区域に分けられる。なお，左肺には心臓が隣接するため $S^7$ が存在しない。また，この肺区域に対応して区域気管支も分布している（図7）。

### 図5 肺葉

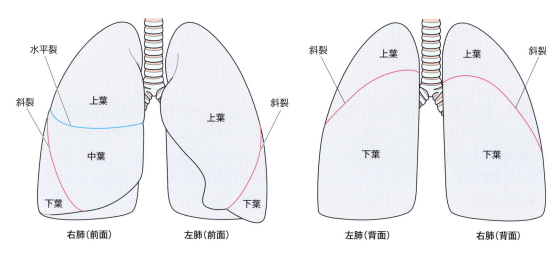

### 図6 肺区域

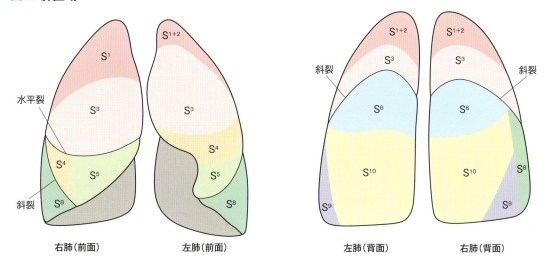

**表2　肺区域**

| 右肺区域 | | 左肺区域 | |
|---|---|---|---|
| 右上葉 | S¹：肺尖区 | 左上葉 | S¹⁺²：肺尖後区 |
| | S²：後上葉区 | | S³：前上葉区 |
| | S³：前上葉区 | | |
| 右中葉 | S⁴：外側中葉区 | | S⁴：上舌区 |
| | S⁵：内側中葉区 | | S⁵：下舌区 |
| 右下葉 | S⁶：上-下葉区 | 左下葉 | S⁶：上-下葉区 |
| | S⁷：内側肺底区 | | |
| | S⁸：前肺底区 | | S⁸：前肺底区 |
| | S⁹：外側肺底区 | | S⁹：外側肺底区 |
| | S¹⁰：後肺底区 | | S¹⁰：後肺底区 |

**図7　区域気管支**

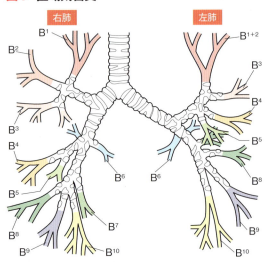

**体表解剖**

体表面から肺の位置をイメージするためには，各解剖学的位置と肺や気管の位置関係について理解する必要がある。

図8には主にランドマークとなることの多い部位を示す。まず，気管分岐部は第2肋骨にあたる。また，胸骨角にも該当する。そこから2肋骨下の第4肋骨に右上葉と中葉を分ける水平裂が位置する。さらに2肋骨下の第6肋骨は胸郭前面における肺の下端が位置する場所にあたる。

背面から観察した際は，第2胸椎棘突起の高さから斜裂が始まる。また，この位置は肩甲棘の高さでもある。そして，背面からみた際の肺の下端は第10胸椎にあたる。一般に肩甲骨下角は第8胸椎棘突起の高さであるため，そこから2胸椎下が第10胸椎棘突起にあたる。

**図8　体表解剖**

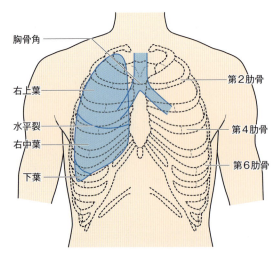
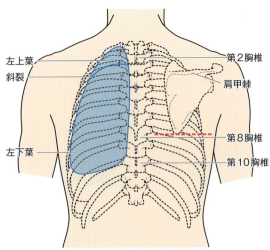

## 胸郭の概要

胸郭は肋骨，胸椎，結合組織，肋間筋，横隔膜で構成され，それらで構成される"壁"のことを胸壁という。そして，この胸壁で囲まれた空間を胸腔という。肺および胸壁の内側は胸膜で覆われており，このうち肺の表面を覆うものを臓側胸膜，胸壁の内表面を覆うものを壁側胸膜という（図9）。これら胸膜の間の空間は胸腔とよぶ。また，左右の胸膜腔に挟まれた部分を縦隔といい，気管，食道，心臓，大動脈などの臓器がある。

## 骨性胸郭

胸郭のなかでも胸椎，肋骨，胸骨からなる骨性部位を骨性胸郭という。肋骨は12対存在するが，第1〜7肋骨までを真肋，そして肋軟骨が他の肋軟骨を介して胸骨と結合する第8〜10の肋骨を仮骨という。第11および12肋骨はどの骨とも関節をもたず，浮肋という（図10）。

### 図9　胸郭の概要

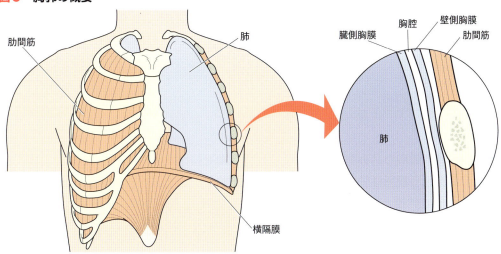

### 図10　骨性胸郭構造

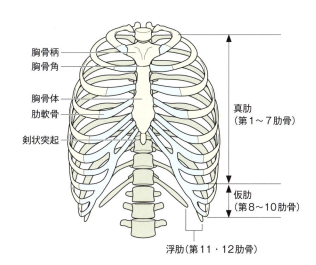

### 呼吸筋

横隔膜や肋間筋などを総称して呼吸筋とよび，これらは吸気筋と呼気筋に大別される。図11の青字で示す筋群は主な吸気筋，赤字で示す筋群は主な呼気筋である。安静吸気では主に**横隔膜**と**外肋間筋**が活動し，胸郭を拡大させることで胸腔内圧を下げ，胸腔を陰圧化し，結果的に肺容積を増加させる。また，努力吸気時には横隔膜，外肋間筋に加え，胸鎖乳突筋や斜角筋などの吸気補助筋も活動する。一方，安静呼気は主に**肺の弾性収縮圧**によって行われ，呼気筋の活動は生じない。呼気筋はすべて努力呼気時にのみ活動するという特徴がある。

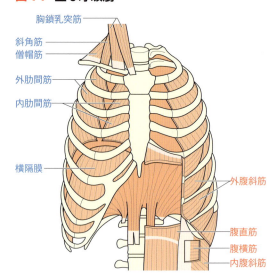

図11 主な呼吸筋

## 2 呼吸器の生理

**POINT**

**ガス交換**
- 体内への酸素の取り込みおよび体外に二酸化炭素を排出することをガス交換という
- ガス交換を行う場所は肺と細胞であり，それぞれ外呼吸および内呼吸という
- 呼吸によって気道と肺を出入りする空気の量を換気量というが，気道にはガス交換に関与しない死腔が存在する

**酸素運搬**
- 赤血球中のヘモグロビンが酸素と結合することで酸素運搬の役割を担う
- 酸素分圧と酸素飽和度の関係を示すグラフを酸素解離曲線という
- 酸素解離曲線は，pH，二酸化炭素分圧，温度，赤血球内の2,3-DPG濃度によって移動する

**血液ガス**
- 動脈血液ガス（血液ガス）分析によって，ガス交換および酸塩基平衡の評価が可能である
- 細胞が適切に働くためには体液のpHを適正な値に保つ必要があり，そのために腎臓による代謝的調整，肺による呼吸的調節がある

### ガス交換

#### ガス交換の概要

酸素を体内に取り込み，二酸化炭素を体外に排出することをガス交換という。肺が行う呼吸はまさにこのガス交換を指す。

吸気と呼気の組成を比べると（図12），**吸入した酸素のうち約1/5を消費し**，その消費した酸素とほぼ同量の二酸化炭素を排出する。

### 図12 吸気と呼気の組成

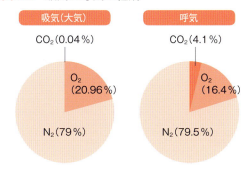

### 外呼吸と内呼吸

ガス交換は2カ所で行われる。1つは肺で行われる**外呼吸**であり，肺胞内の酸素を血液に取り込み二酸化炭素を肺胞内に排出する。もう1つは細胞で行われる**内呼吸**であり，血液中の酸素を細胞に取り込み，細胞は不要な二酸化炭素を血液中に排出する。

外呼吸と内呼吸による酸素分圧（$PO_2$）・二酸化炭素分圧（$PCO_2$）の変化を図13に示す。換気によって肺胞内に到達したガスの酸素分圧は，大気よりも低下するが（$PO_2=105\,mmHg$），静脈血の酸素分圧（$PO_2=40\,mmHg$）よりも高いため，このガス濃度の差で**拡散**が生じ，ガス交換が行われる。これが外呼吸である。これにより動脈血の酸素分圧は上昇する（$PO_2=100\,mmHg$）。末梢の組織では，細胞内の低い酸素分圧（$PO_2=40\,mmHg$）に対して動脈血の酸素分圧は高いため（$PO_2=100\,mmHg$），ここでも拡散が生じる。この拡散を内呼吸とよび，この内呼吸によって細胞に必要な酸素が取り込まれることになる。

> **基礎へのフィードバック**
> **ガス交換の拡散能力**
> ガス交換の程度は拡散能力と表現される。一般に二酸化炭素の拡散能力は高く，速い。外呼吸，内呼吸ともに二酸化炭素分圧の較差は5mmHgと小さいが，拡散が障害されにくいのはこのためである。一方，酸素は拡散能力が低く，遅いために，肺疾患などで影響を受けやすく，容易に低酸素血症を招くことになる。

### 換気

呼吸によって気道と肺を出入りするガスの量を換気量というが，気道にはガス交換にかかわらない死腔が存在する（図14）。死腔には解剖

### 図13 2つのガス交換

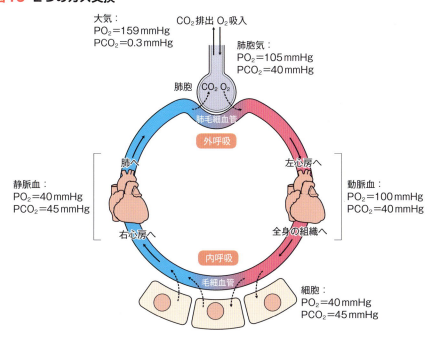

### 図14 解剖学的死腔

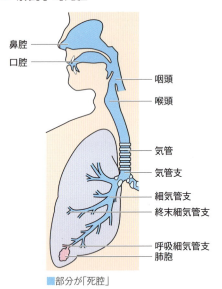

学的死腔と生理学的死腔があるが，正常では生理学的死腔はほぼないと考えられる。

解剖学的死腔はおおよそ150 mLであり，どのような呼吸をしても**解剖学的死腔量が変化することはない**。しかし，一回換気量（1回の呼吸で吸う息の量）が変化することで，実際にガス交換にかかわるガス量は変化する。このガス交換にかかわるガス量が**肺胞換気量**である。1分間の換気量（分時換気量）は分時肺胞換気量と分時死腔換気量からなる。図15に，それぞれ異なる一回換気量で同じ分時換気量（6,500 mL）を達成したときの呼吸数および肺胞換気量の関係を示す。一回換気量が増えると肺胞換気量が増えるため，同じ分時換気量であっても分時肺胞換気量が増えることになる。

## 酸素運搬

### 酸素運搬の概要

血液中に溶ける酸素の量はその分圧に比例する。酸素は1 mmHgにつき血液100 mLで0.3 mL溶けるが，これは二酸化炭素の溶けやすさの1/20にしかすぎない。つまり，酸素が血液に溶ける能力だけでは十分な酸素を運搬することができない。そのため，酸素の運搬は**ヘモグロビン(Hb)**がその役割を担う。ヘモグロビン1つ当たり4つの酸素が結合する能力があり（図16），ヘモグロビン1 gには酸素1.39 mLが結合できる。血液100 mLには約15 gのヘモグロビンが存在しているため，血液100 mLで約21 mLの酸素がヘモグロビンに含まれることになる。つまり，酸素運搬量を考えるとき，酸素がヘモグロビンと結合している割合（酸素飽和度）がわかれば，おおむね酸素運搬量を概算することができる。

### 図15 一回換気量の違いと肺胞換気量の関係

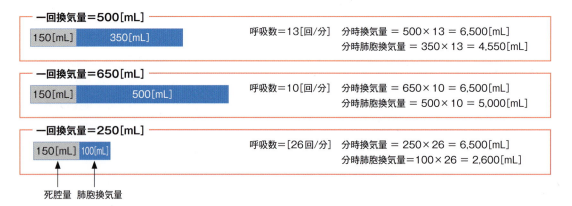

### 図16 血液中での酸素運搬形態

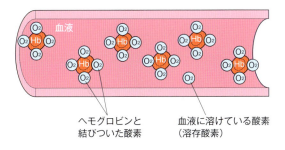

ヘモグロビンと結びついた酸素
血液に溶けている酸素（溶存酸素）

### 酸素解離曲線

酸素飽和度と酸素分圧の関係を示したグラフを酸素解離曲線という（**図17**）。酸素解離曲線は直線ではなく，**S字状**を示す特徴がある。これは，①末梢の組織に到達する前までは酸素分圧が多少低下しても酸素とヘモグロビンの結合が維持される，②末梢の細胞付近では酸素分圧が低下するごとにヘモグロビンと解離が急速に進み，細胞に酸素が拡散しやすくなるためである。

### 酸素解離曲線の移動

酸素解離曲線は，pH，二酸化炭素分圧，温度，赤血球内の2,3-DPG濃度によって移動する（**図18**）。pHの低下，二酸化炭素分圧の上昇，温度

### 図17 酸素解離曲線

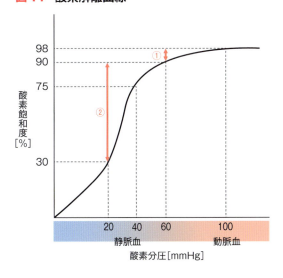

の上昇，赤血球内の2,3-DPG濃度上昇で**右方に移動**する。例えば運動では，細胞・組織での代謝が亢進している状態で，運動に参加している筋肉のヘモグロビンの酸素解離曲線が右方に移動する。これは，細胞・組織への酸素供給量を増加させるためである。酸素解離曲線が右方移動することで，**図18**の赤矢印で示すように同じ酸素分圧でも酸素飽和度が低下することで筋肉は酸素がヘモグロビンから解離しやすくなる。これをボーア効果とよび，酸素を効率よく組織へ運搬する仕組みである。

### 図18 酸素解離曲線の右方移動

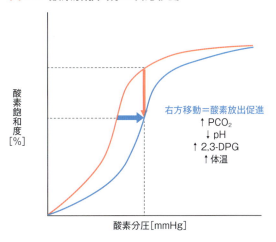

右方移動＝酸素放出促進
↑ PCO₂
↓ pH
↑ 2,3-DPG
↑ 体温

## 血液ガス

### 血液ガスの概要

動脈血中に溶け込んでいる**血液ガス（酸素や二酸化炭素）やpH，重炭酸イオン（HCO₃⁻）**などを測定することにより，肺・心臓・腎臓などの臓器や体液の状態を知ることができる。ガス交換の指標として，酸素分圧，動脈血酸素飽和度（SaO₂），二酸化炭素分圧が，酸塩基平衡の指標として二酸化炭素分圧，HCO₃⁻，過剰塩基（BE），pHがある。pHは主にガス交換で規定されるPCO₂と腎臓での調整で規定されるHCO₃⁻で変化する。

### 低酸素血症と高二酸化炭素血症

血中の酸素含有量が低下した状態を低酸素血症とよび，この低酸素血症の評価は動脈血酸素分圧（$PaO_2$）や動脈血酸素飽和度を用いて行う（**表3**）．また，血中の二酸化炭素含有量が上昇した状態を高二酸化炭素血症とよび，動脈血二酸化炭素分圧（$PaCO_2$）の値から換気障害が評価できる（**表4**）．

**表3 低酸素血症の程度と各重症度**

| $PaO_2$ | $SaO_2$ | 判定 |
|---|---|---|
| 80mmHg以上 | 95%以上 | 正常 |
| 60〜80mmHg | 90〜95% | 軽度低酸素血症 |
| 40〜60mmHg | 75〜90% | 中等度低酸素血症 |
| 40mmHg以下 | 75%以下 | 重度低酸素血症 |

**表4 動脈血二酸化炭素分圧と換気障害**

| 高二酸化炭素血症の程度 | 換気障害の程度 |
|---|---|
| 45〜50mmHg | 軽度換気障害 |
| 50〜60mmHg | 中等度換気障害 |
| 60〜70mmHg | 重度換気障害 |
| 30mmHg以下 | 過換気 |

### 酸塩基平衡

動脈血ガス分析によって評価可能な酸塩基平衡は，主に**水素イオン$H^+$を放出する酸と$H^+$を受け取る塩基**のバランスをpHにて表したものである．細胞が適切に働くには体液を最適な範囲のpHに保つ必要がある．細胞の生命活動に伴って揮発性酸である$CO_2$と不揮発性酸（乳酸，ケトン体など）が産生されるため，体内は常に酸性に傾きやすい．この傾きを補正するために2つの機構が存在し，pHの変化を小さくする**緩衝系**と，酸・塩基を体外へ排泄する**肺・腎臓での調節**がある（**図19**）．

pHはHenderson-Hasselbalchの式によって決定され，

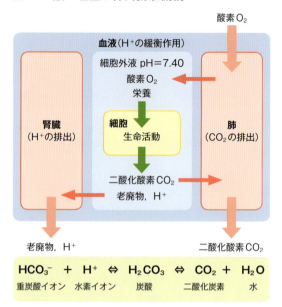

**図19 酸・塩基の体外排泄機構**

$$pH = 6.1 + \log \frac{HCO_3^-}{0.03 \times PCO_2}$$

の式で示される．**pHが7.35以下となることをアシデミア（酸血症），pHが7.45以上となることをアルカレミア（アルカリ血症）**と判断する．$HCO_3^-$は代謝的に腎臓で調整され，$PCO_2$は肺によって呼吸で調整されるため，pHが$HCO_3^-$によって変化する場合を代謝性アシデミア（アルカレミア），$PCO_2$によって変化する場合を呼吸性アシデミア（アルカレミア）ととよぶ．pHが変化したときは，腎・呼吸によってpHを補正する代償過程が働く（**図20**）．

また，酸塩基平衡の変化はさまざまな病態で生じる．各変化が生じる一般的な原因について**表5**に示す．各数値の変化から，病態を推察することが必要となる．

## 図20 酸塩基平衡とその判断過程

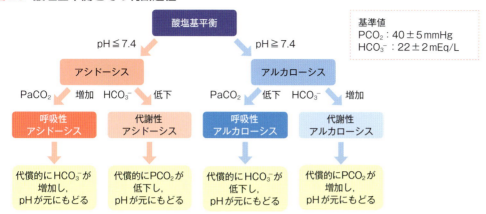

## 表5 動脈血液ガス分析からの識別

| 病態 | | pH | PaCO₂ | HCO₃⁻ |
|---|---|---|---|---|
| 呼吸性アシドーシス | 呼吸不全，睡眠時無呼吸症候群など | ↓ | ↑ | → |
| 代謝性アシドーシス | ショック，腎不全，下痢，糖尿病など | ↓ | → | ↓ |
| 呼吸性アルカローシス | 過換気症候群など | ↑ | ↓ | → |
| 代謝性アルカローシス | 嘔吐，低カリウム血症など | ↑ | → | ↑ |

↓＝低値
↑＝高値
→＝変化なし

## まとめ

- 左右の気管の分岐角度，太さの違いについて説明せよ（☞p.14，15）。 試験
- 肺小葉とは何か，また肺小葉は何から構成されているか説明せよ（☞p.16）。 試験
- 左右の肺葉および肺区域について説明せよ（☞p.17）。 試験
- 主な呼吸筋とその作用について説明せよ（☞p.20）。 実習 試験
- 外呼吸と内呼吸について説明せよ（☞p.21）。 試験
- 一回換気量の違いと肺胞換気量の関係について説明せよ（☞p.22）。 実習 試験
- 酸素解離曲線が左右に移動する条件について説明せよ（☞p.23）。 実習 試験

1章 総論

# 3 運動生理と運動処方

## 1 運動時の生体反応

- 内部障害の理学療法において運動時の生体反応を理解しておくことは，病態の理解や治療介入の選択だけでなく，介入による変化の解釈やリスク管理に至るまでの基礎である
- Fick（フィック）の理論式は，症状や病態の変化が何に起因するかを推定するうえで整理しやすい
- 運動負荷試験を理解し，運動処方に最大限活用する

### Wasserman（ワッサーマン）の歯車

#### 3つの歯車と酸素，二酸化炭素

ワッサーマンは，運動に伴う酸素の取り込みと運搬，二酸化炭素の産生と運搬を，肺，心臓・血液，筋の3つの歯車を用い，わかりやすく説明した（図1）[1]。この歯車は，ワッサーマンの歯車とよばれ，運動時の生体の反応を考えるうえで基本となる考え方である。また，これは汎用性も高く，一般の人からアスリートまで応用できるだけでなく，内部障害を有する患者の生体反応を理解する際にも有用である。

運動を行うには，筋が収縮・弛緩する必要がある。筋の収縮にはエネルギーが必要で，筋にエネルギー源と酸素が供給され続けることで，運動を持続することができる。このうち酸素は，肺でのガス交換により血液中に取り込まれる。酸素を多く含んだ動脈血は，肺静脈を通り左心房へ運ばれ，その後，左心室へ流れ込み，左心室より全身へ送り出される。運動に関与する筋にも，酸素を多く含んだ動脈血が到達する。

**図1　ワッサーマンの歯車**

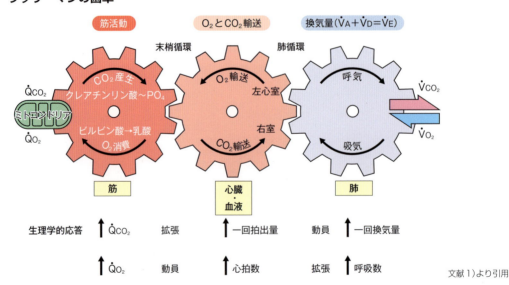

文献1）より引用

有酸素的なエネルギー産生では，ミトコンドリア内での代謝を経て，エネルギー，水，二酸化炭素が産生される。また，無酸素的なエネルギー産生では，酸素を使用せずに，エネルギーと水，二酸化炭素が産生される。筋内で産生された二酸化炭素は，血液とともに静脈内を通り，右心房へ運ばれ，その後右心室へ流れ込み，右心室より肺へ送り出される。肺ではガス交換が行われ，二酸化炭素は呼気により体外へ排出される。この酸素と二酸化炭素の運搬経路をわかりやすく表現したのが，ワッサーマンの歯車である。

**内部障害を有する患者での歯車**

内部障害を有する患者にこれを当てはめてみる。呼吸器疾患患者では，肺でのガス交換に支障があり，酸素をうまく取り込むことができない。これは，肺の歯車がうまく回らないこととして表現される。心臓・血液の歯車が正常であったとしても，筋へ酸素を届けることができずに，有酸素的なエネルギー産生が制限され，容易に無酸素性のエネルギー産生が生じ，二酸化炭素がより多く産生されることとなる。二酸化炭素は心臓・血液の歯車を経て肺へ到達するが，呼吸器疾患では二酸化炭素の排出にも問題がある場合もある。

心疾患患者では，肺でのガス交換に問題がなくても，心臓・血液の歯車に問題があるため，酸素を含んだ動脈血を筋へ送り届けることが難しくなる。この状態で運動した場合，呼吸器疾患患者と同様に筋内での有酸素的なエネルギー産生が制限され，無酸素性のエネルギー産生が早期に生じる。貧血など血液に支障がある場合は，酸素を運搬することに問題が生じ，筋へ送り届ける酸素が少なくなる。

運動において，筋も重要な要素である。筋の萎縮がある場合は，肺や心臓・血液の歯車が正常であったとしても，筋内で効率よく有酸素的にエネルギーを産生することが制限される。呼吸器疾患や循環器疾患で容易に息切れが生じる場合，日常生活活動（ADL）を含めた身体活動を行う機会が減るため，呼吸筋の萎縮を引き起こす。

また，呼吸器疾患が心臓・血液の歯車に，循環器疾患が肺の歯車に支障をきたす場合もあり，腎疾患も肺および心臓・血液の歯車の両方に問題を生じさせることもある。この歯車を用いて，運動耐容能の低下の要因を総合的に考えることが必要である。

## フィックの理論式

計測機器が発達する以前にも，心拍出量をいかに高い精度で計測するかについてさまざまな研究が行われていた。フィックは，動静脈酸素較差を動脈血および混合中心静脈血によって求め，酸素摂取量を動静脈酸素較差で割ることで心拍出量を算出できることを示した（**図2**）[2]。

$$心拍出量[L/min] = \frac{酸素摂取量[mL/min]}{動静脈酸素較差[mL/L]}$$

この式を変形すると，以下の式が得られる。

$$酸素摂取量[mL/min]$$
$$= 心拍出量[L/min] × 動静脈酸素較差[mL/L]$$

また，心拍出量は一回拍出量と心拍数を掛け合わせて求めることができることから，さらに以下のように表すことができる。

$$酸素摂取量[mL/min]$$
$$= 一回拍出量[L] × 心拍数[回/min]$$
$$× 動静脈酸素較差[mL/L]$$

この式は生理学的な原則を示しており，ワッサーマンの歯車を数式で表現しているとも考えることができる。

さらに，内部障害を有する患者の運動耐容能の低下が，何に起因するかを推定することも可

---

＊ADL：activities of daily living

能である．例えば，心疾患による心拍出量の低下がある場合，一回拍出量の低下が酸素摂取量の低下をきたしていると考えることができる．

同様に，呼吸器疾患により肺での酸素の取り込みが障害されている場合，動脈血中の酸素含量が低下して動静脈酸素較差が低くなるため，酸素摂取量も低くなる．一方で，酸素摂取量を上げるにはどうしたらよいかを考えることで，理学療法の介入方法を吟味することができ，介入効果を生理学的に説明することにも利用できる．酸素摂取量の増減に，何がどう影響するかはフィックの理論式を用いることで明示することができる（図3）[4]．

### 図2 フィックの理論式

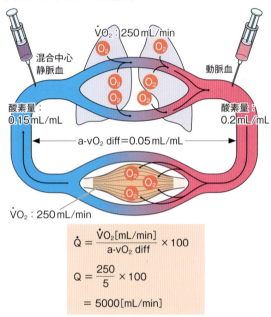

$\dot{V}O_2$：酸素摂取量，a-v$O_2$ diff：動静脈酸素較差，$\dot{Q}$：心拍出量
文献3)より引用

## 運動負荷試験

運動負荷試験は，対象者に運動を負荷し，そのときの反応を検査することで，疾患の診断や重症度判定，治療の効果判定，治療反応性の評価などの目的で実施される．理学療法の視点としては，運動負荷試験の結果を運動処方における負荷量の設定や安全限界の判断などに活用することにある．動的な運動で負荷する方法や静的な運動で負荷する方法などさまざまな方法があるが，リハビリテーションの領域では，動的な運動を負荷する方法が用いられる．

### 図3 酸素摂取量に影響する因子

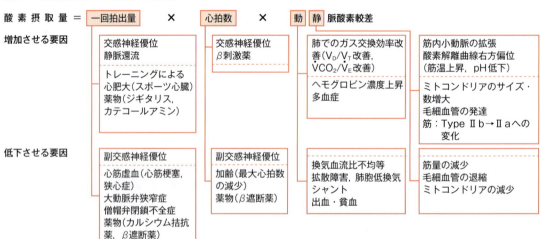

$V_D$：死腔容積，$V_T$：一回換気量，$\dot{V}CO_2$：二酸化炭素摂取量，$\dot{V}_E$：分時換気量

文献4)より引用

運動負荷試験の禁忌を**表1**に，運動負荷試験の中止基準を**表2**に示す[5]。この運動負荷試験では，徐々に負荷量が上昇する運動を負荷して検査を実施することが多く行われている。このように，少しずつ負荷量を上げていく運動を，漸増負荷運動という。漸増負荷運動時の心拍出量，一回拍出量，心拍数の変化を酸素摂取量の変化とともに説明する。

**漸増負荷運動時の酸素摂取量と心拍出量，一回拍出量，心拍数，動静脈酸素較差の関係（図4）[6]**

運動中は負荷に見合った酸素が摂取される。負荷を漸増する際はこの負荷量の増加に伴い，酸素摂取量も増加する。また，心拍出量も酸素

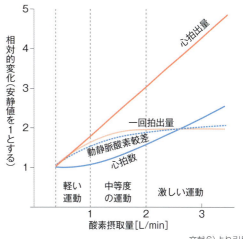

**図4** 漸増負荷運動中の酸素摂取量，心拍出量，一回拍出量，心拍数，動静脈酸素較差の変化

文献6)より引用

### 表1 運動負荷試験の禁忌

| 絶対的禁忌 | 相対的禁忌 |
|---|---|
| ・発症2日以内の急性心筋梗塞<br>・持続している不安定狭心症<br>・血行動態の異常を伴うコントロールされていない不整脈<br>・活動期にある心内膜炎<br>・症候性の重度大動脈弁狭窄症<br>・非代償性心不全<br>・急性肺塞栓，肺梗塞または深部静脈血栓<br>・急性心筋炎または心膜炎<br>・急性大動脈解離<br>・安全で適切な試験が不可能な身体障害 | ・既知の冠動脈左主幹部の狭窄<br>・症状との関連が不確かな中等度から重度の大動脈弁狭窄症<br>・心拍数のコントロールされていない頻脈性不整脈<br>・高度または完全房室ブロック<br>・severe resting gradientを伴う肥大型閉塞性心筋症<br>・最近の脳血管障害または一過性脳虚血発作<br>・協力する能力が限られた精神障害<br>・安静時の高血圧（収縮期血圧200mmHg以上または拡張期血圧110mmHg以上）<br>・治療されていない貧血，電解質異常，甲状腺機能亢進症 |

文献5)より引用

### 表2 運動負荷試験の中止基準

| 絶対的適応 | 相対的適応 |
|---|---|
| ・以前から存在する異常Q波ではなくSTが上昇（>1.0 mm）(aVR, aVL, V1を除く)<br>・他の虚血の証拠を伴い，負荷量の増加にかかわらず収縮期血圧が10mmHg以上低下<br>・中等度から強度の狭心症<br>・中枢神経症状（運動失調，めまい，失神寸前）<br>・灌流が乏しい所見signs of poor perfusion（チアノーゼや顔面蒼白）<br>・持続する心室頻拍や，Ⅱ度あるいはⅢ度房室ブロックを含む運動中の心拍出量の維持に影響する他の不整脈<br>・心電図や収縮期血圧のモニタリングが技術的に困難<br>・被験者が中止を要請 | ・虚血が疑われるST変化〔J点（QRS波形の終わり）から60〜80ms後に計測される2mm以上の水平型あるいは下降型の変化〕<br>・他の虚血の証拠はないが，負荷量の増加にかかわらず収縮期血圧がベースラインより10mmHg以上低下<br>・胸痛の増強<br>・疲労，息切れ，喘鳴，下肢の痙攣，跛行<br>・多源性の異所性興奮，3連発，上室性頻拍，徐脈など血行動態の安定性に影響する，持続する心室頻拍以外の不整脈<br>・過度の血圧上昇反応（収縮期血圧250mmHg以上または拡張期血圧115mmHg以上）<br>・直ちに心室頻拍と識別できない脚ブロック |

文献5)より引用

摂取量に比例して増加する。しかし，心拍出量を構成する一回拍出量の変化と心拍数の変化には違いがある。負荷量の増加に伴い一回拍出量は低強度から中等度の負荷までの間で上昇し，その後の上昇は緩やかになる。

一方，心拍数は低強度から中強度の負荷での上昇は比較的緩やかであるが，中強度を境に上昇の傾きが急になる。中強度までの負荷では心拍出量の増加を一回拍出量が担い，それ以降は心拍数が担う。一回拍出量の増加が頭打ちとなる要因として，心臓の物理的な容積の限界と，心拍数増加に伴う心臓の拡張時間の短縮が挙げられる。動静脈酸素較差は，低強度から中強度までの増加は著しく，中強度以降は増加の傾きが緩やかになる。

これらの変化とフィック理論式とを考え合わせることで，運動中の反応とその生理学的背景の理解を深めることができる。

### 運動負荷機器を使用しない運動負荷試験[7]

運動負荷機器を使用できない状況もあり，その場合には歩行を負荷することで運動負荷試験が実施される。代表的な2つの歩行試験について概説する。

■ 6分間歩行試験

平地を最大努力で6分間歩行し，その歩行距離を計測する。得られた歩行距離は，最大酸素摂取量とある程度相関することが知られている。

■ シャトルウォーキングテスト

2つの標識を9mの間隔を空けて設置して，10mの歩行路を作成し，その歩行路を往復する。漸増負荷で実施する場合には，時速1.8kmで開始する歩行速度を，1分ごとに時速0.6kmずつ増加させる漸増運動試験の1つである。

歩行を継続できなくなった場合，測定者が継続できないあるいは継続できていないと判断した場合に終了する。一定負荷で試験を実施する場合には，漸増負荷での試験から予測される最高酸素摂取量の85％に相当する速度で，最大20分間歩行する。相関する最大酸素摂取量を推定することができる。

## 2 運動時の呼吸代謝反応

- 運動時の呼吸代謝反応とエネルギー産生のメカニズムとを関連させて理解することで，病態の理解や介入効果の機序が説明できる
- 漸増負荷運動時のパラメーターの変化は，運動に伴う生体内の変化を反映するため，運動処方に活用する

### 運動時のエネルギー産生[8]

運動時の呼吸反応を理解するうえで，運動時のエネルギー産生のメカニズムを理解しておく。人が運動を行う際には，筋が収縮する必要があり，筋収縮にはそのエネルギー源として，アデノシン三リン酸（ATP）が必要であり，ATPがアデノシン二リン酸（ADP）とリン酸に分解する際に産生されるエネルギーを，筋収縮に利用する。

ATPは，クレアチンリン酸（CP），糖質，脂質，タンパク質をエネルギー源として再合成され，その供給経路には，酸素を利用しないATP-クレアチンリン酸系と解糖系，酸素を利用する有酸素系がある（図5）。それぞれの供給系の特徴を，表3に示す。

＊ATP：adenosine triphosphate　＊ADP：adenosine diphosphate

## 図5 ATPの供給経路

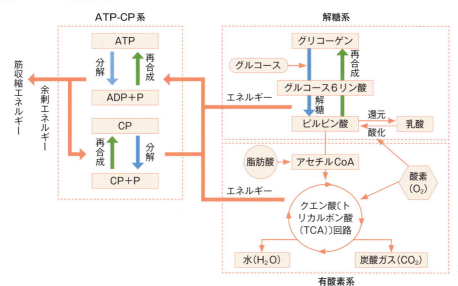

文献8)より改変引用

## 表3 ATP供給系の特徴

|  | ATP-CP系 | 解糖系 | 有酸素系 |
| --- | --- | --- | --- |
| 酸素 | 不要 | 不要 | 必要 |
| エネルギー源 | CP | 糖質 | 糖質，脂質，タンパク質 |
| ATP供給速度 | 非常に速い　13 cal/kg/s | 速い　7 cal/kg/s | 遅い　3〜6 cal/kg/s |
| 容量 | 100 cal/kg | 230 cal/kg | 無制限 |
| 運動持続時間 | 8〜10秒 | 33秒 | 無制限 |

文献8)より引用

## 運動時の呼吸代謝反応

### 漸増負荷運動時の呼吸代謝反応

運動中の呼吸代謝反応は，身体に酸素を取り込むこと，体内で生じた二酸化炭素を体外へ排出することを目的として生じる。

漸増負荷運動を実施している最中では，運動開始から低強度を経て中強度までの間は，一回換気量を増加させてガス交換を行う。中強度以降は呼吸数を増加させることで，分時換気量を増加させる（図6)[9]。

症候限界性に漸増負荷運動試験を行うと，酸素摂取量は負荷量の増加に伴って増加するのに対し，二酸化炭素排泄量はある時点を境に，上昇の傾きが急峻になる（図7)。この時点までは，有酸素系のATP供給が行われており，酸素摂取量と二酸化炭素排泄量とが同じ割合で増加する。それを超えた運動強度では，有酸素系のATP供給だけでは運動を行うことができないため，酸素を利用しないATP供給が加わる。酸素を利用しないATP供給によって，二酸化炭素がより多く排泄されるため，二酸化炭素の傾きが急になる。この有酸素系のATP供給に酸素を利用しないATP供給が加わる点を，無酸素性作業閾値（AT）とよぶ。これは，運動処方においてきわめて重要な点である。

ATを超えた運動強度では，増加した二酸化炭素を体外へ排出するため，分時換気量を増加させる。AT以降では一回換気量の増加よりも呼吸数の増加が著しい。

＊TCA：tricarboxylic acid　＊AT：anerobic threshold

### 図6 運動中の肺気量分画の変化

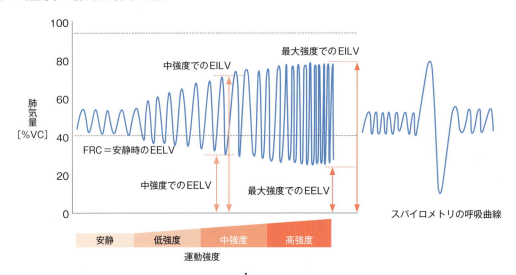

漸増運動時の呼吸数，肺気量位の模式図。$V_T$と呼吸数の積が$\dot{V}_E$である。運動開始直後は呼吸数も$V_T$も増大する。$V_T$の増大は主に吸気量の増加によってまかなわれる。安静時の安静呼気位が機能的残気量（FRC），運動時の呼気位が呼気終末肺気量（EELV），運動時の吸気位が吸気終末肺気量（EILV）である。$V_T$の増大は中強度までで，それ以降は呼吸数の増大によって$\dot{V}_E$が増大する。

文献9）より引用

### ATの判定[10]

臨床的に，運動負荷試験によってATを求めることの意義は大きい。ATよりも低い運動強度では，乳酸の蓄積によるアシデミアや交感神経系の亢進が生じにくい。

一方，ATよりも高い運動強度では，酸素を利用しないATP供給により交感神経系の亢進や乳酸蓄積などが生じることから，有病者の運動処方として適さないことも多い。

ATの判定は，酸素摂取量を横軸に，二酸化炭素排泄量を縦軸に取り散布図を作成し，プロットされた線の傾きが変化する点をATとするV-slope法が代表的である。

また，いくつかの重要なパラメータの経時的な変化をプロットしたグラフから判断する方法もATの判定には有効で，この重要なパラメータには，酸素摂取量換気当量，二酸化炭素排泄量換気当量，呼吸商，分時換気量，呼気終末酸素濃度などが使用される。この場合のAT判定の条件を表4に示す。

### 表4 ATを判定する条件

| パラメータ | 変化 |
| --- | --- |
| $\dot{V}_E/\dot{V}O_2$ | 運動中に低下し続けているところから増加し始める点。このとき，$\dot{V}_E/\dot{V}CO_2$は増加していない |
| $\dot{V}_E$ | $\dot{V}O_2$の増加に対し，$\dot{V}_E$がより上昇する点 |
| R | $\dot{V}O_2$の増加に対し，Rが上昇する点 |
| $P_{ET}O_2$ | 増加し始める点。このとき$P_{ET}CO_2$は変化していない |

$\dot{V}_E/\dot{V}O_2$：酸素摂取量換気当量，$\dot{V}_E/\dot{V}CO_2$：二酸化炭素排泄量換気当量，$\dot{V}_E$：分時換気量，$\dot{V}O_2$：酸素摂取量，R：呼吸商，$P_{ET}O_2$：呼気終末酸素濃度，$P_{ET}CO_2$：呼気終末二酸化炭素濃度

\* FRC：functional residual capacity　　\* EELV：end expiratory lung volume　　\* EILV：end inpiratory lung volume

### 図7 漸増負荷運動時の呼吸代謝反応（健常大学生での例）

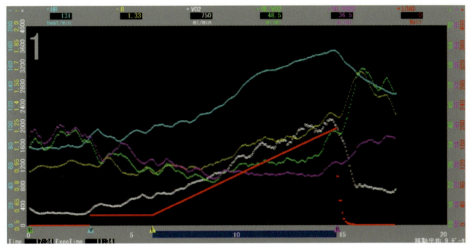

a 経時的なパラメータの変化1

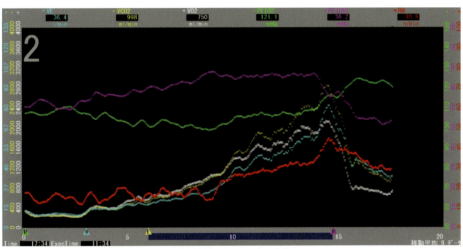

b 経時的なパラメータの変化2

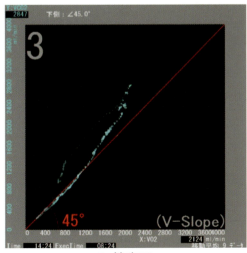

c V-slope

**a**：HR：心拍数（水色），R：呼吸商（黄色），$\dot{V}O_2$：酸素摂取量（白色），$\dot{V}_E/\dot{V}O_2$：酸素摂取量換気当量（緑色），$\dot{V}_E/\dot{V}CO_2$：二酸化炭素排泄量換気当量（紫色），LOAD：負荷量（赤色）を示す。負荷量の変化と$\dot{V}O_2$が同じように増加する様子が観察できる。また，心拍数もそれらと同様の変化を示す。漸増負荷運動開始後3分30秒あたりがATと推定される。

**b**：$\dot{V}_E$：分時換気量（水色），$\dot{V}CO_2$：二酸化炭素排泄量（黄色），$\dot{V}O_2$：酸素摂取量（白色），$P_{ET}O_2$：呼気終末酸素分圧（緑色），$P_{ET}CO_2$：呼気終末二酸化炭素分圧（紫色），RR：呼吸数（赤色）を示す。ATと推定される漸増負荷運動開始後3分30秒あたりで，いくつかのパラメータが変化している様子が観察できる。

**c**：酸素摂取量$\dot{V}O_2$の変化を横軸に，二酸化炭素排泄量$\dot{V}CO_2$の変化を縦軸にとり，傾きが変化するポイントをATと判定する方法である。

## 最大酸素摂取量，代謝当量

### 最大酸素摂取量と最高酸素摂取量

　十分にトレーニングされた健常者において，漸増負荷運動試験で，酸素摂取量がプラトーになるまで負荷を加えることができた場合，そのときの酸素摂取量を最大酸素摂取量（$\dot{V}O_2max$）という。ある症状が出現することで中止する症候限界性運動負荷試験で観測された酸素摂取量を最高酸素摂取量（$\dot{V}O_2peak$）とよび，最大酸素摂取量とは厳密には区別する。最大酸素摂取量や最高酸素摂取量は，全身持久力の比較に使用される指標であると同時に，その高低が生命予後と関連する[11, 12]。

　臨床の場面においては，特に有病者を対象とした運動負荷試験では，安全面を考慮し最大まで負荷をかけずに運動負荷試験を終了することもある（最大下運動負荷試験）。この場合，最大酸素摂取量を求めることはできないが，運動負荷試験で得られた酸素摂取量の最高値を最高酸素摂取量として扱う。

### 代謝当量（MET）

　身体活動の強さを表す指標で，ある身体活動をしているときのエネルギー代謝が，安静座位時のエネルギー代謝の何倍に相当するかを示す。これを，代謝当量（MET）という。酸素摂取量をエネルギー代謝の指標とし，以下の式で算出する。

$$代謝当量[METs] = \frac{活動時酸素摂取量[mL/min]}{安静座位時酸素摂取量[mL/min]}$$

　安静座位時の酸素摂取量はおよそ3.5 mL/kg/minであり，この基準値に対する倍数で示していることになる。

安静座位時酸素摂取量[mL/min]
　＝3.5[mL/kg/min]×体重[kg]

1 MET＝3.5 mL/kg/min

　日常生活をはじめ，さまざまな作業・余暇活動について，それぞれの身体活動がどの程度の強度であるかがわかっている（**表5**）[13]。内部障害を有する患者を対象とする際は，心機能や身体機能に応じて許容される活動レベルが異なるので，日常生活活動での運動強度も十分理解しておく必要がある。

　また，METで表された身体活動レベルとその要した時間より，その場合の消費カロリーを算出することもできる。

消費カロリー[kcal]
　＝ 運動強度[MET]・運動時間[h]×1.05
　　　×体重[kg]

＊MET：metabolic equivalent

## 表5　代謝当量METsとそれに相当する活動

| METs | 3 METs以上の生活活動の例 |
|------|------------------------|
| 3.0 | 普通歩行(平地，67m/min，犬を連れて)，電動アシスト付き自転車に乗る，家財道具の片付け，子供の世話(立位)，台所の手伝い，大工仕事，梱包，ギター演奏(立位) |
| 3.3 | カーペット掃き，フロア掃き，掃除機，電気関係の仕事：配線工事，身体の動きを伴うスポーツ観戦 |
| 3.5 | 歩行(平地，75〜85m/min，ほどほどの速さ，散歩など)，楽に自転車に乗る(8.9km/h)，階段を下りる，軽い荷物運び，車の荷物の積み下ろし，荷づくり，モップがけ，床磨き，風呂掃除，庭の草むしり，子供と遊ぶ(歩く/走る，中強度)，車椅子を押す，釣り(全般)，スクーター(原付)・オートバイの運転 |
| 4.0 | 自転車に乗る(≒16km/h未満，通勤)，階段を上る(ゆっくり)，動物と遊ぶ(歩く/走る，中強度)，高齢者や障害者の介護(身支度，風呂，ベッドの乗り降り)，屋根の雪下ろし |
| 4.3 | やや速歩(平地，やや速めに＝93m/min)，苗木の植栽，農作業(家畜に餌を与える) |
| 4.5 | 耕作，家の修繕 |
| 5.0 | かなり速歩(平地，速く＝107m/min)，動物と遊ぶ(歩く/走る，活発に)，家具・家財道具の移動・運搬 |
| 5.5 | シャベルで土や泥をすくう |
| 5.8 | 子供と遊ぶ(歩く/走る，活発に)，家具・家財道具の移動・運搬 |
| 6.0 | スコップで雪かきをする |
| 7.8 | 農作業(干し草をまとめる，納屋の掃除) |
| 8.0 | 運搬(重い荷物) |
| 8.3 | 荷物を上の階へ運ぶ |
| 8.8 | 階段を上る(速く) |

| METs | 3 METs未満の生活活動の例 |
|------|------------------------|
| 1.8 | 立位(会話，電話，読書)，皿洗い |
| 2.0 | ゆっくりした歩行(平地，非常に遅い＝53m/min未満，散歩または家の中)，料理や食材の準備(立位，座位)，洗濯，子供を抱えながら立つ，洗車・ワックスがけ |
| 2.2 | 子供と遊ぶ(座位，軽度) |
| 2.3 | ガーデニング(コンテナを使用する)，動物の世話，ピアノの演奏 |
| 2.5 | 植物への水やり，子供の世話，仕立て作業 |
| 2.8 | ゆっくりした歩行(平地，遅い＝53m/min)，子供・動物と遊ぶ(立位，軽度) |

| METs | 3 METs以上の運動の例 |
|------|--------------------|
| 3.0 | ボウリング，バレーボール，社交ダンス(ワルツ，サンバ，タンゴ)，ピラティス，太極拳 |
| 3.5 | 自転車エルゴメーター(30〜50Watt)，自体重を使った軽い筋力トレーニング(軽・中等度)，体操(家で，軽・中等度)，ゴルフ(手引きカートを使って)，カヌー |
| 3.8 | 全身を使ったテレビゲーム(スポーツ・ダンス) |
| 4.0 | 卓球，パワーヨガ，ラジオ体操第1 |
| 4.3 | やや速歩(平地，やや速めに＝93m/min)，ゴルフ(クラブを担いで運ぶ) |
| 4.5 | テニス(ダブルス)※，水中歩行(中等度)，ラジオ体操第2 |
| 4.8 | 水泳(ゆっくりとした背泳) |
| 5.0 | かなり速歩(平地，速く＝107m/min)，野球，ソフトボール，サーフィン，バレエ(モダン，ジャズ) |
| 5.3 | 水泳(ゆっくりとした平泳ぎ)，スキー，アクアビクス |
| 5.5 | バドミントン |
| 6.0 | ゆっくりとしたジョギング，ウェイトトレーニング(高強度，パワーリフティング，ボディビル)，バスケットボール，水泳(のんびり泳ぐ) |
| 6.5 | 山を登る(0〜4.1kgの荷物を持って) |
| 6.8 | 自転車エルゴメーター(90〜100Watt) |
| 7.0 | ジョギング，サッカー，スキー，スケート，ハンドボール※ |
| 7.3 | エアロビクス，テニス(シングルス)※，山を登る(約4.5〜9.0kgの荷物を持って) |
| 8.0 | サイクリング(約20km/h) |
| 8.3 | ランニング(134m/min)，水泳(クロール，普通の速さ，46m/min未満)，ラグビー※ |
| 9.0 | ランニング(139m/min) |
| 9.8 | ランニング(161m/min) |
| 10.0 | 水泳(クロール，速い，69m/min) |
| 10.3 | 武道・武術(柔道，柔術，空手，キックボクシング，テコンドー) |
| 11.0 | ランニング(188m/min)，自転車エルゴメーター(161〜200Watt) |

| METs | 3 METs未満の運動の例 |
|------|--------------------|
| 2.3 | ストレッチング，全身を使ったテレビゲーム(バランス運動，ヨガ) |
| 2.5 | ヨガ，ビリヤード |
| 2.8 | 座って行うラジオ体操 |

※試合の場合

文献13)より引用

## 3　運動強度

- 安全かつ効果的な運動処方において，運動強度は重要な因子である
- 運動の強さを表現する方法として，運動時の生体の反応に基づく生理学的運動強度と，物理単位に基づく物理的運動強度とが利用される

### 生理学的運動強度

　加えられた運動の負荷量によって変化する生理的反応に基づいて，その運動強度を表現する。酸素摂取量や心拍数が代表的な指標である。

#### 酸素摂取量

　活動に伴って身体が消費した酸素の量であり，通常は1分間当たりの量[mL/min]で表す。これは，運動強度と酸素摂取量が比例関係にあることによる。個人内での比較をする場合には，この単位を用いることができる。

　しかし，酸素摂取量は体重と比例することから，個人内でも体重の変化が大きい場合や，個人間での比較を行う場合には，体重1kg当たりの酸素摂取量[mL/kg/min]として扱う必要がある。

#### 心拍数

　1分間に心臓が拍動した回数である。心拍数は運動強度にほぼ比例することから，運動強度の指標に心拍数が用いられる。ただし，前述の通り，低強度では心拍数の増加は運動強度の増加に比して緩やかであるため，注意が必要である。

　また，疾患の治療のために心拍応答を低下させる薬剤を服用している場合には，運動時の心拍数の増加が抑えられるため，運動強度増加に伴う心拍数の増加が起きにくい。運動強度を心拍数に基づいて実施する場合には，処方されている薬剤にも十分配慮する必要がある。

> **補足**
> 代謝当量METも酸素摂取量を基に算出することから，生理学的運動強度に含まれる。

### 物理的運動強度

　物理単位により運動強度を表現する。どの単位を用いるかは運動を負荷する機器に依存する。自転車エルゴメータではWatt，トレッドミルでは速度と傾斜を用いて強度を表現する。

#### ワット[Watt]

　単位時間当たりの仕事を表す物理量で，国際単位系(SI)における仕事率の単位である。1秒当たり1Jの仕事が，1Wattである。

　自転車エルゴメータの負荷量は，Wattが多く用いられている。近年の自転車エルゴメータは，回転数が多少変動しても，負荷量(仕事率)は一定となるよう電気的に抵抗が制御されるものが多い。

#### 速度[km/h]と傾斜[%]

　トレッドミルは，速度と傾斜を変えて運動強度を制御することができるため，これらを強度設定の単位として使用する。

#### カロリー[cal]

　熱量の単位で，代謝により消費する熱量を表す。酸素1L当たりに消費する熱量はおよそ5.0 kcalと換算できるため，運動中に測定した酸素摂取量から消費カロリーを算出することができる(p.34参照)。

# 4 運動処方

- 評価に基づき，対象者ごとに適した運動プログラムを作成することを運動処方という
- 運動の要素には，運動の種類，運動強度，運動時間，運動頻度があり，病態や生活習慣などを考慮して処方する

## 運動の種類

全身的な運動と局所的な運動とに大別できる。全身運動は，ATを超えていれば有酸素運動＋無酸素運動，超えていなければ有酸素運動となる。

近年では，高強度運動と低強度～中強度運動を短時間で繰り返すインターバル負荷運動の効果が多く報告されている。

## 運動強度

内部障害を有する患者に運動を処方するに当たり，運動強度をどのように設定するかは，効果のある理学療法を実施するに当たって必要となるばかりでなく，安全な理学療法にも不可欠な要素である。

運動処方における運動強度の設定に関して，酸素摂取量[14]，心拍数[14]，METs[14]，自覚的運動強度，物理的運動強度について，説明する。いずれの方法を選択するかは，機器を含めた環境によって判断するが，運動負荷機器を使用した運動負荷試験が実施できる場合には，ATを同定し，それに基づいた運動強度を設定することが推奨される。

### 酸素摂取量による処方

運動負荷試験により求めたAT時の酸素摂取量をもとに，負荷量を設定する。あるいは最大酸素摂取量または最高酸素摂取量を基準に，負荷量を設定する（**表5**）。これには，安静時酸素摂取量を考慮する方法と考慮しない方法とがある。運動負荷試験が実施できない場合には，最大酸素摂取量を推定する方法もある。

### 心拍数による処方

運動負荷試験が実施できる場合には，運動負荷試験によって求めたAT時の心拍数を指標として負荷量を設定する。また，最大心拍数が計測できている場合には，それをもとに負荷量を設定する（**表6**）。実際には最大心拍数を求めずに，年齢から算出する予測最大心拍数を用いることが多い。予測最大心拍数の算出にはさまざまな方法が提唱されているが，簡便性から以下の式が多く用いられている。ただし，ばらつきが大きいことも理解して使用することが望ましい。また，安静時心拍数を考慮した心拍予備能に基づく方法と安静時心拍数を考慮しない方法とがある。

予測最大心拍数［回/分］＝ 220 − 年齢［歳］

また，前述のとおり心拍応答を低下させる薬剤を服用している場合には，運動強度増加に伴う心拍数の増加が起きにくいため，予測最大心拍数を用いた運動処方は行うことができない。その際には，安静時の心拍数に10または20を足した心拍数を目標心拍数とすることもある。ただし，心拍応答を低下させる薬剤の服用下で運動負荷試験が実施された場合には，AT時の心拍数を指標として負荷量を設定する。

### METsによる処方

運動負荷試験により求めたAT時の酸素摂取量をMETsに換算し，負荷量を設定する。また，最大酸素摂取量あるいは最高酸素摂取量が計測できている場合には，それらをMETsに換算し，

運動強度を算出する（**表6**）。

## 自覚的運動強度（**表7**）による処方

　運動の実施者が，その運動をどの程度の強さと自覚しているかを表出する評価法を，自覚的運動強度（RPE）という。RPEは通常 Borg scale を指し，これには6～20の15段階のオリジナルスケール[15]と，0～10で表現する修正スケール[16]がある。オリジナルスケールは主に全身的な運動強度に（10倍した値が心拍数に近い），修正スケールは呼吸苦と下肢疲労を強度として分けて聴取するために用いられる。

　原型スケールにおいて，13がATに相当することから，この13を目安に運動が処方される。注意すべき点としては，運動実施者の主観に基づくため，適切な強度であるかはこれのみで判断せずに，他の指標と併用するべきである。

## 物理的運動強度による処方

　運動負荷機器により運動負荷試験が実施され，ATが同定されている場合には，負荷した機器に応じた物理量を運動強度として処方する。自転車エルゴメータでの運動を実施する場合には，ATに相当する負荷量をワットで，トレッドミ

**表7　Borg scale**

| 原型スケール：6～20 | | 修正スケール：0～10 | |
|---|---|---|---|
| 6 | | 0 | 何も感じない |
| 7 | 非常に楽 | 0.5 | 極端に弱い |
| 8 | | 1 | 非常に弱い |
| 9 | かなり楽 | 2 | 弱い |
| 10 | | 3 | ちょうどよい |
| 11 | 楽である | 4 | ややつらい |
| 12 | | 5 | つらい |
| 13 | ややつらい | 6 | |
| 14 | | 7 | かなりつらい |
| 15 | つらい | 8 | |
| 16 | | 9 | |
| 17 | かなりつらい | 10 | きわめてつらい |
| 18 | | | |
| 19 | 非常につらい | | |
| 20 | | | |

文献16)より改変引用

ルでの運動では速度と傾斜で処方する。

## 運動時間[14]

　推奨される運動時間は，運動強度によって異なる。中強度での有酸素運動では，1日に30～60分で週に150分以上，高強度では1日に20～60分で週に75分以上が推奨される。この時間は，

**表6　生理学的指標に基づく運動強度の設定方法**

| 指標 | 方法 | 算出式 |
|---|---|---|
| 酸素摂取量 | 最大(最高)酸素摂取量予備能に基づく方法(カルボーネン法) | [{最大(最高)酸素摂取量－安静時酸素摂取量}×％目標運動強度]＋安静時酸素摂取量 |
| | 最大(最高)酸素摂取量に基づく方法(％直接法) | 最大(最高)酸素摂取量×％目標運動強度 |
| 心拍数 | 最大(最高)心拍数予備能に基づく方法 | [{最大(最高)心拍数－安静時心拍数}×％目標運動強度]＋安静時心拍数 |
| | 最大(最高)心拍数に基づく方法 | 最大(最高)心拍数×％目標運動強度 |
| METs | 最大(最高)酸素摂取量に基づいたMETsでの算出方法 | {最大(最高)酸素摂取量÷3.5}×％目標運動強度 |

文献14)より引用

\* RPE：rating of perceived exertion

1回10分以上の運動を積算してもよい。

強度の運動を実施する場合には少なくとも週に3日が推奨される。

## 運動頻度[14]

運動の頻度も運動強度によって変わるが，中強度の有酸素運動では少なくとも週に5日，高

## まとめ

- ●内部障害を有する患者の運動時の症状は，ワッサーマンの歯車でどのように説明できるか（☞ p.27）。 実習 試験
- ●フィックの理論式をもとに，酸素摂取量に影響する因子を挙げよ。また，それぞれの因子がどのように影響するか説明せよ（☞ p.28〜29）。 実習 試験
- ●運動時のエネルギー産生のメカニズムを，漸増運動負荷運動時のパラメーターの変化とともに説明せよ（☞ p.30〜32）。 実習 試験
- ●ATとは何か。また，運動処方にどのように利用するか（☞ p.31〜33）。 実習 試験
- ●運動処方とは何か（☞ p.37）。 実習 試験
- ●運動強度の指標には何があるか。また，運動強度はどのように設定するか（☞ p.36〜38）。 実習 試験

【引用文献】

1）長山雅俊: 運動負荷試験とその解釈. 運動負荷試験とその解釈の原理 —病態生理と臨床応用— 原書第5版（伊藤春樹 監訳），p1-8，ジャパンハートクラブ，2017.

2）Fishman AP: The Fick principle and the steady state. Am J Respir Crit Care Med, 161(3 Pt 1), 692-693, 2000.

3）McArdle WD, et al.: Exercise physiology: nutrition,energy,and human performance, 8th ed, p340-353,Wolters Kluwer, 2015.

4）椿 淳裕: 循環の運動生理学②. リハビリテーション運動生理学, (玉木 彰 監), メジカルビュー社, 2016.

5）Fletcher GF, et al.: Exercise Standards for Testing and Training. A Scientific Statement from the American Heart Association, Circulation 128: 873-934, 2013.

6）奈良 勲, ほか編: 理学療法士のための運動処方マニュアル, 文光堂, 2002.

7）Holland AE, et al.: An official European Respiratory Society/American Thoracic Society technical standard: field walking tests in chronic respiratory disease. Eur Resp J, 44(6): 1428-1446, 2014.

8）宮本俊朗: 筋の運動生理学. リハビリテーション運動生理学, (玉木 彰 監), メジカルビュー社, 2016.

9）解良武士: 換気の運動生理学. リハビリテーション運動生理学, (玉木 彰 監), p18-41, メジカルビュー社, 2016.

10）齋藤宗靖: 運動負荷試験入門. pp144-156, 中外医学社, 2001.

11）Piepoli MF, et al.: Cardiopulmonary Exercise Testing in Patients with Heart Failure with Specific Comorbidities. S110-S115, Ann Am Thorac Soc, 2017.

12）Cote CG, et al.: The 6-min walk distance, peak oxygen uptake, and mortality in COPD. Chest, 132(6): 1778-1785, 2007.

13）関川清一: 運動負荷試験と運動処方. (松尾善美 監), 内部障害理学療法学, p66-67, 羊土社, 2016.

14）American College of Sports Medicine: ACSM's Guidelines for Exercise Testing and Prescription Tenth edition. p143-179, Wolters, 2018.

15）Borg G: Perceived exertion as an indicator of somatic stress. Scand J Rehabil Med 2(2): 92-98, 1970.

16）Borg GA: Psychophysical bases of perceived exertion. Med Sci Sports Exerc 14(5): 377-381, 1982.

# 第2章

# 各論

## ―循環器疾患―

**2章 各論 —循環器疾患—**

# 1 心不全と理学療法評価

## 1 疾患の病態

POINT
- 心不全はさまざまな要因により心臓のポンプ機能の代償機転が破綻することによって生じる
- 心不全の病態はうっ血と低心拍出に大別される
- 主に左心不全では肺うっ血，右心不全では体うっ血を生じる

### 発症

　心不全は，さまざまな原因によって**心臓のポンプ機能**が破綻することによって生じる。心臓が正常なポンプ機能を失うと，全身の各臓器が必要とする血液が供給できなくなるため，生体は多様な**代償機転**により各臓器への血液の再配分を行おうとする（**図1**）[1]。しかし，この代償機転が限度を超えると，心臓は十分な心拍出量を得ることができなくなり，さまざまな徴候が出現する。

### 心不全のステージ

　米国心臓病学会（ACC）と米国心臓協会（AHA）では，心不全の重症度をAからDの4段階で示している（**図2**）[2]。「ステージA」は心不全のリスク因子はあるが，まだ器質的な心疾患のない状態，「ステージB」は心不全のリスクがあり，器質的な心疾患を有する状態をいう。実際に心不全症状を呈するようになると「ステージC」，心不全再入院を繰り返し，有効性が認められている薬物療法や非薬物療法を行っても，ニューヨーク心臓協会（NYHA）心機能分類がⅢ以上を呈する場合は，「ステージD」に分類される。急性心不全を発症しステージCに入ると，以降は**慢性心不全の急性増悪**を繰り返すようになる。心機能や身体機能は，心不全の急性増悪を繰り返すたびに徐々に低下し，最終的に死に至る[3,4]。

### 心不全の病態

　心不全の病態を大きく分けると，**うっ血**と**低心拍出**に大別される。うっ血は，循環経路の順からみて，心臓の手前（後方）で血液のうっ滞による症状が出現するため，**後方障害**とよばれる。うっ血が左心室の手前で出現するか（**肺うっ血**），右心室の手前で出現するか（**体うっ血**）によって症状が異なる。一方，低心拍出は心臓の前方の症状が出現するため，**前方障害**とよばれる（**図3**）。

#### 左心不全の病態

　左心不全においてうっ血を生じる場合，体液の過剰により交感神経系が急激に活性し，末梢血管が収縮する。末梢血管の収縮により後負荷（心周期からみて収縮後の負荷＝末梢血管抵抗）が増大すると，心臓から血液が拍出しにくくなり，心室内に血液がうっ滞し，左室拡張末期圧が上昇する。そして徐々に左房圧，肺静脈圧が上昇し，**肺うっ血**に至る。さらに肺静脈圧が上昇すると，肺の毛細血管から肺の間質，肺胞内へと血液が

---

＊ACC：American college of cardiology　＊AHA：American heart association
＊NYHA：New York heart association

### 図1　心不全代償機転と悪化のメカニズム

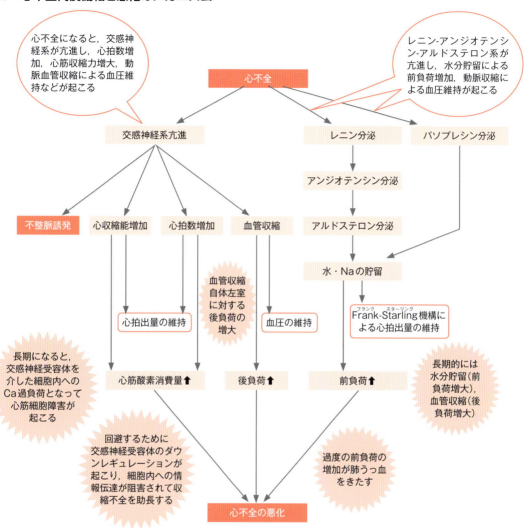

文献1)より改変引用

### 図2　心不全のステージと身体機能との関連

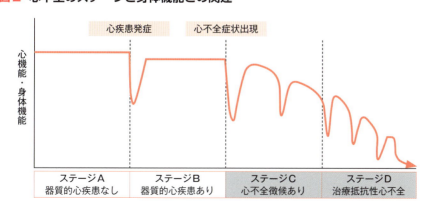

文献3，4)を基に作成

**用語解説**
**ダウンレギュレーション**　受容体の感受性低下などにより，神経伝達物質などに対する反応性が低下すること．
**フランクスターリング機構**　体液量の増加に伴う左室拡張末期圧上昇（前負荷の増大）に比例して，一回拍出量が増加すること．

## 図3 左心不全と右心不全

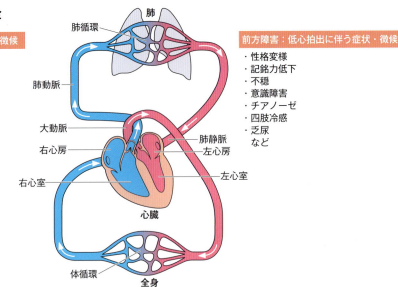

**後方障害：うっ血に伴う症状・徴候**

**左心不全**
・起座呼吸
・安静時・労作時呼吸困難
・湿性ラ音
・喘鳴
・ピンク色泡沫状痰
　など

**右心不全**
・腹部膨満感
・心窩部不快感
・食思不振
・頸静脈怒張
・肝腫大
・下腿浮腫
　など

**前方障害：低心拍出に伴う症状・徴候**
・性格変様
・記銘力低下
・不穏
・意識障害
・チアノーゼ
・四肢冷感
・乏尿
　など

漏出し，肺水腫へと移行する。
　一方，左心室は全身に血液を供給するため，左心室のポンプ機能が低下すると，末梢臓器への血液供給が減少し，低心拍出量症候群（LOS）による症状が出現する。

### 右心不全の病態

　肺高血圧や三尖弁逆流などによりに，右心系に血液がうっ滞すると，右房圧が上昇し，徐々に体循環の静脈系にも血液のうっ血が生じ，全身性の浮腫を認めるようになる。一方，右室の収縮力が低下する場合は肺血流量が低下するため，結果的に左室の前負荷が減少し，低心拍出に繋がる。

#### 基礎へのフィードバック
**心室リモデリング**
　図1にもあるように，心機能異常が生じると神経体液性因子が活性する。神経因子は交感神経，体液性因子がレニン・アンジオテンシン・アルドステロン（RAAS）である。交感神経活性により末梢血管の収縮が生じ，体血圧（後負荷）を増大させることにより，主要臓器への血流を保とうとする。一方で，RAAS活性により腎臓での水・ナトリウム（Na）の再吸収が促進され，体液量増加による還流血液量の増加（前負荷）により，心拍出量が増大する。これらの代償機転は短期的には血行動態を安定させるが，長期的には心負荷を増大させるため，心筋障害が進展し，心不全へと移行する。これらの現象を心室リモデリングとよぶ。

#### 補足
**左室収縮機能による心不全の病態の分類**
　高齢者の増加に伴い，心不全では左室収縮能が低下した症例だけではなく，左室収縮能が保たれた症例も増加している。心不全の病態を左室の収縮機能によって分類するために，近年では心不全の病態を左室駆出率（LVEF）低下の有無によって分類する方法も採用される。欧州の心不全ガイドラインでは，LVEFが低下（＜40％）した心不全（HFrEF），LVEFが軽度低下（40％≦～＜50％）した心不全（HFmrEF）LVEFが保たれた（≧50％）心不全（HFpEF），に分類される[5]。これらに加え，わが国のガイドラインではLVEFが改善した（≧40％）心不全をHFrecEFとして定義している[3]。

---

＊LOS：low output syndrome　＊RAAS：renin-angiotensin-aldosterone system
＊LVEF：left ventricular ejection fraction　＊HFrEF：heart failure with reduced ejection fraction
＊HFmrEF：heart failure with mid-range ejection fraction　＊HFpEF：heart failure with preserved ejection fraction
＊HFrecEF：heart failure with recovered ejection fraction

## 2 症候・障害

- 左心不全による肺うっ血では，主に呼吸症状を生じる
- 右心不全による体うっ血では，腹部諸臓器や全身の静脈系のうっ血症状を生じる
- 低心拍出では，末梢組織の低灌流による症状を生じる

### 自覚症状

心不全による症状は，うっ血によるものと，低心拍出によるものに大別される（**表1**）[4]。

**表1 左心不全と右心不全の症状と徴候**

| | | 症状 (symptoms) | 徴候 (signs) |
|---|---|---|---|
| うっ血<br>（後方障害） | 右心系 | 腹部膨満感<br>心窩部不快感<br>食思不振 | 頸静脈怒張<br>肝腫大<br>下腿浮腫 |
| | 左心系 | 起座呼吸<br>頻呼吸 | 湿性ラ音<br>喘鳴<br>ピンク色泡沫状痰<br>Ⅲ音 |
| 低心拍出<br>（前方障害） | | 性格変様<br>記銘力低下<br>不穏<br>意識障害 | 身の置き所のない様子<br>チアノーゼ<br>四肢冷感<br>乏尿 |

文献4）より引用

**図4 起座呼吸**

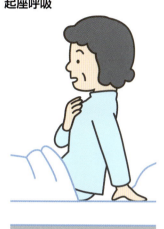

臥位で増強する呼吸困難が起座位や半座位で軽減する。

### うっ血による症状

うっ血は，心不全の病態が左心不全であれば肺うっ血やより重症化したときは心原性肺水腫による呼吸症状，右心不全であれば体うっ血による腹部諸臓器の症状や全身性の浮腫が生じる。

左心不全では，初期には安静時の呼吸症状はなく，**労作時に息切れ**や**動悸**などの症状を生じるが，重症化すると**夜間の発作性呼吸困難**や**起座呼吸**（**図4**）などを生じ，安静時でも呼吸困難感が出現する。

右心不全による体うっ血では，全身の体液貯留により，**体重増加**，**浮腫**，**肝腫大**，**頸静脈怒張**などの所見を認める。症状としては，肝臓や腸管などの腹部臓器にうっ血を生じるため，**便秘**，**悪心・嘔吐**，**腹部膨満感**などの症状が出現する。

**用語解説** 灌流　臓器や組織へ血液を流し込むこと。

### 低心拍出による症状

低心拍出の状態では，組織への**低灌流**によるさまざまな症状が出現する。低灌流が生じる臓器が脳であれば**意識障害**，腎臓では**尿量減少（乏尿）**，骨格筋では**倦怠感**や**易疲労**などの症状が生じる。また，低心拍出の状態では，脳など生命維持にかかわる主要臓器への血流を保つために交感神経が活性化することで，皮膚などの末梢組織に血管収縮が生じる。これにより，**頻脈**や**四肢冷感**，**チアノーゼ**などを生じる。

## 3　医学的検査

POINT

- Forrester（フォレスター）分類とNohria-Stevenson（ノリア スティーブンソン）分類は，ともにうっ血と低心拍出の２つの側面から血行動態を評価する指標である
- 胸部単純X線画像から，心拡大，胸水，肺うっ血，肺水腫の存在と程度を確認する
- 血液検査においては，特に脳性ナトリウム利尿ペプチド，貧血，腎機能，肝機能に注目する

### フォレスター分類

**フォレスター分類**[6]（**図5**）は，もともと急性心筋梗塞による急性心不全における血行動態評価のための指標だが，急性心不全の病態把握や治療方針の決定にも利用できる。肺動脈にSwan-Ganz（スワン ガンツ）カテーテルを留置し，**心係数（CI）**と**肺動脈楔入圧（せつにゅうあつ）（PCWP）**を評価することによって，うっ血と低心拍出の程度を把握することが可能である。急性期の死亡率は，Ⅰ型からⅣ型の順で高値である。

**補足**

**フォレスター分類の限界**

慢性心不全の急性増悪による心不全症例では，すでにさまざまな代償機転が働いているため，心不全増悪がない状態でもフォレスター分類のカットオフ値（CI ≧ 2.2 L/min/㎡，PCWP ≦ 18 mmHg）を逸脱している場合がある。

### ノリア-スティーブンソン分類

**ノリア-スティーブンソン分類**（**図6**）は，うっ血や低心拍出を示唆する所見を包括的に評価することによって，血行動態を推測するための指標である[7]。慢性心不全の急性増悪を含むさまざ

**図6　ノリア-スティーブンソン分類**

(−)
(+)
低灌流所見
脈圧の狭小
交互脈
四肢冷感
症候性低血圧
傾眠傾向
腎機能悪化など
(−)
(+)
dry & warm
A
wet & warm
B
dry & cold
L
wet & cold
C
うっ血所見
起座呼吸
頸静脈圧の上昇
浮腫
腹水
ラ音
肝頸静脈逆流など


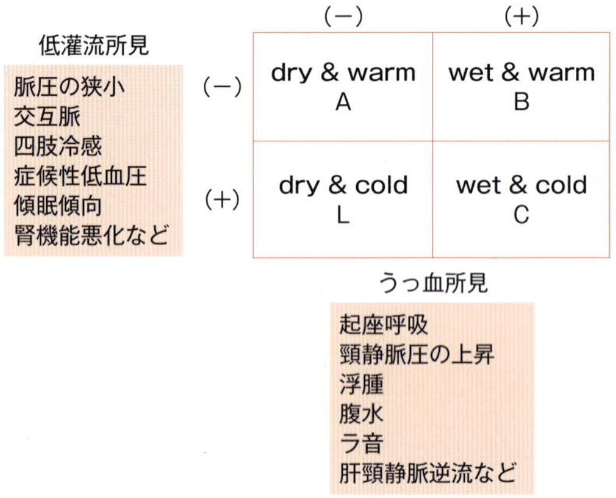

文献7）より改変引用

**図5　フォレスター分類**

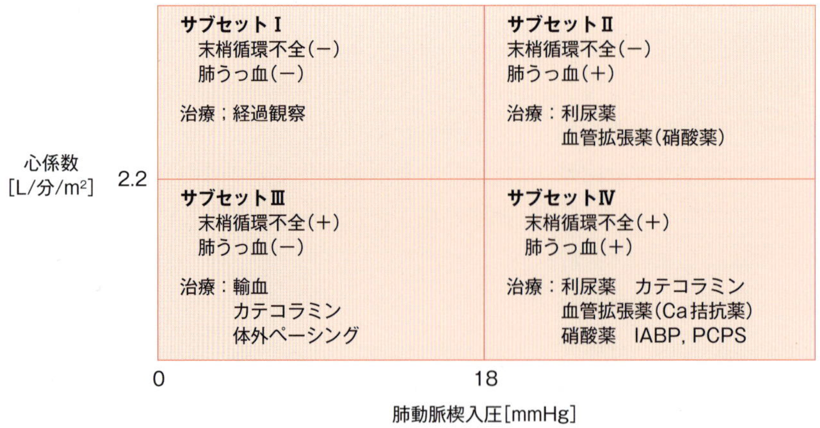

サブセットⅠ
末梢循環不全(−)
肺うっ血(−)
治療：経過観察
サブセットⅡ
末梢循環不全(−)
肺うっ血(+)
治療：利尿薬
血管拡張薬(硝酸薬)
心係数
[L/分/m²]
2.2
サブセットⅢ
末梢循環不全(+)
肺うっ血(−)
治療：輸血
カテコラミン
体外ペーシング
サブセットⅣ
末梢循環不全(+)
肺うっ血(+)
治療：利尿薬　カテコラミン
血管拡張薬(Ca拮抗薬)
硝酸薬　IABP, PCPS
0
18
肺動脈楔入圧[mmHg]


文献6）より引用・改変

＊CI：cardiac index　＊PCWP：pulmonary capillary wedge pressure

まな急性心不全の病態把握に適用可能であり，うっ血（dry/wet）と末梢低灌流（warm/cold）の程度から，Profile A（dry & warm），B（wet & warm），C（wet & cold），L（dry & cold）の4群に分類する。先行研究では，Profile C は最も予後が不良であることが報告されている[8]。

## 胸部単純Ｘ線画像

　急性心不全では，胸部単純Ｘ線画像による**心陰影の拡大（心拡大），胸水，肺うっ血，肺水腫**の確認が必要である（**表2**）[1]。血管内水分が増加すると徐々に心臓は拡大し，胸部単純Ｘ線画像では心拡大を呈する。また，急性左心不全で肺うっ血を呈する症例では，肺血管陰影の増強を認めるが，肺うっ血では下葉に比べ上葉の血管陰影が太くなるのが特徴である。左房圧の上昇が進行すると，血管内から肺の間質に水分が漏れ出し，間質性肺水腫へと移行し，画像上ではカリーＢラインが出現する。さらに左房圧が上昇すると，肺胞の浮腫が生じ，肺胞性肺水腫へと移行する。画像上では血管陰影の周囲が不鮮明となり，両側の肺門部を中心とした陰影（蝶形陰影）を呈する。

## 血液検査所見

　血液生化学検査では，脳性ナトリウム利尿ペプチド（**BNP**）またはＮ末端プロBNP（**NT-proBNP**）の値が重要である。BNPとNT-proBNPは，心筋へのストレスの増大により血中濃度が上昇するため，心不全の診断，予後予測に有効である。BNP ≧ 100 pg/dL，NT-proBNP ≧ 400 pg/mL の場合は治療が必要となる心不全の可能性がある[3]。

　また，急性心不全は他臓器障害との関連が強いことが知られている。心臓と腎臓の関係は心腎連関（cardiorenal syndrome）とよばれ，これは心機能障害と腎機能障害がお互いの増悪要因

になることを意味している。代表的な腎機能の指標として，**血清クレアチニン（Cre）**やCreを年齢や性別で補正した**推算糸球体濾過量（eGFRcre）**だが，年齢，筋肉量，食事などの影響を受けやすいため，これらの因子の影響を受けにくい**シスタチンＣ**やシスタチンＣに基づく**推算糸球体濾過量（eGFRcys）**なども確認する必要がある。また，心不全は肝機能障害とも関連する。特に右心不全では，肝酵素（**AST，ALT，LDH**など）や胆道系酵素（**ビリルビン，γ-GTP**）の値が上昇する。また，貧血が進行すると酸素運搬能が低下し，心不全増悪の要因となる。血液検査では**血清ヘモグロビン（Hb）**の確認が必要である。

### 基礎へのフィードバック

#### GFRの算出方法[9]

　GFRの評価には，血清クレアチニン値と年齢を用いた予測式を使用し，推算糸球体濾過量（eGFRcre）を用いる。

男性：eGFRcre[mL/min/1.73 ㎡]
$$= 194 \times Cr^{-1.094} \times 年齢[歳]^{-0.287}$$

女性：eGFRcre[mL/min/1.73 ㎡]
$$= 194 \times Cr^{-1.094} \times 年齢[歳]^{-0.287} \times 0.739$$

また，血清シスタチンＣ（eGFRcys）は筋肉量や食事などの影響を受けにくいため，血清クレアチニンによるeGFR評価が難しい場合は，eGFRcysを算出する。

男性：eGFRcys[mL/min/1.73 ㎡]
$$= (104 \times Cys\text{-}C^{-1.019} \times 0.996^{年齢[歳]}) - 8$$

女性：eGFRcys[mL/min/1.73 ㎡]
$$= (104 \times Cys\text{-}C^{-1.019} \times 0.996^{年齢[歳]} \times 0.929) - 8$$

### 実践!! 臨床に役立つアドバイス

#### BNP（NT-proBNP）における留意点

　BNP・NT-proBNPは心不全増悪の有無を確認するために有用な指標だが，NT-proBNPは腎機能障害の症例では高値となる傾向がある。従って，腎機能障害を有する心不全患者において，NT-proBNPを心不全重症度の評価として使用する場合には，解釈に注意が必要である。

---

＊BNP：brain natriuretic peptide　＊NT-BNP：n-terminal brain natriuretic peptide
＊eGFR：estimated glomerular filtration rate　＊AST：aspartate transaminase　＊ALT：alanine transaminase
＊LDH：lactate dehydrogenase　＊γ-GTP：γ-glutamyl-transpeptidase　＊Hb：hemoglobin　＊Cr：creatine
＊Cys：cysteine

### 表2 胸部単純X線画像（心拡大，胸水，うっ血，肺水腫）

| 病態 | サイン |
|---|---|
| **肺うっ血**<br>肺動脈の血管陰影が上肺野のほうで太い | ・肺うっ血<br>・肺血管陰影の増強<br>・肺静脈に血液がうっ滞すると，下肺野の肺血流の低下と上肺野の肺血流増加が生じて，胸部単純X線画像では上葉肺静脈の血管影が下葉肺静脈よりも太くみえる。 |
| **肺水腫**<br>Kerley's B line：肺水腫の所見<br>肺胞浮腫：肺水腫の所見で肺門部に強くみられる | ・カーリーBライン<br>・気管支周囲(peribronchial)や血管周囲(perivascular)のcuffing sign<br>・葉間胸水<br>・一過性腫瘤陰影(vanishing tumor)<br>・蝶型陰影 |
| **心陰影拡大・胸水**<br>心陰影の拡大<br>胸水 | ・胸水<br>・心陰影の拡大(CTR＞50%)<br>（成人は50%以下が正常値） |

#### 基礎へのフィードバック
**心胸郭比(CTR)**
胸部単純X線画像における，心臓の幅と胸郭の幅の比率のこと（図7）

### 図7 CTR

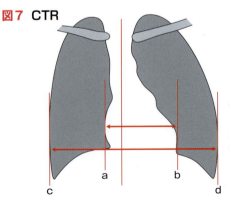

$$CTR[\%] = \frac{ab}{cd} \times 100$$

ab：心臓の幅
cd：胸郭の幅

> **用語解説** **cuffing sign** 肺気管周囲や肺血管周囲の浮腫のこと。

＊CTR：cardio thoracic ratio

## 4 医師による治療

- 急性心不全では，症状および血行動態（うっ血と低心拍出）の速やかな改善が予後を左右する
- 主にうっ血では利尿薬と血管拡張薬，低心拍出では強心薬が使用される
- 臨床ではクリニカルシナリオ（CS）分類に応じて急性期治療方針を決定することが推奨されている

### 病期ごとの治療方針

急性期治療においては，破綻した血行動態を速やかに改善することが重要である．血行動態の安定のためには，原則的にうっ血および低心拍出を改善することが必要であり，フォレスター分類のダイヤグラムではⅠ型へ向かって血行動態を改善させることが目標となる．

肺うっ血を認めるが，体液貯留が軽度である場合は，主に血管拡張薬により左室の後負荷を軽減させる治療を行う．体液貯留を認める病態の場合は，主に利尿薬投与を中心とした治療を行い，水分の排泄を促進する必要がある．

**心原性ショック**など，低心拍出を認める場合は，**カテコラミン**〔ドパミン（DOA），ドブタミン（DOB），ノルアドレナリン（NAD）〕，**PDE阻害薬**などの点滴強心薬を使用する．このような循環作動薬でも血行動態が維持できない場合は，機械的補助循環〔**大動脈バルーンパンピング（IABP），経皮的心肺補助装置（PCPS）**〕などの機械補助循環が必要となる．

### CS分類

近年，急性期治療では急性心不全の病態を早期に適切に把握するために**CS分類**が用いられている[10]（**表3**）．これは，初期の収縮期血圧と臨床症状を基に急性心不全の病態を把握し，早期に急性期治療の方針を決定するための分類である．左心不全は，収縮期血圧によってCS1：急性肺水腫，CS2：全身的な体液貯留，CS3：低心拍出に大別される．CS1, 2では主に血管拡張薬と利尿薬，CS3では容量負荷やカテコラミン投与が行われ，心原性ショックを伴う場合は，薬物療法に加え補助循環装置が使用される．

**表3 CS分類**

| CS分類 | 主な病態 | 特徴 | 主な治療 |
|---|---|---|---|
| CS1（収縮期血圧＞140mmHg） | 肺水腫 | ・急激な発症　・全身性の浮腫は軽度 | 血管拡張薬/利尿薬 |
| CS2（収縮期血圧100〜140mmHg） | 全身性の浮腫 | ・症状は緩やかに進行し徐々に体重増加<br>・肺水腫は軽度 | 利尿薬/血管拡張薬 |
| CS3（収縮期血圧＜100mmHg） | 低灌流 | ・発症は急激または緩徐<br>・肺水腫や全身性の浮腫は軽度<br>・低灌流や心原性ショックを伴わない場合もある | 容量負荷/カテコラミン/補助循環など |
| CS4 | 急性冠症候群 | ・急性心不全の症状・徴候 | 病態に応じた評価・治療 |
| CS5 | 右心不全 | ・発症は急激または緩徐<br>・肺水腫はなし<br>・全身性の静脈うっ血所見 | 病態に応じた評価・治療 |

文献10）を基に作成

＊CS：clinical scenario　＊DOA：dopamine　＊DOB：dobutamine　＊NAD：noradrenaline
＊PDE：phosphodiesterase　＊IABP：intra-aortic balloon pumping
＊PCPS：percutaneous cardiopulmonary support

## 薬物療法

急性心不全において使用される点滴治療薬は,目的によって種類や投与量が異なる.それぞれの薬剤の特徴について挙げる.

### ①強心薬

#### ●カテコラミン

#### ・DOA

$\beta_1$受容体,$\alpha_1$受容体,ドパミン受容体に作用し,用量依存的に作用が異なる.低用量($2\mu g/kg/$分以下)では,腎血流量を増加させることで利尿作用を示す.中等量($2\sim10\mu g/kg/$分)では$\beta_1$受容体刺激,および心臓と末梢血管からのノルアドレナリン放出により,心収縮力増強と心拍数増加作用がある.高用量($10\sim20\mu g/kg/$分)では,$\alpha_1$受容体刺激が優位となり,血圧上昇,血管抵抗増加作用がある.

#### ・DOB

主に$\beta_1$受容体に作用し,用量依存的に心収縮力を増強させる.低用量($5\mu g/kg/$分以下)では,$\beta_1$受容体刺激による心収縮力増強に加え,$\beta_2$刺激による血管拡張作用により,末梢血管抵抗や肺毛細血管圧を低下させる.$10\mu g/kg/$分以下であれば,心拍数上昇は軽度であり,心筋酸素消費量の増加は軽度である.

#### ・ノルアドレナリン(ノルエピネフリン)

$\alpha$受容体に作用し,強力な末梢血管収縮作用による昇圧効果をもつ.$\beta_1$受容体にも作用し,心収縮力を増強させる作用も有する.心原性ショックにおける第一選択薬とされている.

#### ●PDE阻害薬

心収縮力増強と末梢血管拡張作用の両方を有する.重症心不全においては,少量のカテコラミンとPDE阻害薬の併用が効果的とされている.

### ②血管拡張薬

肺うっ血は前負荷の増大または後負荷の増大,あるいはその両方によって生じる.血管拡張薬の種類にもよるが,静脈拡張による前負荷の軽減,動脈拡張による後負荷の軽減,またはその両方の効果をもつ.血圧が高値で体液貯留が軽度であるCS1の急性心不全では,後負荷の増大が病態増悪の原因となっている可能性が高いため,血管拡張薬による降圧が治療の主軸となる.

### ③利尿薬

体液貯留を認める急性心不全においては,早期にうっ血を解除することが予後に影響する.心不全に関するガイドライン[3]では,体液貯留を認める急性心不全においては,早期に利尿薬(フロセミド)の静脈注射を行うことが推奨されている.

## 補助循環(IABP・PCPS)

IABP(図8a)[11]は,大腿動脈より下行大動脈にバルーンカテーテルを挿入し,心周期に合わせてバルーンを拡張・収縮させることにより,心ポンプ機能の補助を行う機器である.心臓の拡張期にバルーンを拡張させることにより冠血流を増加させ,収縮期に収縮させることにより左室の後負荷を軽減することが可能である.PCPS(図8b)[11]は,遠心ポンプにより右房から静脈血を脱血し,人工肺で酸素化した血液を大腿動脈に送血することによって,血行動態と酸素化を補助するための機器である.PCPSはIABPと異なり,流量補助を行う機器であることから,自己心拍がない症例においても使用可能である.

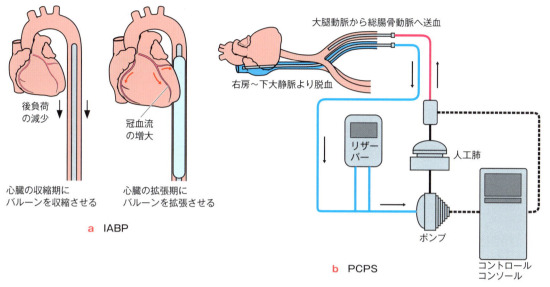

**図8 IABPとPCPS**
a IABP
b PCPS
文献11)より改変引用

## 5 理学療法評価

- 患者の元に行く前に，カルテから十分に情報収集を行う
- 問診とフィジカルアセスメントは重要．得られる情報の裏に，心不全所見が隠れている可能性がある
- モニタ心電図の判読においては，不整脈の重症度を意識する

### 問診（自覚症状，既往歴，家族歴など）

表4に，心不全の理学療法において評価すべき項目を挙げる．患者さんの元に行く前に，カルテから診断名，基本的属性（年齢，性別，職業，家族構成，住環境など），現病歴，既往歴，ならびにこれまで述べてきた各種検査所見などについて十分確認しておく．また，入院前の生活状況や日常生活活動（ADL）の状況について把握することは，理学療法の目標設定を行ううえで重要である．問診では，心不全に関連した自覚症状の評価も必要である．

理学療法を開始するにあたっては，急性期治療によって血行動態および心不全による症状が改善傾向にあることが前提となる．従って，NYHA Ⅳ度（表5）に相当するような，ベッド上安静の状態で呼吸苦などの自覚症状を認める場合は，理学療法よりも急性期治療を優先する必要がある．自覚症状の問診では，表6のような項目について聴取を行う．これらの質問に対して患者さんが訴える症状から，うっ血や低心拍出の徴候を予測することも可能である．

また，心不全には病態の増悪に関連する要因が存在する（旅行や飲酒，風邪など）．入院前の日常生活の状況について情報収集を行い，今回の心不全入院の誘因が何であったのかを確認し，問題点に対して入院中から介入や指導を行うことで，次回の再入院を予防することに繋がる．

---

＊ADL：activities of daily living

## 表4 心不全の理学療法における評価項目

| 基本情報 ||
|---|---|
| 診断名 | 心不全の診断名，基礎疾患（虚血性，心筋症，弁膜症，高血圧性など） |
| 基本的属性 | 年齢，性別，職業，家族構成，住居環境など |
| 現病歴 | 今回の入院までの経緯（急性発症か，徐々に増悪か），何回目の心不全入院か（初回or○回目） |
| 入院時身体所見 | NYHA分類，CS分類 |
| 心不全増悪要因 | 今回の心不全の増悪要因（塩分・水分過剰摂取，感染症，治療薬内服の不徹底，不整脈，身体・精神的ストレス，心筋虚血，腎機能障害など） |
| 既往歴 | 心疾患以外の合併症の有無，治療状況など |
| 入院前の生活状況 | ADL〔機能的自立度評価法（FIM），BI〕，身体活動量など |
| 検査所見 ||
| 胸部単純X線画像 | 心胸郭比，胸水，うっ血，肺水腫など |
| 心電図 | リズム，不整脈の種類，心筋虚血など |
| 血液検査 | BNP・NT-proBNP，貧血（Hb），腎機能（Cr，BUN，GFR），肝酵素（AST，ALT，LDHなど），胆道系酵素（ビリルビン，γ-GTP），血液ガスなど |
| 心臓超音波検査 | 左室駆出率（LVEF），左室拡張末期径（LVDd）/左室収縮末期径（LVDs），左房径（LAD），左室拡張機能など |
| 急性期治療 ||
| 点滴・内服治療薬 | 強心薬，血管拡張薬，利尿薬などの種類，投与量の推移 |
| 呼吸管理 | 人工呼吸器管理，酸素療法（酸素投与量）の推移 |
| 水分バランス | 水分は増加傾向（in-balance）か，減少傾向（out-balance）か |

### 基礎へのフィードバック
**NYHA分類を把握しておこう**

#### 表5 NYHA分類

| Ⅰ度 | 心疾患はあるが身体活動に制限はない。日常的な身体活動では著しい疲労，動悸，呼吸困難あるいは狭心痛を生じない。 |
|---|---|
| Ⅱ度 | 軽度から中等度の身体活動制限がある。安静時には無症状だが，日常的な身体活動で疲労，動悸，呼吸困難あるいは狭心痛を生じる。Ⅱ度はさらにⅡsとⅡmに分類される。<br>Ⅱs：軽度の身体活動制限<br>Ⅱm：中等度の身体活動制限 |
| Ⅲ度 | 高度の身体活動制限がある。安静時には無症状だが，日常的な身体活動で疲労，動悸，呼吸困難あるいは狭心痛を生じる。 |
| Ⅳ度 | 心疾患のためいかなる身体活動も制限される。心不全症状や狭心痛が安静時にも存在し，わずかな労作でこれらの症状が増悪する。 |

**臨床に役立つアドバイス**

**自覚症状の評価で重要なこと**

　自覚症状の評価では，症状の有無だけにとどまらず，症状の変化（推移）について確認することが重要である。前日に比べ症状が改善傾向なのか，増悪傾向なのかを評価することにより，心不全が安定化の傾向にあるのか，悪化の傾向にあるのかを予測することができる。

＊BI：Barthel index

### 表6 心不全における自覚症状の評価

| 主にうっ血に関連する質問 ||
|---|---|
| 呼吸困難 | 苦しさはありませんか？ |
| 起座呼吸 | 昨夜はよく眠れましたか？<br>仰向けに寝ると苦しくなりませんか？ |
| 咳・痰 | 咳や痰は出ますか？<br>痰の色はどんな色ですか？（ピンク色や血が混じったりしていませんか？） |
| 腹部臓器症状 | お腹が張る感じはありますか？<br>食欲はありますか？ |
| 主に低心拍拍出に関連する質問 ||
| 倦怠感 | 体の疲れはありますか？<br>体がだるい感じはありますか？ |
| 尿量 | おしっこは出ていますか？ |
| 意識障害 | ボーっとする感じはありますか？ |

## 心不全におけるフィジカルアセスメント

### 視診

患者の呼吸状態，顔色，表情，会話の様子などを評価する．特に，外見上で**表1**に示すような，うっ血や低心拍出の所見がないか確認する．安静や会話の際にもこれらの所見を認める場合は血行動態が不安定な状態と推察できる．

### 触診

触診では，まず足先や手足の冷感や湿潤の有無を確認する（**図9**）．前述のように，低心拍出の場合は主要臓器への血流を保とうとするために，交感神経が活性化して皮膚など末梢の血管を収縮させ，四肢の末梢は冷たく，しっとりと湿った状態となる．体液貯留がある場合は，四肢や体幹に浮腫を生じる．下肢の浮腫は，検査者の指を脛骨に向かって押し当てて評価する．浮腫の部分を押した際，深さ（何mm程度押し込めるか），押し込んだあと元に戻る時間はどの程度かなどを評価する．四肢冷感・湿潤，浮腫の評価は，評価時の状況だけではなく，前回介入時との比較を行うことが重要である．

また，頸静脈怒張は臥位で認めやすい．臥位

### 図9 四肢の触診

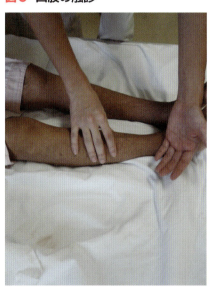

からベッドアップ45°に起こしても頸静脈怒張を認める場合は，頸静脈怒張ありと判定する．端座位でも頸静脈怒張を認める場合は，体うっ血が強く，静脈圧や右房圧が高値となっていることを意味する（**図10**）．

### 図10 頸静脈怒張

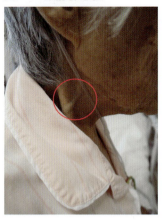

## 血圧・心拍数(脈拍数)測定

次に，血圧・脈拍数の測定を行う。心不全患者における血圧の上限や下限値として明確な基準は存在しないが，心負荷の軽減のため，通常は薬物療法にて血圧や心拍数が低めに調整されていることが多い。症例ごとに血行動態を保つのに適正な範囲があるため，目標値ならびに前日からの推移を確認することが重要である。特に，心不全が増悪傾向にある場合は，心拍出量の低下を心拍数の増加によって代償するため，普段より心拍数が速い場合は注意が必要である。

脈拍の評価は，主に橈骨動脈の触知によって行う。脈拍測定を行う場合，まず脈のリズムが整っているか，不整であるかを確認する。脈が不整の場合は**期外収縮**(心房性または心室性期外収縮)や**絶対性不整脈**(心房細動など)の可能性があるが，この場合は脈拍数が心拍数と一致しない場合があるため(**図11**)，心電図で心拍数を確認する必要がある。また，心不全症例では，1拍ごとに1回拍出量が異なることがあり，その場合，1拍ごとに脈の強さが変化する。これは**交互脈**とよばれ，主に心不全重症度が高い症例において認める所見である。

## 心音

心音の聴取に際しては，まず正常心音について理解する必要がある。正常では収縮期の開始時に僧帽弁と三尖弁が閉鎖し(**Ⅰ音**)，大動脈弁と肺動脈弁が開放して血液が心臓から拍出される。そして，拡張期に入る際に大動脈弁と肺動脈弁が閉鎖し(**Ⅱ音**)，血液が心臓内に充満する。Ⅱ音は吸気時に肺動脈弁の閉塞が遅れて，大動脈弁成分($Ⅱ_A$)と肺動脈弁成分($Ⅱ_P$)に分裂するこ

### 図11 脈の種類

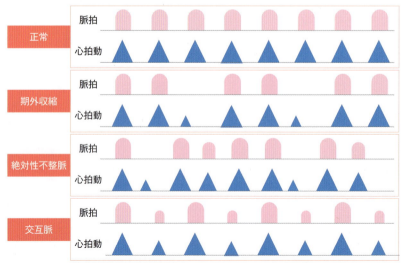

### 図12 心音を聴取する部位

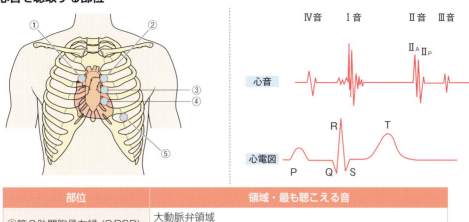

| 部位 | 領域・最も聴こえる音 |
|---|---|
| ①第2肋間胸骨右縁（2RSB） | 大動脈弁領域<br>Ⅱ音：大動脈弁の閉鎖音（Ⅱ_A） |
| ②第2肋間胸骨左縁（2LSB） | 肺動脈弁領域<br>Ⅱ音：肺動脈弁の閉鎖音（Ⅱ_P） |
| ③第3肋間胸骨（3LSB） | 大動脈弁領域と肺動脈弁領域が重なる領域〔Erb（エルブ領域）〕<br>Ⅱ音：Ⅱ_AとⅡ_P |
| ④第4肋間胸骨左縁（4LSB） | 三尖弁領域<br>Ⅰ音：三尖弁の閉鎖音 |
| ⑤心尖部 | 僧帽弁領域<br>Ⅰ音：僧帽弁の閉鎖音。Ⅲ音とⅣ音が聴取できる。 |

とがある。心音の聴診の際は，まずⅠ音とⅡ音を同定するところから開始するが，図12のように，聴診器を当てる部位によって聴診しやすい音が決まっているため，何を評価するのかを明確にする必要がある。

次に，心音の異常について評価する。ここでは心不全に特徴的である過剰心音（**Ⅲ音，Ⅳ音**）について述べる。大動脈弁の閉鎖（Ⅱ音）の後，拡張期に入った心臓では左房内に血液が流入して左房は拡大し，左房圧が左室圧を超えると僧帽弁が開放し，血液が左房から左室に流入する（急速流入期）。その際，心不全などにより拡張した左室壁においては，急速な血液流入の衝撃によりⅢ音が生じる。急速流入期の後には心房収縮が生じるが，心房収縮による左室への血液流入の衝撃によって生じるのがⅣ音である。Ⅲ音とⅣ音はいずれも健常者では聴取されないが，心不全の進行によって認めやすくなるが，Ⅲ音

よりもⅣ音のほうが病的な意義が強い。Ⅳ音は心房収縮によって発生するため，心房細動症例では聴取できない。

> **補足**
> **奔馬調律（ギャロップリズム）**
> Ⅰ音とⅡ音に，ⅢまたはⅣ音が加わることにより，心音は馬が駆け足をしているようなリズムを呈する。これを**奔馬調律（ギャロップリズム）**といい，主に急性心不全発症時に認めることが多い。

### モニタ心電図の基礎

心電図には，**標準12誘導心電図**のほか，ベッドサイドや運動中における遠隔監視や連続監視が可能である**モニタ心電図**，24時間心電図の記録が可能な**ホルタ心電図**などがある。モニタ心電図は，（＋）電極である関電極と，（－）電極である不関電極の間の電位差を記録したものであり（**図13**）[12]，電極の装着位置を変えることによって，標準12誘導心電図の胸部誘導に近い波形を導出できる。CM5とCC5誘導は，12誘導心

図13 モニタ心電図の基本波形

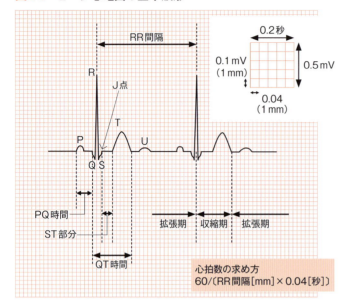

P 波：心房の脱分極過程
　　　（正常：0.06～0.10秒）
PQ時間：房室伝導時間
　　　（正常：0.12～0.20秒）
QRS波：心室の脱分極過程
　　　（正常：0.06～0.10秒）
ST部分：心室の興奮極期
T 波：心室の再分極過程
QT時間：心室の収縮時間
　　　（正常：補正QT時間（QTc）
　　　　＝QT/√RR＝0.35～0.44秒）
U 波：成因不明

図14 電極装着位置

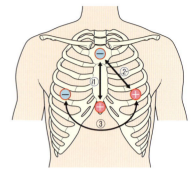

①NASA誘導（＋：胸骨下部，－：胸骨柄）
②CM5誘導（＋：V5，－：胸骨柄）
③CC5誘導（＋：V5，－：V5R）

文献12）より引用

電図のV5誘導に近似しており，ST変化を検出しやすい。NASA誘導はV2誘導に近似しており，P波を検出しやすい（図14）[12]。

## 代表的な不整脈

1) **心房性（上室性）期外収縮**（PAC，**図15a**）：①基本調律と異なるP波が早期に出現，②RR間隔が短縮，③QRS波の形は基本調律と同じなどの特徴がある。基本的には経過観察となるが，頻度が増加する場合は心房細動へ移行する可能性もあることから，注意が必要である。

2) **心室性期外収縮**（PVC，**図15b**）：①QRS波が基本調律より早期に出現，②先行するP波が消失，③QRS幅が広い，④期外収縮のQRS波を挟むRR間隔は，基本調律のRR間隔の2倍などの特徴がある。重症度の分類にはLown分類がある（p.59参照）。

3) **心室頻拍**（VT，**図15c**）：心室性期外収縮が3拍以上連続するものであり，30秒未満で停止するものを非持続性心室頻拍（NSVT）またはshort run型といい，30秒以上持続するものを持続性心室頻拍（SVT）という。頻脈時は，心拍出量の低下により意識消失する可能性があるほか，心室細動へ移行する危険性もあるため，即座に運動を中止し，医師への報告が必要である。意識消失を認める場合は，即座にドクターコールを行うとともに，救急処置が必要である。

4) **心室細動**（VF，**図15d**）：心室筋が無秩序に部分的な収縮を繰り返している状態。P，QRS，T波の区別はつかず，波形の振幅や調律は不規則である。血行動態的には心停止と同様であり意識消失する。即座にドク

＊PAC：premature atrial contraction　＊PVC：premature ventricular contraction
＊VT：ventricular tachycardia　＊VF：ventricular fibrillation　＊NSVT：nonsustained ventricular tachycardia
＊SVT：sustained ventricular tachycardia

## 図15 代表的な不整脈

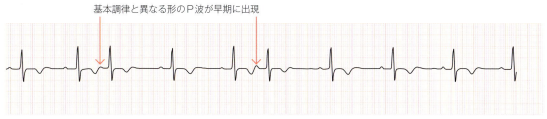

基本調律と異なる形のP波が早期に出現

**a** 心房性(上室性)期外収縮

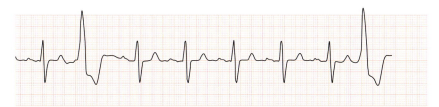

**b** 心室性期外収縮

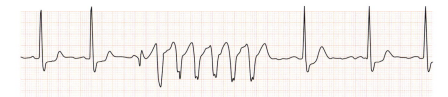

**c** 心室頻拍

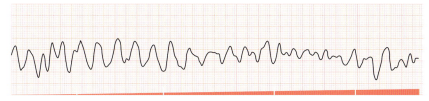

**d** 心室細動

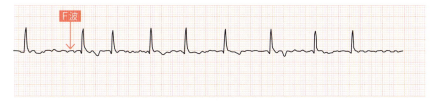

F波

**e** 心房細動

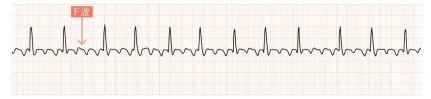

F波

**f** 心房粗動

ターコールを行うとともに，救急処置が必要である。

5) **心房細動**（AF，**図15e**）：①P波が消失し，細かい揺れであるf波がある，②RR間隔が不規則などの特徴がある。頻脈時には血行動態が悪化しやすいため，注意が必要である。また，コントロールされた慢性心房細動であれば運動可能であるが，新規に発生した場合は抗凝固療法が必要となるため，運動を中止し，医師への報告が必要である。

6) **心房粗動**（AFL，**図15f**）：①P波が消失し，鋸歯状のF波がある，②2：1や3：1などの房室伝導を呈する，③F波の頻度は約250〜350/分などの特徴がある。頻脈時には血行動態が悪化しやすいため注意が必要である。心房細動と同様，新規に発生した際には抗凝固療法が必要となるため，運動を中止し，医師への報告が必要である。

### 徐脈性不整脈

1) **Wenckebach型Ⅱ度房室ブロック**（**図16a**）は，PQ時間が徐々に延長し，最終的にQRS波は脱落する。この波形の場合，注意深くモニタリングしながらであれば，運動は可能である。
2) **Mobitz型Ⅱ度房室ブロック**（**図16b**）は，①正常なP波が規則的に出現する，②PQ間隔の延長を伴わずにQRS波が脱落するなどの特徴がある。血行動態が悪化し，投薬やペースメーカ治療の適応にもなるため，運動を中止し，医師への報告が必要である。
3) **Ⅲ度房室ブロック**（**図16c**）：①P波とQRS

**図16 徐脈性不整脈**

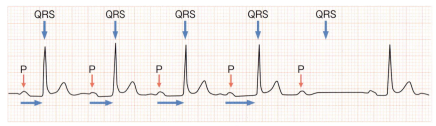

a ウェンケバッハ型Ⅱ度房室ブロック

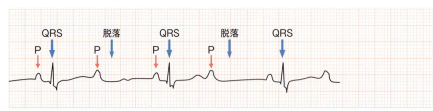

b モービッツ型

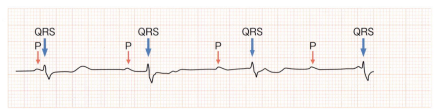

c Ⅲ度房室ブロック

*AF：atrial fibrillation　*AFL：atrial flutter

波がまったく無関係に出現する，②PP間隔よりRR間隔のほうが長い，などの特徴がある．血行動態を悪化させ，ペースメーカ治療の適応となるため，即座に運動を中止し，医師への報告が必要である．

## Lown分類

Lown分類（表7）は，急性心筋梗塞の急性期におけるPVCの重症度判定を行うために作られたものであるが，現在は運動中に発生するPVCの危険度の判定にも汎用されている．grade Ⅳb以上では致死的不整脈へ移行する可能性があるため，運動はいったん中止する．また，grade ⅡやⅢでも，運動によって頻度が増加する場合などは，心負荷が増大している徴候とも考えられるため，運動の中止を検討する必要がある．

### 表7 Lown分類

| 重症度 | 心室性期外収縮 |
|---|---|
| grade 0 | 心室性期外収縮なし |
| grade Ⅰ | 散発性（30個未満/時間） |
| grade Ⅱ | 頻発性（30個以上/時間） |
| grade Ⅲ | 多源性 |
| grade Ⅳa | 2連発 |
| grade Ⅳb | 3連発以上 |
| grade Ⅴ | R on T |

### 臨床に役立つアドバイス

**致死的不整脈出現時の対応**

致死的な不整脈を認めた場合は，そばにいるPTが即座に一次救命処置（BLS）を開始する必要がある．
① 即座に運動を中止し，患者を安全な場所に横にする．
② 意識がなければ人を呼び，ドクターコールと自動体外式除細動器（AED）または除細動器を持ってきてもらうよう依頼する．
③ 患者の呼吸を確認する．
④ 呼吸をしていない，またはあえぐような弱い呼吸の場合は，直ちに心臓マッサージを開始し，AEDまたは除細動器施行の準備が完了するまで続ける（30回の心臓マッサージの後に2回の人工呼吸を行ってもよいが，必須ではない）．
⑤ AED使用の場合は，機械のアナウンスに従ってAEDを操作する．

上記の措置を，医師や看護師による二次救命処置（ACLS）が開始されるまで続ける．これらを適切かつ即座に行うには，日頃からのトレーニングが必要であり，医師，看護師らとともに，緊急時のシミュレーションを行っておくことが重要である．

---

＊BLS：basic life support　＊AED：automated external defibrillator　＊ACLS：advanced cardiac life support

## 6 理学療法士による治療

- 急性期リハビリテーションでは，治療内容と血行動態の推移を適切に把握し，早期に離床を進める
- 離床が困難な症例でも，血行動態に合わせてベッドサイドでのトレーニングを行う
- 回復期リハビリテーションでは，心不全増悪所見を確認しながら，運動処方に準じたトレーニングを行う

### 急性期

#### どのように離床を開始するか

離床を始める前に，治療状況を踏まえ，リハビリテーションの目的と方法を明確にする必要がある[13]（**表8**）。急性期治療中に体を動かすことは，少なからずリスクを伴う。そのため，リハビリテーションを行うことのリスク（起こりうる有害事象）とベネフィット（獲得したい事象）を事前に把握し，リスクよりもベネフィットを得る可能性が高い場合にリハビリテーションを開始する。リスクについては，**表9**に示す禁忌事項がないことを事前に確認する必要がある。また，機械的補助循環や高用量のカテコラミン投与が行われている場合，血行動態はこれらの機器や薬剤に強く依存した状態にあるため，積極的な離床は難しい。機械的補助循環を離脱し，カテコラミンが減量されても血行動態の増悪がなければ，医師からの指示（安静度）の範囲内で，端座位，立位，歩行へと段階的に離床を進めていく（**図17**）。急性心不全における離床プログラムは，日本心臓リハビリテーション学会が作成した「心不全の心臓リハビリテーション標準プログラム」[14]（**表10**）を参考に，施設ごとの基準を作成して実施する。

**表8 心不全における急性期治療とリハビリテーションの適応・目的・方法**

|  | ① 機械的補助循環管理期 | ② 高用量循環作動薬投与期 | ③ 中・低用量循環作動薬投与期 | ④ 離脱期 |
|---|---|---|---|---|
| 治療目標 | ・救命<br>・最低限の血圧の迅速な獲得 | ・高用量循環作動薬投与下での血行動態の適正化<br>・高用量循環作動薬の減量 | ・中・低用量循環作動薬投与下での血行動態の適正化<br>・循環作動薬の減量・離脱 | ・内服管理下での適正な血行動態の維持 |
| 早期リハビリテーションの適応 | 適応（+/-） | 適応（+） | 適応（++） | 適応（++） |
| 早期リハビリテーションの目的 | ・合併症（関節拘縮，末梢神経障害，褥瘡，人工呼吸器関連肺炎など）の予防 | ・合併症（左に同じ）の予防<br>・離床準備としての骨格筋機能維持 | ・骨格筋機能向上<br>・離床による姿勢保持能力および耐久性の獲得<br>・ADL能力向上 | ・骨格筋機能向上<br>・運動耐容能向上<br>・ADL能力向上 |
| 早期リハビリテーションの方法 | ・四肢のポジショニング<br>・頻回な体位変換<br>・排痰<br>・デバイス留置以外の肢における関節可動域（ROM）練習 | ・四肢のポジショニング<br>・体位変換・ギャッチアップ<br>・排痰<br>・ベッド上でのROM練習，レジスタンストレーニング | ・ギャッチアップ，座位，立位，移乗動作，歩行などによる段階的離床<br>・自重負荷・ウエイトなどを利用したレジスタンストレーニング | ・歩行（離床範囲の拡大）<br>・有酸素運動<br>・自重負荷・ウエイトなどを利用したレジスタンストレーニング |

*ROM : range of motion

### 表9 心不全の運動療法の禁忌

- 過去3日以内における心不全の自覚症状の増悪
- 不安定狭心症または閾値の低い心筋虚血
- 手術適応のある重症弁膜症，特に大動脈弁狭窄症
- 重症の左室流出路狭窄
- 未治療の運動誘発性重症不整脈（心室細動，持続性心室頻拍）
- 活動性の心筋炎
- 急性全身性疾患または発熱
- 運動療法が禁忌となるその他の疾患（中等度以上の大動脈瘤，重症高血圧，血栓性静脈炎，2週間以内の塞栓症，重篤な他臓器障害など）

文献14）より引用

### 図17 DOB，利尿薬投与下での離床の様子

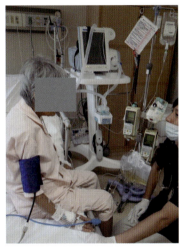 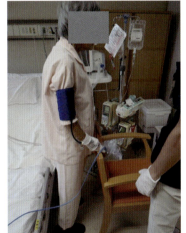 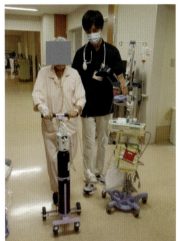

a 端座位　　　　　　　　　　b 立位　　　　　　　　　　c 歩行

### 表10 心不全心臓リハビリテーションの標準プログラム

|  | stage 1 | stage 2 | stage 3 | stage 4 | stage 5 | stage 6 |
|---|---|---|---|---|---|---|
| 許可される安静度 | ベッド上安静 | 端座位 | 室内自由 | トイレ歩行 | 病棟自由（80mまで） | 棟内自由 |
| リハビリテーション実施場所 | ベッド上 | ベッドサイド | ベッドサイド | 病棟 | 病棟（リハビリテーション室） | 病棟（リハビリテーション室） |
| 目標座位時間（1日総時間） | ギャッジアップ | 1時間 | 2時間 | 3時間 | 3時間 | 3時間 |
| ステージアップ負荷試験 | 端座位 | 歩行テスト（自由速度）10m | 歩行テスト（自由速度）40m | 歩行テスト（自由速度）80m | 歩行テスト（自由速度）80m×2～3回 | 6分間歩行テスト |

文献14）より引用

### 離床を進める際の注意点

　離床に際して，姿勢を変えた直後は血圧の低下や心拍数の増加などにより血行動態が変化しやすいため，**血圧，心拍数，経皮的酸素飽和度（SpO₂）**などの変化に十分注意する。また，息切れが増強していないか，意識レベルは適正に保たれているか，四肢の冷感や湿潤が増強していないかなど，うっ血や低心拍出の所見についても確認する。これらは，姿勢保持中の推移が重要であり，介入中は患者やモニタの変化を注意深く観察する必要がある。姿勢を変えることにより，血圧や心拍数の過度の上昇・低下や自覚症状が増強する場合は，まだその姿勢では安定した血行動態が保てないことを意味する。そのため，血行動態が保てる姿勢を上限としてトレーニングを行う。実施している姿勢や歩行距離において血圧，心拍数，SpO₂，自覚症状などが安定化していれば，徐々に離床範囲や時間を拡大する。

### 離床が進められない症例に対するプログラム

　血行動態が不安定で，カテコラミンの減量が困難な症例では，積極的に離床を進めることは難しい。また，**フレイル**や**サルコペニア**などにより身体機能低下を認める症例では，バランス能力や運動耐容能の低下により，離床を進めることが困難な場合がある。このような症例においては，身体活動量が減少し，身体機能やADL能力の低下がさらに進行する可能性がある。そのため，骨格筋機能維持・向上を目的とした，ベッドサイドでのレジスタンストレーニングを併用する（**図18**）。バランス能力が低下した症例において立位や歩行を行う場合は，杖や歩行器を使用し，転倒を予防しながら離床を行う。

> **基礎へのフィードバック**
>
> **フレイル**
>
> 　フレイルは「高齢期に生理的予備能が低下することでストレスに対する脆弱性が亢進し，生活機能障害，要介護，死亡などの転帰に陥りやすい状態」と定義される。代表的な指標はFried（フリード）らが提唱したスケールであり，体重減少，筋力低下，疲労感，歩行速度，身体活動のうち3項目以上該当するとフレイルと判定される[15]。この指標を使用した研究において，フレイルを呈する心不全症例は，フレイルのない症例と比較して予後が不良であることが報告されている[16]。

**図18　DOB，利尿薬投与下でのレジスタンストレーニングの例（StepⅠ：プレトレーニング）**

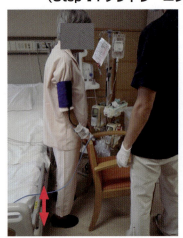 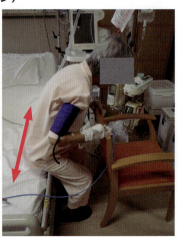

a　カフレイズ（つま先立ち）　　b　ベッドからの立ち上がり

*SpO₂：saturation of percutaneous oxygen

**補足**
**心不全におけるレジスタンストレーニングの考え方**
　心不全におけるレジスタンストレーニングは，**表11**に示すように目的によって3つに段階付けできる[17]。急性期治療中のベッドサイドでは，筋力低下の進行を予防し，スムーズに離床を行うことを目的とした，Step Ⅰ（プレトレーニング）に該当する低強度のトレーニングが適応となる。回復期におけるレジスタンストレーニング（p.65）では，筋力強化や筋量増大を目的としたStep Ⅱ～Ⅲのレジスタンストレーニングを行う。

### 表11　心不全のレジスタンストレーニング

| トレーニング | 目的 | 強度 | 回数 | 頻度 |
|---|---|---|---|---|
| 【Step Ⅰ】プレトレーニング | 正しい運動方法の習得<br>感覚を覚える<br>筋協調性の改善 | ＜30% 1RM<br>Borg scale＜12 | 5～10 | 2,3セッション／週2～3回 |
| 【Step Ⅱ】抵抗／持久力トレーニング | 局所の有酸素持久力改善<br>筋協調性の改善 | 30～40% 1RM<br>Borg scale 12～13 | 12～25 | 2,3セッション／週2～3回 |
| 【Step Ⅲ】筋力／筋量増大トレーニング | 筋量増加（筋肥大）<br>筋協調性の改善 | 40～60% 1RM<br>Borg scale＜15 | 8～15 | 2,3セッション／週2～3回 |

**臨床に役立つアドバイス**

**身体機能が低下した心不全症例における離床のコツ**
　高齢心不全症例など，身体機能低下を呈する症例においては，1日1回の離床では身体機能改善効果を得にくいばかりか，身体機能低下や新たな合併症（精神・認知機能低下，deconditioningによる他臓器機能低下）を生じる可能性がある。これらの症例では，安全性が確認された範囲で1日に複数回，リハビリテーションや病棟ADL場面において離床を図ることが望ましい。例えば，端座位や立位の安全性が確認できていれば，午前・午後のリハビリテーションのほか，毎食ごとに車椅子に乗車し，座位で食事を摂ることで，1日に複数回の身体活動を確保することができる。

### 回復期
　病棟での離床が進んだら，心臓リハビリテーション室での運動療法に移行する。心不全症例に対する**回復期心臓リハビリテーション**は，**表12**のように心不全の病態に関連するさまざまな要因を是正する効果があるため[18]，退院後も長期にわたり継続することが重要である。

### 有酸素運動
　心臓リハビリテーション室での運動療法では，運動強度が定量化しやすい**自転車エルゴメータ**

### 表12　心不全に対する運動療法の効果

| |
|---|
| 1. **運動耐容能**：改善（最高酸素摂取量増加，6分間歩行距離の増加など） |
| 2. **心臓への効果**<br>　a) 左室機能：安静時左室駆出率不変または軽度改善，運動時心拍出量増加反応改善，左室拡張早期機能改善<br>　b) 冠循環：冠動脈内皮機能改善，運動時心筋灌流改善，冠側副血行路増加<br>　c) 左室リモデリング：悪化させない（むしろ抑制），BNP低下 |
| 3. **末梢効果**<br>　a) 骨格筋：筋量増加，筋力増加，好気的代謝改善，抗酸化酵素発現増加<br>　b) 呼吸筋：機能改善<br>　c) 血管内皮：内皮依存性血管拡張反応改善，一酸化窒素合成酵素（eNOS）発現増加 |
| 4. **神経体液因子**<br>　a) 自律神経機能：交感神経活性抑制，副交感神経活性増大，心拍変動改善<br>　b) 換気応答：改善，呼吸中枢$CO_2$感受性改善<br>　c) 炎症マーカー：炎症性サイトカイン（TNF-α）低下，CRP低下 |
| 5. **QOL**：健康関連QOL改善 |
| 6. **長期予後**：心不全入院減少，無事故生存率改善，総死亡率低下（メタアナリシス） |

日本循環器学会：心血管疾患におけるリハビリテーションに関するガイドライン（2012年改訂版）．循環器病の診断と治療に関するガイドライン（http://www.j-circ.or.jp/guideline/pdf/JCS2012_nohara_h.pdf，2018年10月閲覧）

＊RM：repetition maximum　＊CRP：C-reactive protein　＊QOL：quality of life

やトレッドミル（または平地歩行）による**有酸素運動**を採用する（**図19**）。有酸素運動は心臓リハビリテーションにおける代表的な運動方法であり、運動耐容能の改善に有効である。運動開始初期は軽負荷（自転車エルゴメータ：10〜20 Watts、歩行：50〜80 m/分）、短時間（5〜10分）より開始し、血圧、心拍数、**自覚的運動強度（Borg scale：表13**）に合わせて段階的に運動時間と強度増加していく（**表14**）。

回復期の運動療法では、**心肺運動負荷試験（CPX）**を施行し、**運動耐容能評価ならびに運動処方**（**表14**）の作成を行うことが望ましい。CPX

**図19 有酸素運動**

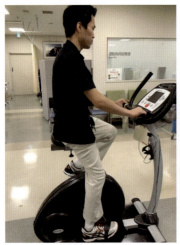
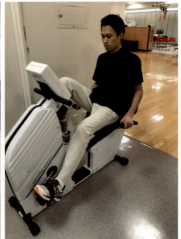

a 自転車エルゴメータ（左：アップライト型、右：リカンベント型）

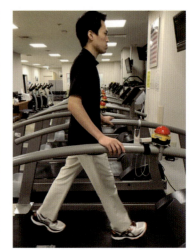

b 歩行（トレッドミル）

**表13 ボルグスケール**

| スコア | 自覚症状 |
|---|---|
| 20 | |
| 19 | 非常につらい |
| 18 | |
| 17 | かなりつらい |
| 16 | |
| 15 | つらい |
| 14 | |
| 13 | ややつらい |
| 12 | |
| 11 | 楽である |
| 10 | |
| 9 | かなり楽である |
| 8 | |
| 7 | 非常に楽である |
| 6 | （安静時） |

**表14 心不全の運動処方**

| 運動方法 | 【運動方法】<br>・有酸素運動（自転車エルゴメータ、歩行）<br>・低強度レジスタンストレーニング |
|---|---|
| 運動強度 | 【運動開始初期】<br>・ボルグスケール11（楽である）〜13（ややつらい）<br>・安静時心拍数＋30拍/分程度（β遮断薬内服例では安静時心拍数＋20拍/分程度）<br>・自覚症状や身体所見に合わせて徐々に運動回数と時間を増量する<br>【安定期】<br>・最高酸素摂取量の40〜60％<br>・嫌気性代謝閾値（AT）<br>・心拍予備能の40〜60％<br>（Karvonen法：[最高心拍数－安静時心拍数]×k（係数）＋安静時心拍数）<br>k：軽症（NYHA I〜II）では0.4〜0.5<br>　　中等症〜重症（NYHA III）では0.3〜0.4<br>・ボルグスケール11（楽である）〜13（ややつらい） |
| 運動時間 | 5〜10分×1日2回程度から、20〜30分×1日2回まで徐々に増加 |
| 運動頻度 | 週3〜5回（重症例では週3回、軽症例では週5回まで増加させてもよい） |

文献14）を元に作成

＊CPX：cardiopulmonary exercise testing　＊AT：anaerobic threshold

は数カ月おきに再評価を行い，運動耐容能の推移の確認や，運動処方の見直しをすることが必要である．運動に際しては，心不全の重症度が高い症例では心拍応答が不良であり，トレーニング開始直後の心拍応答不良から血圧低下を生じることがあるため，運動開始前にしっかりと**ウォームアップ**を行う．また，運動後は副交感神経活性と静脈還流の減少による血圧低下を予防するため，**クールダウン**を行う．

### レジスタンストレーニング

回復期心臓リハビリテーションにおけるレジスタンストレーニングは，**表11**のStep Ⅱ，Ⅲに該当し，心不全症例の筋力強化や筋量増大のほか，運動耐容能改善，QOL改善などに有効である．Step Ⅱ，Ⅲのレジスタンストレーニングでは，マシンを使用し，厳密な運動強度管理の下で実施する（**図20**）．運動の種類ごとに1回反復できる最大負荷量（**1 RM**）を測定し，運動強度を決定する．ボルグスケール13以下，上肢は30〜40％1 RM，下肢は50〜60％1 RMの強度で，10〜15回を1〜3セット，週2〜3回程度実施することが標準的である[18]．レジスタンストレーニングの最中に息こらえをすると，血圧上昇を生じる（**バルサルバ効果**）ため，動作ごとに呼吸を同調させることが重要である．具体的には，呼気に合わせて力を発揮する．

### 患者教育と心不全増悪のモニタリング

**表4**に示すように，心不全には多くの増悪要因が存在する．退院後の回復期における不適切な疾患管理は心不全増悪をきたし，再入院や死亡のリスクが増大する．従って，心臓リハビリテーションにおいては運動療法だけではなく，病態増悪を予防するための**疾患管理方法の指導**を行うことが重要である．経過中に心不全増悪や過負荷を疑う所見〔①自覚症状（倦怠感持続，前日の疲労感の残存，同一負荷量におけるボルグスケールの2以上の上昇），②体重増加傾向（1週間で2 kg以上増加），③心拍数増加傾向（安静時または同一負荷量における心拍数の10 bpm以上の上昇），④血中BNP上昇傾向（前回よりも100 pg/mL以上の上昇）〕などを発見した場合は，医師へ報告し，早期に医学的介入に繋げることが重要である[18]．

**図20** マシンを使用したレジスタンストレーニングの例（Step Ⅱ，Ⅲ）

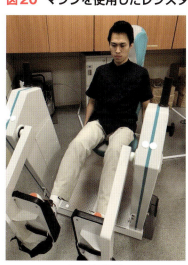
レッグプレス

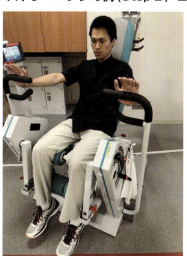
チェストプレス

臨床に役立つアドバイス

**運動プログラムの調整方法**

有酸素運動におけるプログラムの調整方法について図21に示す。運動耐容能が改善してくると，同一強度の運動でも，血圧や心拍数の上昇が緩やかになり，ボルグスケールも低下する。同一強度での運動中の心拍数が目標心拍数を下回り，ボルグスケールが13（ややつらい）未満に低下してくるような場合は，運動時間や強度を増加する。心不全症例では，心予備力が乏しいため，運動強度の増加よりも運動時間の延長を優先し，問題がないことを確認してから運動時間や運動強度を増加させるほうが安全性が高い場合が多い。

**図21 運動プログラムの調整方法**

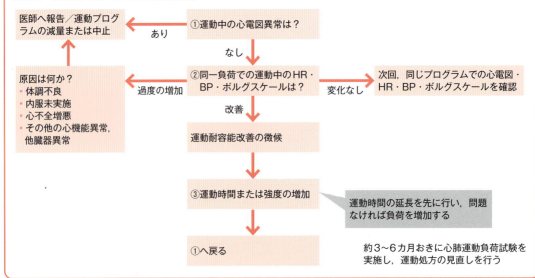

## まとめ

- 左心不全と右心不全の代表的な症状・徴候は何か（☞p.42〜44）。 実習 試験
- フォレスター分類とはどのようなものか（☞p.46）。 実習 試験
- ノリア-スティーブンソン分類とはどのようなものか（☞p.46）。 実習 試験
- CS分類1〜5のそれぞれの主な病態は何か（☞p.49）。 実習
- 心不全の心臓リハビリテーションの禁忌となる病態は何か（☞p.49）。 実習 試験
- 心不全患者における視診・触診では何を診るか（☞p.53）。 実習
- 心不全で特徴的な心音は何か（☞p.54，55）。 実習
- 運動を中止すべき不整脈は何か（☞p.58）。 実習 試験
- フレイルとは何か（☞p.61）。 実習
- 有酸素運動はどのように処方するか（☞p.62，63）。 実習 試験
- レジスタンストレーニングはどのように処方するか（☞p.64）。 実習 試験

## 【引用文献】

1）高橋哲也：循環器疾患の理学療法. 理学療法学 ゴールド・マスター・テキスト6 内部障害系理学療法学（柳澤　健編）, p10-23, メジカルビュー社, 2010.

2）Yancy CW, et al: 2013 ACCF/AHA Guideline for the Management of Heart Failure: Executive Summary. Circulation 128, e240-e327, 2013.

3）日本循環器学会　日本心不全学会：日本循環器学会/日本心不全学会合同ガイドライン 急性・慢性心不全診療ガイドライン　ポケット版, 2017年改訂版（筒井裕之 監）, ライフサイエンス出版, 2018.

4）加藤真帆人：Clinical Scenarioによる急性心不全治療. 循環器ジャーナル 65(1): 6-13, 2017.

5）Ponikowski P, et al.：2016 ESC guidelines for the diagnosis and treatment of acute and chronic heart failure. Eur Heart J 37(27): 2129-2200, 2016.

6）Forrester JS, et al.：Medical therapy of acute myocardial infarction by application of hemodynamic subsets(second of two parts). N Engl J Med 295(25): 1404-1413, 1976.

7）Nohria A, et al：Medical management of advanced heart failure. JAMA 287(5): 628-640, 2002.

8）Nohria A, et al.　：　Clinical assessment identifies hemodynamic profiles that predict outcomes in patients admitted with heart failure. J Am Coll Cardiol 41(10): 1797-1804, 2003.

9）日本腎臓リハビリテーション学会：腎臓リハビリテーションガイドライン, p11-13, 南江堂, 2018.

10）Mebazaa A, et al.: Practical recommendations for prehospital and early in-hospital management of patients presenting with acute heart failure syndromes. Crit Care Med 36(1Suppl): S129-S139, 2008.

11）増田　卓 ほか：虚血性心疾患（狭心症, 心筋梗塞）. 循環器理学療法の理論と技術, p38-55, メジカルビュー社, 2009.

12）丸山仁司ほか 編：考える理学療法 内部障害編 評価から治療手技の選択, p273-284, 文光堂, 2008.

13）飯田有輝：重症心不全に対する早期リハビリテーション. 早期リハビリテーションの実践 －予後改善のためのアプローチ－（西田　修 監）, p226-243, メジカルビュー社, 2018.

14）日本心臓リハビリテーション学会：心不全の心臓リハビリテーション標準プログラム（2017年版）, 2017.

15）Fried LP, et al.: Frailty in older adults: evidence for a phenotype. J Gerontol A Biol Sci Med Sci 56(3): 146-156, 2001.

16）Vidán MT, et al: Prevalence and prognostic impact of frailty and its components in non-dependent elderly patients with heart failure. Eur J Heart Fail 18(7): 869-875, 2016.

17）Piepoli MF, et al.: Exercise training in heart failure: from theory to practice. a consensus document of the heart failure association and the european association for cardiovascular prevention and Rehabilitation. Eur J Heart Fail 13(4): 347-357, 2011.

18）日本循環器学会：心血管疾患におけるリハビリテーションに関するガイドライン（2012年改訂版）. 循環器病の診断と治療に関するガイドライン（http://www.j-circ.or.jp/guideline/pdf/JCS2012_nohara_h.pdf, 2018年10月閲覧）.

2章 各論 —循環器疾患—

# 2 虚血性心疾患

## 1 疾患の病態

- 虚血性心疾患の主な病態は冠動脈の血管硬化性病変である
- 動脈は外膜，中膜，内膜の三層から構成される
- 動脈硬化は中膜へ脂質が沈着することで生じる
- 内膜に亀裂や破裂が生じ，プラークが破綻することで心筋虚血が発生する

### 発症（病態生理）

動脈は外膜，中膜，内膜の三層構造からなり，内膜と中膜の間は内弾性板，中膜と外膜の間は外弾性板で隔てられている（**図1**）。弾性板は弾性線維や膠原線維によって構成されており，動脈の弾力性を保持する作用を担っている。内膜は血管内皮細胞による一層構造を有しており血液に接する部位である。中膜は血管の収縮・弛緩を調節する血管平滑筋細胞により構成される。

虚血性心疾患の主な病態は**血管硬化性病変**である。動脈硬化は動脈硬化危険因子などによる中膜の弾性の低下，血管内皮細胞の増殖による狭窄や閉塞，あるいは内膜の亀裂や破裂，動脈全体の拡張や動脈壁の瘤化などにより生じる。この血管中膜へ脂質が沈着することで血管硬化性病変が生じる。脂質の沈着により瘤状に隆起した部分を**プラーク（粥腫）**という（**図2**）。

#### 図1 動脈の三層構造

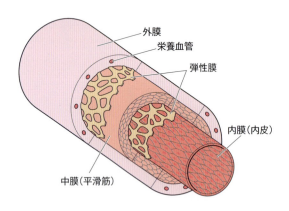

#### 図2 プラーク

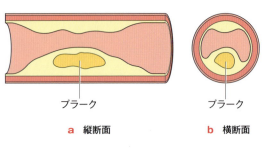

a 縦断面　　b 横断面

68

## 2 症候・障害

- 筋梗塞や狭心症を包括して急性冠症候群という
- 狭心症は心筋が一過性に虚血に陥り、胸痛や胸部不快感を呈する臨床症候群である
- 急性心筋梗塞とは、プラークの破綻により冠動脈が閉塞し、心筋が虚血状態となり壊死にいたる病態をいう

### 概要

急性冠症候群（ACS）は冠動脈粥腫の破綻、血栓形成が基になり急性心筋虚血を呈する臨床症候群であり、急性心筋梗塞、不安定狭心症、労作性狭心症、急性の心臓死までを包括する疾患概念である。近年では持続的なST上昇を示す心筋虚血をST上昇型心筋梗塞（従来からの急性心筋梗塞）、持続的なST上昇を伴わない心筋虚血を非ST上昇型ACS（不安定狭心症、労作性狭心症および冠攣縮性狭心症などが含まれる）に分類する方法もある。ここでは従来から用いられている「心筋梗塞」や「狭心症」との文言でそれぞれの病態について解説する。

### 狭心症（AP）

APとは心筋が一過性に虚血に陥ることで生じる胸部またはその隣接部に出現する特有の不快感（狭心痛）を引き起こす臨床症候群のことをいう。狭心症は、心筋酸素消費が増加する（相対的な酸素供給の不足）、冠動脈の酸素供給が減少する（絶対的な酸素供給の不足）、あるいはこの両方が生じることで発症する。表1に狭心症の重症度分類を示す。

狭心症は労作性狭心症、不安定狭心症、無症候性心筋虚血、冠攣縮性狭心症の4つに分けられる。

**労作性狭心症**は、動脈硬化による冠動脈狭窄のため冠血流量が労作による心筋酸素需要の増加に追いつかず、一過性の心筋虚血状態となることで発症する。臨床症状として、ある一定の

### 表1 狭心症の重症度分類（カナダ心臓血管系疾患学会分類）

| クラス | 身体状況 |
|---|---|
| I | 歩行、階段など、通常の身体運動では発症しない。作業またはレジャーなど激しい急激な長時間の運動によって狭心症が生じる |
| II | 日常生活に若干の制限がある。急速な歩行または昇段、山登り、食後の歩行または昇段、冷気、風、精神的ストレス、あるいは起床後数時間以内に生じる狭心症。普通のペース、普通の状況なら平地を2ブロック以上歩いたり、通常の階段を1階層以上昇ることができる |
| III | 日常身体活動が著しく制限される。普通のペース、普通の状況なら1ブロック歩いたり、階段の昇段で生じる狭心症 |
| IV | 不快感なしにはどのような身体的運動も行うことができない。安静時に狭心症状が出現する場合もある |

運動強度で前胸部絞扼感や圧迫感が生じ、安静もしくは労作の軽減によって症状は3〜5分で改善する。また、強力な血管拡張作用がある硝酸薬（ニトロ化合物）の舌下投与によって症状が改善する。胸部症状は歯痛や顎の痛み、左肩から左手にかけての放散痛、心窩部痛などとして認める場合、さらには呼吸困難や動悸、めまいを伴うこともある。

不安定狭心症については後述する（p.70）。

**無症候性心筋虚血**とは、症状は認めないが客観的に心筋虚血と評価される所見がある病態の総称である。心筋虚血があるにもかかわらず無症状で経過する原因には虚血の程度や範囲が小さく痛覚閾値に達しない場合や、心臓自体の痛覚伝導路の機能障害がある。特に高齢者や糖尿

---

*ACS: acute coronary syndrome　*AP: angina pectoris

病による痛覚閾値が上昇した場合が多い。

冠攣縮性狭心症は冠動脈の一部が攣縮（スパズム）を生じ急速に狭窄や閉塞をきたすことにより発症する。発作は夜間，朝方に多い。冠動脈スパズムの原因には冠危険因子の保因に加え，不眠，過労，ストレス，アルコールの多飲，急激な過度の運動などがある。冠攣縮は器質的な血管狭窄の少ない箇所でも生じる。

## 心筋梗塞

冠動脈内で動脈硬化性プラークが破綻し，そこに形成された血栓によって**冠動脈が閉塞**あるいは亜閉塞すると，灌流域の心筋が虚血状態となり壊死に至る（心筋傷害）。このため心機能は急激に低下し心室細動や心不全，ショック状態となる。心筋壊死の程度によっては，発症後しばらくして心破裂（自由壁破裂）を起こし突然死に至る場合もある。心筋梗塞発症時の症状は突然かつ30分以上持続する前胸部の激烈な疼痛が特徴である。疼痛は前胸部のみでなく放散痛として左肩，左上肢，背中，頸部や顎などに及ぶ場合もある。また，急性心筋梗塞は硝酸薬の舌下投与に反応しない。前駆症状として，急性心筋梗塞を発症する症例のおよそ半数で，発症1カ月以内に狭心症状を認める。心筋梗塞の分類には発症時期によるものと梗塞範囲によるものとがある。**表2**に心筋梗塞の分類を示す。心筋梗塞の主な合併症としては不整脈，心原性ショックおよび心破裂が挙げられる。これらを含む主な合併症と病態を**表3**に示す。

急性心筋梗塞発症後は3日から数カ月にわたり，梗塞部位のみでなく境界領域や非梗塞部位へも影響を及ぼし，左室の拡大や肥大をもたらす。発症早期では梗塞に陥った部分の心筋細胞の脱落，瘢痕化などに伴う菲薄化と過進展が生じる。また，慢性期には非梗塞部位の遠心性肥大を呈し，これらの結果として左室が拡大する。この現象を**心室リモデリング**という。

### 表2　心筋梗塞の分類

| 発症時期による分類 | 急性心筋梗塞 | 24時間以内 |
| | 亜急性心筋梗塞 | 24時間から1カ月 |
| | 陳旧性心筋梗塞 | 1カ月以降 |
| 梗塞範囲による分類 | 貫壁性梗塞 | 心筋壊死が心内膜から心外膜まで全層性に及ぶもの |
| | 非貫壁性梗塞 | 心筋壊死が内膜側に限局するもの |

### 表3　心筋梗塞の合併症

| 主な合併症 | | 病態および対処法 |
| --- | --- | --- |
| 不整脈 | 頻脈性不整脈 | 心室細動や心室頻拍を認めた場合は，速やかに電気的除細動を行う |
| | 徐脈性不整脈 | 房室ブロックに対しては一時ペーシングが適応となる |
| 心原性ショック | | ポンプ機能障害により心不全が引き起こされる |
| 心破裂 | 左室自由壁破裂 | 左室自由壁壊死部に孔が開き，心タンポナーデを発症する。心拍出量が急速に低下するため，緊急手術による穿孔部の閉鎖が必要となる |
| | 心室中隔穿孔 | 心室中隔壊死部に孔が開き，血液が左室・右室間を逆流する。心拍出量の低下とシャント血流増加に伴う低酸素血症に至る。緊急手術にて穿孔部の閉鎖が必要となる |
| | 乳頭筋断裂・腱索断裂 | 僧帽弁を支持する乳頭筋もしくは腱索が断裂し，高度な僧帽弁閉鎖不全を呈する。手術による僧帽弁の再建，僧帽弁形成，僧帽弁置換が必要となる |
| 心室瘤 | | 梗塞部位が進展拡大し形成される。心機能低下や不整脈，心尖部血栓による塞栓症を合併する |
| 右室梗塞 | | 右冠状動脈の近位部閉塞により右室の収縮異常と血行動態異常を伴う。十分な補液と強心薬区投与が必要となる |

## 不安定狭心症

　不安定狭心症は動脈性プラークの破綻や，冠動脈内膜のびらん部位に発生した非閉塞性血栓によって冠動脈狭窄が生じ，心筋灌流が減少することが原因となる。完全に閉塞すると心筋梗塞となる。近年では不安定狭心症と心筋梗塞をまとめてACSとの疾患概念でとらえられている。

　不安定狭心症の分類を**表4**に示す。ここに示すブラウンワルドの分類では，安静時狭心症の頻度，狭心症以外に伴う症状および治療法として，内服薬のみかあるいは点滴薬剤も使用しているかなどにより分類されている。臨床場面においても，問診や診療録からこれらの情報を得ることが重要となる。

**表4　不安定狭心症の分類（Braunwaldの分類）**

| | | | |
|---|---|---|---|
| 重症度 | Class Ⅰ | 新規発症の重症または増悪型狭心症 | 最近2カ月以内に発症した狭心症。1日3回以上発作が出現するか，軽労作であっても発作が起こる増悪型労作性狭心症。安静時狭心症は認めない。 |
| | Class Ⅱ | 亜急性安静時狭心症 | 最近1カ月以内に1回以上の安静時狭心症があるが，48時間以内に発作を認めない。 |
| | Class Ⅲ | 急性安静時狭心症 | 48時間以内に1回以上の安静時発作を認める。 |
| 臨床症状 | Class A | 二次性不安定狭心症（貧血，発熱，低血圧，頻脈などの心外因子により出現） | |
| | Class B | 一次性不安定狭心症（Class Aに示すような心外因子のないもの） | |
| | Class C | 梗塞後不安定狭心症（心筋梗塞発症後2週間以内の不安定狭心症） | |
| 治療状況 | 1) 未治療もしくは最小限の狭心症治療中 | | |
| | 2) 一般的な安定狭心症治療中（通常のβ遮断薬，長時間持続硝酸薬，カルシウム拮抗薬） | | |
| | 3) ニトログリセリン静注を含む最大限の抗狭心薬による治療中 | | |

# 3　医学的検査

- モニタ心電図では不整脈の把握，12誘導心電図では心筋虚血の部位と心筋壊死の経時的変化が評価できる
- 心臓カテーテル検査は，冠動脈の責任血管の同定と他の狭窄部位の把握および冠動脈インターベンション実施のために行われる
- 狭心症や心筋梗塞の発症および心筋壊死の定量的な把握のためには，血液バイオマーカーも重要である

## 心電図

### ①12誘導心電図

　12誘導心電図は心筋虚血の部位や，範囲の推定および不整脈の評価のために行われる。典型的な心筋梗塞発症直後はT波の増高が生じ，次にST上昇に移行する。やがて異常Q波が現れ，STの回復とともに陰性T波，冠性T波が出現する。ACS症例では，運動負荷時もしくは運動前後での12誘導心電図は必須であり，**1mm以上のST上昇**は心筋虚血の発生と捉える必要がある。心電図変化が生じる誘導部位と梗塞部位を**表5**に，実際の12誘導心電図を**図3〜5**に示す。

**表5　心電図変化が生じる誘導部位と梗塞部位**

| 梗塞部位 | I | II | III | aVR | aVL | aVF | V₁ | V₂ | V₃ | V₄ | V₅ | V₆ |
|---|---|---|---|---|---|---|---|---|---|---|---|---|
| 広範囲前壁 | ○ |  |  |  | ○ |  | ○ | ○ | ○ | ○ | ○ | ○ |
| 前壁中隔 |  |  |  |  |  |  | ○ | ○ | ○ |  |  |  |
| 前側壁 |  |  |  |  |  |  |  |  |  |  | ○ | ○ |
| 下壁 |  | ○ | ○ |  |  | ○ |  |  |  |  |  |  |
| 下側壁 |  | ○ | ○ |  |  | ○ |  |  |  |  | ○ | ○ |
| 下後壁 |  | ○ | ○ |  |  | ○ | (○) | (○) |  |  |  |  |

実際の梗塞巣の大きさや残存狭窄の有無などにより上記以外の部位に変化が生じることも多い

**図3　左前下降枝（セグメント6）の心筋梗塞（発症3時間後）**

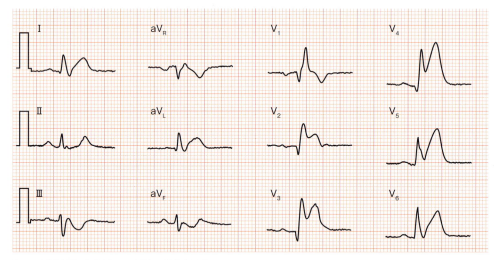

V₂～₄でST上昇，I, II, V₂～₆でT波の増高を認める。

**図4　左前下降枝および左回旋枝（責任病巣はセグメント11）の心筋梗塞（発症10時間後）**

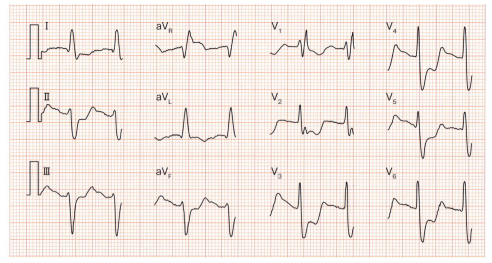

I, II, aVL, V₂～₆でST低下を認める

### 図5 右冠動脈（セグメント1）の心筋梗塞（発症3時間後）

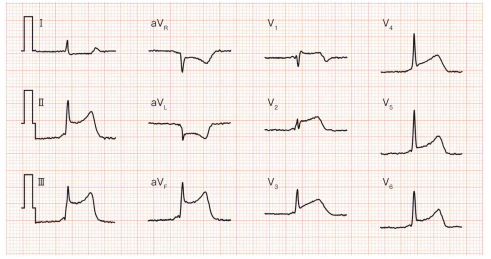

Ⅱ, Ⅲ, aVF, V₁～₂でSTの上昇を認める

②モニタ心電図

　心筋梗塞では徐脈性や頻脈性，あるいは上室性（心房性）や心室性など，あらゆるタイプの不整脈が出現する。このなかでも特に心室性不整脈は血行動態の急速な悪化の原因となる。また，心筋梗塞による左心機能低下は，ポンプ機能の低下をもたらすと同時に心室性不整脈の発生原因ともなる。

　従って，心筋梗塞症例においては不整脈の確認とともに心筋機能の状態も把握しておくことが重要となる。心筋梗塞に伴う不整脈は，発症48時間以内では刺激伝導系および心筋の電気的な不安定状態によるもので，一過性のものが多い。一方，48時間以後に生じる心室性不整脈は心室頻拍や心室細動など重篤な不整脈となることが多い。心筋梗塞後の不整脈の主なものを以下に示す。

■心室細動（VF, 図6）

　心筋傷害に伴うVFは急性心筋梗塞発症4時間以内に生じることが多い。この時期に理学療法士が運動療法を行うことは通常臨床では想定されないが，心原性ショックや重症心不全に伴うVFは心筋梗塞発症後12時間以降に出現し予後も不良である。

　VFが発症した場合，理学療法士には患者の突然の意識消失として認知される場合が多い。このようなことが起こりうることを想定して理学療法実施時には患者の意識レベルの推移に常に注意を払う必要がある。

■心室頻拍（VT, 図7）

　VTは脈拍が触知可能なものと脈拍が触知できない無脈性VT（pulseless VT），30秒以上持続するsustained VTと30秒以内に自然消失するnon-sustained VTがある。無脈性VTは左室からの血液駆出がなく末梢器官が灌流されていないことを示唆している。きわめて重篤な状態であり，VFと同等の対応が求められる。

　いずれにおいてもVTは体循環血液量の低下をもたらすため，運動療法中に発生した場合は速やかに患者を安静臥位とし，医師や看護師へ即時に報告する必要がある。

＊VF：ventricular fibrillation　＊VT：ventricular tachycardia

### 図6 VF

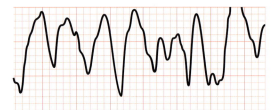

### 図7 VT

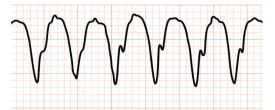

■ **心室性期外収縮（PVC，図8a）**

急性心筋梗塞の急性期において心室期外収縮は多くの症例でみられる。頻発するものや連発するもの，あるいは波形が異なる多源性VTなどは心室頻拍に移行しやすいため注意が必要である。

■ **心房細動（AF，図8b）**

心房細動は上室性不整脈のなかで最も多く遭遇する不整脈である。心房細動が生じると左房から左室への血液供給量が低下し，心拍出量は30％程度にまで低下する。心房細動は致死的不整脈ではないが，低心拍出状態から心不全をもたらす可能性を有しているため，急性発症の場合には注意が必要である。

■ **洞性徐脈**

右冠動脈から分岐する洞結節枝と房室結節枝は洞結節を灌流している。従って，右冠動脈入口部付近に梗塞が生じると洞結節枝への灌流が滞り，洞性徐脈を生じることとなる。

■ **房室ブロック**

心筋梗塞に伴い生じる房室ブロックは，房室結節動脈の低灌流に伴うことが多い。90％以上の症例で房室結節動脈は右冠動脈から分枝するため，下壁梗塞では発生しやすい。前壁梗塞により発症する房室ブロックはまれであるが，発症すると予後は不良とされる。

### 図8 PVCおよびAF

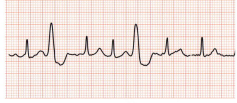

a PVC

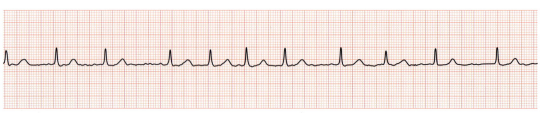

b AF

---

＊PVC：premature ventricular contraction　＊AF：atrial fibrillation

## カテーテル検査

### ①冠動脈造影検査（CAG）

冠動脈造影検査は虚血性心疾患において狭窄の程度や部位を調べるのに最も有用である。冠動脈造影検査の結果を基に治療方針が決定される場合も多い。図9に米国心臓協会（AHA）の冠動脈分類を示す。

AHAによる狭窄の程度は25％（25％以下の狭窄），50％（26〜50％），75％（51〜75％），90％（76〜90％），99％（91〜99％），100％（完全閉塞）の6段階に分けられる。有意狭窄は左冠動脈主幹部では50％以上，その他の部位では75％以上と定義される。

冠動脈造影検査では，大腿動脈や橈骨動脈を穿刺し，動脈を逆行性に遡り，上行大動脈基部にある冠動脈入口部までカテーテル先端を進める。検査後は長時間の確実な圧迫止血が不可欠である。

### ②Swan-Ganzカテーテル検査

スワンガンツカテーテル検査は心拍出量や右心系の圧指標を測定するために行われる。特にACSの臨床所見において，急激な心拍出量低下が示唆される場合などは，スワンガンツカテーテル検査にて心拍出量や心係数，肺動脈楔入圧を測定する。図10に示すForrester分類では心係数と肺動脈楔入圧により心不全の病態と治療の方向性が示される。スワンガンツカテーテルは経静脈的に右房，右室を経て肺動脈内に留置される。刺入経路は低圧系であり抜去後の圧迫止血は数分で完了する。

> **補足**
> 肺動脈の分枝まで進めたカテーテルのバルーンを拡張させて閉塞させる。このときバルーン先端の圧は左房圧とほぼ等しくなる。この圧を肺動脈楔入圧（PCWP）とよぶ。

## 血液検査

急性心筋梗塞発症後，急激な血中濃度の上昇を認める血液マーカーはクレアチンキナーゼ（CK），アスパラギン酸アミノトランスフェラーゼ（AST），白血球（WBC）数である。

CKはM（筋型）とB（脳型）の2種類のサブユニットからなり，同位体としてBB，MB，MMの3つがある。成人基準範囲は男性で57〜197 IU/L，女性で32〜180 IU/Lである（IU：国際単位）。血清についてはCK-MMが約95％，CK-

### 図9 AHAの冠動脈分類

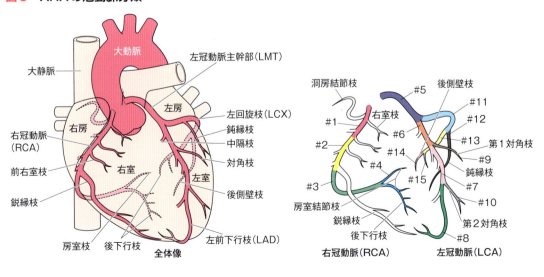

* CAG：coronary angiography　　* AHA：American Heart Association　　* RCA：right coronary artery
* LMT：left main trunk　　* LCX：left circumflex branch　　* LAD：left anterior descending artery
* LCA：left coronary artery　　* CK：creatine kinase　　* IU：international unit
* AST：aspartate aminotransferase　　* WBC：white blood cell

**図10　フォレスター分類**

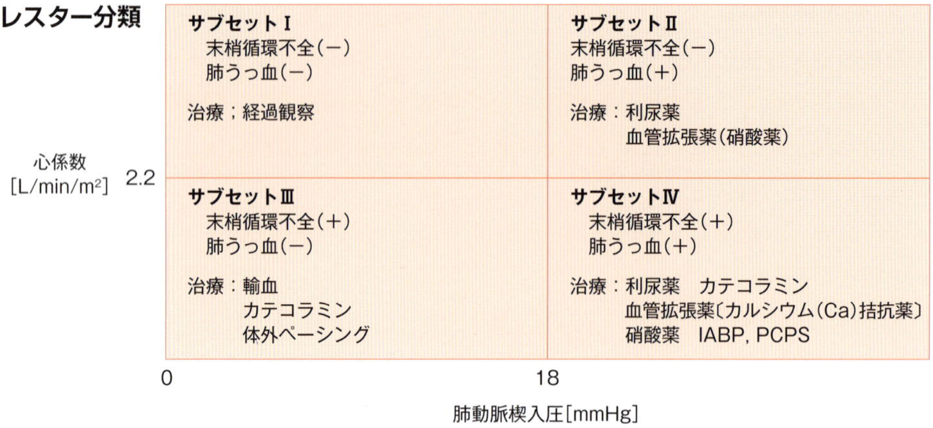

|  | | |
|---|---|---|
| 心係数<br>[L/min/m²]　2.2 | **サブセットⅠ**<br>　末梢循環不全（－）<br>　肺うっ血（－）<br><br>　治療；経過観察 | **サブセットⅡ**<br>　末梢循環不全（－）<br>　肺うっ血（＋）<br><br>　治療：利尿薬<br>　　　　血管拡張薬（硝酸薬） |
|  | **サブセットⅢ**<br>　末梢循環不全（＋）<br>　肺うっ血（－）<br><br>　治療：輸血<br>　　　　カテコラミン<br>　　　　体外ペーシング | **サブセットⅣ**<br>　末梢循環不全（＋）<br>　肺うっ血（＋）<br><br>　治療：利尿薬　　カテコラミン<br>　　　　血管拡張薬（カルシウム（Ca）拮抗薬）<br>　　　　硝酸薬　　IABP, PCPS |

0　　　　　　　　　　　　　　　　　　　　　18

肺動脈楔入圧[mmHg]

IABP：大動脈バルーンパンピング法，PCPS：経皮的心肺補助法

MBは約5％，CK-BBが1％以下の割合で含まれる。CK値は骨格筋疾患，中枢神経疾患，悪性腫瘍などでも上昇を認めるため急性心筋梗塞ではCK-MB値を指標とすることが多い。CK-MBは急性心筋梗塞発症後12〜24時間でピークに達する。発症後32時間からは減少を認め3日後にはほぼ陰性化する。CK値においても発症後数時間で上昇し，おおよそ1日でピークに達する。その後2〜3日以内に急速に正常化する。

ASTは肝臓をはじめ骨格筋，腎臓，がん細胞，心臓など多くの組織に分布している。心臓には肝臓と同等，またはそれ以上に分布しているため，心筋に障害が生じるとAST値は上昇する。

アラニンアミノトランスフェラーゼ（ALT），は肝臓に多く分布する一方，心臓への分布は少ないため，心筋梗塞時の上昇はわずかである。これらのことより急性心筋梗塞ではAST/ALT比5以上の較差をもって上昇を示す。

WBC数は感染，中毒に加えて組織壊死でも増加する。組織壊死の場合はWBCのなかでも特に好中球の増加を示す。

また，近年では早期心筋障害マーカーとして心臓型脂肪酸結合タンパク（H-FABP），トロポニンT（TnT）を指標とすることも多い。

H-FABPは主として心筋細胞脂質に限局して存在し，急性心筋梗塞超急性期（発症後2時間程度）に，ほかのバイオマーカーよりも早く上昇し5〜10時間でピークに達する。

TnTはその約94％が筋原線維構造タンパクに，約6％が細胞質に存在する。心筋障害時に2峰性の上昇を示すことが特徴である。第一のピークは発症12〜18時間後で細胞質に由来し，第二のピークは筋原線維に由来し90〜120時間後に認める。TnTは不安定狭心症患者においてもその約30％で上昇を認める。

---

**補足**

**AST，ALT**

　AST，ALTはともに肝疾患の腫瘍マーカーとして知られているが，心筋にも分布しているため，ACSの際にこれらの値に上昇を認める。心筋にはALTに比べASTが20〜30倍程度多く分布している。そのため心筋に傷害が生じた場合，ASTの上昇が顕著となる。ただし，右心不全を併発し肝障害を伴う場合はAST，ALTともに上昇を示すこともある。医師による値の解釈や病態の把握を理解することが重要である。

---

\* IABP：intra-aortic balloon pumping　\* PCPS：percutaneous cardiopulmonary support
\* ALT：alanine aminotransferase　\* TnI：troponin I　\* BNP：brain natriuretic peptide
\* Cr：creatinine　\* eGFR：estimated glemerular filtration rate
\* H-FABP：heart type fatty acid-binding protein　\* TnT：troponin T
\* PCWP：pulmonary capillary wedge pressure

## 4 医師による治療

- 発症12時間以内に行う直接的経皮的冠動脈インターベンション (primary PCI) が有効とされる
- PCIを行う際は薬剤溶出性ステント (DES) を用いることが多い
- PCI後には抗血小板薬や抗凝固薬を用いた抗血栓療法が行われる

### PCI

PCIはカテーテルを用いた冠動脈形成術の総称である。橈骨動脈や大腿動脈などからカテーテルを刺入し、治療対象となる冠動脈入口部まで進める。そして、冠動脈狭窄部位を超えガイドワイヤーを進め入れる。このガイドワイヤーに沿って、拡張用バルーンやステントを冠動脈狭窄部位へ留置する (図11, 12)。

治療は狭窄や動脈硬化の程度によって、バルーン拡張のみの場合や金属製のステントを留置する場合などがある。

ステントにはベアメタルステント (BMS) とDESの2種類がある。バルーン拡張やBMSでは、治療血管の20～40％の割合で再狭窄が生じるとされている。DESは、ステント表面に血管平滑筋細胞の増殖を抑制する薬剤が塗布されており、冠動脈の再狭窄を10％以下に減少させることが可能となっている。しかし、DESには再狭窄の予防効果は認められるものの、死亡や心血管イベントの抑制効果はみられないと報告されている[1]。

ACS治療において、より早期の心筋虚血の改善を目的とする場合にはPCIは有用であるが、長期の治療には薬物療法との併用が不可欠である。

### 冠動脈バイパス術 (CABG)

CABGは閉塞あるいは狭窄を生じた冠動脈に対して、その部分以遠を灌流するために、自身の静脈や動脈を用いて行う血行再建術をいう。CABGはACS症例のうち糖尿病などの合併症を有する症例や、2枝以上の多枝病変を有する症例および1枝であっても左冠動脈主幹部病変を有する症例などで適応となる。

### 薬物療法

急性冠症候群の治療においては冠動脈病変出現を抑えること、および不安定プラークの管理が重要となる。不安定プラークの安定化には抗

#### 図11 バルーンによる血管拡張

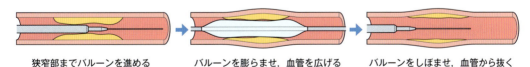

狭窄部までバルーンを進める　　バルーンを膨らませ、血管を広げる　　バルーンをしぼませ、血管から抜く

#### 図12 ステントの留置

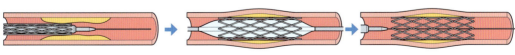

狭窄部までステントをかぶせた　　バルーンを膨らませ、ステントを広げる　　ステントを残してバルーンをしぼませ、
バルーンを進める　　　　　　　　　　　　　　　　　　　　　　　　　　　　血管から抜く

---

*PCI：percutaneous coronary intervention　*DES：drug eluting stent　*BMS：bare metal stent
*CABG：coronary artery bypass grafting surgery

血小板薬，アンジオテンシン変換酵素（ACE）阻害薬が，心筋仕事量減少を介した心筋虚血の抑制にはアンジオテンシンⅡ受容体遮断薬（ARB），Ca拮抗薬，β遮断薬などが有効とされている。

### 1）抗血小板薬

抗血小板薬は動脈内の血小板の凝集作用を抑え血栓形成を防ぐ。代表的な薬剤にアスピリンがある。血管損傷部位では血小板凝集能が亢進するが，アスピリンはこの凝集反応を阻害することで抗血小板作用を示す。

### 2）ACE阻害薬

アンジオテンシンⅡは腎臓から分泌されるレニンの作用により血中に増加する。アンジオテンシンⅡの増加により副腎皮質からのアルドステロン分泌が促進され，これによって体液量の増加，血圧の上昇がもたらされる。ACE阻害薬は，アンジオテンシンⅠからアンジオテンシンⅡへ変換する酵素（ACE）の働きを阻害することで血圧上昇を抑制する。

### 3）ARB

アンジオテンシンⅡが受容体と結合することで生じる副腎皮質からのアルドステロン分泌を，ARBが抑制することで体液量の増加が抑えられる。この作用により血圧上昇が抑えられ，動脈硬化進展を予防する。

### 4）Ca拮抗薬

血管平滑筋にあるL型$Ca^{2+}$チャネルに流入する$Ca^{2+}$の量により，平滑筋の収縮力が変化する。Ca拮抗薬はL型$Ca^{2+}$チャネルの機能を抑制することで，血管拡張作用，血圧降下作用をもたらすと同時に平滑筋の収縮を抑制することから，血管攣縮そのものの除去に有効である。

### 5）β遮断薬

β遮断薬は交感神経の刺激を遮断して，心拍数や心筋収縮力を抑えることから血圧降下作用を有する。また，心筋酸素消費量を抑える働きを有することから，特に労作性狭心症に有効である。

## 5 理学療法評価

- 初期における身体症状の把握は，疾患重症度や急性治療後の疾患管理状況を知るうえで必須である
- 再虚血や心不全症状の発症などのリスクを念頭に置き，丁寧に問診，視診，触診，聴診などを行う
- 身体運動機能については，クリニカルパスの実施に必要な項目を過不足なく行う

### 病態評価

#### 現病歴と既往歴の確認

現病歴の把握は問診にて行う。特に，理学療法中に出現する症状を予測するためにも，発症時の状況や症状を確認しておくことは必須である。

あらかじめ医師による問診結果を閲覧できる場合でも，再度確認することが望ましい。時間が経過するうちに患者自身が記憶を整理して新たに思い出したことや，医師に対しては伝えられなかったことを話す可能性があるためである。

---

\* ACE：angiotensin converting enzyme  \* ARB：angiotensin Ⅱ receptor blocker

### 心症状の有無

　胸痛やその他関連痛の有無，動悸，息切れ，チアノーゼについて問診，視診，触診にて評価する。

　最初から「体調はいかがですか」と広い問いかけをすると，患者は返答しづらい場合がある。あらかじめ確認した初発時の症状に限定して，狭い問いかけから始めると返答しやすい。また，狭い問いかけのみでは患者が有している症状を取りこぼす可能性があるため，必ず広い問いかけも行うことが必要である。

　心症状の関連痛としては歯の痛みや肩の痛み，背部痛などが散見される。これらの症状は患者自身が関係ないものと判断して表出しないことがあるため，踏み込んでの問いかけが必要である。

### 薬剤の確認

　入院前に服用している薬剤がある場合は，その内容について確認をする。特に降圧薬，抗血栓薬については把握しておく。また，入院後に処方が開始された薬剤（内服薬および注射薬）も確認し，主効果について理解しておく必要がある。

### 冠危険因子の確認

　高血圧，脂質異常症，糖尿病，肥満，喫煙習慣，腎機能障害，家族歴，運動不足などの冠危険因子の有無と程度を把握する。さらに，既往歴として心筋梗塞や心筋梗塞後狭心症の有無，冠動脈バイパス術施行歴，末梢動脈疾患や脳血管疾患の既往についても把握する。

　また，これらについての加療や改善対策の実施状況についても併せて確認しておく。

### 身体所見

　狭心症症状については**表4**で示したブラウンワルド分類が有用であり，Class Ⅱ，ⅢやClass B，Cが中等度および高度リスクとなる。

　詳細な身体所見の評価は視診，触診，聴診により確認を行う。

#### ■視診

- チアノーゼ：口唇や指尖，趾尖に現れやすい。顔面蒼白などがあれば至急の対応が必要となる。
- 息切れ・異常呼吸パターン：努力呼吸でまず現れるのは胸鎖乳突筋や斜角筋の吸気時の筋活動である。下顎呼吸や肩呼吸は代表的な異常呼吸パターンである。
- 発汗：特に顔面や前額部，頸部に現れる粒状の発汗は視診にてとらえなければならない。
- 浮腫・頸静脈の怒張：浮腫は主に下腿で認め，容量過多やうっ血のサインである。上大静脈の容量過多は頸静脈の怒張として認められる。

#### ■触診

- 脈拍：橈骨動脈を触診し調律は整か不整か，整であれば速さはどうか，一拍ごとの強さはどうかについて確認する。
- 呼吸パターン：胸式腹式のどちらが優位か，左右差や奇異性パターンについて確認する。
- 浮腫圧痕：下腿浮腫に対しては脛骨内側部を約10秒圧迫し圧痕が残存するかを評価する。
- 皮膚の温冷感および乾湿状態：視診にて認めないわずかな発汗でも，触診であれば皮膚の湿潤状態で判断できる。四肢末梢で冷感と発汗を認める場合は，交感神経の過活動が示唆される。

#### ■聴診

- 心音：収縮期雑音および拡張期雑音を確認する。
- 呼吸音：水泡音やいびき様音，笛声音などのラ音の有無を評価する。ラ音と心音を元に左心機能の重症度を分類する指標にKillip分類がある（**表6**）。

### 表6 キリップ分類

| Class I | ポンプ失調なし | 肺野にラ音なく，Ⅲ音を聴取しない |
| --- | --- | --- |
| Class Ⅱ | 軽度～中等度の心不全 | 全肺野の50％未満の範囲でラ音を聴取あるいはⅢ音を聴取する |
| Class Ⅲ | 重症心不全，肺水腫 | 全肺野の50％以上の範囲でラ音を聴取する |
| Class Ⅳ | 心原性ショック | 血圧90mmHg未満，尿量減少，チアノーゼ，冷たく湿った皮膚，意識障害を伴う |

## 各種検査所見の確認

- **12誘導心電図**：初回介入時では，可能な限り発症後早期の段階で記録された心電図を確認する。また，訪床時に最も近い時点の心電図記録も必ず確認する。必要であれば，時間経過に合わせて病変部位のST変化を心電図記録から追跡する。
- **胸部単純X線画像**：肺うっ血，胸水，心胸郭比など心機能に関連する所見を見落とさない。さらに気管，気管支，肺野における血管走行および肺野における浸潤影などの所見について確認する。
- **血液検査所見**：ACSの診断に推奨されるバイオマーカーは，心筋トロポニン〔心筋TnT，心筋トロポニンI（TnI）〕である。従来からCKやCK-MB分画などがよく知られ，重症度判定などに用いられてきている。近年ではCKやCK-MBに比べ心筋トロポニンのほうが特異度がより高く，微小心筋傷害も検出できることが明らかとなり，ACSのバイオマーカーの主たるものとして位置付けられている。そのほか，患者病態の把握に必須のバイオマーカーとして，脳性ナトリウム利尿ペプチド（BNP），脳性ナトリウム利尿ペプチド前駆体N端フラグメント（NT-proBNP），肝酵素（AST，ALT）がある。

- **腎機能指標〔クレアチニン（Cr），推算糸球体濾過量（eGFR）〕**：Crは肝臓で生成され，98％は筋肉内に存在する物質である。血中のCrは腎子宮体基底膜を容易に通過し体外へ排泄されるため，腎臓の機能指標としてeGFRの数値は重要である。ACSに伴い体循環が低下した結果，腎血流が乏しくなると一時的に高値を示す。値が漸増する場合には注意が必要である。
- **心エコー検査**：左室駆出率（LVEF）は心収縮能の程度を示し，左室拡張末期径（LVDd）は左心の形態学的異常性の1つの指標となる。そのほか，弁逆流や拡張性なども異常所見を認めている場合は記録しておくことが必要である。

> **臨床に役立つアドバイス**
>
> **心エコーの動画の確認**
>
> 　心エコーの動画が確認できる場合は，動画で心拍動の動きそのものを確認する習慣を身に付けておくことが望ましい。壁運動や弁の動きを確認することで，数値には現れない心収縮の力強さや弱々しさ，非同調性，弁膜症の病態などが明白となる。これは，歩行速度やケイデンスなど数値を並べて歩容を類推するよりも，歩行動作そのものを観察するほうがより明白に評価できることと同様である。

### 運動負荷試験

　運動負荷試験は通常，トレッドミルや自転車エルゴメータを負荷装置として呼気ガス分析装置を装着した評価試験を指す。しかし，ACS発症後急性期においては理学療法のたびに行われる離床動作評価も運動負荷試験として位置付けられる[2]。

　施設ごとに用いられているクリニカルパスにおいて，発症からの日数ごとに行う離床動作が定められている。施設間の差異はあるものの，セミファーラー座位，端座位，立位，ポータブルトイレ移乗，歩行（数十～数百m）などの動作が運動負荷試験として段階的に行われる。そして，

---

*LVEF：left ventricle ejection fraction　　*LVDd：left ventricular end-diastolic dimension

おおむね600～900m程度の歩行負荷において有意な自覚症状や心電図所見がない場合に，6分間歩行試験や機器を用いた心肺運動負荷試験が適応となる。

いずれの動作負荷および負荷試験であっても，動作前後において12誘導心電図評価を行い，冠動脈病変部位に相当する誘導のST変化を読み取る。また，虚血症状や胸部症状などを視診，触診，場合によっては聴診も併用して評価する。

## 6　理学療法士による治療

- 急性期治療後の理学療法はクリニカルパスに則り行われる
- 理学療法プログラムの立案と実施に際しては，運動療法の適応，絶対的禁忌，相対的禁忌の理解が必須である
- 理学療法プログラムでは運動療法のみならず食事，服薬など生活習慣全般の把握と指導，アドバイスが求められる
- 特に維持期においては，運動の習慣化や疾患の自己管理スキルを患者自身が身に付けられるようなアプローチが必要である

### 入院期

　ACSが発症し入院後の初期治療が行われた段階で，反復する心筋虚血に関連する胸部症状や心不全症状，重篤な不整脈などが生じることなく臨床的に血行動態が安定していると判断された場合，ベッド上安静が解除される。STEMIガイドラインにおいて，急性期とは心筋梗塞発症からおよそ1～2週間以内の期間とされ，それに続く1週間から1～3カ月の期間は回復期と位置付けられている。急性心筋梗塞患者の入院期治療期間はおおむね1～2週間とされており，本項の入院期は病期的には急性期から回復期の初期に相当する。この時期は心筋組織の破綻や全身性の自律神経活動の異常，心不全発症のリスクなどを伴う時期であり，ショック，頻脈・徐脈・不整脈，呼吸困難やチアノーゼなどさまざまな症状に留意する必要があり，運動の適応性について十分な検討が必要となる。

　入院期リハビリテーションの目的は，起居動作や歩行などの基本動作および食事，排泄，入浴などの日常生活動作が安全に実施できるようになること，および二次予防に向けた患者教育を可能な限り早期に開始することである。退院に前後して心肺運動負荷試験を実施し，適切な運動処方に基づく運動療法の実践と予後リスク評価を行う。運動療法以外のプログラムとしては，生活習慣の改善や服薬コンプライアンス向上のための二次予防教育および復職・心理カウンセリングなどが行われる。

　近年では急性心筋梗塞患者の入院管理に急性期リハビリテーションを包含するクリニカルパスが用いられている。「心血管疾患におけるリハビリテーションガイドライン（2012年改訂版）」および「ST上昇型急性心筋梗塞の診療に関するガイドライン（2013年改訂版）」にはクリニカルパスの一例として，国立循環器病研究センターにおける14日間のクリニカルパスが示されている。各医療機関においてはこのクリニカルパスを踏襲しつつ，各施設の実情に応じた様式に修正し用いられている。**表7, 8**に兵庫医科大学

---

＊STEMI : ST elevation myocardial infarction

病院で用いられている1週間および2週間のクリニカルパスを示す。クリニカルパスの特徴として，治療や検査，検査後の各種処置，点滴薬や内服薬の取り扱い状況，食事，保整（清拭，シャワー，入浴）動作，排泄そして理学療法士が主として介入する負荷検査，心臓リハビリテーションが総括してまとめられていることが挙げられる。患者はこのパス表を日々確認することで日々の予定や今後の段取りなどを把握でき，運動療法や教育に対する取り組みを無理なく行えるようになっている。理学療法士が離床負荷検査や心臓リハビリテーションを行う際に，日々の負荷検査を実施可能か中断すべきかの判断や次の段階へ進めるべきか否かの判定基準として，急性心筋梗塞に対する急性期リハビリテーション負荷試験の判定基準を表9に示す。1週間コース（表7）では3日目から，2週間コース（表8）では4日目から理学療法士の介入が開始となる。表に記載の各日の距離や保整動作が，運動負荷内容である。負荷実施前の評価において，理学療法士は表9に示す症状やモニタ心電図および12誘導心電図の有意な所見がないことを確認し，負荷検査を施行する。負荷検査終了時点においても12誘導心電図を装着したうえで評価し，医師へ報告する。翌日の負荷アップの可否についての決定は医師により行われる。

また，近年では罹患患者の高齢化や重複障害が課題となってきており，入院前から虚弱性を有する場合や骨関節疾患，脳血管疾患を並存している場合が少なくない。このような症例に対する，入院期の心臓リハビリテーションとしての運動療法では，単にクリニカルパスに記載されている負荷検査を実施するのみでなく，起居動作や歩行など基本動作を安全かつ十分に実施するための下肢・体幹の筋力強化や，バランス能力再獲得のための取り組みも重要となる。クリニカルパスに則った日々の負荷検査を実施しつつ，患者の運動耐性に合わせ，適宜歩行距離の短縮や歩行補助具の使用，入院前からの日常生活で実施している動作そのものを評価するなど，柔軟な介入が必要となる。

入院期の患者教育において理学療法士が実施すべき内容は，自覚症状，脈拍数，あるいは息切れの程度など，自己で確認でき再現性がある動作時所見を抽出すること，また患者自身に気付きを促し，動作時および運動時の至適運動負荷量を自己管理できる能力を身に付けてもらうことが挙げられる。そのため理学療法士には，運動時の脈拍応答や換気亢進の機序を患者が理解可能な方法で指導，教育する能力が求められる。

**表9　急性心筋梗塞に対する急性期リハビリテーション負荷試験の判定基準**

| 1 | 胸痛，呼吸困難，動悸などの自覚症状が出現しないこと |
|---|---|
| 2 | 心拍数が120拍以上にならないこと，または40拍以上増加しないこと |
| 3 | 危険な不整脈が出現しないこと |
| 4 | 心電図上1mm以上の虚血性ST下降，または著明なST上昇がないこと |
| 5 | 室内トイレ使用時までは20mmHg以上の収縮期血圧の上昇・低下がないこと（ただし，2週間以上経過した場合は血圧に関する基準は設けない） |

負荷試験に不合格の場合は，薬物追加などの対策を実施したのち，翌日に再度同じ負荷試験を行う。

日本循環器学会：心血管疾患におけるリハビリテーションに関するガイドライン(2012年改訂版). 循環器病の診断と治療に関するガイドライン(http://www.j-circ.or.jp/guideline/pdf/JCS2012_nohara_h.pdf, 2018年10月閲覧)

## 維持期

維持期とはACS発症後2～3カ月以降で，社会復帰を果たした後の時期を指す。

維持期における急性冠症候群に対する心臓リハビリテーションの主な目的は，急性期および回復期の治療，リハビリテーションで再獲得した身体的・精神的機能を保ち，快適な生活を継続して維持することである[3]。

理学療法では心肺運動負荷試験に基づく運動処方を定期的に実施し，30分以上実施可能な有酸素運動(ウォーキング，ジョギング，自転車など)を5～7日/週行うことを指導する。運動の時間が十分に取れない場合でも，患者と十分に話し合いの時間をもち，その必要性を自ら理解し取り組むよう指導することが必要となる。

患者教育においても運動の習慣化が困難な場合は，通勤時間や勤務時の労作内容などを詳細に聴き取り，日常生活に有酸素運動を組み込むことが可能かについて検討していく。

日常生活での労作強度や身体活動許容範囲については日本循環器学会から「心疾患患者の学校，職域，スポーツにおける運動許容条件に関するガイドライン(2008年改訂版)」[4]において示されている。このガイドラインによると比較的高強度の労作運動を必要とする職種は林業，消防士，建設業などとされる。歩行や立位を必要とする作業の場合も負荷強度が高くなることが多いとしている。

また，心疾患患者では静的労作が収縮期血圧および拡張期血圧の上昇をもたらしやすいため，その影響を十分に考慮する必要がある。具体的には重量物の運搬，拭き掃除，しゃがみ動作を伴う作業などが挙げられる。

**表7　急性心筋梗塞・入院診療計画書（1週間コース）**

_____ 様

**急性心筋梗塞・入院診療計画書（1週間コース）**　　　　　　入院目的：心臓カテーテル治療

病名：　　　　　　　　　　　　　症状：　　　　　　　　　　　　　　　　　　科　　　病棟

説明医師署名：　　　　　　　　説明看護師署名：　　　　　　　推定される入院期間：約　　　　日間

注1）病名，症状，診療計画などは入院時点で考えられるものであり，今後の診療などにより変更となる場合があります。
注2）推定される入院期間は，入院時点で予測されるものです。多少の幅がありますのでご了承ください。
注3）心筋梗塞発症直後は，CCUへ入室となり全身状態の管理を行わせていただきます。全身状態が安定したと
　　　医師が判断した段階で一般病棟へ移ります。

| 月／日 | （　／　） | （　／　） |
|---|---|---|
| 経過・病日 | 入院・治療当日 | 1日目 |
| 治療・検査 | 心臓カテーテル治療 | リハビリテーションの前後に心電図をとります<br>採血・レントゲン撮影・心エコーは適宜行います |
| 処置<br><br>点滴 | ・カテーテル抜去部の止血を行います<br>・状態をみて血圧・不整脈予防の点滴を行います<br>・点滴の有・無　　（　　　本）<br>・尿の管が入ります<br>・□ 下肢圧迫ベルト　　□ 手首バンド ──→<br>　（定期的に減圧します） | ・止血確認し絆創膏を貼ります<br>・状態をみて点滴を中止します<br>・尿の管を抜きます<br><br>安静解除予定時間<br>（　月　　日　　時ごろ） |
| 内服 | 抗血小板薬・降圧薬など内服が始まります<br>看護師が配薬します | |
| 安静度 | ベッド上　　　寝返りは介助します | 室内自由<br>※医師がリハビリテーションの結果を確認後，<br>　活動が広がります |
| 心臓<br>リハビリ<br>テーション | ベッド上安静 | ベッドサイド座位～立位<br><br>医師と看護師が行います ─────── |
| 排泄 | ベッド上 | 室内ポータブルトイレ |
| 清潔 | 全面介助 | 体拭き・洗髪は部分介助 |
| | 洗面はベッド上 | |
| 食事 | 飲水（　　　　　　　mL／日） | |
| | 絶食 | 心臓病食（塩分：6g），糖尿病食・高血圧食（　kcal） |
| 説明・指導 | 医師より病状説明<br>看護師より動ける範囲の説明 | 心筋梗塞の合併症・リハビリテーションの説明 |
| その他 | ラジオの聴取可<br>※興奮する内容のものは避けましょう | 新聞・雑誌の購読およびテレビの視聴可<br>一般病棟に移る可能性があります |
| | | 体重測定　自分の体重や体重の増減を知りましょう |

説明日時：　　年　　月　　日　　　　同意日：　　年　　月　　日

手術内容および日程：＿＿＿＿＿＿＿＿＿＿＿＿＿＿＿＿＿
主治医以外の担当者署名＿＿＿＿＿＿＿＿＿＿＿＿

特別な栄養管理の必要性　有・無

患者本人署名＿＿＿＿＿＿＿＿＿＿＿＿＿＿
親族または代理人署名　　　　　　（続柄　　　）

> 異常がないことを確認したうえ，医師の指示により次のステップに進みます。
> 胸痛・息切れ・ふらつきが出現した場合，中止することがあります。

| （　／　） | （　／　） | （　／　） | （　／　） | （　／　） |
|---|---|---|---|---|
| 2日目 | 3日目 | 4日目 | 5日目 | 6日目 |

不整脈がなければ心電図モニタを中止します

点滴の針を抜きます

> ＊退院後は外来の診察を受けてください
> 初回診察日：　　　　年　　月　　日

→ 状態によって内服自己管理になります

| 室内自由 | 病棟内自由 | | 病院内自由 | |
|---|---|---|---|---|
| トイレまで歩行 | 100ｍ歩行 | 400ｍ歩行 | 800ｍ歩行<br>入浴テスト | 退院後に心臓リハビリテーション外来で復職や運動の助言をします<br>初回診察日<br>　　　　年　　月　　日 |
| | 理学療法士も<br>介入します → | | | |
| 病棟内のトイレ | | | | |

シャワーあるいは入浴

洗面は室内の洗面所を使用します

| 食事療法・運動について<br>栄養士による食事指導があります | | 内服管理について<br>薬剤師による内服指導があります（5日目以降） | |
|---|---|---|---|

2章 各論 ─循環器疾患─

## 表8 急性心筋梗塞・入院診療計画書（2週間コース）

_____ 様

### 急性心筋梗塞・入院診療計画書（2週間コース）

入院目的：心臓カテーテル治療

病名：_____ 症状：_____ _____ 科 _____ 病棟

説明医師署名：_____ 説明看護師署名：_____ 推定される入院期間：約 ___ 日間

注1）病名，症状，診療計画などは入院時点で考えられるものであり，今後の診療などにより変更となる場合があります。
注2）推定される入院期間は，入院時点で予測されるものです。多少の幅がありますのでご了承ください。
注3）心筋梗塞発症直後は，ＣＣＵへ入室となり全身状態の管理を行わせていただきます。全身状態が安定したと
医師が判断した段階で一般病棟へ移ります。

| 月／日 | （ ／ ） | （ ／ ） |
|---|---|---|
| 経過・病日 | 入院・治療当日 | 1日目 |
| 治療・検査 | 心臓カテーテル治療 | リハビリテーションの前後に心電図をとります<br>採血・レントゲン撮影・心エコーは適宜行います |
| 処置<br><br>点滴 | • カテーテル抜去部の止血を行います<br>• 状態をみて血圧・不整脈予防の点滴を行います<br>• 点滴の有・無 （ 本）<br>• 尿の管が入ります<br>• □ 下肢圧迫ベルト □ 手首バンド<br>　（定期的に減圧します） → | • 止血確認し絆創膏を貼ります<br>• 状態をみて点滴を中止します<br><br>安静解除予定時間<br>（ 月 日 時ごろ） |
| 内服 | 抗血小板薬・降圧薬など内服が始まります<br>看護師が配薬します | |
| 安静度 | ベッド上　　　寝返りは介助します | ベッドアップ90°<br>※医師がリハビリテーションの結果を確認後，<br>　活動が広がります |
| 心臓<br>リハビリ<br>テーション | ベッド上安静 | 手足の屈伸<br>（看護師が行います） |
| 排泄 | ベッド上 | |
| 清潔 | 全面介助 | |
| | 洗面はベッド上 | |
| 食事 | 飲水( mL／日) | |
| | 絶食 | 心臓病食(塩分：6ｇ)，糖尿病食・高血圧食( kcal) |
| 説明・指導 | 医師より病状説明<br>看護師より動ける範囲の説明 | 心筋梗塞の合併症・リハビリテーションの説明 |
| その他 | ラジオの聴取可<br>※興奮する内容のものは避けましょう | |
| | | 体重測定　自分の体重や体重の増減を知りましょう |

説明日時： 年 月 日 同意日： 年 月 日

手術内容および日程：＿＿＿＿＿＿＿＿＿＿＿＿＿＿＿

主治医以外の担当者署名：＿＿＿＿＿＿＿＿＿＿＿

特別な栄養管理の必要性：有・無

患者本人署名：＿＿＿＿＿＿＿＿＿＿＿＿＿＿＿

親族または代理人署名：＿＿＿＿＿＿＿（続柄： ）

**2章 各論 ─循環器疾患─**

| （ ／ ） | （ ／ ） | （ ／ ） | （ ／ ） | （ ／ ） | （ ／ ） |
|---|---|---|---|---|---|
| 2日目 | 3日目 | 4日目 | 5日目 | 6日目 | 7日目 |
| | | | 不整脈がなければ心電図モニタを中止します | | |
| 状態をみて尿の管を抜きます | 点滴の針を抜きます | | | | |
| | ▶ 状態によって内服自己管理になります | | | | |
| 室内自由 | 病棟内自由 | | | | |
| ベッドサイド座位〜立位<br>医師と看護師が行います ▶ | トイレ歩行 | 100m歩行<br>理学療法士も介入します ─→ | 200m歩行 | 400m歩行 | シャワー負荷 ─▶ |
| 室内ポータブルトイレ | 病棟内のトイレ | | | | |
| 体拭き・洗髪は部分介助 | | | | | |
| 洗面は室内の洗面所を使用します | | | | | |
| 食事療法・運動について<br>栄養士による食事指導があります | | | 内服管理について<br>薬剤師による内服指導があります（5日目以降） | | |
| 新聞・雑誌の購読およびテレビの視聴可<br>一般病棟に移る可能性があります | | | | | |

（次ページに続く）

（前ページからの続き）

診察や検査，お薬の
調整などを行います

| 月／日 | （　／　） | （　／　） | （　／　） | （　／　） | 退院後 |
|---|---|---|---|---|---|
| 経過・病日 | 8日目 | 9日目 | 10日目 | 11～12日目 | |
| 治療・検査 | 状態に合わせて下記の心臓リハビリテーションを行います | | | | 初回の循環器内科外来は<br><br>　　年　　月　　日 |
| 処置<br>点滴 | | | | | |
| 内服 | 内服の自己管理をしてもらいます | | | | または<br><br>　　　医院　病院 |
| 安静度 | 病棟内自由 | 病院内自由 | | | |
| 心臓<br>リハビリ<br>テーション | 800ｍ歩行 | 入浴負荷テスト<br>階段昇降・自転車運動 | 心肺呼気ガス検査(CPX) | 退院に向けての運動や生活指導 | 初回の心臓リハビリテーション外来は<br><br>　　年　　月　　日 |
| | 理学療法士も介入します → | | | | |
| 排泄 | 病棟内トイレ | | | | |
| 清潔 | シャワー | 入浴 | | | |
| 食事 | 心臓病食(塩分：6ｇ)，糖尿病食・高血圧食(　　　　　kcal) | | | | |
| 説明・指導 | | | | | |
| その他 | 体重測定　自分の体重や体重の増減を知りましょう | | | | |

復職や運動に対する助言や日常の生活全般の支援を行います

• 安全にリハビリテーションを進めるために，負荷や運動の前後で心電図をとり，血圧を測ります
• 異常がないことを確認したうえ，医師の指示により次のステップに進みます
• 胸痛・息切れ・ふらつきなどが出現した場合，中止することがあります

# まとめ

- 虚血性心疾患の病態はどのようなものか（☞p.68）。 実習 試験
- 虚血性心疾患の代表的な症状および狭心症と心筋梗塞の差異はどのようなものか（☞p.68〜71）。 実習
- 心筋梗塞の12誘導心電図検査において，梗塞部位に対応する心電図誘導部位を説明せよ（☞p.72）。 実習 試験
- 虚血性心疾患の理学療法評価項目にはどのようなものがあるか（☞p.78〜81）。 実習 試験
- 虚血性心疾患における運動療法の適応と禁忌にはどのようなものがあるか（☞p.81〜83）。 実習 試験
- 虚血性心疾患における急性期および維持期の理学療法には，それぞれどのようなプログラムがあるか（☞p.83）。 実習 試験

## 【参考文献】

1. Savonitto S, et al.: Prognostic value of the admission electrocardiogram in acute coronary syndromes. JAMA 281(8): 707-713, 1999.
2. NSTEMI GL 248 Cannon CP, et al.: The electrocardiogram predicts one-year Outcome of patients with unstable angina and non-Q wave myocardial infarction. J Am Coll Cardiol, 30(1): 133-140, 1997.
3. De Luca G, et al.: Time delay to treatment and mortality in primary angioplasty for acute myocardial infarction. Circulation, 109(10): 1223-1225, 2004.

## 【引用文献】

1) Moses JW, et al.: Sirolimus-eluting stents versus standard stents in patients with stenosis in a native coronary artery. N Engl J Med, 349: 1315-1323, 2003.
2) 日本心臓リハビリテーション学会心臓リハビリテーション標準プログラム策定部会 編: 心臓リハビリテーション標準プログラム（2013年版）-心筋梗塞急性期・回復期-（http://www.jacr.jp/web/pdf/program2013.pdf）
3) Licka M, et al.: Troponin T concentrations 72 hours after myocardial infarction as a serological estimate of infarct size. Heart, 87(6): 520-524, 2002.
4) 日本循環器学会: 心疾患患者の学校，職域，スポーツにおける運動許容条件に関するガイドライン 2008年改訂版（http://www.j-circ.or.jp/guideline/pdf/JCS2008_nagashima_h.pdf）

# 2章 各論 ―循環器疾患―

# 3 弁疾患および大血管疾患

## 3-1 弁疾患

### 1 疾患の病態

- 心臓弁膜症とは，心臓弁がさまざまな原因により正常機能を喪失した状態（狭窄と閉鎖不全）をいう
- わが国における高齢社会の加速に伴い高齢心不全患者が増加しているが，心臓弁膜症は，重要な原疾患の1つである

#### 概要

心臓弁膜症とは，弁の加齢性変化や石灰化などによって，正常な機能を喪失した弁機能不全である。単独あるいは同時に2〜3つの弁において閉鎖不全や狭窄症が生じる。わが国における高齢社会を反映し，加齢性変化を原因とする大動脈弁狭窄症が特に増加している。今後，心臓弁膜症は低侵襲治療とされるカテーテル治療の普及によって，高齢者，重複障害者においても治療の適応が拡大され，リハビリテーションにおける対象疾患として，ますます増加してくることが想定されている[1]。

#### 病態

心臓弁において，先天性および後天性の原因により，狭窄や閉鎖不全が生じることで，急性

補足
大動脈弁狭窄症は潜在発症人数が100万人前後と推定されているが，そのうち，手術を受けている患者は数％前後といわれている（図1，2）。

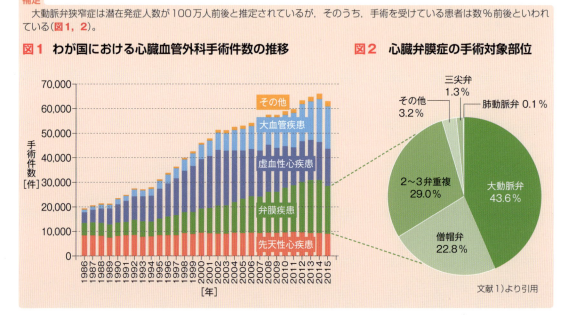

図1 わが国における心臓血管外科手術件数の推移

図2 心臓弁膜症の手術対象部位

文献1）より引用

用語解説 **感染性心内膜炎（IE）**[2] 弁膜や心内膜，大血管内膜に細菌集簇を含む疣腫（vegetation）を形成し，菌血症，血管塞栓，心障害などの多彩な臨床症状を呈する全身性敗血症性疾患。

あるいは慢性的に機能的な循環動態が保てなくなる，「心不全の基礎疾患の1つ」である．また，合併症として，感染性心内膜炎（IE），不整脈，低心拍出量症候群がある．

病態としては，以下のように分類される．

狭窄症：弁口が狭小化し，その先に血流が送れないもの．

閉鎖不全症：弁が完全に閉鎖できないため，逆流を生じているもの．

狭窄兼閉鎖不全症：狭窄と閉鎖不全が同時に生じているもの．

> **補足**
> 2つ以上の弁に病変が生じているものを連合弁膜症とよび，単弁疾患よりも予後不良とされている．大動脈弁と僧帽弁の組み合わせが多く，主病変を有する弁の病態が顕在化する場合や，上流に存在する弁の病態が出る場合もある．

## 2 症候・障害

- 心臓弁膜症患者は長い罹患期間を経て症状が出現するため，deconditioningを有する場合が多い
- 狭窄症と閉鎖不全（逆流症）に大別され，その混合や重複のタイプによって症状が異なる（表1）

### 心不全徴候

#### 左心不全

左室拡張末期圧（左房・肺静脈・肺毛細管圧）が上昇すると，まず肺うっ血となり，息切れを感じるようになる．さらに症状が進行すると肺水腫により起座呼吸が出現する．また，収縮力減少や弁機能不全の直接の影響により，心拍出量が減少すると各臓器が需要する循環量を維持できなくなる．これにより易疲労性や尿量減少などの症状が出現する．

#### 右心不全

多くは左心不全から両心不全へ進展した結果として，右心不全を併発する．左心不全により肺静脈圧が上昇すると，右室拡張末期圧が上昇する（三尖弁の機能異常がない場合，右房圧と中心静脈圧と等しい）．その結果，体静脈系のうっ血徴候として，浮腫，胸水・腹水，肝腫大，食思不振・悪心・嘔吐・便秘，体重増加などを認める．臨床的には，初期段階から消化器症状を認めることが多いため，その把握に努める．

#### 心房細動

僧帽弁の閉鎖不全や狭窄が起こると，左房圧が上昇し，左房が拡張・伸展する．この左房の拡張は，左房における容量負荷と圧負荷がかかることで，心房細動を合併しやすくなる．心房細動の合併は，左心耳における血栓形成の頻度を高め，最終的に脳梗塞につながる．

> **実践!! 臨床に役立つアドバイス**
> **肺うっ血と肺水腫の違い**
> 肺うっ血は，肺静脈圧の上昇により肺毛細血管が拡張し，肺内の血液量が増加した状態である．肺胞が圧迫されて肺胞換気量が低下する．さらに肺静脈圧が上昇し，毛細血管内から血漿成分が肺胞まで漏出した状態が肺水腫である．ガス交換が障害される．

**用語解説** deconditioning（脱調整） 病態の進行や，それに伴う身体活動量の低下によって生じる生理的な機能低下のこと．その範囲は筋骨格機能，心肺機能，精神心理機能など多岐に及ぶ．

＊IE：infective endocarditis

## 表1 代表的な心臓弁膜症の概要

| | 大動脈弁狭窄症(AS) | 大動脈弁閉鎖不全症(AR) | 僧帽弁狭窄症(MS) | 僧帽弁閉鎖不全症(MR) |
|---|---|---|---|---|
| 原因 | 加齢性動脈硬化(石灰化)<br>先天性二尖弁(非高齢) | 加齢性動脈硬化(石灰化)<br>Marfan症候群など | リウマチ熱 | 感染性心内膜炎,僧帽弁変性,急性心筋梗塞(AMI)後(虚血性MR) |
| 概念図 | 心拍出量低下／左房／大動脈／大動脈弁狭窄／左室の心筋肥大(内向性肥厚)／左室<br>左室収縮期 | 大動脈／左房／大動脈弁閉鎖不全／逆流／左室／左室拡大<br>左室拡張期 | 左房うっ滞による左房拡大／僧帽弁狭窄／左室<br>左室拡張期 | 左房拡大／僧帽弁閉鎖不全／逆流<br>左室収縮期 |
| 病態 | 大動脈弁口の狭小化↓<br>左室-大動脈圧較差↑<br>左室圧負荷↑<br>左室肥大(求心性)<br>左室拡張能↓<br>左室拡張不全・収縮不全<br>左房圧↑ LVEF(左室駆出率)↓<br>心拍出量↓ | 大動脈弁逆流による容量負荷<br>急性発症(代償機転なし)／慢性発症(代償機転あり)<br>左室拡張末期圧↑<br>急激／軽度<br>急性心不全／無症候性に経過 | 僧帽弁口の狭小化<br>左房圧↑<br>左房拡大<br>心房細動(AF),左房内血栓<br>肺うっ血・呼吸困難<br>肺動脈圧・右室圧↑<br>右心不全 | 僧帽弁逆流による容量負荷<br>左室拡大／左房拡大<br>左室拡張末期圧↑／左房圧↑<br>左室収縮能低下／肺うっ血 |
| 治療 | 弁置換術。フレイル例は経カテーテル大動脈弁留置術(TAVI)を考慮 | 薬物療法でコントロール不良の場合,弁置換術 | 薬物療法<br>弁形成・弁置換術 | 慢性かつ軽症例は薬物療法。進行後は弁形成・弁置換術 |

文献3)より引用

**補足**

　大動脈弁狭窄症は進行するまでは,無症状であることに注意する(図3)。症状が発現すると,きわめて予後不良である(平均余命:心不全症状発現から2年,失神発作から3年,狭心症発現から5年)。大動脈弁狭窄症と気付かずに,加齢性の体力低下による「息切れ感」と混同されるおそれがある。ガイドラインによれば,症候性の重症ASは突然死のリスクがあるので運動療法は絶対的禁忌である。

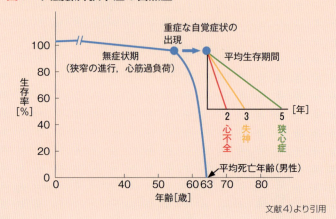

### 図3 大動脈弁狭窄症の自然歴

文献4)より引用

**補足**
### TAVI
　非開胸下に,大腿や鎖骨下からカテーテルを用いて大動脈弁を留置する術式。耐術能が低下したフレイルをはじめとしたハイリスク患者に対して適応があるが,その治療成績から,さらに中等度リスク患者にも適応が拡大しつつある。

**用語解説** **自然歴** 治療を行わない(保存的に経過をみる)場合,どのような経過をたどるかということ。

---

\* AS : aortic stenosis　　\* AR : aortic regurgitation　　\* MS : mitral stenosis　　\* MR : mitral regurgitation
\* AMI : acute myocardial infarction　　\* EF : ejection fraction　　\* AF : atrial fibrillation
\* TAVI : transcatheter aortic valve implantation

## 3 医学的検査

- 診断には聴診，心電図，胸部単純Ｘ線撮影，心臓カテーテル検査が用いられるが，弁の状態を把握するために心臓超音波検査が有用である
- 自覚症状および検査情報から重症度判定を行い，患者の耐術能，生活の質（QOL）を加味し，治療方法（内科的，外科的，経カテーテル的）を決定する

### 検査所見

最も多い弁膜症である大動脈弁狭窄症を例に解説する。

**心臓超音波検査**（図4，5）：大動脈弁狭窄症では，弁口面積が0.1〜0.3 cm²/年の割合で狭小化するとされ，その結果，大動脈弁面積の低下や弁前後の圧較差の上昇が起こる。これらを用いて弁口面積，大動脈弁通過血流速度，平均圧較差を求め重症度を評価する（表2）。

**心電図検査**：左室肥大，ST変化（$V_5$・$V_6$）がみられる。

**胸部単純Ｘ線検査**：左第1弓の拡大がみられる。

**心臓カテーテル検査**：左室内へのカテーテル挿入は，脳梗塞の発症リスクが高いため通常は行わないが，心臓超音波検査の結果と臨床所見の間に乖離がある場合に実施される。

> **補足**
> 逆流性弁膜症の重症度は従来，Sellers分類（心臓カテーテル検査による）を用いて判定されてきた。しかし近年，欧米，わが国におけるガイドライン上，心臓超音波検査による3段階分類（軽度，中等度，高度）を用いることが多くなってきている。

**図4** 超音波診断装置

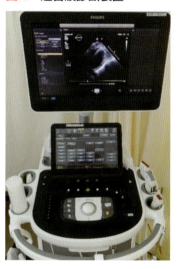

### 図5 大動脈弁狭窄症における心臓超音波検査

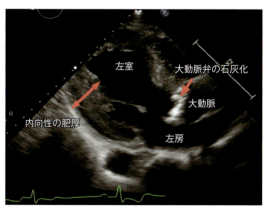

**a 左室長軸像（Bモード）**
大動脈弁の著明な石灰化ならびに左室壁の内向性肥厚を認める。さらに，実際の動画所見では，大動脈弁の可動性低下を認める。

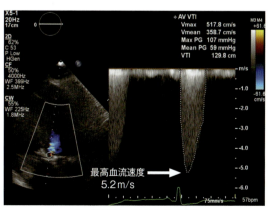

**b 連続波ドプラ法による画像**
連続波ドプラ法により，大動脈弁における血流速度を求めることができる。大動脈弁通過最高血流速度5.18 m/s，最大圧較差107 mmHgと算出された。

---

＊QOL：quality of life

**表2　大動脈弁狭窄症の重症度評価**

|  | 軽度 | 中等度 | 高度 |
|---|---|---|---|
| 大動脈弁口通過最高血流速度 | <3.0 m/s | 3.0〜4.0 m/s | ≧4.0 m/s |
| 収縮期平均圧較差 | <25 mmHg | 25〜40 mmHg | ≧40 mmHg |
| 弁口面積 | >1.5 cm$^2$ | 1.0〜1.5 cm$^2$ | ≦1.0 cm$^2$ |
| 弁口面積係数 | ― | ― | ≦0.6 cm$^2$ |

文献5)より引用

## 4　理学療法士による治療

- 術前は術後の早期離床を円滑に進めるために，リスク管理を行いながら，信頼関係の確立，呼吸リハビリテーションやコンディショニングによって二次的合併症を回避する
- 術後は術前ADLやdeconditioningの状態を考慮したうえで，プロトコルに則った早期離床を図り，ADL能力の再獲得を図る

### 術前

**確認すべき事項**

主治医から，現疾患と心不全のコントロール状況についてリアルタイムな情報を得て，身体徴候や検査所見を確認する。また，手術日ならびに予定術式を確認し，術前検査による心身の疲労を考慮し，問診や術前リハビリテーションのプランニングを行う（図6）。

**オリエンテーションの内容**

オリエンテーションで最も重要なことは，信頼関係の構築である。患者にとって，ICUという特殊な環境で早期離床を進めることになる。そのため，当院では，術前の段階から①ベッド周辺動作練習（ライン類や創部に配慮して実施），②気道クリアランス練習（体位ドレナージ肢位でACBTを実施）を医師の指示の下に行っている。

ただし，心不全の急性増悪時や，安静時や運動誘発性の新規発症の不整脈出現時，急性の虚血所見（低心拍出症候群，胸痛，その他自覚症状）を認める際は，面談での信頼関係の構築と病状の把握に留める。

### 術後

術後は，術前のADLとdeconditioningのレベルを考慮し，各施設のプロトコルを進める。当院では離床時に鎮静・鎮痛評価を実施し，患者にとって快適な離床を目指している（図7）。

ICUでは各種機器や点滴ラインが多く，離床に伴う患者の反応（意識レベルや心血管応答）を確実に確認する必要があるため，看護師や臨床工学士と協働し安全に離床を進める。そのためにも，事前にバイタルサインの推移（投薬内容と補助循環の影響を考慮），尿量・ドレーン排液量と総バランス（in-out，血液生化学検査），酸素化・換気能（血液ガス検査，単純X線画像検査）を確認し，リアルタイムの情報を把握する。

特に高齢者やフレイル患者は単なる離床ではなく，必要に応じてプレトレーニングや気道クリアランス練習を行い，二次的合併症（呼吸器合併症，せん妄など）を回避しながら，効果的な離床を進めていく。

## 図6　東北大学病院で用いている心臓血管外科評価用紙

**心臓血管外科評価用紙**

| 入院日 | ／／ |
| 発症日 | ／／ |
| 手術日 | ／／ |
| 退院日 | ／／ |
| リハ開始日 | ／／ |
| リハ終了日 | ／／ |

記載日　／／　記載者

ID：＿＿＿＿＿＿　氏名：＿＿＿＿＿＿　（　歳／男・女）
診療科　心外／循内／移再鏡／内リハ　生年月日＿＿＿年＿＿月＿＿日

既往歴

**現病歴（病態　軽症・中等度・重症）**

**現病歴**
弁膜症は特に長い罹患期間であることが多い。deconditioning の期間，心不全再入院の回数，今回が何回目の手術であるかを確認することは，周術期リハを進めるうえで大変重要である。

**介入開始時評価（　　／　／　　）**

安静度　ベッド上/端座位/立位/自室内/棟内/院内　　　ADL　ベッド上/端座位/立位/歩行(トイレ・自室内・棟内・院内)
意識・認知　JCS＿＿＿　MMSE＿＿＿点(減点項目＿＿＿＿)　CAM-ICU　＋/−　(時間)
フレイル　FI＿＿点(体重・歩行速度・疲労感・運動習慣・記憶)
Vital signs　BP(Rt/Lt)＿＿＿/＿＿＿mmHg　HR＿＿bpm(不整脈＿＿＿)SpO2＿＿%(RA/＿＿L/NC・M)RR＿＿回/分
フィジカルアセスメント　末梢 Warm/Cold・Dry/Wet　頸静脈怒張(+/−) CS＿＿＿＿
バランス　セミタンデム＿＿/＿＿(sec)　タンデム＿＿/＿＿(sec)　片脚立位＿＿/＿＿(sec)　TUG＿＿＿(sec)
筋力　握力＿＿/＿＿kgF　HHD＿＿/＿＿kgF　5CS＿＿(sec) SPPB＿＿点
ROM　制限部位＿＿＿＿＿＿＿＿　随意性　Barre test＿/＿　BRS＿/＿/＿
疼痛　(部位)＿＿＿(程度)安静時＿＿運動時＿＿　(部位)＿＿＿(程度)安静＿＿運動＿＿
歩行　(使用具)手放し/T字杖/歩行器/ (自立度)＿＿＿ (速度)＿＿sec/4m (耐久性)＿＿m＿＿分

**術前理学療法評価**
リスク管理下に優先順位を付けて実施し，現状を把握するとともに，術後の回復過程を予測する。

**冠危険因子　入院の原因**

身長/体重＿＿cm＿＿kg　BMI＿＿　体重計 有・無
高血圧　有・無　Ca/ARB/ACE/利尿薬
脂質異常症　有・無 LDL＿＿ HDL＿＿ TG＿＿ T-cho＿＿
糖尿病　有・無 HbA1C＿＿ インスリン＿＿/経口剤＿＿
足底感覚障害・振動覚障害・起立性低血圧・網膜症・腎症
慢性腎臓病　有・無 BUN＿＿ Cr＿＿ UA＿＿ eGFR＿＿ HD
末梢動脈疾患　有・無 ABI＿＿/＿＿　Fontain Ⅰ・Ⅱ・Ⅲ・Ⅳ
脳血管障害　有・無　時期＿＿　部位＿＿
喫煙　有・無(禁煙歴　)＿＿年×＿＿本/日 BI＿＿
飲酒　有・無(禁酒　)＿＿種類
虚血性心疾患　有・無　時期
心不全入院歴　有・無　　回 BNP(／)＿＿(／)
再入院　時期①＿②＿③＿④＿⑤＿⑥
整形外科疾患　有・無 種類＿＿＿＿＿＿＿
コンプライアンス　良好・まあまあ・不良
栄養：CONUT＿＿＿　MNA-SF＿＿＿　GNRI＿＿

**入院前 ADL(初回 BI＿＿点)転倒歴 有・無**

屋内歩行　可・不可　補助具
屋外歩行　可・不可　補助具
連続歩行距離＿＿m
階段昇降　可・不可　手すり 有・無
トイレ　自立・介助 トイレ洋式・和式
床上動作　可・不可　寝室 1F・2F
居室　椅子・畳　寝具 Bed・布団
入浴動作 自立・介助 手すり有・無　SC 有・無
介護保険認定 有・無・申請中・＿＿＿
仕事 職種＿＿＿　通勤手段＿＿＿
KP＿年＿＿認知＿＿仕事＿＿協力体制＿＿

**入院前 ADL と環境**
入院前 ADL，補助具，自宅構造，家族構成とキーパーソンの評価，社会サービスを確認し，退院後の後方支援準備に生かす。

a　表面

**リスクファクター(冠危険因子)**
コントロール状況とコンプライアンス，薬物療法，栄養状態，嗜好など退院時指導にも生かす。

入院時所見　CS_____　　フォレスター分類 Ⅰ・Ⅱ・Ⅲ・Ⅳ　　ノリア・スティーブンソン分類 warm / cold　wet / dry

V/S（ECG）HR_____bpm（SR・AF・AFL・PVC・VT　PM　有・無　設定　　　　　）BP_____/_____mmHg

心エコー　EF_____%　%FS_____　E/e'_____　LAD_____　LVDd/Ds_____/_____　AR_____　AS_____　MR_____　MS_____　TR_____

壁運動　normal・hypokinesis・akinesis・dyskinesis・aneurysm

（CAG）

（Xp）胸水　有・無　　肺水腫　有・無　　無気肺　有・無　　CTR_____%

（MRI・CT）

手術（①術日　　/　　/　　術式：　　　　　　　　　　　　　　　正中・側方）　　保存・ステント・血管置換
　　　（②術日　　/　　/　　術式：　　　　　　　　　　　　　　　正中・側方）

CI 2.2

| I | II |
|---|---|
| III | IV |

18
PCWP

（原疾患）_____

CPB　有・無　使用時間_____分　手術時間_____分　麻酔時間_____分　出血量_____CC　RCC_____U

合併症　心破裂　有・無　タンポナーデ　有・無　心停止　有・無（CPR　有・無）　不整脈　有・無（VF・VT・NSVT・PAF）
　　　　心不全　有・無　カテコラミン　　有・無　後出血　有・無　脳梗塞　有・無（_____）　末梢神経障害　有・無（_____）

**経過　ICU-AW　有・無**

抜管_____/_____　　再挿管_____/_____　気切_____/_____　呼吸練習 On/Off 法_____/_____　　NPPV_____/_____

①Gatch up（　　/　　）　　　　　　　　②端座位（　　/　　）

③立位（　　/　　）　　　　　　　　　　④歩行（　　/　　）

⑤棟内歩行（　　/　　）　　　　　　　　⑥PT 室（　　/　　）

**終了時評価（　　/　　/　　）**

安静度　　　ベッド上/端座位/立位/自室内/棟内/院内　　　　　ADL　　ベッド上/端座位/立位/歩行（トイレ・自室内・棟内・院内）

意識・認知　JCS_____　MMSE_____点（減点項目　　　　　　　　　）CAM-ICU　＋/－　（時期　　　　～　　　　　）

フレイル　　FI_____点（体重・歩行速度・疲労感・運動習慣・記憶）

Vital signs　BP(Rt/Lt)_____/_____mmHg　HR_____bpm（不整脈　　　　　）SpO2_____%(RA /_____L/NC・M) RR_____回/分

フィジカルアセスメント　末梢 Warm / Cold ・ Dry / Wet　　頸静脈怒張（＋/－）　CS_____

バランス　セミタンデム_____/_____(sec) タンデム_____/_____(sec) 片脚立位_____/_____(sec) TUG_____(sec)

筋力　　　GMT(上肢)___(下肢)___(体幹)___　握力_____/_____kgF　HHD_____/_____kgF　5CS_____(sec)

ROM　　　制限部位_____　随意性 Barre test__/__　　BRS__/__

疼痛　　　（部位）_____（程度）安静時____　運動時____　（部位）_____（程度）安静____　　運動____

歩行　　　（使用具）手放し/T 字杖/歩行器/　　自立度_____

　　　　　　6MD_____m 開始時 BP_____/_____mmHg HR_____bpm 修正 Borg 息切れ_____　動悸_____　下肢疲労_____
　　　　　　　　　　　　終了時 BP_____/_____mmHg HR_____bpm 修正 Borg 息切れ_____　動悸_____　下肢疲労_____

CPX　　AT_____ml/min METs_____ HR_____bpm_____W　Peak_____ml/min METs_____ VE/VCO2_____

b　裏面

**入院時の検査所見**
入院契機が待機的または緊急的か，入院時の検査所見と合わせて確認し，リアルタイムの結果と比較することでコントロール状況を知る。

**手術所見**
術式，手術・麻酔時間，輸血・輸液量，術中・術後合併症，創部，予定外の追加処置などを確認する。

**術後経過**
Weaning（抜管・再挿管・気管切開・NPPV），術後の早期離床プログラムの進行状況を確認する。

**最終評価**
術前評価結果との比較検討を行う。可能であれば，運動耐容能評価（心肺運動負荷試験もしくは6分間歩行試験など）を行い，退院時指導，外来フォローアップに生かす。

＊ ADL：activities of daily living　＊ ICU：intensive care unit

**図7** 東北大学病院早期リハビリテーションプロトコル

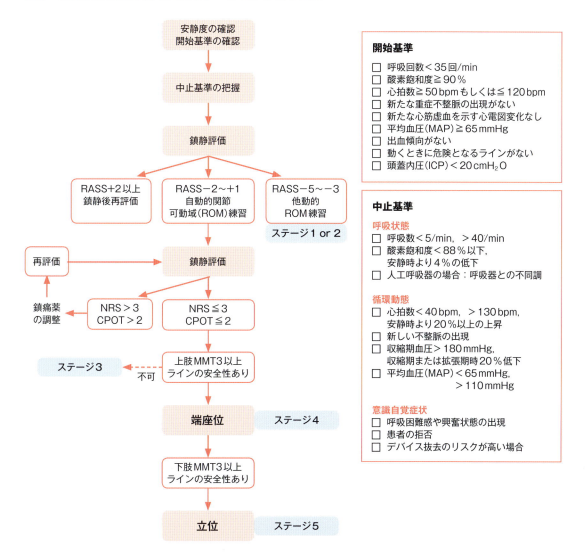

表3, 4に臨床で遭遇しやすいケースにおけるポイントと人工弁の特徴をまとめた。
ICUを退出後，病棟看護師や家族と協業し，速やかに術前ADL能力を獲得していくと同時に，退院に向けて術前に得た情報をチームで再検討し，後方支援へとつないでいく。直接自宅退院が可能な場合には，創部の管理方法，活動量の設定，食事療法，薬物療法について多職種で患者とその家族に提案していく。

**実践!! 臨床に役立つアドバイス**

**活動性の高低と心負荷の関係**
高齢の整形外科術前患者は，ロコモティブシンドロームをはじめとした疼痛やしびれによって，活動性が低下している。しかし，人工関節置換術や脊椎手術後にそれらの症状が改善すると，活動性が高まることによって心負荷が増大し，心不全徴候が露呈する場合がある。

*ROM：range of motion

## 表3　各疾患における特徴と留意点

| 対象 | 特徴と留意点 |
|---|---|
| 大動脈弁疾患 | AS術後は求心性肥大由来の心コンプライアンス低下と，急な後負荷減少によって頻拍となり，一回拍出量の低下を生じやすい |
| 僧帽弁疾患 | 僧帽弁形成術は，僧帽弁置換術よりも手術成績や予後が良好とされている。ただし，形成部のストレスを回避するため，収縮期血圧120mmHg以下の厳重な管理を必要とし，起立性低血圧に注意する |
| 共通 | 術前のMRとARは逆流分が加味されるため，術前の左室駆出率が過大評価される。そのため，術後の心機能低下を見逃さないよう注意する |
| メイズ手術（心房細動の治療） | 体外式ペースメーカの留置下で体動するため，自己抜去や過負荷による心房細動への復帰（逆戻り）リスクを想定しながら実施する |

## 表4　人工弁の特徴

| 種類 | 長所 | 短所 | 適応 |
|---|---|---|---|
| 機械弁 | ・耐久性良好 | ・生涯，抗凝固療法が必要 | ・65歳以下，慢性心房細動 |
| 生体弁 | ・抗凝固療法不要<br>・（3カ月間のみ必要） | ・耐久性が低い（15年前後） | ・65歳以上，ワルファリン内服困難挙児希望がある患者 |

# 3-2 大血管疾患

## 1 疾患の病態

- 大動脈瘤とは，大動脈壁の一部が動脈硬化や外傷により脆弱化し，正常径（胸部：30mm，腹部：20mm前後）の1.5倍以上に拡張した状態をいう
- 大動脈解離とは，大動脈壁が中膜のレベル（多くは中膜外側）で2層に解離し，動脈走行に沿って一定の長さを保有し，二腔になった状態をいう

### 概要

大動脈瘤と大動脈解離は，同じ大血管疾患であっても，病態が違う点をおさえる。リハビリテーションを進めるうえで，各病態による多彩な徴候や，術後合併症を理解することが大変重要である。

### 大動脈瘤 (aortic aneurysm)

大動脈瘤は，大動脈壁一部の全周または局所が拡張した状態をいう。

大動脈瘤の多くは無症状で経過するが，一度，大動脈瘤が形成されると決して縮小することはなく1.3mm/年の割合で拡大する[6]。突然，大動脈瘤が破裂に至ると出血性ショックによって致命的となる重篤な疾患である。また，手術例においても死亡率が高く，破裂例で22.3％，非破裂例で4.5％にのぼるとされている[7]。

大動脈瘤は病理学的分類として，真性，仮性，解離性の3つに分類される（**表5**）。また，部位別の分類として，胸部，胸腹部，腹部に分類される（**図8**）。

**表5** 大動脈瘤の病理学的分類

| | 真性大動脈瘤 | 仮性大動脈瘤 | 解離性大動脈瘤 |
|---|---|---|---|
| 病態 | 外膜 中膜 内膜／囊状／紡錘状 | | ↓進展 |
| 原因 | 動脈硬化 | 外傷，術部位（に形成） | 動脈硬化 |
| 構造 | 動脈壁の局所的な拡張 3層で紡錘状大動脈瘤を形成 | 内膜・中膜の亀裂により外膜直下に囊状大動脈瘤を形成 | 動脈壁の脆弱化により中膜が2層化し囊状大動脈瘤を形成 |

文献8）より引用

## 大動脈解離(aortic dissection)

大動脈解離とは,大動脈壁が,中膜のレベルで2層に解離し,動脈走行に沿ってある長さを持ち,2腔になった状態で,大動脈壁内に血流もしくは血腫が存在する動的な病態をいう(**図9**,**表6**)。

大動脈解離は病期分類として,発症2週間以内を急性期とするが,この時期に治療を行わないと約80%が死に至るきわめて予後不良な疾患である[9]。特に,Stanford A型(**表6**)は重篤化しやすく,心タンポナーデをはじめとした解離関連の致死的合併症により,院内死亡率が保存療法で58%,手術例で26%とされている[10]。

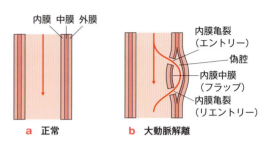

**図9　大動脈解離の構造**

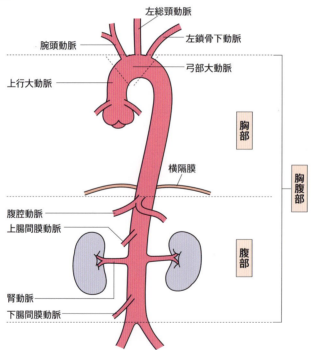

**図8　部位別分類**

### 表6 大動脈解離の分類

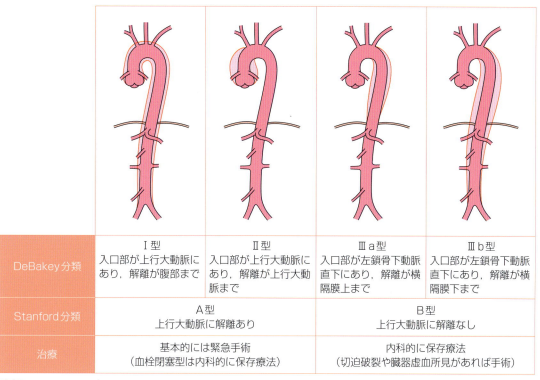

| | | | | |
|---|---|---|---|---|
| DeBakey分類 | Ⅰ型<br>入口部が上行大動脈にあり、解離が腹部まで | Ⅱ型<br>入口部が上行大動脈にあり、解離が上行大動脈まで | Ⅲa型<br>入口部が左鎖骨下動脈直下にあり、解離が横隔膜上まで | Ⅲb型<br>入口部が左鎖骨下動脈直下にあり、解離が横隔膜下まで |
| Stanford分類 | A型<br>上行大動脈に解離あり || B型<br>上行大動脈に解離なし ||
| 治療 | 基本的には緊急手術<br>（血栓閉塞型は内科的に保存療法） || 内科的に保存療法<br>（切迫破裂や臓器虚血所見があれば手術） ||

**補足**
胸腹部大動脈瘤の分類としてCrawford（クロフォード）の分類がある（図10）。

### 図10 クロフォードの分類

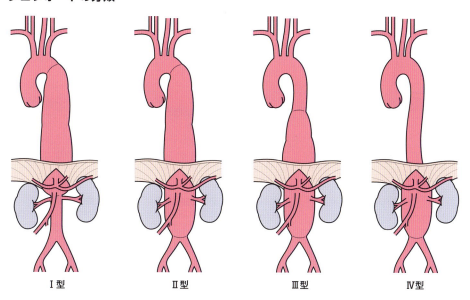

Ⅰ型　　Ⅱ型　　Ⅲ型　　Ⅳ型

## 2 症候・障害

- 大動脈瘤患者の多くは無症状であり，瘤径の拡大によって周辺臓器の圧迫所見として露呈する
- 大動脈解離を発症すると，突然の胸部・腹部・背部の激痛を訴え，出血性ショックを呈する。本症の予後はきわめて不良であり，偽腔の拡大によるさまざまな臓器虚血症状がある

### 症状

大動脈瘤は瘤径拡大に伴って各種圧迫所見が出現し，切迫破裂まで進展すると，激痛を伴い，出血性ショックに至る（表7，図11，12）。

大動脈解離は発症すると急な胸部，腹部，背部の激痛が起こる。なかには血管壁の解離を異音とともに自覚できる場合がある。

#### 表7　大動脈瘤による圧迫症状および臓器虚血症状

| 圧迫症状 | ・胸部：嗄声・嚥下障害（反回神経・食道）<br>・咳嗽（気管）<br>・腹部：腹部膨満，拍動性腫瘤 |
|---|---|
| 臓器虚血症状 | 灌流する臓器によって症状は多様である<br>・弓部分枝（脳），脊髄動脈<br>・腹部分枝（腸管など），腎動脈，下肢動脈 |

#### 図11　偽腔による臓器虚血の概念図

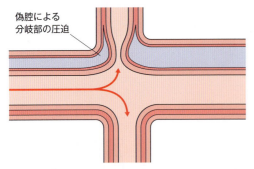

各臓器を栄養する血管の分岐部で偽腔が形成されると，偽腔内圧によって分岐血管が圧迫され閉塞する。それにより末梢の臓器で虚血が起こる。

#### 図12　大動脈解離の病態に伴う虚血症状

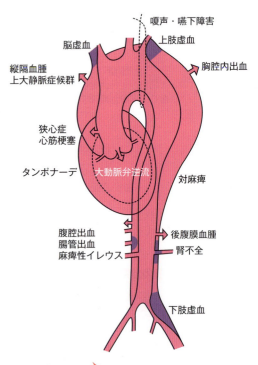

#### 基礎へのフィードバック

**大動脈瘤の破裂リスク**

大動脈の直径が大きければ大きいほど，内圧が高ければ高いほど，壁の張力が増加する。従って，「血圧」と「動脈瘤の大きさ」が破裂リスクとなる。

#### 補足

**偽腔の血流状態による分類（大動脈解離）**

偽腔閉塞型：三日月型の偽腔を有し，解離入口部および偽腔内血流を認めないもの。血栓化した偽腔は通常，縮小していく。
ULP型：偽腔の大部分に血流は認めないが，解離入口部近傍に限局した偽腔内血栓（ULP）を認める。ULP型は経過中に拡大して瘤化したり，再解離のリスクが高い。
偽腔開存型：偽腔に血流があるもの。部分的に血腫が存在する場合や，大部分の偽腔が血腫化していてもULPから長軸方向に広がる偽腔内血流を認める。

**用語解説　切迫破裂**　大動脈の外膜を残してかろうじて破裂を免れているような，いつでも破裂が起こりうる状態をいう。緊急手術の適応でもある。

*ULP：ulcer-like projection

## 3　医学的検査

- 診断にはCT，MRI，超音波検査，胸部単純X線検査を用い，部位，大きさ，形態をとらえる
- 大動脈瘤の手術適応は　①瘤径が5〜6cm以内，②腹部は5cm以内，③拡大率が0.5cm/半年以上，④囊状・仮性瘤の場合である
- 大動脈解離の手術適応は，Stanford A型，Stanford B型のうち解離が拡大傾向の場合である

### 検査所見

緊急時スクリーニングとして，心臓超音波検査を実施する。また，CT検査によって，部位，大きさ，壁厚，周囲組織の同定を行う（図13a）。胸部単純X線検査では，左右の第一弓を観察すると，右には上行瘤，左には弓部瘤を確認できる（図13b）。血液生化学検査において，大動脈瘤に特異的な指標はない。大動脈解離ではD-dimerやCRPの上昇を認める場合があり，ピークアウト後の再上昇は再解離の可能性を考え，画像検査による再評価が行われることがある。心電図ならびに聴診による単独での診断は困難である。

**図13　大動脈瘤の3D-CTと胸部単純X線画像**

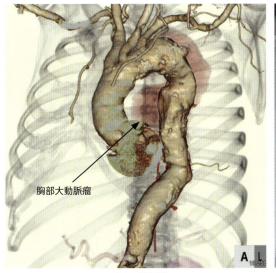

a　3D-CT画像

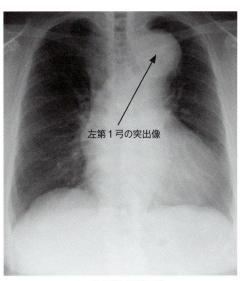

b　胸部単純X線画像

＊CRP：C-reactive protein

## 4 理学療法士による治療

- 大血管疾患は，安定型や術後であっても，病態変化が生じる可能性を常に意識する
- 保存療法として大動脈瘤は主治医の指示の下に進める。大動脈解離は病態変化に留意してリハビリテーションプログラムを進める

### 大動脈解離保存療法におけるリハビリテーションプログラム

急性大動脈解離のタイプや合併症の有無などによって病態が異なり，リスク管理上，病態に応じた「プログラム選択基準」の把握が重要である。プログラムの選択方法は，急性期合併症を生じやすい時期（発症4～24日）に，以下4つの病態を認める場合は，「標準リハビリテーションコース」を選択し，それ以外は「短期リハビリテーションコース」を選択する。実際のリハビリテーションプログラム（標準・短期）を**表8**に示した。

①偽腔開存型で真腔の大きさが1/4以下となると分岐血管の虚血の発生が高い，②偽腔閉塞型でULPを有する例で真腔から偽腔への再開通が多く出現する，③大動脈径40mm以上で，線溶凝固系の異常が遷延したり，破裂リスクが高まることに注意し，リハビリテーションを進める。

ただし，大動脈径が50mm以上の例，フィブリノゲン・フィブリン分解産物（FDP）が40以上の例では，内科治療であっても不安定な病態として，医師に確認し個別のプログラムを進めるべきとされている。

東北大学病院では，プログラムを進行の降圧目標は120mmHg未満とし，これをクリアできない場合は，降圧薬（β遮断薬が第1選択）を調整後，翌日以降に再度行う。さらに，リハビリテーションプログラムを進めるうえで各ステージにおける心血管反応（特に血圧上昇の程度）が患者によって大きく異なるため，注意が必要である。

また，血圧のコントロール状況が良好であっても，自力座位や棟内歩行にステージアップを

する前にCT検査を実施し，解離の進展がないことを確認している。患者によっては，入院前の活動性が高かったり，認知機能障害などによって，安静度制限が守れない場合がある。その際は医師，看護師と緊密に連携を取りながら，歩行開始時期を遅らせたり，時期によっては安静度の拡大を決める画像検査の時期を早めるなど，個々の患者に合わせて対応することも必要である。

また，患者に大血管疾患の特質について理解してもらうために，メンタル面に配慮しながら丁寧にフィードバックすることも大切である。

> **補足**
> 残存解離ならびに偽腔開存型を有する不安定な病態の患者では，脳や腎臓などの末梢臓器の血流が最低限確保される厳格な降圧療法が行われる。そのため，リハ時SBP120mmHg以下に設定され，安静時に起立性低血圧徴候を認める場合がある。

> **実践!! 臨床に役立つアドバイス**
>
> **血圧の左右差**
> 鎖骨下動脈ならびに腕頭動脈の病変がある患者では，血圧の左右差を認めることがある。そのため，初回介入時は両側で確認し，それ以降は高値側で測定した値を採用する。

*SBP：systolic blood pressure

**表8　リハビリテーションプログラム（標準・短期）**

| stage | コース | 病日 | 安静度 | 活動・排泄 | 清潔 |
|---|---|---|---|---|---|
| 1 | 標準・短期 | 発症〜2日 | 他動30° | ベッド | 部分清拭（介助） |
| 2 | 標準・短期 | 3〜4日 | 他動90° | 同上 | 全身清拭（介助） |
| 3 | 標準・短期 | 5〜6日 | 自力座位 | 同上 | 歯磨き，洗面，ひげ剃り |
| 4 | 標準・短期 | 7〜8日 | 足踏み | ベッドサイド便器 | 同上 |
| 5 | 標準 | 9〜14日 | 50m歩行 | 病棟トイレ | 洗髪（介助） |
| 5 | 短期 | 9〜10日 | 50m歩行 | 病棟トイレ | 洗髪（介助） |
| 6 | 標準 | 15〜16日 | 100m歩行 | 病棟歩行 | 下半身シャワー |
| 6 | 短期 | 11〜12日 | 100m歩行 | 病棟歩行 | 下半身シャワー |
| 7 | 標準 | 17〜18日 | 300m歩行 | 病院内歩行 | 全身シャワー |
| 7 | 短期 | 13〜14日 | 300m歩行 | 病院内歩行 | 全身シャワー |
| 8 | 標準 | 19〜22日 | 500m歩行 | 外出・外泊 | 入浴 |
| 8 | 短期 | 15〜16日 | 500m歩行 | 外出・外泊 | 入浴 |
| | | | 退院 | | |

文献6）より引用

## 大動脈解離・大動脈瘤に対する人工血管置換術後リハビリテーションプログラム

本プログラム（**表9，10**）では，術後の「残存解離の有無」と「解離部位」によってステージ分類を設けている。執刀医や手術記録の情報から，残存解離の有無だけではなく，解離が存在する部位を確認することで病態の変化に留意しやすい（**図9**）。

また，人工血管置換部位によって，用いられる術式，合併症が大きく異なることから，それらを考慮してリハビリテーションを進めていく必要がある（**表11**）。特に，臨床上，問題となりやすいのは，左側方切開術において疼痛コントロールが不良となりやすいことである。左側方切開術は，術中に肋骨を2〜3本切離することで創部痛や肋間神経痛を生じやすい。そのため，目標血圧を超過する場合は，リハビリテーション開始前に鎮痛薬の使用を考慮する。さらに左側方切開術は，横隔膜にも侵襲が加わることと，前述の疼痛によって咳嗽力が低下し，正中切開

術と比較して呼吸器合併症が多いことが示されている。

超高齢社会のわが国において，治療技術の発展も寄与し，大血管手術を受ける患者の年齢層が高齢化している。東北大学病院（過去5年間）における大血管手術対象の平均年齢は，65歳を超えており，80歳代の治療介入もまれではない。そのため，フレイルや廃用症候群を有する患者では，本プログラムを適用することが困難なため，その場合には個別のプログラムを設定する。

### 実践!!　臨床に役立つアドバイス

**術前呼吸リハビリテーション**

大血管手術は他の心臓外科手術よりも術後呼吸器合併症が多い。そのため，不安定な病態を除き，厳格な血圧管理下でICUでの術後体位を想定した呼吸リハビリテーション，特に，アクティブサイクル呼吸法（ACBT）を考慮する。術後早期離床が第一選択であるが，術前呼吸リハは高侵襲治療を受ける高齢患者にとって，早期離床を円滑に進めるためのツールとなる可能性が示されている。

＊ACBT：active cycle breathing technique

**表9　大血管術後のプログラム進行例**

| 血圧 | | 残存解離なし | 残存解離あり | 胸部下行動脈瘤 |
|---|---|---|---|---|
| | | SBP ≦ 160 mmHg | SBP ≦ 140 mmHg | SBP ≦ 140 mmHg |
| stage | I | 1病日後から | 7病日後まで | 3病日後まで |
| | II | 2病日後から | 14病日後まで | 3病日後まで |
| | III | 3病日後から | 14病日後から残存偽腔血栓化を評価しながら | 5病日後から酸素化を評価しながら |
| | IV | 4病日後から | | |
| | V | 5病日後から | | |
| | VI | 6病日後から | 21病日後から | 10病日後から |
| | VII | 7病日後から | | |

文献1)より引用

**表10　大血管疾患リハビリテーション進行の中止基準**

**1. 炎症**
- 発熱37.5℃以上
- 炎症所見（CRPの急性増悪期）

**2. 不整脈**
- 重症不整脈の出現
- 頻脈性心房細動の場合は医師と相談する

**3. 貧血**
- Hb8.0g/dL以下への急性増悪
- 無輸血手術の場合はHb7.0g/dL台であれば医師と相談

**4. 酸素化**
- $SpO_2$の低下（酸素吸入中も92％以下，運動誘発性低下4％以上）

**5. 血圧**
- 離床期には安静時収縮期血圧100mmHg以下，140mmHg以上
- 離床時の収縮期血圧の30mmHg以上の低下
- 運動前収縮期血圧100mmHg以下，160mmHg以上

**6. 虚血性心電図変化，心拍数120bpm以上**

文献11)より改変引用

### 表11　血管置換術後における考慮点（部位別）

| 血管置換部位 | 切開部位 | 考慮点 |
|---|---|---|
| 基部 | 正中 | 上行大動脈の根元にあるため，分岐する冠動脈再建による虚血性変化，不整脈 |
| 上行 | 正中 | 逆行性解離による心タンポナーデの発症 |
| 弓部 | 正中 | 逆行性脳分離灌流，三分枝再建による脳梗塞・痙攣，術操作による左反回神経麻痺（嗄声，誤嚥） |
| 胸部下行 | 左側方 | 左片肺分離換気による無気肺，肺胞出血，急性肺障害。肋骨切離に伴う創部痛（咳嗽困難），低髄圧症候群（起立時の牽引性頭痛による安静度制限），対麻痺 |
| 胸腹部 | 左側方 | |
| 腹部 | 腹部 | 腸管障害（イレウス，腸間膜虚血）による食思不振，嘔吐 |

**補足**

**低髄圧症候群**
　脳脊髄液腔から脳脊髄液が持続的ないし断続的に漏出することによって，脳脊髄液が減少し，牽引性頭痛（脳血管・神経が牽引されることで生じる），頸部痛，めまい，耳鳴り，視機能障害，倦怠感など，さまざまな症状を呈する疾患群[12]。治療法は，補液をしながらの安静とされており，周術期に対麻痺予防の脊髄ドレナージが挿入された場合には，常に念頭におく。

### 図14　アダムキュービッツ動脈

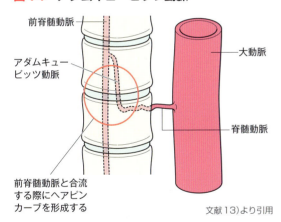

前脊髄動脈
アダムキュービッツ動脈
大動脈
脊髄動脈
前脊髄動脈と合流する際にヘアピンカーブを形成する

文献13）より引用

**基礎へのフィードバック**

**腹部大動脈瘤に合併する対麻痺**
　特有な合併症に脊髄虚血による対麻痺がある。これは，Adamkiewicz動脈（AKA，図14）が前脊髄動脈（前皮質脊髄路や前角を含む脊髄の前2/3を灌流）を介して脊髄を栄養しているが，手術により血流の連続性が途絶すると脊髄梗塞を生じる。ただしAKAの血流途絶例に必ずしも対麻痺を発症しないことや，胸部下行～胸腹部置換術後だけではなく，弓部置換術後にもその発症を認めることから，AKA以外の側副血行路によるネットワークがあることが指摘されている。

## まとめ

- 心臓血管外科手術において，近年増加している疾患は何か（☞p.90）。 実習 試験
- 主要な心臓弁膜症のそれぞれの病態生理を概念図で説明せよ（☞p.92）。 実習 試験
- 心臓弁膜症周術期のリハビリテーションの概要を説明せよ（☞p.94）。 実習 試験
- 大動脈瘤と大動脈解離の病態の違いと各分類法，進展機序について説明せよ（☞p.99～101）。 実習 試験
- 大血管疾患における標準的な治療介入（リハビリテーションを含め）を説明せよ（☞p.104～106）。 実習 試験

## 【引用文献】

1）Thoracic and cardiovascular surgery in Japan during 2015: Annuel report by The Japanese Association for Thoracic Surgery: Gen Thorac Cardiovasc Surg, 66(10): 581-615, 2018.

2）中谷　敏 監: 感染性心内膜炎の予防と治療に関するガイドライン2017年改訂版, 日本循環器学会, 2018.

3）竹中　克, ほか編: 心エコーハンドブック 基礎と撮り方, 第2版, p8-66, 金芳堂, 2012.

4）Ross J Jr, et al.: Aortic stenosis.Circulation 38(supple 1), 61-67, 1968.

5）大北　裕 監: 弁膜疾患の非薬物治療に関するガイドライン2012年改訂版, 日本循環器学会, 2012.

6）Masuda Y, et al.: Expansion rate of thoracic aortic aneurysms and influencing factors. Chest 1992:102:461-466.

7）志水秀行: 本邦における心臓血管外科手術の現状: 2015年, 2016年の日本心臓血管外科手術データベースの検討 4.胸部大動脈手術, 日心外会誌48巻1号: 18-24, 2019.

8）JCS Joint Working Group: Guidelines for diagnosis and treatment of aortic aneurysm and aortic dissection (JCS2011), Circ J, 77(3): 789-828, 2013.

9）Miller DC, et al.: Operative treatment of aortic dissections. Experience with 125 patients over a sixteen-year period. J Thorac Cardiovasc Surg 1979: 78:365-382.

10）Hagan PG, et al.: The international registry of acute aortic dissection (IRAD): New insights into an old disease. JAMA 2000; 283 897-903.

11）折口秀樹: 腹部大動脈瘤術後のリハビリテーション. J Clin Rehabil, 20(8): 730-735, 2011.

12）野原隆司 監: 心血管疾患におけるリハビリテーションに関するガイドライン2012年改訂版, 日本循環器学会, 2012.

13）落合慈之 監: 循環器患ビジュアルブック第2版, p307, 学研, 2017.

# MEMO

# 2章 各論 ―循環器疾患―

# 4 末梢循環障害

## 1 病態生理

- 末梢閉塞性動脈疾患（PAD）は全身の動脈硬化性疾患である
- 動脈硬化には粥状動脈硬化，中膜硬化，細動脈硬化がある
- 動脈硬化が進行し血流が十分供給できない状態
- PADのリスク要因として，加齢，喫煙，糖尿病，高血圧，高コレステロール血症，慢性腎不全などが挙げられる

### 概要

PADは「心臓および冠動脈以外」の大動脈（胸部，腹部），腹部内臓動脈，四肢および末梢の動脈（頸動脈，鎖骨下動脈，腸骨動脈も含む）を含む，全身の動脈硬化性疾患であり，動脈硬化の最重症の状態である[1]。

### 動脈硬化の機序

動脈は内膜，中膜，外膜の3層構造からなる（図1）。内膜は血管を保護するために，さまざまな物質が産生されて血管構造の調整や維持に働いている。内膜の保護機序のバランスが崩れると，血管のなかで炎症が起き，血栓が起こる。また，高血圧が続くと，中膜が硬くなっていく。このようにPADでは動脈硬化が進行し，血流を十分に供給できなくなる。

動脈硬化の発症機序には以下の3つが挙げられる（図2）。

① 粥状（アテローム）動脈硬化

コレステロールなどの脂肪が動脈内膜にたまり，内膜が肥厚し動脈の内腔が狭くなる。

② 中膜（メンケベルグ型）硬化

動脈の中膜に石灰化が起こり，中膜が肥厚し壊れやすくなる。血管壁が破れることもある。

### 図1 血管の構造

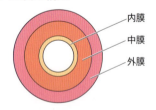

### 図2 動脈硬化の種類

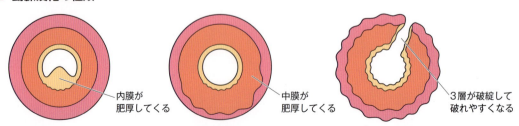

a 粥状（アテローム）動脈硬化　　b 中膜（メンケベルグ型）硬化　　c 細動脈硬化

＊PAD：peripheral arterial disease

③細動脈硬化

細い動脈が硬化して血流が滞る動脈硬化のタイプである。高血圧が長く続いていると引き起こされることが多いのが特徴である。

## PADのリスク要因

加齢，喫煙，糖尿病，高血圧，高コレステロール血症，慢性腎不全などがPADのリスク要因として挙げられる[2]。リスク要因を知り早期発見と早期治療を行うことが重要である。

### 加齢

血管は加齢により，動脈壁の石灰化や血管の拡張能が低下し，血栓化を引き起こす。また，血液中の凝固系や血小板機能の異常により動脈硬化を起こしやすくなる[3]。70歳以上になると動脈硬化のリスクがより高くなるといわれている[2]。

### 喫煙

喫煙により血管の内皮機能が破綻し，粥状動脈硬化の進行を招く[4]。喫煙者の場合，他のリスク要因に比べて切断や死亡率の上昇，心筋梗塞発症につながりやすい。従って，早期発見と禁煙の指導が重要である[2]。

### 糖尿病

糖尿病はPAD発症に最も大きく関連するリスクファクターである[2]。アテローム性の動脈硬化症を有する糖尿病患者の場合は進行しやすく，切断率は非糖尿病患者の5～10倍である。感染を起こしやすい点，知覚障害により創傷の発見が遅れやすい点から，下肢切断へとつながりやすい。そのため，定期的なフットチェックをすることが重症化を防ぐために重要である[5]。

### 高血圧

動脈硬化が進行すると血管が硬くなり，血圧が高値となる。PADの死亡原因の多くは心疾患であり，心疾患のリスクとして高血圧が問題となる。予後改善のためには血圧のコントロールが重要である。降圧の目標としては，PAD以外に脳血管障害や心疾患がない場合は可能な限り130/80mmHgを目指して治療を行う[5]。

### 高コレステロール血症

高LDL-C血症（140mg/dL以上）を有する患者には，生活習慣の改善や薬物療法を合わせてコントロールしていく。生活改善のためには食事や運動習慣が重要となる。高コレステロール血症を治療していくと，アテローム動脈硬化における心イベントが減少するといわれている[5]。

### 慢性腎不全

慢性腎不全により人工血液透析を導入した患者は動脈硬化を呈していることが多い。さらに糖尿病患者では，末梢動脈狭窄や閉塞が進行しやすい。末期腎不全や透析患者は，重症虚血肢になりやすく，透析患者で下肢切断した場合の生命予後は不良である[5]。

---

**実践!!** 臨床に役立つアドバイス

**リハビリテーションの役割**
リハビリテーションとしては，運動療法，禁煙指導，食事指導など包括的にかかわることが求められる。

---

＊LDL-C：low density lipoprotein cholesterol

## 2　症候・障害

- 重症度に応じて治療内容やリハビリテーションのリスクが異なるため，臨床分類を把握する
- PADが悪化することは歩行障害や日常生活活動（ADL）の低下につながる
- 間欠性跛行（IC）は，早期から足の異常を発見し検査・治療を進めていく
- ICはPAD以外の疾患でも同じような症状を呈するため，鑑別が必要である

### PADの臨床分類

　PADには臨床症状としてFontaine分類とRutherford分類が用いられている。フォンテイン分類はⅠ～Ⅳ度，ラザフォード分類では0～6群に分けられる（表1）。

### フォンテイン分類・ラザフォード分類

#### フォンテイン分類Ⅰ度，ラザフォード分類0群：無症候

- PADがあるにもかかわらず症状はない状態。糖尿病による感覚障害，活動性低下によりICの症状が出現しない状態[5]。
- ICに移行したり外傷により突然下肢切断に至ることがあるため，早期発見が求められる[5]。

#### フォンテイン分類Ⅱ度，ラザフォード分類1～3群：IC

- 運動時に下肢に疼痛が出現し，休息すると軽減する症状がみられる[6]。
- IC患者の多くは予後が良好であるが，発症後1年は最も進行しやすいため注意が必要である。
- 予後は5年後の70～80％が症状不変，10％が重症虚血肢（CLI）に移行するといわれている。
- 糖尿病，喫煙歴があり，足関節上腕血圧比（ABI）や足関節血圧値が低値の症例は，重症虚血肢に移行しやすい[5]。

#### フォンテイン分類Ⅲ～Ⅳ度，ラザフォード分類4～6群：CLI

- 安静時疼痛（フォンテイン分類Ⅲ・ラザフォード分類4群），創傷や潰瘍（フォンテイン分類Ⅳ・ラザフォード分類5～6群）がある状態である。
- PADのなかでもCLIの予後はきわめて不良である。
- 下肢切断のリスクファクターとして創傷，虚血，

### 表1　PADの臨床分類

| フォンテイン分類 || ラザフォード分類 |||
|---|---|---|---|---|
| 度 | 臨床所見 | 度 | 群 | 臨床所見 |
| Ⅰ | 無症候 | 0 | 0 | 無症候 |
| Ⅱa | 軽度の跛行 | Ⅰ | 1 | 軽度の跛行 |
| Ⅱb | 中等度から重度の跛行 | Ⅰ | 2 | 中等度の跛行 |
| Ⅲ | 安静時疼痛 | Ⅰ | 3 | 重度の跛行 |
| Ⅲ | 安静時疼痛 | Ⅱ | 4 | 安静時疼痛 |
| Ⅳ | 潰瘍・壊死 | Ⅲ | 5 | 小さな組織欠損 |
| Ⅳ | 潰瘍・壊死 | Ⅲ | 6 | 大きな組織欠損 |

＊ADL：activities of daily living　＊IC：intermittent claudication　＊CLI：critical limb ischemia
＊ABI：ankle brachial index

感染がみられる場合とされている。そのため、リハビリテーションを行う場合はこれらの状態に留意しながら進めていかなければならない。

## PADの病態と臨床症状（図3）

PADの重症度分類を基に，各病態と臨床症状について説明する。ICは早期から足の異常に注意をはらい，検査・治療を進めていくことが重要である。また，PAD以外の疾患でも同じような症状を呈するため，鑑別が必要である。

### ①無症候性虚血肢
■病態
- 検査上ではPADと診断されるが，症状のない場合は下肢筋肉のエネルギー効率がよく，歩行時に症状が出現しない。
- 積極的に歩行しない場合は，虚血があっても症状が出ないため，気付かないうちに創ができCLIに移行する場合がある。
- 下肢の切断に至る確率は少ないが，動脈硬化により心疾患や脳血管疾患へのリスクがあるため健常者に比べ予後は不良である。
- 下腿切断を受けた半数以上が6カ月前まで無症候であったという報告もある。そのため，リスク要因がある患者は早期からABIなどの検査を行うとよい[7]。

■症状
- 客観的指標からはPADと診断されるが，**自覚症状のない状態**をいう。
- 感覚障害や活動量の低下により症状がない場合はCLIに移行させないように定期的なフットチェックが必要である。

### ②IC
■病態
- 下肢の主幹動脈が動脈硬化により狭窄や閉塞をきたすことで，安静時血流は正常だが，運動時の血流供給が制限されてしまう。

■症状
- しばらく歩くと下肢のだるさや痛みなどで歩けなくなり，少しの間休むと再び歩けるようになる。
- 虚血部位によって症状が異なる。腸骨動脈や大腿動脈では腓腹筋への症状が出現する。内腸骨動脈では殿部に症状が現れることもある（殿筋跛行）。
- 大腿動脈，膝窩動脈，足背動脈，および後脛

### 図3 PADの症状と徴候

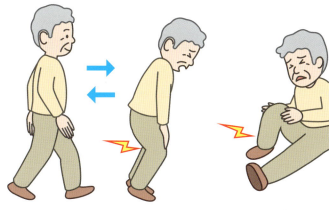

a　IC
フォンテイン分類Ⅱ度，ラザフォード分類1〜3群。歩いていると下肢に疼痛が出現し，休憩すると疼痛が改善する。

b　安静時疼痛
フォンテイン分類Ⅲ度，ラザフォード分類4群。虚血により安静時に疼痛が出現する。

c　潰瘍・壊死
フォンテイン分類Ⅳ度，ラザフォード分類5〜6群。虚血により下肢に創ができやすく，治りにくい状態となる。

骨動脈の**拍動の低下**や，**皮膚の色調や乾燥肌，筋萎縮，発毛の遅れ，爪の肥厚や成長遅延**などがある（**図3**）。これらの臨床所見で疑われるときは，機能検査や画像検査で確定診断を行う。
- ICはPAD以外でも出現することがあるため，鑑別が必要となる。PADの場合は姿勢の影響はなく，一定の距離以上で症状が出現し休憩をはさめば回復する。症状は虚血を起こしている組織の支配領域に出現する。
- 腰部脊柱管狭窄症の場合は，体位の影響があり，前屈位や座位で休むと改善し，腰を反らせると悪化するのが特徴である[5]。

③ CLI
■ 病態
- 慢性動脈閉塞による下肢の**重症虚血の状態**である。
- 血行再建術を行わなければ，下肢の組織の維持や疼痛の軽減が行えない状態である。
- いったん創傷ができると，治癒に至るまでは大量の血流が必要である。しかしCLIの場合は創傷治癒に十分な血流を供給できない状態であるため，虚血性疼痛や創傷治癒の遷延化が起こってしまう。創傷治癒遅延や虚血性疼痛により歩行能力の低下は顕著である[2]。

■ 症状
- **安静時疼痛と皮膚潰瘍，創傷を有する状態**であり，日常生活に支障をきたす。
- CLIは末梢の血流が障害されることが多いため足趾や踵部に虚血を起こし，潰瘍や壊死を招く。
- 糖尿病を併存している場合は，靴擦れや陥入爪などの外傷から壊死に至ることもあるため定期的なフットチェックが必要である。

### 臨床に役立つアドバイス

**PADを見逃さないためのポイント**
　無症候性であっても動脈硬化のリスクファクターがある場合は，PADを疑い運動前のフットチェックを必ず行う。ICの症状は，**脊柱管狭窄症**なども類似した症状であるため血流障害を疑い評価を行う。

## 3 医学的検査

- PADの検査では**無侵襲**で閉塞の部位や血流の評価が可能である
- ABIでは**動脈硬化の診断**につながるため，歩行機能の評価や病状の進行を知ることができる
- CLIは**末梢の血流障害**が主であるため，下肢の血流を評価することが必要となる

### 臨床に役立つアドバイス

**プログラム立案のポイント**
　検査結果と臨床の症状に合わせて，運動療法の負荷量や目標を設定していく。

### ABI（図4）

　足首を12cm幅のマンシェットで駆血し，ドプラ聴診器を用いて足背動脈と後脛骨動脈の収縮期血圧を測定する（ドプラ法）。健常肢は上腕血圧と同等か高値となる[5]。

### 図4 ABI

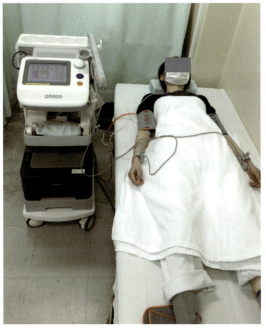

上腕と足関節にマンシェットを巻き，ドプラ法で脈を検知して血圧を測定する

ABIは以下の式で求められる。

$$ABI = \frac{足関節収縮期血圧^{※1}}{上腕収縮期血圧異常値^{※2}}$$

※1：ドプラ法では足背動脈・後脛骨動脈のうち高いほう
※2：左右のうち高いほう

ABIが0.90以下であれば主幹動脈の狭窄や閉塞の可能性が高く，1.40より高値の場合は動脈の高度石灰化が疑われる[5]。

### 歩行負荷試験（図5）

安静時のABIを測定し，痛みが生じるまで（または最長5分間）歩行をさせる。一般的にはトレッドミルで3.2 km/h（2 mph），勾配10〜12％，その後再びABIを測定し，15〜20％の低下があればPADと診断される[5]。

トレッドミルが行えない場合は，つま先立ち運動による検査で行うことも可能である[2]。

### 図5 トレッドミル試験

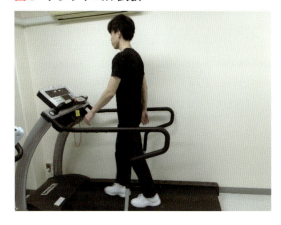

### 足趾上腕血圧比（TBI），足趾血圧（TP）

糖尿病患者や腎不全などで足関節血圧が正確に測定できない患者に，足趾血圧測定が有用である。

TBIの虚血肢診断では0.6〜0.7前後が異常値となる[2]。CLIの診断ではTPが30〜50 mmHg以下で異常値となる[2]。

### 皮膚組織灌流圧（SPP）（図6）

CLIの重症度評価に用いられる。潰瘍や切断端の治癒の判定や，治療効果の判定に有用とされる。

血流を調べたい部分にドプラセンサーを置き，血圧計のカフを巻く。カフに空気を入れて膨らませ血流をいったん遮断させてから徐々にカフを減圧して血流が再開するポイントを測定する。末梢の血流評価が可能である。

異常値は30〜40 mmHg未満である（創傷治癒の可能性が低い）[5]。

### 超音波検査

血管の内径の評価，血管内の石灰化などのプラーク性状の観察を行うことで動脈硬化を評価できる。カラードプラ法，パルスドプラ法では波形の違いにより血管の狭窄・閉塞の評価が行える[5]。

＊TBI：toe brachial pressure index　＊TP：toe pressure　＊SPP：skin perfusion pressure

### 図7 皮膚組織灌流圧（SPP）

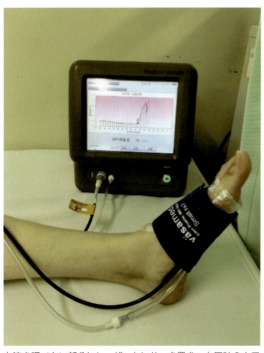

血流を調べたい部分にレーザーセンサーを置き，血圧計のカフを巻く

### 血管造影検査

治療を前提とした狭窄部の圧較差の測定が可能である。末梢病変や側副血行路などの詳細な評価や，石灰化と血管壁の性状の評価に有用である[5]。

### CT造影検査

造影剤を急速に血管内に注入して撮影することで，血管の閉塞部位や狭窄位置，病変の範囲などが確認できる。

## 4 医師による治療

- PADの治療については臨床症状により治療方針が異なる
- ICは内科的治療が基本となるため，**運動療法**と**薬物療法**が先行される
- CLIは**血行再建術**や**創傷管理**が優先となる
- CLIは医師，看護師，義肢装具士，理学療法士など**チームで診療にあたる**ことが推奨されている

#### 臨床に役立つアドバイス

**ICとCLIの運動負荷量のポイント**

ICは治療効果を高めるために，適切な運動負荷量と継続が重要である。また，CLIは創傷管理を行いながら運動療法を行う必要があるため，歩行は創部に負担がかからないような歩き方や装具が必須である。

### IC

#### 保存的治療（運動療法と薬物療法）[5]

- ICの場合はまず監視型運動療法を行う。
- ICの場合は運動療法や薬物療法だけでなく，動脈硬化の進行を抑えるために生活習慣の改善を行う。
- 虚血の改善や跛行症状の軽減のために薬物療法は有効とされる。
- わが国の保険適用で使用される薬物はシロス

タゾールが最も多い．しかし，心不全患者には禁忌とされている．
- シロスタゾールの3～6カ月投与とトレッドミルによる運動療法の組み合わせにより，歩行能力の改善と生活の質（QOL）の改善が認められている[3]．

## 手術治療
### ■血管内治療（図7）
経皮的に穿刺し血管内に**カテーテル**を挿入して閉塞している血管を拡張させる手術である．使用されるカテーテルデバイスはバルーンやステントなどがある[5]．

### 図7 カテーテル治療

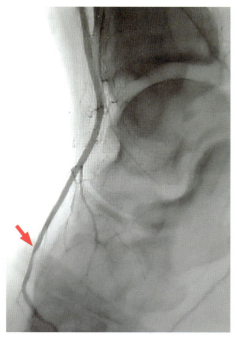

カテーテル治療により足背動脈が拡張された（矢印部分）

### ■外科的バイパス術（図8）
血管の閉塞部位を迂回して新たな血管を移植して血流を確保する．**外科的バイパス術**は自家静脈あるいは人工血管を動脈につなぎ，血流を改善させる手術である．侵襲を伴うため，創傷

### 図8 外科的バイパス術

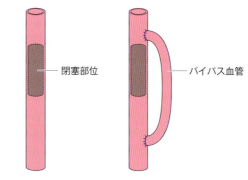

閉塞部位 ／ バイパス血管

や術後の浮腫の管理などが必要となる[5]．

## CLI
### 血行再建術
- 血行再建術には**血管内治療**と**外科的バイパス術**がある．
- CLIで創傷を伴う場合は，速やかに血行再建術を行う．

### 局所療法
足趾の潰瘍・壊死に対して外用療法や創傷被覆材による創傷管理やデブリードマン（壊死組織の除去）を行う．

### 免荷療法
足部に創傷がある場合は，患肢への荷重を制限する．

＊QOL：quality of life

117

## 5 運動療法

### IC
- 歩行を中心とした運動を3〜6カ月継続すると効果が得られる
- 運動を継続することで，血管の内皮機能や側副血行路の改善がみられる[2]

### CLI
- 創傷治療期リハビリテーションでは，創傷を悪化させないように身体機能を維持させることが求められる
- 創傷治療期リハビリテーションでは，下肢筋力の低下が起こりやすくADL能力が低下しやすい
- 再発予防期リハビリテーションにおいて，創傷治癒後は，デブリードマンや下肢切断などにより，関節を動かす筋が失われていることも多い。そのため，時間経過とともに足部の変形を起こしやすい[10]
- 再発予防期リハビリテーションにおいて，創傷再発を意識した介入が求められる

### IC

ここでは，フォンテイン分類Ⅱ度，ラザフォード分類1〜3群の例を挙げる。

**理学療法の流れ**
- まず，医学的情報として，血流評価・併存疾患などを確認する。次に社会的情報として，経済状況・運動習慣・介護保険の有無や生活環境・社会的役割などの情報を得る。これらは，リハビリテーションを行ううえでのゴール設定やリスク管理に必要な情報となる。
- 理学療法評価では，視診・脈診・バイタルチェック・筋力・感覚検査・疼痛部位や程度の評価を行う。評価を行ったうえで，理学療法を施行する。
- 運動療法の順序としては，まずバイタル測定や体調を確認する。そして，フットチェックとして，発赤や腓胝・潰瘍の有無などを確認する。チェックが済んだら，ストレッチなど準備運動を行う。そして，介入前の理学療法評価に基づき，筋力トレーニングを行う。また，合わせて歩行を中心としたトレーニングを行う。
- 歩行トレーニングの場合は，トレッドミルや平地歩行で，足に痛みが生じる程度まで歩行距離やセット数，傾斜を増やしていく。
- 運動療法終了後は，クールダウンを行い，運動時の疼痛範囲・程度・回復時間の確認，バイタルチェックやフットチェックを行う。

**理学療法評価（表2）**
- 視診：爪の色，形，毛の有無，皮膚の乾燥，創傷の有無などのフットチェック（図9）
- 脈診：足背動脈，後脛骨動脈，膝窩動脈の脈診（図10）
- バイタルチェック：血圧，脈拍，場合によっては心電図などの不整脈の確認
- 筋力：徒手筋力検査（MMT）または徒手筋力計（HHD）など使用して筋力を評価
- 感覚：表在感覚，深部感覚，振動覚を評価。問題があった場合は，創傷発生のリスクが高いため，足に創傷がないかどうかフットチェックを注意深く行う
- 疼痛：運動前後での疼痛評価（疼痛部位や回復時間）

*MMT：manual muscle testing　*HHD：hand heid dynamometer

**表2 評価用紙の例**

| 項目 | 右 | 左 |
|---|---|---|
| ①血流評価：ABI・SPP | | |
| ②疼痛：NRS，運動前後での疼痛レベル | | |
| ③最大歩行距離，または6分間歩行 | | |
| ④関節可動域<br>　足部：足関節背屈，母趾伸展<br>　膝：伸展<br>　股関節：内旋，外旋，伸展 | | |
| ⑤筋力：MMT，大殿筋，中殿筋，膝伸展，下腿三頭筋 | | |
| ⑥知覚検査：振動覚，表在感覚 | | |
| ⑦ADL：FIM・BI | | |

**図9 フットチェック**

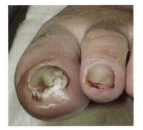
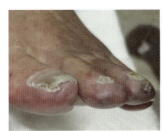
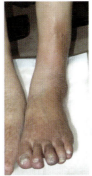

a　爪の形状
陥入爪や巻き爪，肥厚などを確認する。爪の変形により歩行時に足趾が圧迫され炎症や創につながる

b　足趾の色の確認
チアノーゼの有無や毛の有無を確認する

c　筋肉の萎縮
左右差の確認や，筋ボリュームを実際に触れて確認する

**図10 脈診**

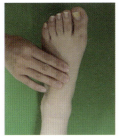
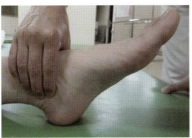
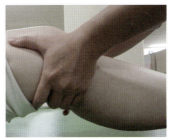

a　足背動脈　　b　後脛骨動脈　　c　膝窩動脈

運動療法介入前後における脈の拍動の変動を確認する

- **生活環境**：食生活含め，生活様式や運動習慣などを聴取

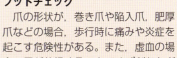

**フットチェック**

爪の形状が，巻き爪や陥入爪，肥厚爪などの場合，歩行時に痛みや炎症を起こす危険性がある。また，虚血の場合，足が乾燥することでひび割れなど，スキントラブルにつながりやすい。そのため，リスクを回避するため運動前のチェックが必要となる。

リハビリテーション介入前後には，末梢動脈の血流変化を確認するため，表層から脈を触知し，皮膚の温かさなどを確認する。

**臨床に役立つアドバイス**

**トレーニングのリスクポイント**

虚血を起こしている筋は萎縮しやすく筋力低下が顕著であるため，弱化筋に対しての筋力トレーニングを行う。また，歩行量の増大によりフットトラブルを起こすこともあるため，**フットチェック**を行いながら徐々に歩行距離の拡大やADL向上を目指していく。

---

＊NRS：numerical rating scale　＊FIM：functional independence measure　＊BI：Barthel index

治療の内容

①トレッドミル・歩行トレーニング

■トレッドミル法（図5）

　トレッドミル上を跛行症状が出現するまで歩行を行う。症状に合わせて傾斜と速度を調整しながら負荷を上げることで歩行距離を増やしていく。

**頻度**：週3回を基本とする

**運動時間**：全運動時間が35分程度から始め，5分ずつ増やしていき，50分を目標に進めていく

**負荷設定**

- トレッドミルの設定を，跛行症状が3〜5分以内に生じる程度の速度と傾斜に設定する。側副血行路の発達など，血行改善のために跛行症状が出現するまで行うことが大切である。
- 10分以上歩行が可能となれば，トレッドミルの傾斜や速度を増加させる。
- 患者の平均歩行速度は約2.4〜3.2km/h（1.5〜2.0mph）とされる。3.2km/h（2.0mph）で歩行が可能な場合は，傾斜を増加させるか，徐々に健常者の平均歩行速度4.8km/h（3.0mph）まで速める。
- 傾斜は0％から2分ごとに2％ずつ上昇させていく。疼痛が出現するまで実施し，回復時間の短縮や歩行距離の拡大を評価していく[5]。

**運動方法**：歩行の痛みが中等度になれば歩行を中断し，痛みが治まれば再開するように間欠的に行う。そして，徐々にセット数を増やしていく。

■運動療法の注意点

- トレッドミルに乗る前に，転倒予防としてバランス能力や患者本人の機械の動きへの理解度の判断が必要である。
- 負荷量は足の症状だけでなく，心疾患を有する患者も多いため，心疾患の重症度によって，負荷量やスピードを調整する必要がある。

- 上記のようなリスクがある場合は，歩行練習から始めるとよい。

②歩行トレーニング

　トレッドミルが適応とならない患者や，生活に必要な連続歩行距離については必要に応じて歩行トレーニングを実施する。歩行で行う場合もトレッドミルと同様に，開始前にバイタルのチェック，フットチェックを行う。

■運動療法の注意点

- 糖尿病患者は，無症候性の場合が多く本人には症状がわかりにくいため，必ず目視によるフットチェックを行う。
- 靴擦れにより創傷ができることが多いため，運動療法前後での足のチェックは必要である。

③筋力トレーニング

　MMTやハンドヘルドダイナモメーターで弱化筋の評価を行い，筋力トレーニングを行う。負荷量は，10回を1セットとして，下肢の疲労感や疼痛の起こる程度とする。1セットから開始しセット数を徐々に増やしていく（図11）。

■筋力トレーニングの注意点

- ICの重症度によっては，運動後数日経過してから筋肉痛が起こる場合がある。筋疲労の状態をみながら，患者の運動へのモチベーションを落とさずに継続していく。
- 心疾患を有する場合は，運動負荷量を下肢の症状だけではなく心疾患の運動中止基準に準じて実施する。
- 運動療法前後で脈診や足の色調を確認しながら進めていく。
- 足に創傷の発生や，疼痛症状が増悪した場合は，直ちに主治医へ報告する。

④生活指導

- 監視型の運動療法と自宅での運動療法の継続

### 図11 筋力トレーニング

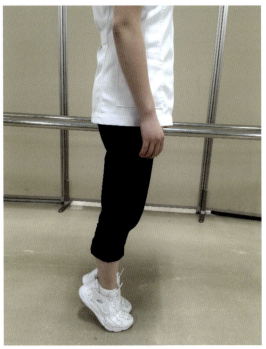

虚血部位の評価とMMT評価を基に，弱化筋に対して強化を行う．自覚的運動強度の中等度程度の疲労感でセット数を徐々に増やしていく（写真はカーフレイズ）

が重要である．入院中や外来での監視型運動療法で行った歩行距離および時間を指導し，自宅でも継続する．
- 具体的な指導を行うため，活動量計を用いる場合もある．
- 下肢バイパス術後は人工血管の位置によって，和式動作が禁忌となる場合もあるため，生活動作においては必ず医師に確認が必要である．

### まとめ

ICの運動療法は治療の1つとして確立しており，歩行を中心とした運動療法を，適切な運動負荷量で積極的に行う．ICの運動療法効果を上げるためには，下肢の疼痛が出現する程度までの運動継続が必要である．患者に正しい運動習慣を身に付けてもらうための患者教育も重要である．

## CLI

本項ではCLIの創を有する状態のリハビリテーション時期について，創傷治療中を「創傷治療期」とし，創傷が治癒した後を「再発予防期」として2つに分けて述べていく．

> **実践!!　臨床に役立つアドバイス**
> **リハビリテーションを進めるうえでのポイント**
> 創傷を治療しながら理学療法を行うため，常に医師や看護師と相談しながら患肢の運動量や歩行負荷について進めていく．

### 創傷治療期のリハビリテーション

#### ■治療管理

- **感染が疑われるときは，患肢は安静**に保つ（感染している筋を収縮させると，腱に沿ってその範囲が拡大し悪化させてしまう）．
- 荷重ストレスは創傷悪化につながるため，創傷部位へ荷重をかけない管理が重要である．
- 下肢荷重のタイミングは医師の指示の下，実施する．下肢荷重に関しては免荷デバイスを装着して荷重を行うことが推奨されている[2]（**図11**）．
- 免荷デバイスは創傷部位や切断部位によって処方は異なる（処方は医師が行う）．

#### ■理学療法評価（**表2**）

- 医学的情報：創部の状況（感染の有無，炎症の有無），血流評価を確認する
- 社会的状況：社会的役割，運動習慣，経済状況などを聴取
- 疼痛評価：創部痛の有無の確認
- 関節可動域：足部，膝，股関節など
- 知覚検査：表在，深部，振動覚の確認
- 筋力評価：歩行や動作に必要な筋力評価
- 足底圧評価：足圧計を使用して圧力が部分的に高値を示すと創傷リスクが高まるため，荷

重開始になった時点で評価する
- ADL評価：入院前のADLレベルと合わせて，入院時の病院内でのADL能力に対して評価を行う

■ 運動療法

①筋力トレーニング
- はじめは健側の筋力トレーニングから行う。患側においては創傷部位に関連する筋肉以外の筋力トレーニングを行う。
- 筋力トレーニングの負荷量は1セット10RMとして，徐々にセット数と負荷量を増やしていく。
- 運動強度は自覚的運動強度として中等度の疲労感で行う。

②関節可動域練習

　足関節の背屈制限がある場合，歩行時の前足部への負荷が高まり，創傷を再発しやすい[8]。また，股関節を含め他の関節可動域も歩容に与える影響は大きく，創傷治癒後の再発につながるため，創傷治療期から可動域練習を行う。

③免荷デバイス（図12）

　創傷治療中は創部へのずれや圧迫などが負荷となるが，創部を免荷することにより，創傷治癒を阻害せずに歩行などのADLを維持できる。従って，CLIの創傷治療期においては，免荷デバイスを効果的に使用しながら荷重練習を行う。

　免荷デバイスを使用する際は，フィッティングや履き方，歩行量により十分な効果が得られない場合もあるため，理学療法士含め，リハビ

**図12　治療用の免荷デバイス**

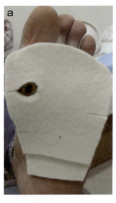
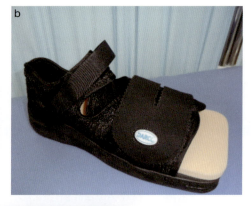
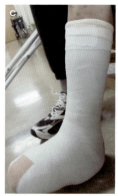
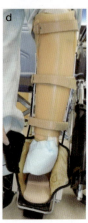
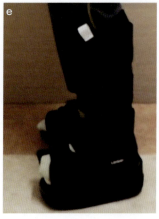

a 医療用フェルト
　創部に直接当たらないように創傷部位を除圧する目的で使用する
b 除圧サンダル
　創部に直接当たらないよう中敷きをくり抜いて除圧して使用する
c total contact cast（TCC）
　体重を下腿と足底全面に密着させ分散させることで，足部を歩行中の蹴り出しによるずれから守る。潰瘍治癒治療として使用される
d patella tendon bearing（PTB）式免荷装具
　膝蓋腱で荷重を受けるため，足底の創傷やショパール切断など足底に荷重がかけられない場合に使用することが多い
e removable cast walker（RCW）
　TCCと同じような目的で使用する。着脱が可能である

＊RM：repetition maximum

リテーションスタッフと義肢装具士，医師など多職種で患部管理をすることが必要である[2]。

④歩行指導（図13）
- 創部に負担をかけずに歩行させるために，歩容や歩行量のコントロールが重要となる。
- 前足部の創傷の場合は，患側前型歩行を行う。踵の創傷の場合は，患側後ろ型歩行を行う。
- 杖や歩行器などの歩行補助具は患部の免荷が期待できるため，補助具を併用した歩行も検討する[9]。
- 透析患者の場合は，シャント側の腕を松葉杖で圧迫しないように配慮する必要がある。

⑤日常生活動作指導
- 創部に負担をかけないような動作の方法を検討し，指導や管理を行う。
- 創傷治療中に炎症や感染がある場合，患肢を完全免荷で管理する。その場合は，歩行を制限し，車椅子での移動を勧める。リハビリテーションでは，移乗動作の確認を行う。

■まとめ
- 創傷部位が感染している場合は，腱に沿って感染が広がる。患肢を動かさないことが重要である。
- 患肢に炎症所見がある場合は，創部の隣接関節への筋力トレーニングや関節可動域練習は控える。
- 免荷デバイスを使用しても創部に負担がかかることもあるため，足の状態を確認しながら歩行量を徐々に増やす。
- 創部の悪化などがあれば，すぐに歩行を中止し，車椅子移動に変更して患肢の完全免荷へ移行する。

> **実践!! 臨床に役立つアドバイス**
>
> **再発予防期のポイント**
>
> 足部の変形により靴擦れを起こしやすく，また糖尿病による感覚障害により創傷に気付きにくく再発につながりやすいので，患者には適切なフットケアおよび義足や装具の重要性などについて教育を行う[2]。

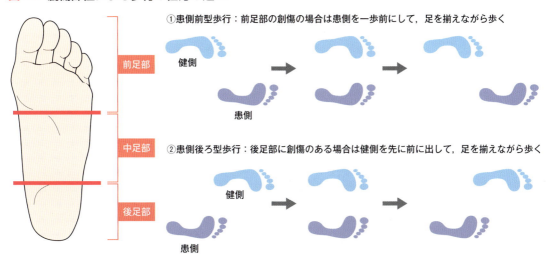

**図13 創傷部位による歩行の仕方の違い**

①患側前型歩行：前足部の創傷の場合は患側を一歩前にして，足を揃えながら歩く

②患側後ろ型歩行：後足部に創傷のある場合は健側を先に前に出して，足を揃えながら歩く

## 再発予防期のリハビリテーション
### ■運動療法評価(表3)
①理学療法評価
- 関節可動域評価
- 筋力評価
- 知覚検査
- 足底圧評価
- ADL評価

②関節可動域練習
　関節可動域評価を基に，制限のある関節に対してアプローチを行う．関節可動域が低下すると足底圧は上昇する．そのため，足底圧を低下させることで足部の可動域改善・再発予防につながる[11]．

③足底圧評価(図14)
　糖尿病足病変では神経障害に加え，$6kg/cm^2$以上の最大足底圧部位があると，潰瘍形成になりやすいといわれている[12]．よって，定期的に足底圧を測定し，足部変形や創傷の有無やそれらの原因となる圧異常を示す部位を確認することが必要である．医療用のインソールや装具を使用することで，足底圧の軽減を図る．

### 図14 足底圧評価

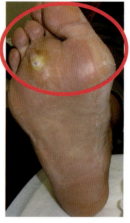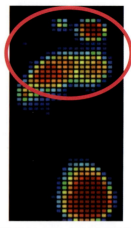

足部の変形がある場合は，足圧計で圧力の高い部分を評価する

④筋力トレーニング
- 創傷治療中は安静や，糖尿病による神経障害により，足部の筋力低下が起こりやすい．よって，歩行に必要な筋力の再獲得と，切断後やデブリードマンにより組織が欠損するため，残存機能に対して，個々の筋肉を強化することが変形を予防するために重要である．
- 創傷治療期と同様にMMTやHHDで弱化筋を評価し，歩行やADLに必要な筋力の強化を行う．

### 表3 CLIの理学療法評価

| 項目 | 右 | 左 |
| --- | --- | --- |
| 創傷部位 | | |
| ①血流評価：ABI・SPP | | |
| ②疼痛：NRS 部位 | | |
| ③関節可動域<br>　足部：足関節背屈，母趾伸展<br>　膝　：伸展<br>　股関節：内旋，外旋，伸展 | | |
| ④筋力：MMT，大殿筋，中殿筋，膝伸展，下腿三頭筋 | | |
| ⑤知覚検査：振動覚，表在感覚 | | |
| ⑥ADL：FIM・BIなど | | |
| ⑦足底圧評価 | | |

- 強度は自覚的運動強度を基に，中等度までの運動強度で行う。
- 自宅での運動継続につながるように，方法，強度，必要性を説明し徐々に自主トレーニングへ移行させていく。

⑤装具療法（図15）
- 足の切断や組織欠損による足の構造変化に対しては，切断の部位や活動量に応じて義足や装具が処方される。
- 足部の変形に応じて形状も異なるため，患者の生活状況に合わせた適合評価が必要である。特に透析患者は，体重増減により義足や装具が緩くなったり，きつくなったりする。体重変動がある場合は，義肢装具士とともに浮腫管理や装具調整などの対応を確認していく。

⑥ADL指導
- 再発予防に対するフットチェックの指導を行う。鏡を使用して足底をチェックし，患者の視力低下により見づらい場合は，家族への指導も行う。
- 少しでも足の異変に気付いたら病院を受診することが重要である。下肢切断患者の場合は，創傷治癒後も継続して義足や装具を装着し，生活する必要がある。

**図15 再発予防期の義肢装具処方の例**

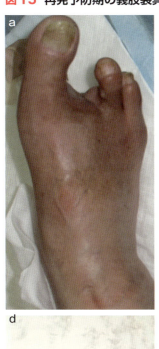
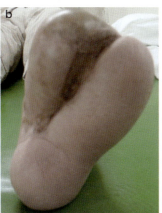
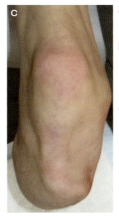
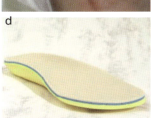
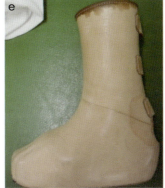
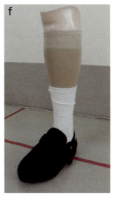

a 足趾切断後は**d**の医療用インソールを使用することが多い
b 中足骨切断後は**e**の足根義足など足部を固定できる義肢装具を処方されることが多い
c 下腿切断後は**f**の義足を使用する

## まとめ

- ●動脈の血管構造はどのようになっているか（☞p.110）。 試験
- ●PADのリスク因子はどのようなものがあるか（☞p.111）。 実習 試験
- ●フォンテイン分類，ラザフォード分類の臨床症状は重症度に応じて，それぞれどのような症状があるか（☞p.112）。 実習 試験
- ●PADの診断基準と検査方法は何か（☞p.113，114）。 実習 試験
- ●PADの理学療法施行上のリスク管理は，ICとCLIにおいてそれぞれどのようなものがあるか（☞p.116，117）。 実習 試験
- ●PADの理学療法評価項目と運動療法について挙げよ（☞p.118〜125）。 実習 試験

【引用文献】

1）Hirsch AT, et al.: ACC/AHA 2005 practice guidelines for the management of patients with peripheral arterial disease(lower extremity, renal, mesenteric and abdominal aortic).Circulation, 113(11): e463-e654, 2006.

2）南野 徹：細胞老化と動脈硬化. 日老医誌, 45(3): 295-298, 2008.

3）TASC Ⅱ Working Group: 下肢閉塞性動脈硬化症の診断・治療方針Ⅱ, 日本脈管学会 編, メディカルトリビューン, 2007.

4）浅野牧茂：動脈硬化の機序における喫煙と微小循環. 日本バイオロジー学会誌, 3(2): 5-18,1989.

5）宮田哲郎, ほか：末梢閉塞性動脈疾患の治療ガイドライン 2015年改訂版, p5-43, 2015.

6）WÜtschert R,et al.: Dtermination of amputation level in ischemic limbs. Reappraisal of the measurement of TcP$_O$2. Diabetes Care, 20(8): 1315-1318, 1997.

7）Dormandy J,et al.: prospective study of 713 belowknee amputation for ischemia and the effect of a prostacyclin analogue on healing. Hawaii Study Group. Br J Surg, 81(1): 33-37, 1994.

8）久保和也, ほか：糖尿病・末梢動脈疾患患者における足関節背屈可動域と足底部創傷部位の関係. 日本下肢救済・足病学会誌, 5(2): 81-84, 2015.

9）榊 聡子：トータルフットマネージメントの実際. 理学療法ジャーナル, 50(9)：827-832, 2016.

10）森脇 綾, ほか：重症下肢虚血の理学療法－母趾切断後の隣接趾変形と潰瘍形成についての検討. 創傷, 2(3): 118-124, 2011.

11）Dijs HM, et al.: Effect of physical therapy on limited joint mobility in the diabetic foot. A pilot study. J Am Podiatr Med Assoc, 90(3): 126-132, 2009.

12）Murray HJ, et al.: The association between callus formation.high pressures and neuropathy in diabetic foot ulceration. Diabet Med, 13(11): 979-982, 1996.

# 第3章

# 各論

―呼吸器疾患―

**3章 各論 —呼吸器疾患—**

# 1 呼吸不全と理学療法評価

## 1 呼吸不全の病態

**POINT**
- 呼吸不全にはⅠ型呼吸不全とⅡ型呼吸不全がある
- 呼吸不全の原因には拡散障害，肺胞低換気，換気血流比不均等，シャントがある
- 換気障害には閉塞性換気障害と拘束性換気障害がある

### 概要

　呼吸不全とは「**呼吸機能障害のため動脈血ガス（$O_2$と$CO_2$）が異常値を示し，そのために正常な機能を営むことができない状態**」と定義される。具体的には動脈血酸素分圧（$PaO_2$）が60 mmHg以下の場合であるが，動脈血二酸化炭素分圧（$PaCO_2$）が正常限界の45 mmHg以内を**Ⅰ型呼吸不全**，45 mmHgを超える場合を**Ⅱ型呼吸不全**と区別する（**表1**）。このような状態が1カ月以上継続する状態を慢性呼吸不全とよぶ。

### 呼吸不全の分類

- **Ⅰ型呼吸不全**：炎症によって肺胞が破壊されたり膜が厚くなることにより，肺胞での酸素の取り込みが障害される**肺不全**によって引き起こされる。ただし肺胞でのガス交換能力を決める拡散能は，$CO_2$が$O_2$に比べ溶解度が21倍もあるため，肺に障害が起きても$CO_2$の排出にはほとんど影響を及ぼさないことから，肺不全だけでは$CO_2$の蓄積（$PaCO_2$の上昇）は

起こらない。
- **Ⅱ型呼吸不全**：$PaCO_2$は肺胞の換気量に大きく依存するため，呼吸筋弱化により換気量が減少してポンプ不全の状態になると，$CO_2$を吐き出すことができなくなるほか$O_2$も取り入れることができなくなるため，Ⅱ型呼吸不全では低酸素血症に加え高二酸化炭素血症も起こる。

**補足**
逆に過換気が起こると$PaCO_2 < 35$ mmHgとなる（過換気症候群）。

### 呼吸不全の4つの原因

　呼吸不全はおおむね**拡散障害，肺胞低換気，換気血流比不均等，シャント**で説明することができる（**図1**）。

① **拡散障害**：拡散は膜の厚さ，面積，ガスの圧較差（濃度差），ガス成分に影響を受ける。肺胞の膜が厚くなったり，面積が減少（肺胞の消失）すると拡散障害が起こる。

② **肺胞低換気**：換気量の減少のことをいう。

**表1　呼吸不全の定義と分類**

|  | 動脈血酸素分圧（$PaO_2$） | 動脈血二酸化炭素分圧（$PaCO_2$） | 特徴 |
|---|---|---|---|
| Ⅰ型呼吸不全 | 60 mmHg以下 | $\leqq 45$ mmHg | 肺でのガス交換の障害（肺不全）低酸素血症 |
| Ⅱ型呼吸不全 | | 45 mmHg$<$ | 換気の障害（ポンプ不全）低酸素血症＋高二酸化炭素血症 |

### 図1 呼吸不全の4つの原因

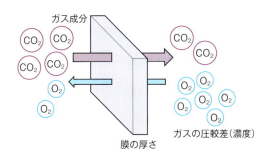

a 拡散障害

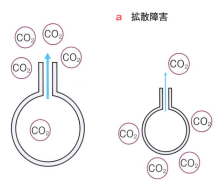

b 肺胞低換気

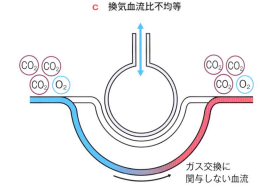

c 換気血流比不均等

d シャント

$PaCO_2$ は肺胞換気量に依存し、ポンプ失調により換気量が減少すると $PaCO_2$ が蓄積、すなわち**高二酸化炭素血症**が起こる。

③**換気血流比不均等**：肺胞内に流れ込むガスの量と肺胞の毛細血管への血流の比率が理想から逸脱することである。例えば、換気量が多く肺胞にいくらガスが流入しても肺毛細血管血流が少なければ、ガス交換はできない。一方、血流が多くても肺胞が閉塞してガスが流入してこなければ同様にガス交換ができない。

④**シャント**：ガス交換に関与しない血流のことで、換気がある肺胞を迂回するような血流があると酸素化されない血液が体循環に直接流入することになる。

> **臨床に役立つアドバイス**
>
> **理学療法の介入内容の検討**
>
> 患者の呼吸障害の原因と障害の種類とその強さを踏まえて、理学療法の介入内容を考える必要がある。そのためにこれらの病態の軸となる障害は何か、よく調べることが重要である。

> **シャントの原因**
>
> ほとんどは心房中隔欠損や心室中隔欠損などの心疾患が原因である。小児期は左心系の圧が高いので左→右シャントであるが、右心系の圧が高まると右→左シャントを起こし、酸素化されない血液が体循環に流入する。これをEisenmenger（アイゼンメンジャー）症候群という。

> **高二酸化炭素血症の症状**
>
> 呼吸促進、血圧上昇、心悸亢進が起こる。進行すると傾眠・発汗・羽ばたき振戦が出現し、悪化すると激しい頭痛・昏睡となる。さらに重症になると乳頭浮腫が出現する。

**用語解説　拡散**　肺胞でのガスの取り込みのことを指し、酸素濃度が高い肺胞から低い肺毛細血管へ酸素が拡散する。

## Roussosの呼吸不全の分類

呼吸不全は原因別に肺不全とポンプ不全の2つに分けることができる(**図2**)。それぞれⅠ型呼吸不全とⅡ型呼吸不全に該当する(**表1**)。

- **肺不全**：ガス交換の場である肺胞の障害である(肺炎, 肺気腫, 間質性肺炎など)。低酸素血症が起こる。この場合, 多くは低酸素血症に対する反応として, 換気量の増大が起こる。
- **ポンプ不全**：バイタルポンプである胸郭や呼吸筋の障害である。呼吸中枢からの呼吸中枢出力が減少したり(中枢性抑制), 胸郭の変形や呼吸筋が弱化したり(機械的損失), 高い換気需要の後の呼吸筋にも疲労が起き換気の維持が困難となる(呼吸筋疲労)。そのため, 低酸素血症に加えて高炭酸血症を呈する。

### 図2 ルソスの呼吸不全の分類

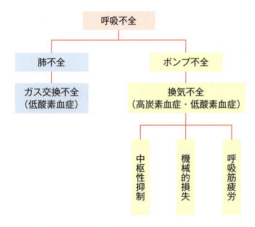

## 換気障害による区分

呼吸機能のうち換気障害の種類によって分類することもできる。呼吸機能検査(スパイロメトリ)で得られる一秒率が70％未満を閉塞性換気障害, ％肺活量が80％未満を拘束性換気障害とする(**図3**)。

- **閉塞性換気障害**：気道が何らかの原因で閉塞し(狭くなる), 呼吸時の気流が制限される場合である。慢性閉塞性肺疾患や喘息の発作時

### 図3 換気障害区分

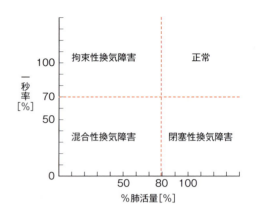

が該当する。

- **拘束性換気障害**：胸郭の硬さが増す, 胸郭の変形により胸郭が拡張しない, あるいは呼吸筋力の低下によって肺活量が減少する場合である。胸郭の変形や後彎症による胸郭の可動域制限, 間質性肺炎, 神経筋疾患による呼吸筋弱化が該当する。
- **混合性換気障害**：一秒率が70％未満で, かつ％肺活量が80％未満である場合を混合性換気障害とする。

> **補足**
> 一秒率は気道閉塞(気道が狭くなる)の指標の1つである。％肺活量は性別・年齢・身長から求められた予測値に対する実測肺活量の比率である。

## 2 理学療法の対象となる代表的疾患

- 理学療法の対象となる換気障害は閉塞性換気障害と拘束性換気障害に区分される
- 肺気腫は閉塞性換気障害の代表的疾患である
- 神経筋疾患は拘束性換気障害の代表的疾患である

### 閉塞性換気障害

気道が何らかの原因で狭くなり，換気が難しくなる病態である。

- **慢性閉塞性肺疾患（COPD）**：呼気時の気道閉塞と呼吸困難，喀痰などを主症状とする。喫煙が主な原因である。炎症の結果，肺胞が破壊されて空洞（気腫）が形成される。正常では，気管支は軟骨組織と気管支の周りの肺実質により支えられているため，簡単には潰れない。しかし，COPDでは呼気時に気道が閉塞するため換気の障害が起こる。この気道閉塞は原則不可逆的であるが，薬物により改善する場合も少なくない。
- **慢性気管支炎**：喫煙や大気汚染が原因で，喀痰と咳の症状がある。喀痰症状が3カ月以上あり，それが2年以上連続して認められる場合に診断される。
- **喘息**：慢性の気道炎症を背景に気道過敏性の亢進があり，特定の食物，喫煙，運動などのアレルゲンの刺激によって過剰な気管支平滑筋収縮とそれに伴う気道閉塞の発作が起こる。この発作時には呼吸困難，喘鳴，咳などの症状が出現する。この気道閉塞は可逆的で，気管支拡張薬によって改善する。

### 拘束性換気障害

胸郭や肺の硬さ（コンプライアンスの低下）の亢進や胸郭変形，呼吸筋の弱化により，換気が制限される病態である。

- **神経筋疾患**：神経筋疾患である**筋ジストロフィー**や**筋萎縮性側索硬化症（ALS）**などでは，骨格筋である呼吸筋にも弱化や麻痺が起こり，胸郭を拡張することができなくなるため肺活量が減少する。進行すると十分な換気ができなくなり人工呼吸器による機械的な換気が必要となる。
- **胸郭変形**：著しい胸椎の後彎（亀背）や側彎症では胸郭の変形をきたすことがある。この変形により，換気が制限される。
- **間質性肺炎**：肺の間質の炎症による肺の線維化を生じる疾患群の総称である。感染，膠原病，薬剤などによる二次的なものと，原因が不明の**特発性間質性肺炎**がある。主な症状は，呼吸困難，乾性咳嗽，低酸素血症などである。肺の線維化が進行すると，ガス交換の障害に加え，線維化によって肺は硬く小さく萎縮する。そのため肺活量が減少する。

### 混合性換気障害

閉塞性換気障害と拘束性換気障害の双方の診断基準を満たすものを混合性換気障害という。閉塞性換気障害または拘束性換気障害が進行すると，もう一方の特徴も出現する。肺気腫では，初期は気道閉塞により一秒量（$FEV_1$）が70％を下回るだけだが，重症になると肺の過膨張と気道閉塞により肺活量が減少し，％肺活量も80％を下回り拘束性換気障害も呈するようになる。

---

*COPD：chronic obstructive pulmonary disease　*ALS：amyotrophic lateral sclerosis
*$FEV_1$：forced expiratory volume in one second

## 3 医学的検査

- スパイロメトリで肺活量や気道閉塞の程度を測定する
- 胸部画像で呼吸器障害の原因や程度を把握する
- 血液ガス分析で酸素化や二酸化炭素蓄積などを評価する

### スパイロメトリ

　肺活量や気道閉塞の程度を測定する検査方法がスパイロメトリである（図4）。臨床では電子式スパイロメトリが一般的である。主に**肺気量分画測定**と**努力性肺活量（FVC）測定**がある。

#### 図4　スパイロメトリ

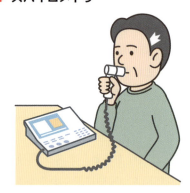

**補足**
スパイロメトリは理学療法場面でも行うことがある。

### 肺気量分画測定

　いわゆる肺活量測定のことで，数回の安静呼吸の後に最大呼気－最大吸気－最大呼気の操作を行うことで得られる。

- **肺気量分画**：分画とは肺気量位で隔てられる量のことを指す。全肺気量（TLC），**予備吸気量**（IRV），**一回換気量**（TV），機能的残気量（FRC），肺活量（VC），**予備呼気量**（ERV），残気量（RV）がある（図5）。
- **肺気量位**："呼吸の高さ"を表すような表現で，全肺気量位（最大吸気位），機能的残気量位，残気量位（最大呼気位）がある。
- **肺活量（VC）**：最大吸気位から最大呼気位まで呼出される量である。
- **％肺活量（％VC）**：予測肺活量に対する実測肺活量の比を％肺活量とよび，これが80％未満である場合は拘束性換気障害と判断する。

#### 図5　肺気量分画測定

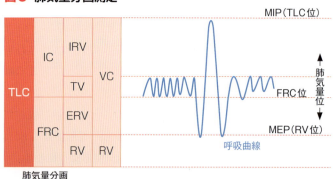

TLC：全肺気量
IRV：予備吸気量
TV：一回換気量
FRC：機能的残気量
VC：肺活量
ERV：予備呼気量
IC：最大吸気量
RV：残気量
MIP：最大吸気位
MEP：最大呼気位

**基礎へのフィードバック**

**予測肺活量**[1]
男性：予測肺活量[L] = 0.045×身長[cm] − 0.023×年齢 − 2.258
女性：予測肺活量[L] = 0.032×身長[cm] − 0.018×年齢 − 1.178

---

＊FVC：forced vital capacity　＊TLC：total lung capacity　＊IRV：inspiratory reserve volume
＊TV：tidal volume　＊FRC：functional residual capacity　＊ERV：expiratory reserve volume
＊RV：residual volume　＊VC：vital capacity　＊%VC：% vital capacity　＊IC：inspiratory capacity
＊MIP：maximum inspiratory position　＊MEP：maximum expiratory position

## 努力性肺活量測定

努力性肺活量測定は気道閉塞を評価するために行う。最大吸気位から最大呼気位まで強く速く呼出させる操作で測定する。

- **努力性肺活量（FVC）**：最大吸気位から最大呼気位まで一気に呼出した際に得られる呼気量である。肺気量分画と異なり，速い呼出動作で測定するため気道閉塞の影響を受ける。通常はFVC≦VCである。性別，年齢，体格から予測される値に対する実測値の比は％FVCという。

この測定では努力呼気曲線（フローボリューム曲線：flow-volume curve）（図6）と肺気量時間曲線（図7）が得られる。

フローボリューム曲線では横軸に肺気量（呼出量および吸気量から算出：100％VCが高肺気量位，0％VCが低肺気量位），横軸に流速（プラスは呼気，マイナスは吸気）を表す。このグラフでは最大呼気流速と呼出パターンを評価することができる。

一方，肺気量時間曲線は呼吸運動を経時的に記録したもので，肺気量分画測定で得られるグラフとほぼ同じである。図7のA〜Eは時間の経過とともに流速と肺気量位がどのように変化するかを示している。最大呼出を始めるのはBで，B–Eが評価部分である。

- **一秒量（FEV$_1$）**：呼出始めから1秒間の呼出量をいう（図7のB→D）。一秒量も気道閉塞の影響を受ける。予測値に対するFEV$_1$の実測値の割合は％FEV$_1$であり，COPDの病期分類に用いられる。
- **一秒率（FEV$_{1\%}$）**：一秒量/努力性肺活量で求める。一秒率は気道閉塞の最も重要な指標で70％以上を正常とし，これより低い場合は閉塞性換気障害と判断する。
- **最大呼気流速**：ピークフローともいう。呼出時の最大呼気流速である（図6C）。気道閉塞や呼吸筋力の弱化があると低値を示す。

> **基礎へのフィードバック**
> **用いられる略語**
> 呼吸器に関係する指標にはさまざまな略語が使われているが，それらはルールに基づいている。例えば，予測値に対する実測値を表すときは"％"を前に置く。FEV$_{1\%}$は本文のとおりである。

### 図6 フローボリューム曲線

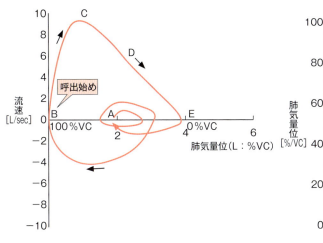

### 図7 肺気量時間曲線

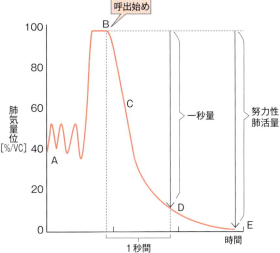

### フローボリューム曲線の評価

努力性肺活量測定で得られるフローボリューム曲線は，疾病により特徴的なパターンを示す（図8）。

- 正常：呼気開始直後にピークを迎え，肺気量が低下するに従い呼気速度が徐々に低下する。
- 喘息：発作時はその強さに応じて呼気流速が正常よりも全体的に低下する。
- 肺気腫：呼気流速のピークが著しく低下するうえ，呼気時気道閉塞により呼気がいつまでも終わらず最後まで吐ききることができない。
- 末梢気道閉塞：その影響は低肺気量位で顕著となるため，呼気終末の流速が低下する。
- 上気道閉塞：太い気管での閉塞は流速が遅ければ影響しないが，呼出始めの速い呼気流速には影響がある。
- 主気管支狭窄：太い主気管支の片側だけに狭窄があるとその影響は呼気初期に起こる。

> **基礎へのフィードバック**
> **肺気量位と気道閉塞**
> 高い肺気量位では肺も気道も拡大しているが，息を少しずつ吐いていくと，肺気量位が低くなるにつれて末梢の細い気道から物理的に潰れていく。太い気道は通常は潰れない。そのため，呼出始め（高肺気量位）では気道閉塞の影響より患者の努力の影響を受け（effort depend），呼出中盤以降は努力よりも閉塞の影響を受ける（effort independ）。

### 画像情報

胸部単純X線画像や胸部CTは理学療法において有益な情報となる。胸部単純X線画像は呼吸器障害の原因や程度の把握において必須となる理学療法評価項目である。判断が困難な軽度の変化や心臓などの他の臓器に異常部分が隠れる場合は，胸部単純X線画像では判断が困難となるため，同時期に撮影された胸部CTも評価の対象となる。

**図8　フローボリューム曲線のパターン**

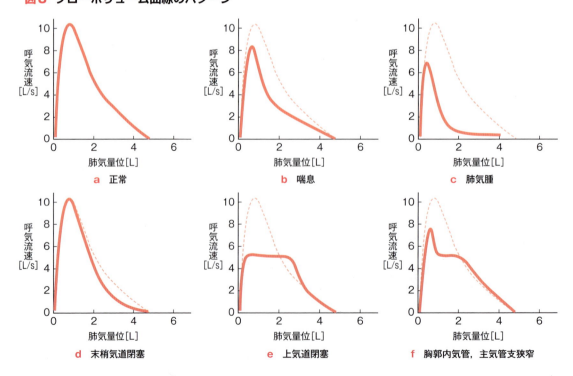

a　正常　　b　喘息　　c　肺気腫
d　末梢気道閉塞　　e　上気道閉塞　　f　胸郭内気管，主気管支狭窄

**用語解説**　**CT**　X線を利用した画像診断装置。横断面や3D画像が得られる。

## 正常胸部単純X線画像

　正常の胸部単純X線画像では，肺は肋骨と横隔膜（実際は肝臓によって描出される）に囲まれた部分にあり，通常は中空の肺胞で構成される肺組織がまばらであるため，血管と一緒にわずかに淡く写る程度である．直接観察可能な肺の構造物は気管支と血管である（**図9**）．炎症や組織の浮腫により肺実質の水分含有量が増加したり，胸腔内の胸水が増加したり，肺の構造物に気質的変化が生じたりすると，正常から逸脱した画像となる．

## 呼吸器疾患における正面像を読影するためのポイント

①肺野透過性に左右差はないか
②心大血管のシルエットサインは保たれているか
③横隔膜は明瞭か（横隔膜の前部は第6肋骨，後部は第10肋骨レベル，左に比べ右横隔膜のほうが高位（1/2肋間），肋横隔膜角（CP angle）が鋭角）

### 基礎へのフィードバック

**肺野の透過性**
　肺野は含気があるため黒く描出されるが，厚い組織はX線の透過が悪いため白く描出される．

**シルエットサイン**
　縦隔（心臓・大動脈などで構成），横隔膜，胸腔外縁は組織が密なため，肺野に比べて白く描出される．正常ではこの境が明瞭である．しかし肺に炎症が起こったり無気肺により含気がなくなったりすると，肺も白く描出されるため境目が不明瞭となる．これをシルエットサイン陽性という．

## COPDの胸部画像所見

　COPDでは気腫化病変が上葉を中心に散在することが多く，正面単純X線画像では肺野の透過性亢進やCTでは低吸収領域（LAA）として描出される．また肺コンプライアンスの低下により肺が過膨張となり，横隔膜の低位（横隔膜の平低化，滴状心），肋間腔の拡大などが観察される（**表2**，**図10，11**）．

### 図9　正常胸部単純X線画像

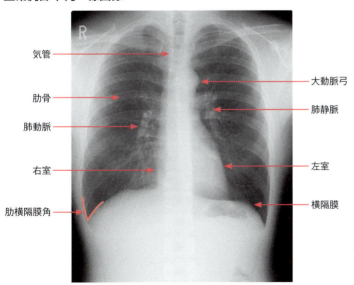

＊CP angle：costo-phrenic angle　＊LAA：low attenuation area

表2 COPDで観察される画像所見

| 画像所見 | 撮影条件 | 説明 |
|---|---|---|
| 肺野の透過性亢進 | X線 | 正常な含気がある肺野はわずかに淡く描出される。気腫化病変の部分は，胸部単純X線画像では黒く描出される |
| 低吸収領域の増大 | CT | 気腫化病変部分は空洞となっておりX線が吸収されないため，黒く描出される |
| 横隔膜の平低化 | X線・CT | 正常では，横隔膜は胸腔側へドーム状に凸の形状を呈している。肺の過膨張がある場合は横隔膜の高さが低く平たくなる |
| 滴状心 | X線・CT | 肺の過膨張と横隔膜の平低化により，縦隔が垂直方向に圧迫・延長されることで心臓が細長くみえる |
| 肋間腔の増大 | X線・CT | 肺の過膨張により，胸腔が広がることで肋間が拡大する |
| 肺胞腔の拡大 | CT | 肺の慢性炎症により肺胞破壊が生じることで，肺胞腔が拡大した所見が観察できる。間質性肺炎に比べその壁は薄い |
| 気道壁の肥厚 | CT | 気道病変による中枢・末梢の気管支の肥厚が観察される。細気管支周囲の肺胞が破壊されていることが特徴である |

図10 COPDの胸部正面単純X線画像

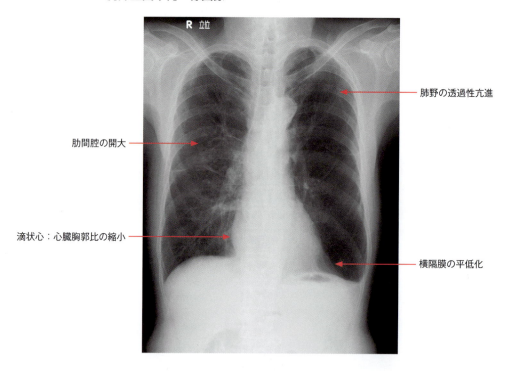

### 図11 COPDのCT画像

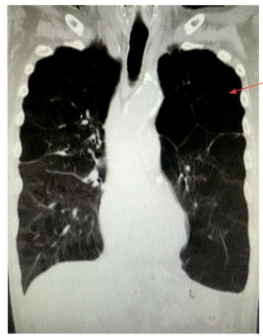
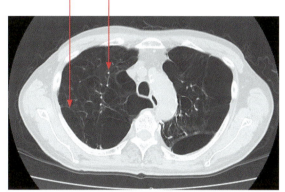

肺胞腔の拡大：低吸収域の増大

気道壁の肥厚

a 前額断　　　　　　　　　　　　　　b 水平断

### 間質性肺炎の胸部画像所見

　間質性肺炎の炎症の中心は背側下肺野に起こる。この炎症の結果，肺胞が破壊され線維化が起こるが，それらはびまん性すりガラス陰影，蜂巣肺として観察される。また進行すると肺全体が小さく萎縮するため（線維化），横隔膜が高位となる（表3，図12，13）。

> **補足**
> すりガラスは，透明なガラスの表面を粗く削り，光の透過性を落としたガラスのこと。くもりガラスともいう。

### 表3 間質性肺炎で観察される画像所見

| 画像所見 | 撮影条件 | 説明 |
|---|---|---|
| びまん性すりガラス陰影 | X線・CT | 間質の炎症による肺の線維化が進行すると，縮む肺胞領域（線維化：白）と牽引されて拡大する部分（嚢胞：黒）がCTやX線画像に描出される。嚢胞の壁はCOPDよりも強く描出される。網状陰影や輪状陰影，蜂巣肺像はそれらの変化の結果である。これらは通常下葉を中心に観察できる |
| 網状陰影 | X線・CT | |
| 輪状陰影 | | |
| 蜂巣肺 | X線・CT | |
| 横隔膜高位 | X線・CT | 両側下肺における病変が強いため肺容量が低下すると，健常者より横隔膜は上方へ偏移する |

### 図12　間質性肺炎の胸部正面単純X線画像

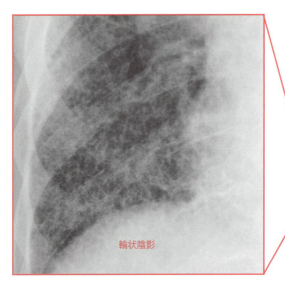
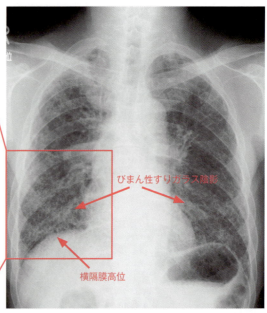

輪状陰影

びまん性すりガラス陰影

横隔膜高位

### 図13　間質性肺炎のCT画像

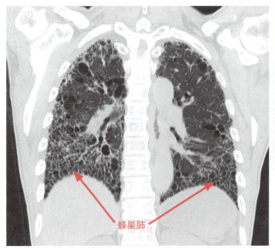

蜂巣肺

a　前額断

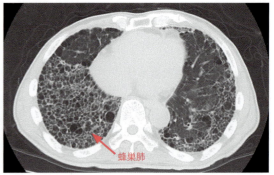

蜂巣肺

b　水平断

**補足**
蜂の巣状にみえるため，蜂巣肺とよばれる。

### 肺炎の胸部画像所見

　肺炎の炎症の結果，組織の水分含有量が増加すると透過性の減少の程度によりすりガラス陰影や浸潤影（consolidation）として描出される。また，気管支は中空組織であるのでそれらの影響を受けず，浸潤影に黒く抜けた像（air bronchogram）として描出される（**表4**，**図14**）。

### 臨床に役立つアドバイス

**誤嚥性肺炎**
　右主気管支が左に比べて急峻なため誤嚥物は右側肺へ混入しやすい。そのため，誤嚥性肺炎の場合は右下葉に炎症が起こることが多い。

### 表4 肺炎で観察される画像所見

| 画像所見 | 撮影条件 | 説明 |
|---|---|---|
| consolidation（コンソリデーション）/浸潤影 | X線・CT | 肺胞の含気が浸出液や組織などに置き換えられると，内部の血管構造が認識できないような軟部組織と同等の明るさをもつ陰影となる。無気肺と異なり容積減少を伴わない |
| すりガラス陰影 | X線・CT | 炎症などにより肺胞が浸出液で満たされるが完全ではなく肺胞に含気している状態 |
| air bronchogram（エアブロンコグラム） | X線・CT | コンソリデーションの部分に内腔を持つ気管支があると，その部分が樹木の枝のように黒く描出（CTでは横断面が円上に描出されることも）される |

### 図14 肺炎の胸部正面単純X線画像とCT画像

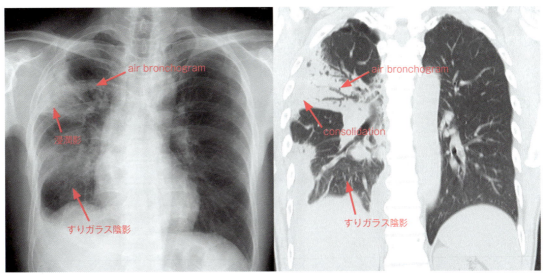

a 胸部正面単純X線画像　　b CT画像

### その他の胸部画像所見（表5）

- 胸水：右心不全の場合，静脈系にうっ血が起こり，その結果胸水が貯留することがある。胸水の貯留は胸部X線画像（正面立位がわかりやすい）では肋横隔膜角の鈍化，CTでは背側面の三日月状陰影として観察できる（図15）。
- 無気肺：気管支の閉塞や胸水の貯留の結果，肺胞の虚脱が起こり，その部位の容量が減少した状態である。肺胞の含気がなくなるとX線透過性が低下するため，閉塞した肺区域に対応した部分が白く描出される。通常容量減少を伴うため，縦隔や気管が無気肺側へ偏移したり横隔膜が挙上する（図16）。

### 表5 その他の胸部画像所見

| 画像所見 | 撮影条件 | 説明 |
|---|---|---|
| 肋横隔膜角の鈍化 | X線 | 立位で撮影すると胸水が横隔膜側へ移動する。肺底部を押し上げた結果である |
| 三日月様陰影 | CT | 背臥位で撮影するため，胸水は背側部に貯留する |
| 気道の偏位 | X線 | 無気肺により片側肺の容量減少の結果，縦隔や気道が無気肺側に偏位する |

図15 胸水の貯留

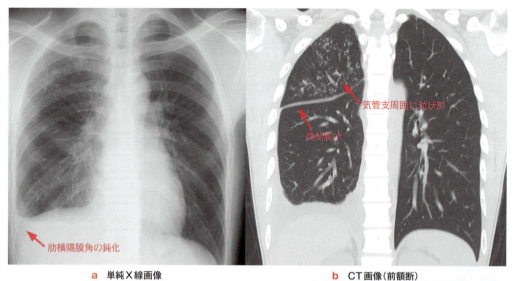

a 単純X線画像　　b CT画像（前額断）

c CT画像（水平断）

図16 無気肺

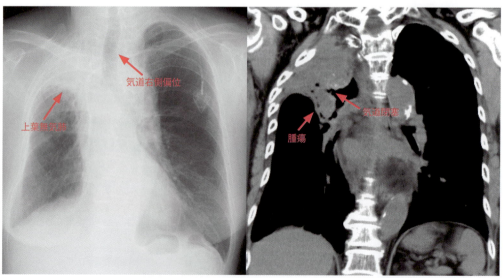

a 単純X線画像　　b CT画像

> **画像と臨床所見との乖離**
> 画像から考察する理学療法評価はあくまで撮影時によるもので，患者と対面したときと時間差がある。そのため日々経過を追うことで，病態の改善や悪化を観察する。

## 血液ガス分析

動脈血液ガス分析は酸素化や二酸化炭素蓄積などの評価に重要な検査項目である（**表6**）。医師が橈骨動脈や大腿動脈から穿刺して測定する。

**表6 血液ガス分析指標**

| 測定値 | 正常値 |
| --- | --- |
| 動脈血酸素分圧（$PaO_2$） | 80〜100 mmHg |
| 動脈血二酸化炭素分圧（$PaCO_2$） | 40±5 mmHg |
| 重炭酸イオン（$HCO_3^-$） | 22〜26 mmol/L |
| pH | 7.40±0.05 |
| 酸素飽和度（$SpO_2$） | 98〜100％ |

- **動脈血酸素分圧（$PaO_2$）**：血液の液相に溶解している酸素の量を分圧で評価する。$PaO_2$は加齢により低下するが，おおむね**$PaO_2$＝80〜100 mmHg**である。$PaO_2$が60 mmHg未満の場合は明らかな**低酸素血症**である。
- **動脈血二酸化炭素分圧（$PaCO_2$）**：血液に溶解している二酸化炭素の量を酸素と同様に分圧で表す。$PaCO_2$の**正常値は40±5 mmHg**と，$PaO_2$と異なり比較的厳格に調節されている。
- **pH**：正常値は7.40±0.05で，血液は酸性度が弱アルカリに厳格に調節されている。
- **$HCO_3^-$**：重炭酸イオンのことで，22〜26 mmol/Lである。この$HCO_3^-$は$CO_2$と並んでpHを決める重要な因子である。
- **酸素飽和度（$SpO_2$）**：動脈血内の酸化ヘモグロビンの割合で，動脈血酸素分圧と同じく酸素化の指標である（**図17**）。正常値は98％以上である。動脈血で直接測定したものを**動脈血**

> **用語解説 酸化ヘモグロビン** 酸素と結合したヘモグロビンのこと。

**酸素飽和度（$SaO_2$）**，**経皮的酸素モニタ**（サチュレーションモニタ，**図18**）で測定したものを**経皮的酸素飽和度（$SpO_2$）**と区別する。$PaO_2$と$SpO_2$の関係は酸素解離曲線で表される。$SpO_2$は経皮的酸素モニタで連続的に測定することが可能で，臨床ではきわめて有用性が高い。

> **基礎へのフィードバック**
> **$PaCO_2$の換気による調節**
> $PaCO_2$が上昇すれば換気が促進，低下すれば換気が抑制されて$PaCO_2$が常に一定になるように調節されている。また，肺胞低換気になると高二酸化炭素血症に，過換気症候群では低二酸化炭素血症となる。

**図17 酸素解離曲線**

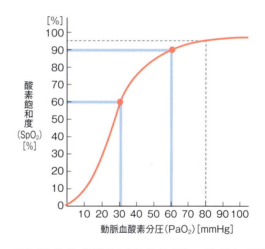

おおむね$SpO_2$が98％なら$PaO_2$は100 mmHg以上，90％のとき$PaO_2$が60 mmHg，60％なら30 mmHgである。

**図18 サチュレーションモニタ**

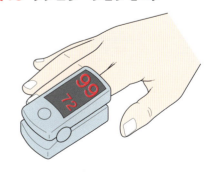

---

＊$PaO_2$：partial pressure of arterial oxygen　＊$PaCO_2$：partial pressure of arterial carbon dioxide
＊$SpO_2$：saturation of percutaneous oxygen

## 血液ガス分析の見方

- **酸素化の評価**：$PaO_2$と$SpO_2$がもっとも大切である。これらの値が低値を示している場合は低酸素血症と判断する。
- **換気能の評価**：$PaCO_2$は換気量に依存する。$PaCO_2 > 45\,mmHg$では低換気，$PaCO_2 < 35\,mmHg$では過換気と判断する。
- **酸塩基平衡**：pHは換気要因である$PaCO_2$と腎（代謝）要因である$HCO_3^-$のバランスで決まる（図19）。呼吸性アシドーシスには急性と慢性（急性からの代償）がある。

### 図19　酸塩基平衡のシェーマ

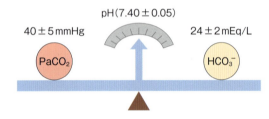

### 図20　呼吸性アシドーシスとアルカローシス

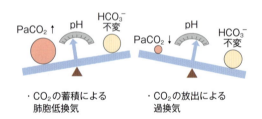

・$CO_2$の蓄積による肺胞低換気　　・$CO_2$の放出による過換気

### 図21　急性および慢性呼吸性アシドーシス

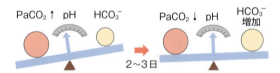

**a　急性呼吸性アシドーシス**
二酸化炭素が蓄積して酸性に傾く

**b　慢性呼吸性アシドーシス（代償された呼吸性アシドーシス）**
腎で$H^+$が排出されるため，$HCO_3^-$が蓄積し，pHは左へもどる。pHをアルカリ性にするほど代償されない。

### 呼吸性アシドーシスとアルカローシス

pHは肺胞換気量に依存する$PaCO_2$と腎で調節される$HCO_3^-$で決まる。換気量が減少すると$CO_2$が蓄積しバランスが左に傾く。このような呼吸要因によって起こるpHの低下を呼吸性アシドーシスといい，その反対を呼吸性アルカローシスという。酸塩基平衡はバランス（天秤）で考えるとわかりやすい（図20）。

### 急性および慢性呼吸性アシドーシス

呼吸不全では左側の$PaCO_2$が酸塩基平衡に影響を及ぼす。低換気になると$CO_2$が蓄積しバランスは左に傾きpHが下がる（急性呼吸性アシドーシス）。

2～3日経過すると，腎での$H^+$の排出により血中$HCO_3^-$が増加する。それによりバランスは右に戻りpHは7.4に近付く（慢性呼吸性アシドーシス，または代償された呼吸性アシドーシス，図21）。これはホメオスタシスの機能によるものである。ただし，この代償はpHが7.4を超えるほど強くは起こらない。

> **臨床に役立つアドバイス**
> **呼吸性アシドーシスの判定**
> 急性なのか代償された慢性呼吸性アシドーシスなのかが，酸塩基平衡の挙動からある程度判断できる。

## その他の検査

- **DLCO**：拡散機能検査のことである。肺胞でのガス（酸素）の拡散能は，肺の酸素化能の指標として重要であるが，容量不明の毛細血管の血液酸素がかかわるため正確に調べることは難しい。それに対してCO（一酸化炭素）は生体内にはほとんど存在せず，ヘモグロビンとの親和度が酸素の200倍もあるため，検査が容易である。そのためCOを拡散の指標として

\* DLCO：diffusing capacity for carbon monoxide

用いる。一般的には単一呼吸法が用いられる。正常値は25～35mL/分/mmHgで**正常値に対して70％未満を異常**と判定する。拡散能は，拡散膜の厚さ，面積，ガスの圧較差（濃度差），ガス成分に影響を受けるため，COPDや肺線維症では肺胞の面積の減少や膜の肥厚により拡散能は低値を示す。

- **クロージング・ボリューム（CV）**：最大吸気位から最大呼気位に向かってゆっくりと呼出を行ったときに，末梢気道が肺気量の低下によって閉塞し始める。このときの肺気量位から残気量位までの肺気量をクロージング・ボリューム（CV）という。この指標は気道閉塞の指標として用いられ，COPDでは気道閉塞を反映して高値を呈する。また，CVは加齢によって増加していくが，健常者でも背臥位になると機能的残気量が上昇するため，高齢者ではCVが機能的残気量を超えてしまう。従って背臥位では常に末梢気道の閉塞が起こっていることになる。

- **呼吸筋力**：呼吸筋の発生張力は**最大呼気口腔内圧（PEmax）**および**最大吸気口腔内圧（PImax）**で測定が可能である。前者を呼気筋力，後者を吸気筋力の指標として用いる。正常値はPEmaxがおおむね130～70cmH$_2$O，PImaxは100～90cmH$_2$Oであり，加齢とともに低下していく。COPDでは，PImaxがおおむね50cmH$_2$Oまたは正常値に比べて50％を下回ると**高二酸化炭素血症**が出現し始める。PEmaxは咳嗽力と関連するが，明確な基準値はない。

> **基礎へのフィードバック**
> **呼吸筋の正常値**
> 【男性】PEmax=149−0.59×年齢，
> 　　　　PImax=131−0.76×年齢
> 【女性】PEmax=93.0−0.33×年齢，
> 　　　　PImax=102−0.69×年齢
> 　　　　　　　　　　　　文献2）より引用

## 4　医師による治療

- 呼吸器障害の内容により医師が行う治療は異なる
- どのような治療が行われているかにより病態を把握する
- 治療により介入の可否を決定する

### 急性呼吸不全

#### 概念
室内気呼吸の条件でPaO$_2$が60mmHgを下回る状態が呼吸不全（低酸素血症）であるが，これが急性に進行した状態を**急性呼吸不全**という。感染や外科手術後，高度な外傷，慢性呼吸不全の急性増悪などが原因である。PaO$_2$の値と吸入酸素濃度（室内気ならFIO$_2$=0.21）からP/F比を求め（PaO$_2$/FIO$_2$），この値が低かったり（<200mmHg），両側肺陰影や心不全などでは説明ができない肺水腫などの所見があると**急性呼吸窮迫症候群（ARDS）**と診断される。重篤な急性呼吸不全ではICU（集中治療室）へ入室し集中的なケアが行われる（**図22**）。理学療法士はこのような超早期より患者の早期離床に深くかかわる。

#### 治療
原因疾患に対する治療と対処療法に分けられる。例えば肺炎であればその原因となっている起因菌に対する**抗生物質の投与**が行われる。喘息では**気管支拡張薬**を使用して気道閉塞を解除することが必要である。そのほか，呼吸不全の原因となった疾患ごとに治療が行われる。

---
*CV：closing volume　*PEmax：maximal expiratory pressure　*PImax：maximal inspiratory pressure
*FIO$_2$：fraction of inspiratory oxygen　*ARDS：acute respiratory distress syndrome　*ICU：intensive care unit

### 図22 ICUでの治療

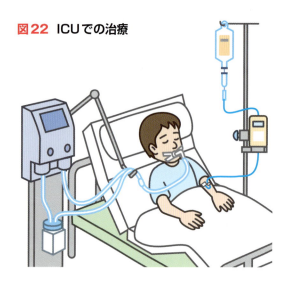

呼吸不全では低酸素血症が起こることが多いが，低酸素血症に対しては対症療法として酸素投与が試みられる．酸素療法は**鼻カヌラ**や**マスク**を用いて酸素投与される（**図23**）．ただし高濃度の酸素を急激に吸入させると**CO₂ナルコーシス**をきたす場合があるので注意が必要である．高二酸化炭素血症に陥っている場合には，人工呼吸器を用いて機械的に換気を維持する必要がある．

### 図23 酸素投与システム

  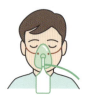

a　鼻カヌラ　　b　酸素マスク　　c　リザーバ付き酸素マスク

> **臨床に役立つアドバイス**
>
> **CO₂ナルコーシス**
> 換気量低下による低酸素血症と高二酸化炭素血症がある場合は，高二酸化炭素よりも低酸素のほうが換気を刺激している場合が多い．このとき，酸素を高流量で投与すると低酸素が改善するが，低酸素によって刺激されていた換気は抑制されてしまい，高二酸化炭素血症は悪化してしまう．

## 慢性呼吸不全

### 概念

$PaO_2$が60 mmHgを下回っている状態が1カ月以上継続している場合が**慢性呼吸不全**である．COPDは肺胞が破壊されていきながら低酸素血症の程度が徐々に進行していく疾患であるが，このようにゆっくりと疾病が経過していく場合が大半である．しかし，急性呼吸不全から十分に回復せず，その障害が継続する場合もある．神経筋疾患では，低下する呼吸筋機能により換気が維持できなくなり**II型呼吸不全**を呈するが，これも慢性呼吸不全である．

### 治療

疾患の管理が治療の中心である．

- 禁煙：重要な治療であり，喫煙している場合は**禁煙**してもらうことが基本である．
- 薬物療法：呼吸不全を呈する原因疾患により用いられる薬剤は大きく異なるが，COPDでは喘息で用いられる気管支拡張薬が気道閉塞の改善を目的に用いられることが多い．慢性呼吸不全がある場合，感染を起こすと急激に肺の症状が悪化する急性増悪になることが多いため，**インフルエンザ**や**肺炎球菌ワクチン**の接種は強く推奨される．
- 酸素療法：低酸素が強く安静時に$PaO_2$が55 mmHg未満あるいは動作時に60 mmHg未満でかつ睡眠時や運動時に著しい低酸素血症をきたす場合は**在宅酸素療法（HOT）**が導入される．
- 在宅人工呼吸：神経筋疾患や呼吸筋弱化がある場合は，換気を維持するために夜間，あるいは日中も**非侵襲的陽圧換気法（NIPPV）**が使用されることもある（**図24**）．近年では在宅でも本格的な人工呼吸器を使用することができるようになり，家族や訪問する看護師などにより人工呼吸器が管理される（**在宅人工呼吸器療法：HMV**）．

---

＊HOT：home oxygen therapy　　＊NIPPV：non-invasive positive pressure ventilation
＊HMV：home mechanical ventilation

### 図24 在宅でのNIPPV

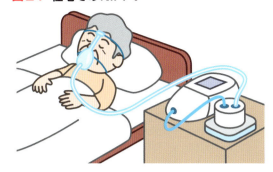

## 5 理学療法評価

- 問診を中心とした医療面接が重要となる
- 呼吸困難感の聴取は主症状として重要である
- フィジカルアセスメントとは視診・聴診・打診・触診である

### 問診

- **問診**：呼吸障害に対する理学療法においても，ほかの運動器疾患，中枢神経疾患と同様に医療面接による問診や病歴の聴取が重要である。対象者から聴取すべき内容を**表7**に示す。喫煙歴は疾病の予後にもかかわる重要な聴取事項であり，現在禁煙ができているかについても併せて聴取する。

- **呼吸困難**：呼吸困難感は複合感覚であるため，その原因や患者の感じ方によりさまざまな表現がある（**表8**）。呼吸困難感によってどのくらい日常生活が制限されているかを聴取することは大きな意義がある。わが国では**mMRC息切れスケール**が最も用いられている評価法である（**表9**）。日常生活全般での呼吸困難とそれによる日常生活の制限について聴取する。

- **自覚的運動強度**：ある状態（運動中やその直後など）での呼吸困難を聴取する方法として**Borg scale**がある（**表10**）。ボルグスケールには6～20までのratingのオリジナル版と0～10のmodified（修正）版 のものがある（修正ボルグスケール）。オリジナルのボルグスケールは疲労感も含む全身的な自覚的運動強度について，聴取する場合に下肢疲労と呼吸困難を

### 表7 問診内容

| 既往歴 | これまでに罹患した呼吸器疾患や心疾患，神経疾患など |
|---|---|
| 現病歴 | 発症時期，発症からの経過 |
| 治療内容 | 現在の投薬，手術歴など |
| 疾患に対する理解 | 予後や疾患管理について |
| 喫煙歴 | 現在の喫煙有無，喫煙開始～禁煙までの期間，本数，Brinkman（ブリンクマン）指数 |
| 家族 | 遺伝性疾患もあるため，血縁者で関連疾患の罹患があるかどうか |
| 職業および生活状況 | 粉じん・有害物質環境下，ペット飼育（オウムなど），アスベスト曝露の可能性のある環境など |

#### 臨床に役立つアドバイス

**ブリンクマン指数**
　喫煙指数（ブリンクマン指数）は1日の喫煙本数（箱数）×喫煙年数で計算する。400本/年を超えると肺がんやCOPD罹患率が上昇する。

## 表8 Simonの19の呼吸困難感の表現

1. 息が全部入っていかない
2. 空気を吸うのに努力が必要
3. 窒息しそうな感じがする
4. 息が足りない感じがする
5. 呼吸が重苦しい
6. 深く息を吸えない
7. 息が不足している
8. 胸が重たい感じがする
9. 息を吸うのにより労力が必要
10. 窒息する感じがする
11. 息が止まっている感じがする
12. 息が止まってしまう
13. 胸が締め付けられる
14. 息が速い
15. 息が浅い
16. 息をもっと深くしたい
17. 十分な空気がない
18. 息が全部続かない
19. もっと深く息をしたい

文献3)より引用

別々に聴取する場合，あるいは，呼吸困難のみを聴取する場合は修正ボルグスケールのほうを用いる。

## 表9 mMRC息切れスケール

| Grade 0 | 息切れを感じない |
|---|---|
| Grade 1 | 強い労作で息切れを感じる<br>平地を急ぎ足で移動する，または緩やかな坂を歩いて登るときに息切れを感じる |
| Grade 2 | 平地歩行でも同年齢の人より歩くのが遅い，または自分のペースで平地歩行していても息継ぎのため休む |
| Grade 3 | 約100ヤード（91.4m）歩行したあと息継ぎのため休む，または数分間，平地歩行したあと息継ぎのため休む |
| Grade 4 | 息切れがひどくて外出ができない，または衣服の着脱でも息切れがする |

文献4)より引用

**基礎へのフィードバック**

### MRCの問題

息切れスケールのMRCには多くの修正版があるため注意が必要である。**表9**はわが国の診療報酬の適応基準で用いられているものであるが，諸外国で使われているとは限らない。このMRCは1〜5で構成されているものである。**表9**のGradeに1点を加点する（Grade1〜5）。

## 表10 ボルグスケール

| 原型スケール：6〜20 | | 修正スケール：0〜10 | |
|---|---|---|---|
| 6 | | 0 | |
| 7 | 非常に楽 | 0.5 | 非常に弱い（やっと感じられる） |
| 8 | | 1 | かなり弱い |
| 9 | とても楽 | 2 | 弱い（軽い） |
| 10 | | 3 | 適度 |
| 11 | 楽 | 4 | やや強い |
| 12 | | 5 | 強い |
| 13 | いくらかきつい | 6 | |
| 14 | | 7 | かなりきつい |
| 15 | きつい | 8 | |
| 16 | | 9 | |
| 17 | とてもきつい | 10 | 非常に強い（ほとんど最大） |
| 18 | | | |
| 19 | 非常にきつい | | 最大 |
| 20 | | | |

### 視診

- **チアノーゼ**：毛細血管内の酸素飽和度が低下すること（還元ヘモグロビンの増加）により皮膚，爪床，粘膜が青紫色に変色した状態をいう（図25）。チアノーゼには**中心性チアノーゼ**と**末梢性チアノーゼ**がある（表11）。毛細血管血酸素飽和度が80％未満（還元ヘモグロビンが5g/dL以上）となるとチアノーゼが出現するが，そのときの動脈血酸素飽和度は約50％である。
- **ばち指**：低酸素状態の曝露が長期間にわたると観察される。正常な爪は上向きとなるが，ばち指の爪は180°を超えて下向きとなり，また指先が太鼓のばちのように太くなる（図26）。
- **呼吸パターン**：呼吸数と一回換気量の増減で表現される。臨床場面では一回換気量を定量的に測定することが難しいため，健常者との比較やこれまでの経過から相対的・主観的に比べることになる（表12）。
- **異常呼吸パターン**：疾患に特有な呼吸パターンがあるが，呼吸停止や一回換気量の増減のパターンなどから判断する（表13）。
- **胸腹部の協調性**：胸腹部の呼吸性運動の協調性も評価する。いわゆる**腹式呼吸**は胸部に比べて腹部の運動が優位である状態，**胸式呼吸**はその逆の状態を指す。COPDでは胸式が優位になりやすい。典型的な胸腹部の協調性の異常としてはシーソー呼吸とabdominal paradoxがある（図27）。
- 正常例では，吸気時には胸部も腹部も協調して拡大する。シーソー呼吸は吸気時に腹部が膨隆するが胸部は陥没し，abdominal paradoxは胸部は拡大するが腹部は縮小する。それぞれ胸郭の固定性の低下（肋間筋機能低下・胸郭変形）と横隔膜の機能低下（筋力低下）によって起こる。
- **Hoover徴候**（フーバー）：重症COPDでは肺の過膨張により横隔膜が低位を示すことが多く，その場

#### 図26 ばち指

a 正常な指
矢印の角度は160°前後

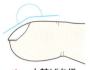

b 太鼓ばち指
角度が180°以上

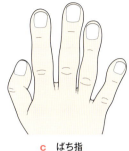

c ばち指

#### 表12 呼吸パターン

| | |
|---|---|
| 頻呼吸：呼吸数の増加 |
| 徐呼吸：呼吸数の減少 |
| 過呼吸：一回換気量の増加 |
| 低呼吸：一回換気量の減少 |
| 多呼吸：呼吸数も一回換気量も増加 |
| 少呼吸：呼吸数も一回換気量も減少 |

#### 図25 チアノーゼ

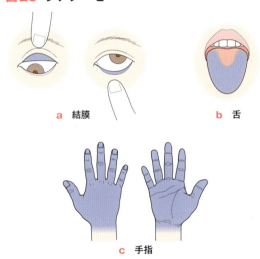

a 結膜
b 舌
c 手指

#### 表11 チアノーゼ

| 種類 | 特徴 |
|---|---|
| 中心性 | 著しい低酸素血症でみられる。末梢部分以外に結膜，舌にも青紫色変色がみられる。先天性心疾患，肺気腫，肺線維症 |
| 末梢性 | 毛細血管が収縮する条件でみられる。寒冷刺激，Raynaud現象（さすると消失） |

**用語解説　還元ヘモグロビン**　酸素が結合していないヘモグロビンのこと。

## 表13 異常呼吸パターン

| | 呼吸パターン | 呼吸数/分，一回換気量 | 観察される病態 |
|---|---|---|---|
| 睡眠時無呼吸症候群 | | 睡眠中に鼻口で10秒以上の気流の停止を伴う無呼吸 | 睡眠時無呼吸 |
| 失調性呼吸 | | 規則性消失，一回換気量も変化 | 呼吸中枢の障害，臨死期 |
| Cheyne-Stokes呼吸 | | 徐々に一回換気量増加，その後徐々に減少し，無呼吸になるサイクルを周期的に繰り返す | 中枢神経系損傷，左心不全 |
| Kussmaul大呼吸 | | 非常に深く大きい，緩徐な呼吸 | 糖尿病性ケトアシドーシス，尿毒症 |
| Biot呼吸 | | 呼吸停止を伴う不規則呼吸。一回換気量の変化は少ない | 脳外傷，脳腫瘍，髄膜炎などによる呼吸中枢活動の低下 |

## 図27 胸腹部の協調性の障害

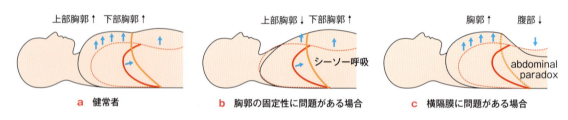

a 健常者　　b 胸郭の固定性に問題がある場合　　c 横隔膜に問題がある場合

合は横隔膜肋骨部のベクトルが水平になるため，肋骨が内側方向に牽引される。背部を後方から両手で触知し最大吸気を行ってもらうと，その間隔（左右の母指間）が広がらず狭くなる現象が観察される。これを**フーバー徴候**（Hoover's sign）という（図28）。

- **努力性呼吸**：低酸素血症の進行や炎症性疾患により換気需要が増加すると，呼吸が荒くなり努力性呼吸を呈することがある（図29）。
- 呼吸補助筋の活動：**胸鎖乳突筋**と**斜角筋**は体表から観察しやすい呼吸補助筋である。吸気に努力が必要な場合はこれらの筋の活動が観察される。腹筋群は呼気筋であり，努力呼気時に活動する。努力性呼吸と同様に観察する（図29）。

- **口呼吸**：換気需要が増大したときに観察される。激しい運動時は普通に観察されるが，安静時または軽負荷でもみられる場合に臨床的意義がある。
- **鼻翼呼吸**：吸気時に気道に発生する陰圧によって鼻翼が潰れる現象である。呼吸が増大しているにもかかわらず口呼吸を行えない場合に観察される。
- **口すぼめ呼吸**：COPDで呼気時気道閉塞現象がある場合に観察される。リハビリテーションでも指導する呼吸法であるが，患者がこの呼吸法を行うと呼吸困難感が減少することを経験的に知っている場合がある。
- **下顎呼吸**：呼吸運動に合わせて下顎が上下に動く現象である。臨死期にみられる。

### 図28 フーバー徴候

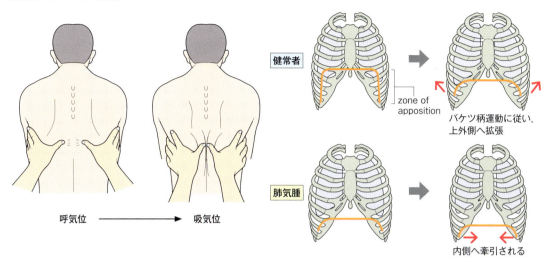

### 図29 努力性呼吸・呼吸補助筋の観察

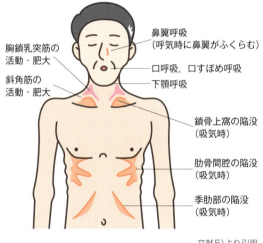

文献5)より引用

- **陥没呼吸**：鎖骨上窩，肋間，季肋部などが吸気時に胸腔内圧の減圧に合わせて凹む現象である。呼吸器疾患では皮下脂肪が減少していたり呼吸筋が萎縮していることが多いが，その場合は観察しやすい。
- **胸郭の変形**：胸郭変形のタイプを図30に示す。COPDでは過膨張により樽状胸になることが多い。そのほかの変形の場合は，胸郭の可動性が低下していることが多い。特に側彎や後彎は拘束性換気障害を呈することがある。
- **姿勢の評価**：呼吸困難がある場合，呼吸困難を避けるために特有の姿勢をとる。

### 図30 胸郭の変形

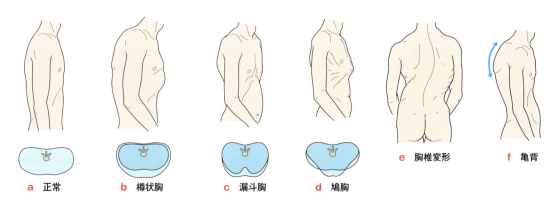

a 正常　　b 樽状胸　　c 漏斗胸　　d 鳩胸　　e 胸椎変形　　f 亀背

3章 各論─呼吸器疾患─

149

- 前傾起座位：呼吸困難がある場合，背臥位でいるよりも座位で前方に傾けた状態のほうが楽なことがある。椅子座位では腕や肘を膝について体を支えるように座ると，体幹筋の酸素消費量が節約できたり，肩甲帯周囲の呼吸補助筋が動員しやすいため呼吸が楽になる。このような姿勢を前傾起座位とよぶ(図31)。
- 起座呼吸：背臥位でいるよりも体を起こしていたほうが楽なことをいう。心不全で肺うっ血がある場合に観察される。呼吸器の問題で同様の姿勢をとるのは，内臓や胸郭の重みが少なくなるので呼吸運動が楽になるからで，心不全の場合とは理由が異なる(図31)。

**図31 前傾起座位と起座呼吸**

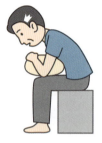
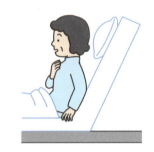

a　前傾起座位　　　　　b　起座呼吸

## 聴診（呼吸音）

聴診は聴診器を用いて呼吸音や心音を聴取する方法である。呼吸理学療法では，喀痰の貯留や胸水などの確認に用いられる(図32)。

音を採集する聴診器のチェストピースには膜型のみのものと，ベル型も備えてあるものの2種類がある。膜型は呼吸音を聴取するのに適しており，ベル型は心雑音や血管音を聴取するのに適している。

- **聴診の方法**：対象者には少し背中を伸ばした状態で座らせる。検者は対象者の咳嗽が直接かからないように，正面ではなく横に座る。左右を比較しながら上部から下部に向かって

**図32 聴診器**

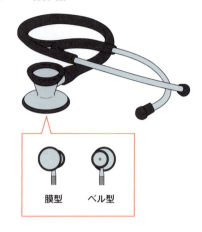

膜型　　ベル型

**図33 聴診・打診の部位**

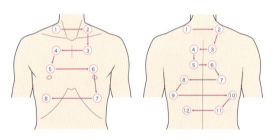

聴診を進める(図33)。対象者が臥位の場合は，上方からだけでなく，背部についても聴診器を差し入れる方法で行うべきである。これは背臥位では，気管内分泌物が背側下肺へ貯留しやすいからである。肺葉と体表との対応を図34に示す。

- **肺音の分類**：正常では聞こえるべき呼吸音と正常では聞こえない異常呼吸音に分類できる。呼吸音には，肺胞呼吸音，気管支音，気管音がある(図35)。
- **肺胞呼吸音**：胸骨周囲や肺尖部を除く肺野のほとんどで聴取されるのは肺胞呼吸音である。16分岐以降の気管支～肺胞では実際にはほとんど気流が発生しないが，それより太い気道で起こる気流によって発生する音が肺内の組織や胸壁を伝わりながら肺胞呼吸音として聴取される。吸気に柔らかい低調な音として聴

### 図34 肺区画と体表観察

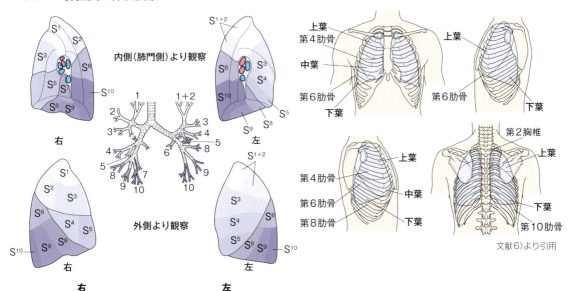

| | 右 | |
|---|---|---|
| S¹ | 肺尖区 |
| S² | 後上葉区 |
| S³ | 前上葉区 |
| S⁴ | 外側中葉区 |
| S⁵ | 内側中葉区 |
| S⁶ | 上下葉区 |
| S⁷ | 内側肺底区 |
| S⁸ | 前肺底区 |
| S⁹ | 外側肺底区 |
| S¹⁰ | 後肺底区 |

| | 左 | |
|---|---|---|
| S¹⁺² | 肺尖後区 |
| S³ | 前上葉区 |
| S⁴ | 上舌区 |
| S⁵ | 下舌区 |
| S⁶ | 上下葉区 |
| S⁷ | 内側肺底区 |
| S⁸ | 前肺底区 |
| S⁹ | 外側肺底区 |
| S¹⁰ | 後肺底区 |

文献6)より引用

### 図35 聴取される肺音の分類

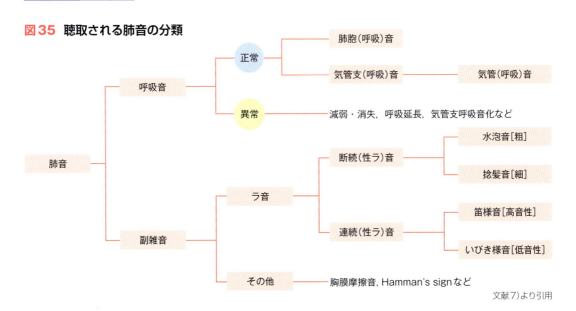

文献7)より引用

取され，呼気はほとんど聴取されない。**聴取されるべき部位で聴取されない場合**は，その部位の換気量の減少や**無気肺**，**気胸**，あるいは**胸水の貯留**を疑う。

- 気管支音：胸骨の周囲（背側部は胸椎の外側）で聞かれる肺胞呼吸音より高調な音である。主に呼気よりも吸気で大きく聴取される。肺胞呼吸音の部位で聴取されることがあるが，その場合はその部位の換気が減少して本来，聞こえるべき肺胞呼吸音が聴取されないためである。
- 気管音：頸部または気管で聴取される。荒く，吸気よりも呼気で大きく聴取され，吸気と呼気の間に明らかな休止がある。
- 副雑音：通常，肺野で聴取されない呼吸音で主にラ音とよばれる。ラ音は音の性質から，断続性ラ音（水泡音，捻髪音）と連続性ラ音（笛様音，いびき様音）に分けられる。
- 水泡音（coarse crackles）："ごろごろ"や"ぶくぶく"といった**水泡が潰れるような音**である。気道内の泡沫が呼吸によって動いたり破裂したりすることで発生する。主に感染による**喀痰**や**気管内分泌物**が増加すると聴取される。**肺水腫**でも聴取される。
- 捻髪音（fine crackles）："ちりちり"または"**ばりばり**"といった音が吸気終末に聴取される。間質性肺炎では障害されやすい背側下肺野で聴取されることが多い。呼気位では閉塞していた末梢の細い気道が，吸気終末に急にその閉塞が解除されることで発生する。
- 笛様音（wheezes）：比較的細い気道が狭窄したり，粘調度の高い喀痰が気道を部分的に閉塞したりすると"ヒュー，ヒュー"，"ピーピー"といった笛に似た**高調で連続的な音**が聴取される。主に**喘息の発作時**や**気管内分泌物の貯留**などで聴取される。
- いびき様音（rhonchi）："ゴー"，"ウー"など

**の低調**で**連続的な音**である。犬が警戒しているときに聞かれるうなり声に似ているため，類鼾音（るいかんおん）とも呼ばれる。笛様音と成因は近いが，発生箇所や発生源の部位の硬さによって音の高さが異なる。

> **臨床に役立つアドバイス**
>
> **聴診を何に役立てるのか**
> 呼吸音を聴取することで，大まかな喀痰の貯留部位が特定できる。その部位によって，排痰肢位や用手的排痰法が決定される。

## 打診

打診とは，胸壁を指で叩き，その反響音で胸郭内の病変を評価する方法である。

### 打診の方法

**打診**の方法は，胸壁に手指を置き，その指を反対側の指で叩くことで胸壁を共鳴させる（**図36**）。打診は図33のように前胸部から左右差を比較しながら進めていく。

### 図36 打診法

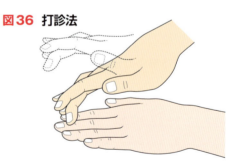

### 音の種類

打診で聴取される音の種類には**清音**，**濁音**，**鼓音**がある（**表14**）。

### 表14 打診による聴取音の種類

| | |
|---|---|
| 清音 | 正常な肺野で聴取される明瞭で，長く低い音である。適度な含気がある部分，例えば上胸部外側などで聴取される |
| 濁音 | 胸郭内に充填物（縦隔や肝臓）などがあり，含気がないと音が響かず，短い高音で響かない音となる。右下部胸郭などで聴取される |
| 鼓音 | 叩打部に空洞があると音が響き，高音，明瞭で長い音となる。左下部胸郭や胃の直上で聴取される |

### 打診による評価

胸郭の右外側を尾側へ叩打しながら移動していくと，清音から濁音に変わる境界があることが観察される。これは含気がある肺部ではある程度音が響くが，肝臓部では音が響かないからである。これにより横隔膜の大まかな位置がわかる（図37）。

- **胸水の貯留**：胸水が存在すると濁音が聴取される。背臥位では胸水は背側部に移動するため，腋窩を前胸部から背側部に叩きながら叩打音が変化するラインを探すと胸水の存在とその大まかな量を知ることができる。
- **無気肺**：該当部分の清音の濁音化が起こる。
- **気腫化**や**肺嚢胞**：該当部分の鼓音化が起こる。

### 触診

呼吸に伴う胸郭の動きや可動性，呼吸筋の活動の様子は視診に加え，実際に触れて確認することが重要である。

- **胸郭の運動と可動性**：胸郭の運動を評価するには，まず対象者の胸部を上肺野，中肺野，下肺野に分けて手を当てて観察する（図38）。ポイントは運動方向・大きさが許容範囲か，左右の運動が一致しているか，拡張の大きさに差がないかなどである。さらに各部位の運動方向に合わせ軽く圧迫を加え（呼気に合わせるとよい），胸郭の可動性（硬さ・柔らかさ）を評価する（図39）。これは主に胸郭の物性の評価である。

胸郭は上部・下部・背側部で運動方向が異なる。上部胸郭は"ポンプの柄様運動"を呈し，吸気時に前後径が広がる。下部胸郭は左右方向に拡張する"バケツの柄様運動"である。最下部の浮遊肋は後方へ広がる"カリパス様運動"を呈する（図38）。

### 図37 背臥位での打診の方法

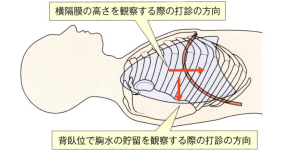

横隔膜の高さを観察する際の打診の方向
背臥位で胸水の貯留を観察する際の打診の方向

### 図38 胸郭の可動性の評価

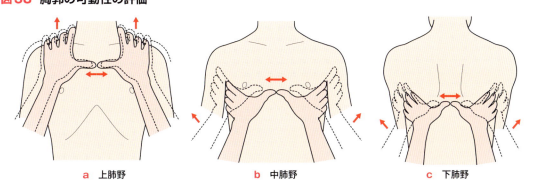

a 上肺野　　b 中肺野　　c 下肺野

### 図39 胸郭可動性の確認

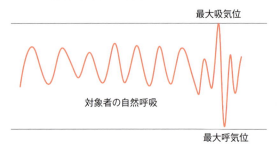

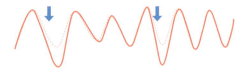

- **呼吸筋の評価**：呼吸筋の活動や硬さを評価する。吸気時に活動すべき筋が十分に活動しているか，努力性呼吸による呼吸補助筋の動員の有無などを評価する。
- 横隔膜：吸気の主動作筋として最も重要である。その活動を直接観察することは困難であるが，横隔膜の活動に伴う上腹部の運動から推定は可能である。横隔膜の活動は図40のように第10肋骨に母指を当てるか上腹部に手掌を置いて観察する。運動の大きさは十分か，左右差がないかを観察する。

### 図40 横隔膜の評価

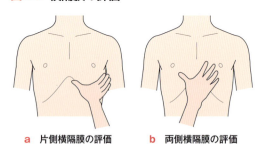

a 片側横隔膜の評価　　b 両側横隔膜の評価

- 呼吸補助筋：**胸鎖乳突筋**と**斜角筋**は代表的な呼吸補助筋で，呼吸不全で換気需要が増加しているときに活動する。図41のように触診し，呼吸性活動の有無と強さを観察する。腹筋群

### 図41 呼吸補助筋の触診

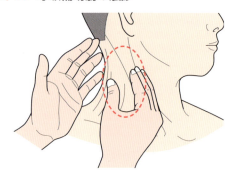

は呼気筋の一部であるが，腹壁を触診することで同様の観察を行う。
- **気管部の観察**：気管が正中から左右に偏位している場合は，胸腔の左右どちらかにボリュームの変化があり，容量が減少した側または容量が増加した側の反対側に気管が移動したことを考える（図42）。
- **頸静脈の怒張**：静脈系は圧が低いため背臥位では内頸静脈が怒張していても，座位/立位では重力の影響で圧が容易に下がるため怒張は消失する。COPDが進行すると右心不全を合併することがあるが，その際には右心房圧が上昇し中心静脈圧も上昇，内頸静脈の圧も上昇する。この場合は頭部を高くしても（座位）内頸静脈の怒張は消失しない（図43）。

## 運動耐容能の評価

自転車エルゴメータやトレッドミルを用いた漸増運動負荷試験は，最大酸素摂取量や無酸素性作業閾値を求めることができるが，機材が高額である。そのため，一般の臨床場面では6分間歩行試験や，シャトルウォーキング試験などの歩行試験が用いられることが多い。

### 6分間歩行試験（6 MWT）

6 MWTは，標準化された歩行試験で，負荷方法の特徴から **self-paced test** に分類される方法である（図44）。漸増運動負荷試験と異な

*6 MWT：6-minute walk test

### 図42 気管の観察

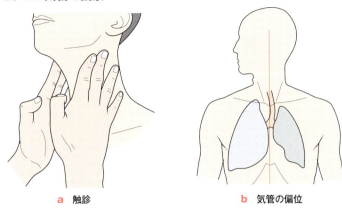

a 触診　　　b 気管の偏位

### 図43 内頸静脈の観察

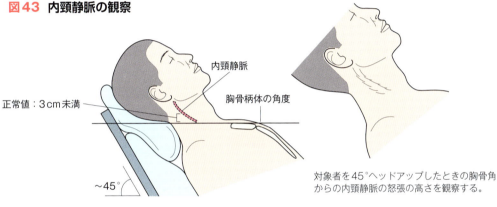

対象者を45°ヘッドアップしたときの胸骨角からの内頸静脈の怒張の高さを観察する。

り最大酸素摂取量を求めることはできないが，簡便に日常生活上の障害の程度を評価することができる。

- 30 mの歩行路を6分間にどのくらい歩けるかを測定する。
- 自分のペースで歩く（測定者は随伴しない，努力のための過度な励ましを行わない）。
- 途中で呼吸困難や下肢疲労のために歩けなく

### 図44 6分間歩行試験

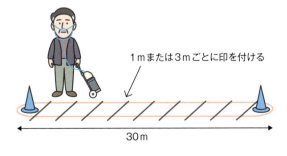

1 mまたは3 mごとに印を付ける

30 m

なれば休息を許し，6分間の試験時間内の復帰を認める。

- 試験中，$SpO_2$のモニタは必ずしも必要ではないが，医師による$SpO_2$による中止基準を設けてもよい。
- 6分間の総歩行距離とベースライン・終了直後の呼吸困難感（CR10 ボルグスケール），$SpO_2$，脈拍を測定する。
- 6分間歩行試験の予測値

　男性：歩行距離[m] = 7.57 × 身長[cm] − 5.02 ×
　　　　年齢 − 1.76 × 体重[kg] − 309

　女性：歩行距離[m] = 2.11 × 身長[cm] − 5.78 ×
　　　　年齢 − 2.29 × 体重[kg] + 667

> **補足**
> 呼吸器疾患では，至適の歩行速度で歩く方法が用いられているが，心疾患や脳卒中など，他の疾患では最大努力の歩行速度で測定している場合もあるので，注意が必要である。

### シャトルウォーキング試験（ISWT）

ISWTは，**漸増運動負荷試験**の一種で，10mのコースを1分ごとに速度を増加させる歩行試験である（**図45**）。専用のCDによる音声での指示と発信音に従って試験を進めていく。試験の進行とともに歩行速度が速くなっていくが，次の発信音に間に合わない，$SpO_2<85\%$，予測最大心拍数<85%，被験者がこれ以上歩行はできないと訴えたときは終了とする。漸増運動負荷試験であるため，完遂できたレベルと最大酸素摂取量の関係から，予測最大酸素摂取量を求めることができる。

#### 図45　シャトルウォーキング試験

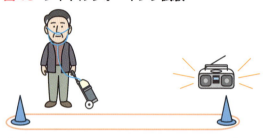

9m（被験者はコーンの外側50cmを歩く）

#### 表15　シャトルウォーキング試験の各レベルの歩行速度，シャトル数，歩行距離，予測される最大酸素摂取量

| レベル | 速度(m/s) | 各レベルのシャトル数 | 歩行距離(m) | 最高酸素摂取量(ml/kg/min) |
|---|---|---|---|---|
| 1 | 0.50 | 3 | 30 | 4.4～4.9 |
| 2 | 0.67 | 4 | 70 | 5.2～5.9 |
| 3 | 0.84 | 5 | 120 | 6.2～7.2 |
| 4 | 1.01 | 6 | 180 | 7.4～8.7 |
| 5 | 1.18 | 7 | 250 | 8.9～10.4 |
| 6 | 1.35 | 8 | 330 | 10.7～12.4 |
| 7 | 1.52 | 9 | 420 | 12.7～14.7 |
| 8 | 1.69 | 10 | 520 | 14.9～17.2 |
| 9 | 1.86 | 11 | 630 | 17.4～19.9 |
| 10 | 2.03 | 12 | 750 | 20.2～22.9 |
| 11 | 2.20 | 13 | 880 | 23.2～26.2 |
| 12 | 2.37 | 14 | 1020 | 26.4～30.2 |

文献8）より引用

- 1分ごとにタイミングが早くなる発信音に合わせて，10mの歩行路をどこまで歩けるかを測定する。
- CDの発信音のタイミングがコーンを回るタイミングである。
- 発信音のタイミングに次のコーンの50cm以内に到達せず，さらに次の機会でも遅れを取り戻せなければ終了する。
- 脈拍数，$SpO_2$，呼吸困難のレベルがベースラインに回復する時間を測定する。
- 完遂できたレベルから予測される最大酸素摂取量を求める（**表15**）。

#### 実践!! 臨床に役立つアドバイス

**歩行試験の有益性**

歩行試験は高額な測定機器や特別な手段を用いず，簡便に測定ができる定量化された負荷試験である。運動療法の効果判定に有益なので積極的に実施すべきである。

## ADLの評価

呼吸不全患者のADLは，身体的負荷が高まる活動や，呼吸が制限されやすいADL動作・場面で障害が出現しやすい。

- **疾患特異性ADL評価**：ADL評価法としてはFIMやBarthel index（バーセル）があるが，これらは肢体不自由を前提として開発されているため，四肢の直接的な障害がない内部障害患者の場合は高値を示すことが多い（疾患特異性が低い）。**長崎大学呼吸器日常生活活動評価表（NRADL）**はFIMやBarthel indexと同様に，食事や整容などのADL項目を聴取するが，その際に動作速度・息切れ・必要な酸素量をスコアに反映させるもので疾患特異性が高い（**表16**）。

---

＊ISWT：incremental shuttle walking test　＊FIM：functional independence measure
＊NRADL：The Nagasaki university respiratory ADL questionnaire

- **個々のADL項目の評価**：呼吸不全をもつ患者においては，息切れや呼吸困難によって制限されるADL項目がそれぞれ異なる（**表17**）。必要に応じて動作制限の強さ，呼吸困難の程度，$SpO_2$の確認，代替手段の検索を行う。

**臨床に役立つアドバイス**

**詳細なADL調査**
　詳細なADL調査は患者の生活に直接役に立つ。どんなADL動作で呼吸困難が出現するのか，どのように行うと呼吸困難が軽減するのかを評価する。

### 表16　長崎大学呼吸器日常生活評価表

| 項目 | 動作速度 | 息切れ（Borg） | 酸素流量 | 合計 |
|---|---|---|---|---|
| 食事 | 0・1・2・3 | 0・1・2・3 | 0・1・2・3 | |
| 排泄 | 0・1・2・3 | 0・1・2・3 | 0・1・2・3 | |
| 整容 | 0・1・2・3 | 0・1・2・3 | 0・1・2・3 | |
| 入浴 | 0・1・2・3 | 0・1・2・3 | 0・1・2・3 | |
| 更衣 | 0・1・2・3 | 0・1・2・3 | 0・1・2・3 | |
| 病室内移動 | 0・1・2・3 | 0・1・2・3 | 0・1・2・3 | |
| 病棟内移動 | 0・1・2・3 | 0・1・2・3 | 0・1・2・3 | |
| 院内移動 | 0・1・2・3 | 0・1・2・3 | 0・1・2・3 | |
| 階段 | 0・1・2・3 | 0・1・2・3 | 0・1・2・3 | |
| 外出・買物 | 0・1・2・3 | 0・1・2・3 | 0・1・2・3 | |
| 合計 | /30点 | /30点 | /30点 | |
| 連続歩行距離 | 0：50m以内，2：50〜200m，4：200〜500m，5：500〜1km，1km以上 ||||
| | | | 合計 | /100点 |

| 動作速度 | 息切れ（Borgスケール） | 酸素流量 |
|---|---|---|
| 0：できないか，かなり休みを取らないとできない（できないは，以下すべて0点とする）<br>1：途中で一休みしないとできない<br>2：ゆっくりであれば休まずにできる<br>3：スムーズにできる | 0：非常にきつい，これ以上は耐えられない<br>1：きつい<br>2：楽である<br>3：まったく何も感じない | 0：2L/min以上<br>1：1〜2L/min<br>2：1L/min以下<br>3：酸素を必要でない |

文献9）より引用

### 表17　制限されやすいADL項目

| ADL項目 | 原因 |
|---|---|
| 食事動作 | 食物を口に入れたり嚥下のたびに息こらえが必要 |
| 更衣動作 | 上着を着るときは上肢を高く持ち上げたり，ズボン履きの際は前傾して腹部が圧迫される |
| 洗髪動作 | 上肢を高く持ち上げるため，肩甲帯周囲の呼吸補助筋が呼吸に動員されにくくなる |
| 入浴動作 | 胸腹部が水圧によって膨らみにくくなり，吸気が制限される |
| 排泄動作 | 力むときに呼吸を止める必要がある |
| 移動動作 | 階段はもとより，呼吸困難が強ければ歩行なども制限される |

## まとめ

- 低酸素血症と高二酸化炭素血症の有無から呼吸不全はどのように分けられるか(☞p.128)。 試験
- 呼吸不全の4つの原因とは何か。また，換気障害の区分とは何か(☞p.128，131)。 試験
- スパイロメトリとはどのような検査か(☞p.132)。 試験
- 呼吸器疾患における評価項目には何があるか(☞p.145)。 実習 試験

【参考文献】

1．Roussos C: Respiratory muscle fatigue and ventilatory failure. Chest 97(3 Suppl): 89s-96s, 1990.

2．毛利昌史, ほか: 肺機能テキスト. 第2版, 文光堂, 2003.

3．佐々木英忠, ほか: 日本人のスパイログラムと動脈血液ガス分圧基準値. 日本呼吸器学会雑誌 39(5): 1-17, 2001.

4．日本呼吸ケア・リハビリテーション学会, ほか: 呼吸リハビリテーションマニュアル―運動療法― 第2版. 照林社, 2012.

【引用文献】

1）日本呼吸器学会肺生理専門委員会: 日本呼吸器学会肺生理専門委員会報告, 2001.

2）西村善博ほか: 加齢の呼吸筋力に及ぼす影響　最大口腔内圧を用いた検討. 日本胸部疾患学会雑誌 29(7): 795-801, 1991.

3）Simon PM, et al: Distinguishable sensations of breathlessness induced in normal volunteers. The American review of respiratory disease 140(4): 1021-1027, 1989.

4）日本呼吸器学会COPDガイドライン第5版作成委員会, 日本呼吸器学会: COPD(慢性閉塞性肺疾患)診断と治療のためのガイドライン. 第5版, メディカルレビュー社, 2018.

5）潮見泰藏, ほか: 図解自立支援のための患者ケア技術. 医学書院, 2003.

6）本間生夫 監: 呼吸運動療法の理論と技術, メジカルビュー社, 2003.

7）三浦理一郎: ラ音の分類と命名, 日本医師会誌94: 2050-2054, 1988.

8）S. J. Singh, ほか(千住秀明, ほか 訳): シャトルウォーキングテスト―The shuttle walking test―. 長崎大学医学部保健学科理学療法学専攻千住研究室, 2001.

9）松本友子, ほか: 千住らのADL評価表に対する信頼性の検討. 日本呼吸ケア・リハビリテーション学会誌 15(4): 612-616, 2006.

# MEMO

# 3章 各論 —呼吸器疾患—

## 2 呼吸器障害に対する理学療法手技

### 1 コンディショニング

**POINT**
- リラクゼーション，呼吸練習，呼吸介助などがある
- 重症度の高い患者ほど重要となる
- 運動療法への介入や効果にも影響を与える

#### 概要

呼吸理学療法の対象患者は，**呼吸パターンの異常，胸郭の柔軟性の低下，姿勢の異常，全身の筋力低下**などのディコンディショニングがみられる。そのため，理学療法のなかで効果的な運動療法を行うにあたって，コンディショニングは非常に重要である。

呼吸理学療法におけるコンディショニングは**リラクゼーション，呼吸練習，胸郭可動域練習，排痰**などがある。これらコンディショニングは重症度の高い患者にとってこそより重要となり，その後の運動療法の効果に影響を与える。

#### リラクゼーション

呼吸器疾患の患者は呼吸困難のため安静時であっても過剰な呼吸努力を強いられている。吸気補助筋である**胸鎖乳突筋，斜角筋，僧帽筋**などの緊張は高くなり，呼吸運動に必要なエネルギーは多くなる。吸気補助筋の過剰な動員を抑制することにより呼吸困難を軽減し，排痰を円滑にしたり，運動療法につなげることができる。

リラクゼーションにはポジショニングが重要である。全身の筋肉の緊張を軽減させるためには患者が最も安楽になれる姿勢を探すことが重要である。セミファーラー位，側臥位，前傾位などから選択することが多い（**図1**）。

**図1　セミファーラー位と側臥位**

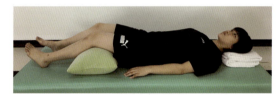

a　セミファーラー位

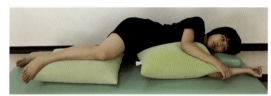

b　側臥位

僧帽筋や頸部周囲の呼吸補助筋をリラクゼーションさせるには固有受容器性神経筋促進法（PNF）のHold Relaxを用いる方法もある。常に呼吸補助筋の緊張が高い場合，力を抜くという感覚をもつことが難しい患者も多い。そのため緊張の高い筋に対し強い収縮を促し，その後，力を抜いてもらうことでリラクゼーションを行う方法が有効なときもある（**図2**）。

緊張した呼吸補助筋に対しては直接マッサージやストレッチをすることも有効である。筋に対し徒手的にマッサージする場合，圧迫する強さなどに注意を払いながら，回数よりも圧迫の持続時間に意識をおいたほうがうまくいく場合が多い。

*PNF：proprioceptive neuromuscular facilitaition

### 図2 肩周囲のリラクゼーション

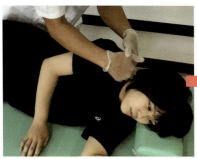
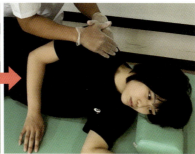

僧帽筋に対し収縮を促す（肩をすくめてもらう）。その後，力を抜いてもらいストレッチを行う。

## 呼吸練習

臨床では，十分なエビデンスは構築されていないが，呼吸練習はコンディショニングやパニックコントロールに有用であると考えられ実施されている。さらに，運動療法前の準備や呼吸困難の軽減に効果が期待できるため，患者の状態によっては有効な介入となる。

### 口すぼめ呼吸（図3）

特に慢性閉塞性肺疾患（COPD）患者の呼気時における気道の閉塞を防ぐ目的で行われる。口をすぼめ口腔内圧を高めることを意識させ，ゆっくりと呼気を行う。**吸気と呼気の割合は1：2〜1：5程度**とし，疲労に注意しながら5〜10回/分程度に行うとよい。

### 横隔膜呼吸（腹式呼吸）

横隔膜呼吸はいわゆる腹式呼吸のことであり，吸気時に腹部を膨隆させ，呼気時に腹部を元に戻す呼吸法である。吸気時に腹部を膨隆させることで横隔膜の収縮および下方移動によって腹部臓器が上部から下部に押し下げられ移動する。そのため，吸気の入るスペースと横隔膜の運動効率が増加し，一回換気量の増加が期待できる。

横隔膜呼吸の効果としては**①呼吸補助筋の活動が低下する，②一回換気量が増加し，換気効率がよくなる，③呼吸困難感が軽減する，④動脈血酸**

### 図3 口すぼめ呼吸とその換気力学的効果

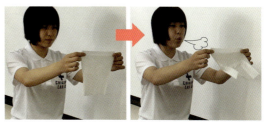
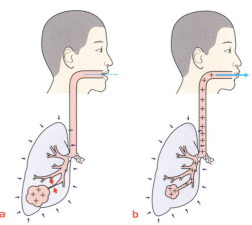

a 普通に息を吐くと，末梢気道がふさがってしまうため，空気が出にくくなる。
b 口をすぼめて息を吐くと，気道内が陽圧になり，末梢気道がふさがらず，呼気時間も延長するため，空気が十分に出ていく。

文献1）より引用

#### 実践!! 臨床に役立つアドバイス

**横隔膜呼吸の注意点**

肺過膨張を起こしている中等度から重度のCOPD患者は横隔膜が平坦化しているため，効率のよい横隔膜運動が行えない。そのため，効率のよい横隔膜呼吸は呼吸効率がかえって悪化してしまうので適応にはならない。

＊COPD：chronic obstructive pulmonary disease

素分圧（$PaO_2$）が増加し動脈血二酸化炭素分圧（$PaCO_2$）が減少する，などが挙げられる。

### 呼吸介助法

呼吸介助には呼気介助があるが，呼気を介助することで**息切れ**や**呼吸仕事量の軽減**を目的に行われる。呼気に合わせて胸郭を生理的な運動方向に圧迫し，残気量を減らして次の吸気量を増加させる方法が一般的である（**図4**）。座位で行うほうが効果的な場合もある（**図5**）。呼吸困難などでリラクゼーションできない場合や，浅くて速い呼吸などを行っている患者の息切れやパニック時のコントロールにも有効である。

**図4　臥位による呼吸介助法**

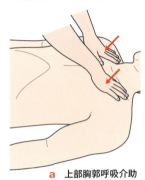 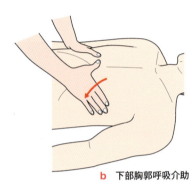

a　上部胸郭呼吸介助　　　　　b　下部胸郭呼吸介助

患者の呼吸を妨げないよう，動きに合わせて行う。呼気の最終域で圧迫することにより残気量を減らす。

**図5　座位による呼吸介助法**

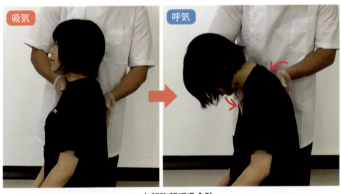

a　上部胸郭呼吸介助

上部，下部ともに患者の動きを阻害せず，大きく呼気を行わせることを意識する。

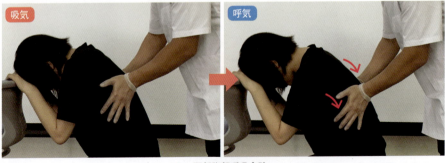

b　下部胸郭呼吸介助

**用語解説　パニックコントロール**　呼吸器疾患の患者は，呼吸が切迫すると呼吸困難感とともに呼吸が安定せず，苦しむことがある。これをパニック状態とよぶ。その是正のために理学療法士が施す手技や介入をパニックコントロールとよぶ。

＊$PaO_2$：partial pressure of arterial oxygen　　＊$PaCO_2$：partial pressure of arterial carbon dioxide

## 2 胸郭の柔軟性を高める手技

- 徒手的な介入として胸郭伸張法と肋骨捻転法がある
- 自主的に行う方法として呼吸筋ストレッチ体操と棒体操がある

### 概要

　胸郭の柔軟性が低下すると，肺コンプライアンスが正常でも，胸郭を拡張させるのが難しくなったり，呼吸運動に必要なエネルギーが増加する．そのため，肺活量が低下したり，**呼吸筋**や**酸素消費量**の増加を招く．そのため，胸郭の柔軟性へのアプローチをすることは，呼吸機能の維持，改善を図るために重要である．

### 徒手的手段

#### 胸郭伸張法（図6）

　患者を背臥位または側臥位にさせて行う．患者の一方の上肢を把持し，胸郭に手を当て，吸気に患者の上肢を挙上し，呼気に合わせて頭側へ上肢を軽く牽引したまま，胸郭に当てた手で胸郭を圧迫し呼出させる．これにより胸郭周囲の筋や関節包などの組織の伸張が図れる．

#### 肋骨捻転法（図7）

　患者を背臥位にさせて行う．理学療法士は患者の頭側に位置する手を肋骨に沿わせ，腹側に位置する手は背側から胸郭をもつ．患者に吸気を行わせた後，呼気に合わせて頭側の手は胸郭を下方へ圧迫し，腹側の手は胸郭を挙上するよ

### 図6　胸郭伸張法

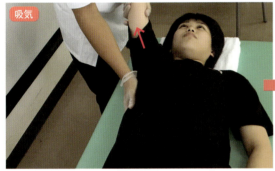
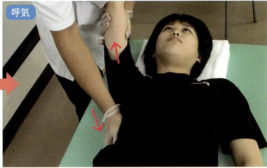
**a　背臥位法**

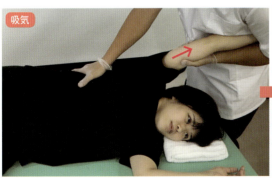
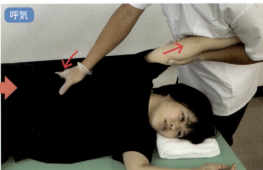
**b　側臥位法**

呼気時に圧迫を加え，胸郭を伸張する．

### 図7　肋骨捻転法

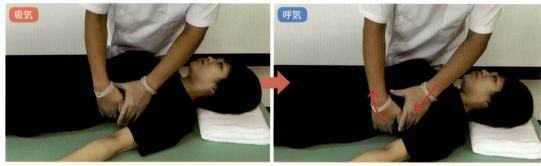

a　上部肋骨捻転法

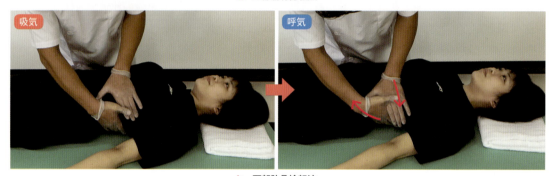

b　下部肋骨捻転法

呼気時に捻転を加える。

うに引き上げ，上部肋骨と下部肋骨の間で絞るように力を加える。これにより主に肋間筋の伸張を図る。

## 治療体操

### 呼吸筋ストレッチ体操（図8）

呼吸に活動する筋と，脳が筋から受け取る情報にミスマッチが起こると呼吸困難感が生じる。吸気時には吸気筋に，呼気時には呼気筋に伸張刺激を加え，脳から呼吸筋への指令と，**呼吸筋から脳への情報を一致させる**ことで呼吸困難感を減らす方法が本間らの呼吸筋ストレッチ体操である。吸気には吸気筋を，呼気には呼気筋をストレッチすることで筋の柔軟性が改善するという期待もある[2]。

### 棒体操

患者のもつ最終可動域までしっかりと伸張させるということが，棒体操を行ううえで重要である。上下運動ではしっかり肘を伸展し，吸気で挙上し，呼気で下降することを意識する。

肘を伸展した体幹の側屈では上部胸郭を，肘を屈曲した体幹の側屈では下部胸郭の側方への伸張を目的としている〔図9の(1)(2)〕。

肘を屈曲した体幹の回旋では，呼気に合わせて体幹をひねることで呼気相側の胸郭の可動性を向上させる〔図9の(3)〕。

#### 臨床に役立つアドバイス

**胸部柔軟性**

入院時の介入当初は，徒手的な手段で胸郭の柔軟性を確保する。しかし，リハビリテーションの経過とともに治療体操に移行していく必要がある。退院後の自宅でも自主的に柔軟性の維持・向上のため，体操を行えるように指導していくことが重要である。

## 図8 呼吸筋ストレッチ体操

(1)
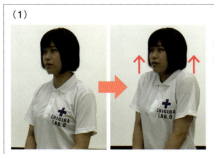
リラックスした状態で，鼻からゆっくりと息を吸いながら，両方の肩を上げていく。息を吸いきったら口からゆっくりと息を吐きながら肩の力を抜いて下ろす。

(2)
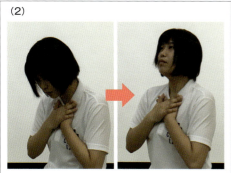
両手を胸に当ててゆっくりと息を吐く。次にゆっくりと息を吸いながら，持ち上がる胸を手で押し下げる。息を吸い切ったら，姿勢を戻しながら再びゆっくりと息を吐く。

(3)
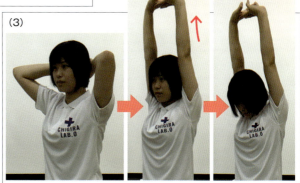
両手を頭の後ろに組み，ゆっくりと息を吸う。次にゆっくりと息を吐きながら腕を上に伸ばし，背伸びをする。首を前に倒し，腕を後ろに引きながら息を吐き切る。息を吐き切ったら，ゆっくりと最初の姿勢に戻る。

(4)
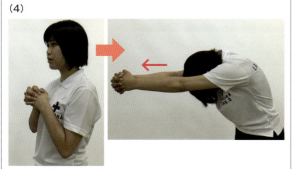
胸の前で腕を組み，ゆっくりと息を吐き切る。その後，息を吸いながら，腕を前に伸ばし背中を丸めていく。十分に背中を丸め切ったら，息を吐きながら姿勢を戻す。

(5)
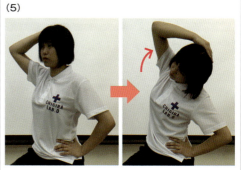
片方の手を頭の後ろに当て，反対の手を腰に当てて鼻から息をゆっくりと吸う。吸い切ったら，息を吐きながら頭に当てた側の肘を上に持ち上げるように体側を伸ばす。息を吐き切ったら姿勢を戻す。

(6)
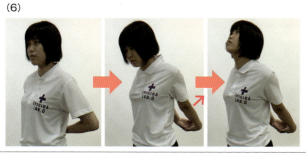
両手を後ろの腰の高さで組み，リラックスする。ゆっくりと息を吸いながら両肩を前方に閉じる。息を吸い切ったら，ゆっくりと息を吐きながら組んだ両手を腰から少し離して肩を後・上方に引き上げる。息を吐き切ったら姿勢を戻す。

文献2)より引用

3章 各論—呼吸器疾患—

### 図9　棒体操

(1)
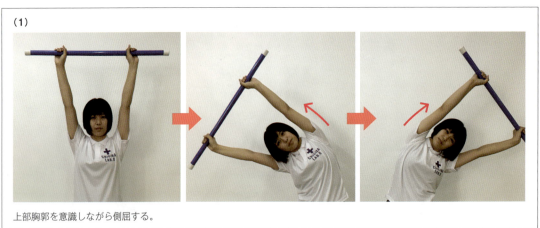
上部胸郭を意識しながら側屈する。

(2)
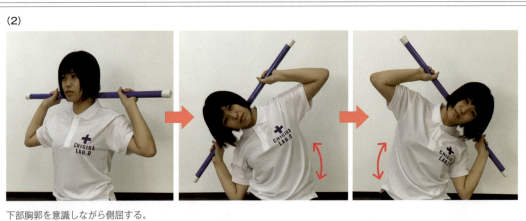
下部胸郭を意識しながら側屈する。

(3)
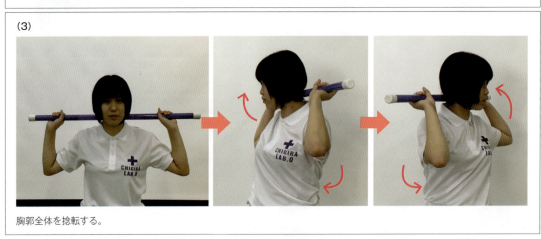
胸郭全体を捻転する。

立位で行うと骨盤や股関節で動きが逃げてしまい，しっかりとストレッチできないので基本的には座位で行う。

## 3 排痰手技

- 体位排痰法と徒手的換気促進法は，併用することにより効果が出やすい
- 体位排痰法は姿勢に，徒手的換気促進法は圧迫の強さに注意が必要である

### 体位排痰法（修正法）

痰（分泌物）の貯留している肺区域が中枢気道に対し上方となるような体位を取り，重力を利用し**貯留分泌物の誘導・排出**を図る気道クリアランス改善の手段である（図10）。

体位排痰法の基本は，痰の貯留がある肺区域・区域気管支が重力方向に対して上側になるようにポジショニングすることである。背臥位（図10a）では両側の肺尖区（S¹），前上葉区（S³），前肺底区（S⁸）が上方に位置し，これらに体位排痰の効果が得られる。腹臥位（図10b）では，両側の上下葉区（S⁶），後肺底区（S¹⁰）に対する肢位である。この部位は特に痰の貯留が起こりやすい部位である。側臥位（図10c）は上側肺の外側肺底区（S⁹）が対象部位であるが，同側の肺全体についても同様の効果が得られる。45°前方に傾けた側臥位（図10d，シムス肢位ともいう）は半腹臥位であり，上側肺の後上葉区（S²），上下葉区（S⁶），後肺底区（S¹⁰）に対する肢位である。45°後方へ傾けた側臥位は右側なら中葉（S⁴⁻⁵），左側なら上・下舌区（S⁴⁻⁵）に対する肢位である。

腹臥位は上下葉区や後肺底区に起こりやすい下側肺障害に最も効果があるが，カテーテルや人工呼吸器などの生命維持装置が接続されている場合は，ポジショニングを行いにくい肢位でもある。その場合は45°前方に傾けた側臥位で代用する。側臥位や45°後方へ傾けた側臥位は，比較的実施しやすい。

### 図10 体位排痰法（修正法）

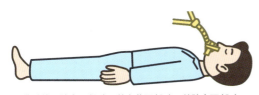

a 背臥位：肺尖区（S¹），前上葉区（S³），前肺底区（S⁸）

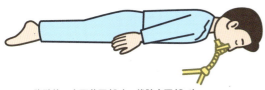

b 腹臥位：上下葉区（S⁶），後肺底区（S¹⁰）

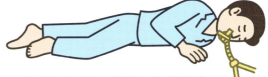

d 45°前方へ傾けた側臥位：後上葉区（S²），上下葉区（S⁶），後肺底区（S¹⁰）

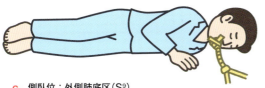

c 側臥位：外側肺底区（S⁹）

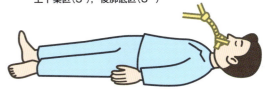

e 45°後方へ傾けた側臥位：中葉（S⁴⁻⁵）・舌区（S⁴⁻⁵）

## 徒手的換気促進法

体位排痰法と併用して行うと効果的である。痰の貯留や無気肺のある部位を限定して行う。呼気を促し拡大させ吐かせることで，続く吸気を拡大し，末梢気道に空気を送り込む。換気をよくすることで痰の移動を促す方法である（図11）。

手技を展開するにあたり，①**指先に力を入れず胸郭に手を当てる**，②**肘の力を抜き軽く曲げる**，③**重心を落とし，身体を安定させる**，④**患者に近付いて行う**ことが重要である。

患者の呼気に合わせ，胸郭に手掌を乗せ，呼気終末に圧を加え，深い呼気を促す。吸気は患者の動きを妨げないように手掌は胸郭に乗せておくだけとする。

**図11　徒手的換気促進法**

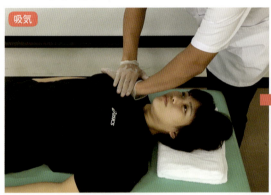
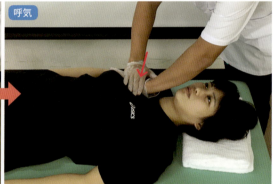

**a　上葉に対する方法**

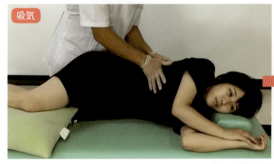
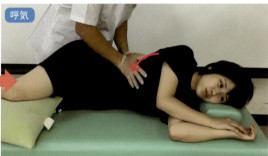

**b　中葉・下葉に対する方法**

### 臨床に役立つアドバイス

**徒手的換気促進法の注意点**

呼気流速を速めようとする必要はない。胸郭を圧迫するということは，「心拍出量を増大させる」という側面があり，胸郭の速い圧迫は気分の不快や不整脈を起こす原因にもなる。高齢者では非常にリスクがあるので，より注意すること。

## 4 運動療法

- 持久性トレーニングと筋力トレーニングがある
- 呼吸器疾患患者への下肢の筋力トレーニングに対してのエビデンスは高い

### 概要

呼吸器疾患患者において「レジスタンストレーニングと全身持久力トレーニングは安全性，呼吸困難間の改善において同等の効果がある」[3]といわれており，運動療法は必須の項目である。

### 持久性トレーニング

下肢を中心とした有酸素トレーニングは，持久性（運動耐容能）の向上に対して高いエビデンスがあり，有用な項目である。有酸素トレーニングには平地歩行，自転車エルゴメータ，トレッドミル，階段昇降などがある。入院中の運動療法では，転倒の危険も少なく運動負荷も調整しやすい自転車エルゴメータ（図12）が多く行われている。しかし，最も簡便で日常生活活動（ADL）に直結しているものは歩行であり，自宅復帰やその後の在宅トレーニングのことを考えると歩行についての指導も重要である。

呼吸器疾患に対する持久性トレーニングの効果としては，**①最大仕事量の増大**，**②呼吸困難感の軽減**，**③最大酸素摂取量（$VO_2$）増加**，**④最大分時換気量（VEmax）増加**，**⑤乳酸（Lac）閾値の改善**などがある[1]。これらは呼吸循環系機能の向上だけでなく，骨格筋にあるミトコンドリアのエネルギー産生機構の賦活化によるものである。

### 下肢筋力トレーニング

American Thoracic Society と European Respiratory Society は共同ステートメント[4]で，COPD患者へのレジスタンストレーニングについて，多くの科学的根拠からその重要性を示した。

呼吸器疾患患者への下肢レジスタンストレーニングの目的は，**①筋力・筋持久力向上**，**②筋代謝機能改善**，**③ADLの改善**，**④全身性炎症の抑制**であり，これらを意識したプログラムを作成することが重要である。

#### 臥位・座位での下肢筋力トレーニング

離床が難しい場合などでは，臥位でも座位でも下肢筋力トレーニングを行うことは，筋力・筋量の維持に重要である（図13）。背臥位や座位など，実施可能な肢位が限られる場合でも，患者の自重やゴムバンド，徒手抵抗などを目的に応じて用いることで，ほとんどの筋に対してトレーニングを行うことが可能である。例えば，背臥位で股関節外転力を強化したい場合は大腿部にゴムバンドを巻く，大殿筋を強化したい場合はブリッジングを行うなどである。これらのトレーニングを行うときの注意点は，呼吸パターンの調整を行うこと，また患者の体力水準に応じた負荷を選択することである。特に呼吸疾

**図12　自転車エルゴメータ**

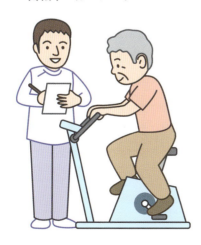

---

＊ADL：activities of daily living　　＊$VO_2$：volume of oxygen(oxygen uptake)　　＊VE：minute ventilation
＊Lac：lactate

図13 臥位・座位での下肢のレジスタンストレーニング

図14 Floor push ex

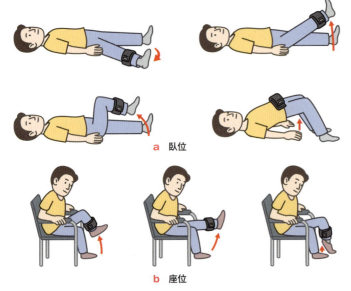

a 臥位

b 座位

臥位・座位ともに動作に呼気を合わせ，息を止めないように指導する。

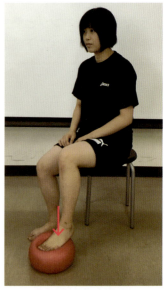

ボールや空気入れ用のポンプなど，踏むことにより形が変わるものがよい。

患を有する患者は，筋力トレーニングで息こらえをすると呼吸困難が出現しやすい．吸気時は運動を止め，呼気に合わせて下肢を持ち上げたり，口すぼめ呼吸を行いながら呼気を延長する（吸気：呼気比＝1：2）など，呼吸パターンの指導も合わせて行うことが望ましい．負荷は自重，重錘バンドやゴムバンドを用いての調整が一般的である．

座位での下肢筋力トレーニングのなかでも，"Floor push ex"は有用である（図14）．踏むことで形の変わるボールなどを使用し床面を踏む動作を行う．

バランスが安定していれば，体幹を前傾させた状態で行わせる．そうすることで，立ち上がり動作で使用する大殿筋やハムストリングスの再教育にもなる．

## 立位での下肢筋力トレーニング（図15）

下肢の筋力トレーニングは，臥位で徒手抵抗を加えるものから，立位で負荷をかけるものまで多くあるが，患者の状態が悪くなければ立位（抗重力位）でのトレーニングのほうが効果が出やすい．ADLにつなげるには，動作をより意識して練習することが重要である．動作中は息をこらえないように，息を吐きながら行うと息切れを防ぐことができる．

### 臨床に役立つアドバイス

**ADLにつなげる筋力トレーニング**

下肢筋力トレーニングをADLにつなげる場合，スクワットを行い，立ち上がり動作の改善を狙うことが多い．しかし，立ち上がり動作は座位からの前傾姿勢を受け，体幹を起こすため，大殿筋がストレッチされた状態から収縮する．そのため，スクワット動作では膝を前方に出さないように注意することで大殿筋を狙うのがよい．難しいようであれば座面を高くするなど工夫が必要である．

## 図15 立位での下肢筋力トレーニング

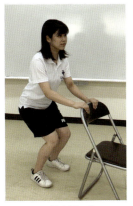 a スクワット
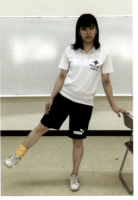 b 横上げ
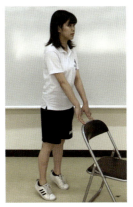 c つま先立ち
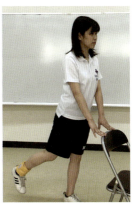 d 後ろ上げ

### まとめ

- コンディショニングにはどのようなものがあるか（☞p.160）。 実習 試験
- 胸郭の柔軟性を高める体操はどのようなものか（☞p.164〜166）。 実習
- 排痰における体位排痰法はどのようなものか（☞p.167）。 実習 試験
- 徒手的な排痰手技の注意点を挙げよ（☞p.168）。 実習
- 運動療法にはどのようなものがあるか目的と注意点を挙げよ（☞p.169〜171）。 実習 試験

【引用文献】

1) 日本呼吸ケア・リハビリテーション学会呼吸リハビリテーション委員会ワーキンググループ ほか編：呼吸リハビリテーションマニュアル-運動療法，第2版，照林社，2012．
2) 本間生夫，ほか：呼吸筋ストレッチ体操 解説編，公害健康被害補償予防協会，2002．
3) Iepsen UW, et al.: A Systematic Review of Resistance Training Versus Endurance Training in COPD. J Cardiopulm Rehabil Prev, 35(3): 163-172, 2015.
4) Maltais F, et al.: ATS/ERS Ad Hoc Committee on Limb Muscle Dysfunction in COPD. An official American Thoracic Society/European Respiratory Society statement: update on limb muscle dysfunction in chronic obstructive pulmonary disease. Am J Respir Crit Care Med, 189(9): e15-e 62, 2014.

# 3章 各論 —呼吸器疾患—

# 3 慢性閉塞性肺疾患

## 1 疾患の病態

- 慢性閉塞性肺疾患は呼気時気道閉塞を特徴とする疾患である
- 呼吸困難や低酸素により動作が制限される
- 喫煙は最大の原因である
- 慢性閉塞性肺疾患は全身性炎症疾患である

### 概要

慢性閉塞性肺疾患（COPD）は，かつては**慢性気管支炎**や**肺気腫**とよばれていた疾患で，呼気時の気道閉塞現象，低酸素血症，労作時呼吸困難などの症状を呈する疾患である。

主な原因は喫煙で，タバコにより肺胞が破壊されて気腫病変が形成される。タバコに対する感受性が高い場合は50歳代から労作時に息切れが起こるようになる。進行すると低酸素血症により安静時でも息切れを感じるようになり，屋内の活動ですら困難となる。

COPDは胸部CTの所見から気腫性（肺胞の破壊）の陰影が明確な気腫型と，それが明確でない非気腫型の2つに分類される（**図1**）。

### 疫学

厚生労働省の人口動態統計によればCOPDの2016年の死亡順位は男性では8位と，死亡原因として多い疾患である。2014年の厚生労働省患者調査によれば，COPDの患者数は総計約26万人であり，1996年の調査の22万人から増加している（**表1**）。COPDは加齢とともに増加し，女性よりも男性の方が有病率は高い（**図2**）。

一方，地域での有病率を調査した報告では，40歳以上の人口の8.6％，約530万人もの人々が罹患していると推定される。この数値の差はCOPDと診断されない患者が地域には多数存在するためだと考えられる。COPDはわが国のcommon diseaseとよんでも過言ではない。

### 図1 COPDのタイプ

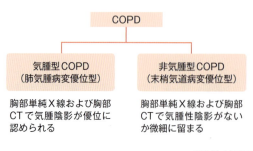

文献1）より引用

### 表1 COPD患者の推移

|       | 総数[万人] | 男性[万人] | 女性[万人] |
|-------|-----------|-----------|-----------|
| 1996年 | 22.0      | 13.0      | 9.0       |
| 1999年 | 21.2      | 13.9      | 7.3       |
| 2005年 | 22.3      | 14.6      | 7.8       |
| 2008年 | 17.3      | 11.4      | 6.0       |
| 2011年 | 22.0      | 14.7      | 7.4       |
| 2014年 | 26.1      | 18.3      | 7.9       |

文献2）より引用

**用語解説　気腫病変**　肺胞の破壊によってできた空洞のこと。

＊COPD：chronic obstructive pulmonary disease

### 図2　COPD罹患の性別・年齢区分ごとの分布

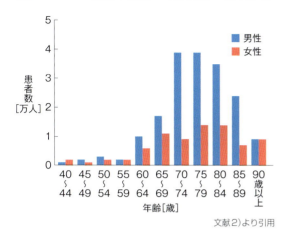

文献2)より引用

## 原因

- **喫煙**：喫煙が最大の原因である。COPD患者の大半は喫煙歴がある。しかし，喫煙者のうちCOPDを発症するのは10〜15％ともいわれるため，タバコ感受性が高い喫煙者が発症すると考えられる。
- **環境**：ディーゼルエンジンから排出される粒子状物質やNOx，一酸化炭素などの汚染物質がCOPDの発症にかかわる。
- **遺伝的要素**：COPDの内因性危険因子として$α_1$-アンチトリプシン欠損症がある。この異常があるものはCOPDの発症率が高い。

## 全身性疾患としてのCOPD

- **全身性炎症**：COPDの病態の1つとして，喫煙による末梢気道の慢性炎症が肺局所にとどまらず全身に波及するspill-over仮説がある。この溢れ出た炎症によりC反応性タンパク（CRP），TNF-$α$，IL-6などの炎症性サイトカインが上昇する。この全身性炎症はCOPDの併存症としての虚血性心疾患，心不全，骨粗鬆症，糖尿病，貧血，うつと関連すると考えられることから，慢性全身性炎症症候群という概念も提唱されている（図3）。
- **COPDと骨格筋**：これらの炎症性サイトカインは併存症の発生以外にも骨格筋へ及ぼす影響が懸念されており，サルコペニアの発生とも関連がある。一方で，活動性と全身性炎症には密接な関係がある。骨格筋は運動器以外にも内分泌器官としての機能があり，運動時にはさまざまなサイトカインの生産が誘導される。骨格筋が作り出すサイトカインはミオカインとよばれ，全身性炎症によって産生される炎症性サイトカインに対して拮抗的に作用する。

> **基礎へのフィードバック**
>
> **サイトカイン**
>
> サイトカインは細胞間のシグナルの伝達に作用するタンパク質の総称である。免疫や炎症，細胞の増殖・アポトーシスなどさまざまな機能があり，数百種のサイトカインが同定されている。

### 図3　COPDにおける全身性の影響と併存症

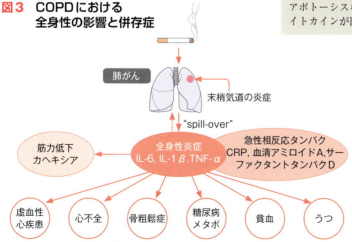

文献3)より引用

**用語解説**　$α_1$-アンチトリプシン欠損症　若年性にCOPDを発症する疾患である。

---

*CRP：C-reactive protein　*TNF-$α$：tumor necrosis factor-$α$　*IL：interleukin

## 2 症候・障害

- 主症状は労作時呼吸困難・喀痰である
- 呼気時気流制限とそれに伴う呼吸困難はCOPDの中心的症状である
- 重症度はスパイロメトリで判定する

### 症状

労作時呼吸困難・喀痰が主要な症状である。特に呼吸困難はCOPDにおいて歩行や日常生活活動（ADL）動作の大きな妨げとなり，患者の生活範囲を制限する。

- **労作時呼吸困難**：気腫の形成はガス交換の場が失われることを意味する。これにより低酸素血症が起こる。初期は酸素需要が増加する労作時のみに呼吸困難が出現するが，末期では常に低酸素状態となり，わずかな体動ですら低酸素となり活動が困難となる。
- **喀痰**：気道の炎症により喀痰は出やすい状態であるが，普段はそれほど多くない。しかし，風邪や細菌感染が起こると喀痰量は増加する。

### 障害

COPDに起こる呼吸困難や低酸素の症状は複合的な要因によって発生する。

- **気流閉塞**：COPDの重要な症状として呼気時気道閉塞がある。肺気腫では肺胞の慢性的な炎症によって肺胞壁が破壊されることにより，**気腫病変**が形成され肺胞が減少する。正常な場合，呼気時には気管支には気道外からの圧が発生するが，その周りの肺胞が潰れないように支えている。肺気腫ではその圧に耐えるための組織が失われているため，呼気時に気道が閉塞する。これが呼気時気道閉塞現象である（図4）。
- **動的肺過膨張**：COPDは**気腫病変**により肺のコンプライアンスが高く（柔らかい），健常者より肺が拡張した状態である（過膨張）。運動

により呼吸数が増加すると胸腔内圧が高くなるため気道閉塞が起こりやすくなる。その場合，呼気が完全に終了する前に吸気が開始される。一回換気量（$V_T$）の増大も加わり呼吸ごとに肺気量位が漸増的に高くなっていく。しかし，肺の拡張には限界があるのでそのうち一回換気量を増やすことができなくなり，運動が行えなく

#### 図4 呼気時気道閉塞が起こるメカニズム

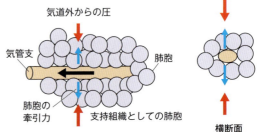

a 正常

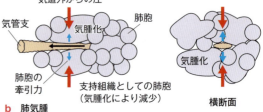

b 肺気腫

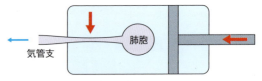

c 呼気時の胸腔と気管支の様子
呼気時に高まる胸腔内圧に気管支が耐えられずに気道が潰れる

> **基礎へのフィードバック**
> **呼吸不全の原因**
> 拡散障害，換気血流比不均等，肺胞低換気，シャントがあるが，COPDによる呼吸不全も同様の原因で説明できる。

*ADL: activities of daily living　*$V_T$: tidal volume

なる（図5）。これを**動的肺過膨張**（dynamic hyperinflation）とよぶ。

> **スパイロメトリによる換気障害の分類**
> COPDでは一秒率の低下が認められるため、換気障害の分類では閉塞性換気障害となる。症状が進行すると、呼気時気道閉塞現象により十分に呼出することができなくなるため、肺活量も減少する。そのため拘束性換気障害の基準値に達し（%VC＜80％）、混合性換気障害を呈する場合もある。

- **ガス交換障害**：肺胞の破壊による気腫病変が増加すると、ガス交換にかかわる肺胞壁（面積）が減少し拡散障害が起こる。また、換気血流比不均等により**ガス交換障害**による**低酸素血症**が起こる。重症で気流制限が強くなると低換気による**高二酸化炭素血症**も起こる。

#### 図5　動的肺の過膨張

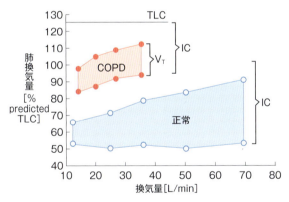

TLC：全肺気量，IC：最大吸気量，$V_T$：一回換気量

文献4)より引用

### 診断

診断にはスパイロメトリが重要である。他の気流閉塞をきたす可能性がある疾患を除外したうえで、一秒率が70％未満のものをCOPDと診断する。さらに%一秒量（%FEV$_1$）でGOLDのCOPD病期が分類される（表2）。

胸部単純X線画像では、**肺野の透過性亢進**（気腫化病変による）や肺の過膨張に伴う**横隔膜の平低化**が、高分解能CT画像では薄い壁を伴う**気腫病変**が描出される。その他、参考となる所見としては、血液ガス分析、運動負荷試験などがある。

#### 表2　GOLDのCOPD病期分類

| 病期 |  | 特徴 |
|---|---|---|
| Ⅰ期 | 軽度の気流制限 | 一秒率＜70％<br>%一秒量≧80％ |
| Ⅱ期 | 中等度の気流制限 | 一秒率＜70％<br>50％≦%一秒量＜80％ |
| Ⅲ期 | 高度の気流制限 | 一秒率＜70％<br>30％≦%一秒量＜50％ |
| Ⅳ期 | きわめて高度の気流制限 | 一秒率＜70％<br>%一秒量＜30％または<br>%一秒量＜50％かつ慢性呼吸不全あるいは右心不全合併 |

> **基礎へのフィードバック**
> **一秒量と%一秒量**
> 一秒量は努力性肺活量測定により得られる指標で、性別・年齢・体格で予測される一秒量に対する実測値の比率は%一秒量である。

> **COPDで覚えておきたい症状**
> COPDの症状として、呼気時気道閉塞、横隔膜の平低化、肺の過膨張・動的肺の過膨張、低酸素血症、高二酸化炭素血症、労作時呼吸困難を覚えておこう。

＊TLC：total lung capacity　＊IC：inspiratory capacity
＊GOLD：Global Initiative for Chronic Obstructive Lung disease

## 3 医師による治療

**POINT**
- 治療の中心は禁煙，薬物療法，非薬物療法である
- 呼吸リハビリテーションは非薬物療法の中核である
- 低酸素が著しい場合は在宅酸素療法を考慮する

### 概要

治療の中心は禁煙，薬物療法，非薬物療法であり，**図6**に示したように病期に応じて実施する。

**臨床に役立つアドバイス**

**COPDの病期別管理**

　COPDでは病期別に管理方法を選択することが推奨されている。軽症であるstageⅠは，短時間作用型気管支拡張薬を使用する。中等症であるstageⅡ以上では，長時間作用型気管支拡張薬が用いられる。また，これ以上の重症度では呼吸リハビリテーションが推奨される。さらに重症COPDのstageⅢでは，吸入ステロイド薬の服薬や急性増悪への対応が求められる。stageⅣ（最重症COPD）では，酸素療法や外科的介入も考慮される。また，呼吸リハビリテーションはⅡ～Ⅳ期を通して大切な非薬物療法である。

### 禁煙

- **喫煙と呼吸機能**：喫煙はCOPDの主な原因である。肺活量や一秒率などの呼吸機能は加齢によって低下していくが，喫煙を習慣的に行っているもののうち，タバコ感受性が高い場合（タバコによって肺組織にダメージを受けやすい）はその速度が速い。早ければ50歳代から一秒率の低下は症状が顕在化するほど進行し，さらに喫煙をやめなければ生存に影響を及ぼすほど呼吸機能が低下する（**図7**）。

- **禁煙の効果**：禁煙は呼吸機能低下を抑制する。例えば40歳代で禁煙を行えば，呼吸機能の低下は緩徐になり，高齢になっても一秒率の低下によって息切れは起こらない。禁煙を行うためには，タバコには依存性があることを配

### 図6　慢性安定期COPDの病期別管理

| 管理法 | 長期酸素療法（呼吸不全時）・外科的治療の考慮 |
| | ・吸入ステロイド薬の考慮（増悪を繰り返す場合） |
| | ・呼吸リハビリテーション ・長時間作用型気管支拡張薬の定期的使用（単～多剤） |
| | ・必要時に応じ短時間作用型気管支拡張薬を使用 |
| | ・禁煙 ・インフルエンザワクチンの接種 |
| 病期 | 0期：リスク群 | Ⅰ期：軽症 | Ⅱ期：中等症 | Ⅲ期：重症 | Ⅳ期：最重症 |
| %一秒量 | スパイロメトリは正常で，慢性症状（咳嗽・喀痰） | 80%≦%一秒量 | 50%≦%一秒量<80% | 30%≦%一秒量<50% | %一秒量<30%または%一秒量<50%かつ慢性呼吸不全あるいは右心不全合併 |

文献1）より引用

慮する。タバコに対する依存はニコチンによる**身体的依存**と喫煙行為自体による**精神的依存**の2つがあり，双方が関与している。ニコチンガムやニコチンパッチ貼付薬などでニコチンを薬物的に補充している間に喫煙習慣をやめてもらうニコチン代替療法が禁煙手段として用いられる（**図8**）。

### 図7　呼吸機能の喫煙による影響

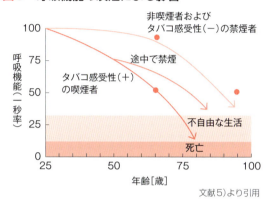

文献5)より引用

### 図8　ニコチン貼付薬

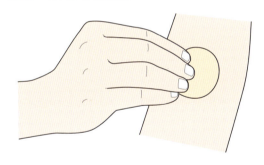

らの気管支拡張薬は呼吸困難の改善を介して運動療法の効果を高める効果があり（上乗せ効果），運動療法を行う際には考慮するべきである。

### 図9　吸入薬

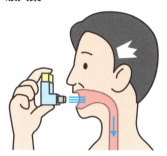

- **吸入ステロイド薬**：気道の炎症を背景としたCOPDでは吸入ステロイド薬（ICS）が用いられる。経口ステロイド薬に比べ投与量が少なく済むことや標的に直接届くことから，副作用が少ない。近年はステロイド薬と気管支拡張薬との**合剤**が多く使われている。

- **酸素療法**：低酸素血症が著しい場合は酸素療法が考慮される。入院期から在宅へ戻る際に低酸素が改善しなければ**在宅酸素療法**（HOT，**図10**）が行われる。HOTには適応基準があり，その基準を満たすと在宅で酸素療法を行うことができる（**表3**）。また，HOTは労作時の呼吸困難を軽減したり，**右心不全**を防ぎ生命予後を改善させる。

> **基礎へのフィードバック**
> **右心不全の合併**
> 　COPDでは肺胞の破壊により毛細血管床も減少し血管抵抗が増加する。そのため，右心には大きな負担がかかるため，右心不全を合併する場合がある。

- **予防接種**：感染による急性増悪を防ぐために，インフルエンザや肺炎球菌ワクチンの接種を行う。

## 薬物療法

- **気管支拡張薬**：近年では気道閉塞に対して，気道の平滑筋に作用する気管支拡張薬が広く用いられるようになってきた。短時間作用型抗コリン薬（SAMA）および短時間作用型$\beta_2$刺激薬（SABA），長時間作用性抗コリン薬（LAMA），長時間作用性$\beta_2$刺激薬（LABA）が用いられる。吸入薬（**図9**）と内服薬がある。この気管支拡張の効果により，肺の過膨張が改善し，運動耐容能が向上する。さらにこれ

---

\* SAMA：short-acting muscarinic antagonist　　\* SABA：short-acting $\beta_2$-agonist
\* LAMA：long-acting muscarinic antagonist　　\* LABA：long-acting $\beta_2$-agonist
\* ICS：inhaled corticosteroid　\* HOT：home oxygen therapy

### 図10 在宅酸素療法

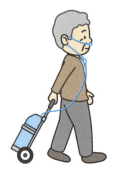

酸素濃縮装置

### 表3 在宅酸素療法適用基準

- 高度慢性呼吸不全例のうち，在宅酸素療法導入時に動脈血酸素分圧55mmHg以下の者および動脈血酸素分圧60mmHg以下で睡眠時または運動負荷時に著しい低酸素血症をきたす者であって，医師が在宅酸素療法を必要であると認めたもの
- 慢性心不全患者のうち，医師の診断により，NYHA Ⅲ度以上であると認められ，睡眠時のチェーンストークス呼吸がみられ，無呼吸低呼吸指数（1時間当たりの無呼吸数および低呼吸数をいう）が20以上であることが睡眠ポリグラフィー上確認されているもの

### 臨床に役立つアドバイス

**酸素流量の調整**

運動療法を行う際に投与酸素量が考慮されることがある。例えば安静時では流量0.5L/minであるが，運動時には1.0L/minに流量を増加させる。ただし酸素療法は薬物療法の一部であるため，運動療法時の流量変更には医師の指示が必要である。

### 非薬物療法

- **NIPPV**：症状が進行し換気が十分でない場合，補助的な換気手段としてNIPPVが用いられる。重症例では，夜間は換気が減少して肺胞低換気に陥りやすいので機械的に補助しなければならない。
- **外科的治療**：気腫化部分を切除する方法や肺移植があるが，実施数はそれほど多くない。

## 4 理学療法評価

**POINT**
- 問診
- 呼吸困難感
- フィジカルアセスメント
- 筋力
- フィールド歩行試験
- ADL評価

### 問診

**何をみるか**

- COPDは長期間の喫煙曝露を背景に発症し，生涯を通じて病態が進展していく。そのため現在，呼吸機能が低下しているか，その低下によって生活がどの程度制限を受けているかなどの聴取は重要である。特に禁煙の状況の確認は，治療やリハビリテーションへの意欲にもかかわる。

**何でみるか**

- **医療面接**：現病歴，既往歴（併存症），現在の治療内容，家族歴，生活環境が聴取すべき一般事項として挙げられる。また，喫煙歴，禁煙の有無に加えて職業歴も重要である。これまでの治療歴，入院歴の聴取は病状の進展の様子を大まかにとらえるのに有益である。

> **補足**
> COPDは風邪やインフルエンザなどの感染をきっかけに症状が急激に悪化することがある。これを急性増悪という。この急性増悪で入院するたびに呼吸機能や身体機能が低下するため，過去の入院歴（回数）は重要な指標である。

**用語解説** NIPPV 人工呼吸器の一種で，非侵襲的陽圧換気のこと。

＊NYHA：New York Heart Association　＊NIPPV：non-invasive positive ventilation

## フィジカルアセスメント

### 何をみるか

- **フィジカルアセスメント**とは視診，触診，打診，聴診などの手段を用いて身体状況を確認することである。呼吸パターンや胸郭の動き・柔らかさ（可動性）は病態の進展と大きく関連がある。浅速呼吸，胸郭の過膨張，呼吸補助筋の易活動性は換気効率が悪いことを表しており，それらの出現は呼吸困難や運動制限と関連がある。

### 何でみるか

- **呼吸パターン**：患者の呼吸の様子を目視したり，呼吸音を聴取することで観察する。**呼気延長，浅速呼吸，口すぼめ呼吸**（呼気時）が出現しやすい。安静時よりも動作時や運動時にこれらの症状が出現しやすい。

#### 学習の要点

**口すぼめ呼吸**

COPDでは呼気時気道閉塞現象により十分な呼出ができずに呼吸困難が出現する。口すぼめ呼吸を行うと気道の虚脱が起こりにくくなり，気道閉塞が改善して呼吸困難が減少する。患者が経験的に知っている場合もあるが，理学療法場面では呼吸指導の内容の1つでもある。

- **胸郭の動き・柔らかさ**：視診や触診，徒手的に胸郭を圧迫することで確認する。COPDでは肺の過膨張により**樽状胸郭**を呈することが多く，健常者に比べ前後径が広い胸郭形状をしていることが多い。また，胸郭は硬いことが多く，最大吸気位−呼気位での胸郭可動範囲は小さく，徒手的な圧迫に対しての可動性も乏しい。定量的な評価には**メジャーによる胸郭拡張差の測定**が有効である。

- **呼吸筋・呼吸補助筋**：横隔膜は直接触診することはできないが吸気時の上腹部の触診で概ね見ることができる。Hoover徴候の陽性は横

隔膜の平低化を反映し，横隔膜が効率よく活動できないことを意味する。呼吸主動作筋の機能低下がある場合や低酸素による換気需要が高い場合は，**呼吸補助筋**（**胸鎖乳突筋，前斜角筋**）の活動が安静時より観察される。また，労作時にそれらの動員の頻度が高い場合は，健常者に比べて筋が発達している様子が観察できる。

- **胸部聴診**：気腫病変の範囲が広い場合，肺胞呼吸音が減弱することがある。また，呼気時気道閉塞があると**笛様音**（wheeze）が聴取されることがある。喀痰が多い場合は水疱音が聴取されるが，安定期のCOPDではそれほど多くはない。

## 呼吸困難感

### 何をみるか

COPDの主要な症状である呼吸困難感の聴取は重要となる。呼吸困難による生活制限の様子や運動時の呼吸困難感は別に聴取する。

### 何でみるか

- **mMRC**：呼吸困難の出現によって制限されるADLを聴取する（**表4**）。

#### 実践!! 臨床に役立つアドバイス

**MRCの使用**

MRCは患者属性の把握や効果指標としてあらゆる研究で用いられてきたが，さまざまな修正が加えられた結果，バージョンが複数作られ混乱しているのが現状である。そのため，どのバージョンを用いたのか明確にしておく。診療報酬の算定ではGradeが1〜5までのバージョンが用いられており，2以上が算定要件となる。

- **Borg scale**（ボルグ）：6〜20までのオリジナルと0〜10までの**修正ボルグスケール**がある（**表5**）。呼吸困難感を聴取すべき呼吸不全患者に用い

---

＊mMRC：modified Medical Research Council dyspnea scale

### 表4　mMRC息切れスケール

| Grade 0 | 息切れを感じない |
|---|---|
| Grade 1 | 強い労作で息切れを感じる．平地を急ぎ足で移動する，または緩やかな坂を歩いて登るときに息切れを感じる |
| Grade 2 | 平地歩行でも同年齢の人より歩くのが遅い，または自分のペースで平地歩行していても息継ぎのため休む |
| Grade 3 | 約100ヤード（91.4m）歩行したあと息継ぎのため休む，または数分間，平地歩行したあと息継ぎのため休む |
| Grade 4 | 息切れがひどくて外出ができない，または衣服の着脱でも息切れがする |

文献6)より引用

### 表5　修正ボルグスケール

| 0 | |
|---|---|
| 0.5 | 非常に弱い（やっと感じられる） |
| 1 | かなり弱い |
| 2 | 弱い（軽い） |
| 3 | 適度 |
| 4 | やや強い |
| 5 | 強い |
| 6 | |
| 7 | かなりきつい |
| 8 | |
| 9 | |
| 10 | 非常に強い（ほとんど最大） |
| | 最大 |

る際は，後者のほうが使いやすい．COPDでは，運動制限が下肢疲労や循環の制限よりも運動で増加する呼吸困難感であることが多いため，運動制限の因子を弁別するために呼吸困難と下肢疲労に分けてそれぞれ聴取するとよい．

## 筋力

### 何をみるか

- COPDは全身炎症性を背景に骨格筋の萎縮が起こる．また，呼吸困難感や食欲不振などの影響から活動性が低下するため，さらに骨格筋機能は障害される．呼吸筋は骨格筋である

用語解説　**1 RM**　1回反復できる最大負荷量のこと．

ので同様の影響を受けるうえ，肺の過膨張で横隔膜をはじめとした吸気筋の筋長は生理的な長さより短縮するため，収縮力が低下する．

### 何でみるか

- **四肢筋力**：可能であれば主要な筋について1 RMを測定する．筋力強化の際には，この1 RMが基準となる．等速度性運動機器を用いると客観性が高まるが，機器が高価であることが難点である．**握力測定**は全身筋力の代表値として有用である．
- **呼吸筋力**：呼吸筋力計を用いて測定する．最大吸気位でのPEmaxと最大呼気位でのPImaxを測定する．呼吸筋力トレーニングにおいては，効果指標として重要である．

#### 臨床に役立つアドバイス

**COPDとサルコペニア**
　骨格筋の加齢性機能低下と量の減少をサルコペニアというが，COPDもその原因となることがある．COPDでは全身性炎症，摂取エネルギーの減少，呼吸困難による不動などから骨格筋が減少しやすく，二次性サルコペニアが起こりやすい．

### フィールド歩行試験

#### 何をみるか

- 歩行試験は下肢機能と全身持久性を総合的に測定することができる．COPDでは**6分間歩行試験（6 MWT）**と**シャトルウォーキング試験（ISWT）**がよく用いられる．設備が整っている施設では，歩行試験のほかに呼気ガス分析器とトレッドミルまたは自転車エルゴメータを用いた無酸素性作業閾値や，最大酸素摂取量の測定が行われることもある．

#### 何でみるか

- **6 MWT**：6分間に30 mの歩行路での最大歩行距離を測定する．測定時間中は休息を許し，

＊RM：repetition maximum　＊6 MWT：six-minute walk test　＊ISWT：incremental shuttle walking test

呼吸困難が軽減すれば再び歩行してもよい。歩行のSpO$_2$の測定は必須ではないが，運動誘発性低酸素血症はこの検査で確認することができる。
- ISWT：9 mの歩行路で漸増的に速度を上げながら歩行を行い，歩行が持続できなくなるまでの段階とそれまでの歩行距離を測定する。トレッドミルや自転車エルゴメータで得られる最大酸素摂取量との相関があり，到達歩行距離からそれらの値を求めることもできる。

## ADL評価

### 何をみるか

- COPDは脳卒中や運動器疾患と異なり，四肢の運動自体は可能であることが多い。しかし，低酸素血症や呼吸困難によって，重症であればあるほど多くのADLが困難となる。

### 何で見るか

- FIM，Barthel index（BI）：これらのADL評価法は肢体不自由を念頭に開発されている。そのため，内部障害患者においては実際には困難を呈しているにもかかわらず，スコアは高値を示すことが多い。
- **疾患特異性ADL評価**：呼吸器疾患に特化したADL評価としては，わが国では長崎大学呼吸器日常生活活動評価表（NRADL）が比較的よく使われている。
- その他：階段昇降，荷物や布団の上げ下ろし，入浴動作，排泄動作などは息切れが起こりやすいADLであるため，個別の評価が必要な場合がある。

> **臨床に役立つアドバイス**
> 
> **FIMやBIの必要性**
> 
> わが国ではCOPDの多くが高齢者であるが，その場合でも少なくとも加齢による機能障害は反映させなければならない。また，保険制度ではFIMやバーセルインデックスでADLを評価することが必要である。そのため，これらの評価法によるADL評価は必須ともいえる。

# 5 理学療法士による治療

- 安定期の呼吸リハビリテーションは下肢を含む歩行を中心としたトレーニングである
- 最もエビデンスが高い介入は下肢トレーニングである
- コンディショニングは運動介入前後で必要に応じて実施する
- FITTに準じた運動介入を行う

## COPDに対する理学療法のエビデンス

### エビデンス

非薬物療法の中心は，運動療法を中核としたリハビリテーションである。わが国では伝統的に行われてきた呼吸練習や排痰療法，胸郭可動域拡大法などは，諸外国ではあまり用いられておらず，効果も小さいことから，補助的な手段として用いられる。

一方，理学療法診療ガイドラインによれば，運動療法は安定期のCOPD患者の呼吸困難，健康状態，運動耐容能を改善させ（エビデンスレベルA），退院後4週以内の再入院を予防する（エビデンスレベルB）。運動療法は主に全身持久力トレーニング，筋力トレーニングで構成されるが，下肢による全身持久性トレーニングは最も強く推奨され（エビデンスA），その強度が強ければ

---

*FIM：functional independence measure  *NRADL：The Nagasaki university respiratory ADL questionnaire

より効果も大きくなる(エビデンスA)。呼吸筋トレーニングは全身持久性トレーニングと併用するとより効果的である(エビデンスC)。

従って，下肢の持久性トレーニングを中心としたプログラムを立案するのが望ましい(**表6**)。

> **エビデンス**
> 近年，根拠に基づいた医療(EBM)の提供が意識されている。理学療法においても同様である。呼吸器疾患においては，古典的な胸部理学療法よりも下肢の運動を介した全身持久性トレーニングの効果のほうがエビデンスが高い。そのため，下肢トレーニングは必須といえる。

## プログラム構成

### 機能に応じたプログラム構成

COPD患者は労作時に呼吸困難感を訴えるものの，ADLは呼吸困難によって制限を受けない初期・軽症から，呼吸困難のためにベッド上周辺に活動が制限されるものまで，その症状や運動制限の強さは幅広い。

### プログラムの構成例

運動プログラムは対象者の罹患からの時期，重症度，利用できる資源を考慮して決定される。**図11**はCOPDの重症度と介入内容，介入量を示したものである。

- 重症：呼吸困難感が強く基礎的な活動や運動もままならない状態である。急性増悪からの回復の場合も含まれる。このような場合は，

**表6　COPDにおける呼吸リハビリテーションのエビデンス**

| 介入方法 | 概略 | 推奨グレード | エビデンスレベル |
|---|---|---|---|
| リラクゼーション | ・リラクゼーション，呼吸練習，気道クリアランス法，呼吸筋トレーニング，胸郭可動域練習で構成される<br>・これらの組み合わせで呼吸困難感が有意に軽減する<br>・前傾姿勢は呼吸機能を改善させ，呼吸困難感が低下する | B | 3 |
| 横隔膜呼吸 | ・効果は単純な呼吸数の減少によるものと推察される<br>・COPDではかえって奇異呼吸パターンとなりやすい | C | 4a |
| 口すぼめ呼吸 | ・呼気時気道閉塞現象を改善させる<br>・呼吸困難や呼吸数，$PaCO_2$を有意に減少させ，安静時の一回換気量や酸素飽和度を増大させる | B | 4a |
| 呼吸パターンの調整 | ・いわゆる浅速呼吸を深くゆっくりとした呼吸パターンに調整すると，$PaCO_2$を有意に減少したり交感神経活動を軽減させる | B | 4a |
| 気道クリアランス法 | ・喀痰が多い慢性気管支タイプでは適応がある<br>・伝統的な胸部理学療法は喀痰量を増加させるが肺機能の改善効果はない<br>・アクティブサイクル呼吸法と自律性排痰法が効果的である | B | 1 |
| 呼吸筋トレーニング | ・PImax，吸気筋耐久力は改善し，ISWTや6MWTも効果は小さいが改善する<br>・単独よりも他の運動療法と併用することが勧められている | B | 1 |
| 胸郭可動域練習 | ・徒手的な胸郭の圧迫やモビライゼーションを中心とした本法は，欧米ではあまり用いられていない<br>・即時効果としては胸郭拡張差や肺活量の増大があるものの，運動耐容能やHRQLの改善については十分な根拠がない | C | 4a |

文献7)より引用

*EBM：evidence based medicine　*HRQL：health related quality of life

### 図11 COPD対象者の安定期における プログラム構成

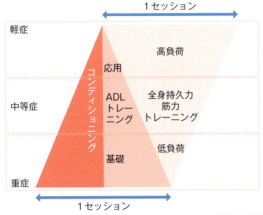

文献8)より引用

コンディショニング，基本動作，基礎的なADLトレーニングに配分を多く置く．運動機能が低い場合は足踏みや，ごく低強度のエルゴメータ駆動を用いた**間欠的（インターバルトレーニング）**から開始してもよい．

- 中等度：歩行や自転車エルゴメータなどによる持久性トレーニングが行えるレベルである．コンディショニングやADLトレーニングの配分を減らし，下肢の持久性トレーニングや筋力トレーニングの強度，時間を増加させる．
- 軽度：治療体操や指導された呼吸方法を用いて，自主的な方法でコンディショニングを行う．ADLトレーニングは応用的なものを中心とする．介入時間の多くは，下肢を中心とした運動療法となる．

### 運動療法の処方にはFITTを意識する

- 運動療法の処方，指導を行う際には，**運動の頻度（frequency），運動の強度（intensity），運動の持続時間（time），運動の種類（type）**を考慮する必要がある．これらの頭文字をとってFITTと略される．介入開始時の対象者の運動機能や運動に対するモチベーションなどによりそれぞれが決定され，運動機能の向上が得られれば，運動の漸進性の原則に従って運動の強度や持続時間が延長される．

### コンディショニング

#### 目的

- 呼吸困難が強い場合や身体機能が低い場合，あるいはリハビリテーション導入期は運動療法を行う前にコンディショニングを行うことが望ましい．
- コンディショニングには，リラクゼーション，口すぼめ呼吸や呼吸数調整を含む呼吸練習，呼吸介助，胸郭可動域拡大運動などがある．

#### 方法

- **リラクゼーション**：呼吸困難が強く頸部や肩甲帯の緊張が高い場合は，シェイキングやマッサージなどの手段を行うと，その後の運動療法の導入が容易となることがある．
- **呼吸練習**：口すぼめ呼吸は呼気時気道閉塞を軽減させて気道抵抗を減少させるだけでなく，気道閉塞が起こる肺気量位が低下するため機能的残気量が減少し，横隔膜の平低化が改善する．呼吸数減少も呼吸困難感の低下に寄与する．横隔膜呼吸は平低化が強くフーバー徴候が陽性の場合はほとんど効果がない．

> **学習の要点**
> **横隔膜呼吸**
> COPDでは横隔膜の平低化がみられるため，もともと横隔膜の運動効率が悪い．従って，COPD患者が横隔膜呼吸を行っても効果がないだけでなく，呼吸困難がかえって強くなる可能性もある．

- **呼吸介助（パニックコントロールを含む）**：胸部圧迫手技による呼吸介助は，一回換気量を増大し，呼吸努力を減少させることで呼吸困難感を軽減させる．呼吸困難が強く身体機能が低い場合は，運動療法前に実施すると，運

動療法が導入しやすい。運動誘発性低酸素血症による呼吸困難感の増大，SpO₂の低下をきたした場合は，呼吸介助を行い，病状の速やかな改善を試みる。

- **胸郭可動域拡大運動**：COPDは肺コンプライアンスの上昇により肺・胸郭が過膨張となり，いわゆる樽状胸郭となる。さらに，可動性は著しく制限を受ける。胸郭の可動性維持改善を目的とした方法として，徒手的な胸郭拡大運動や治療体操によるものがある。重症例では運動療法の前に徒手的に行うことが多い。軽症例や介入期間がある程度経過し，患者自身で運動の管理ができる場合は患者自身による治療体操で行うとよい。

### 臨床に役立つアドバイス

**コンディショニングの有効性**
コンディショニングはエビデンスレベルが低いものの，これにより呼吸困難が減少し，運動療法の導入が行いやすくなることも経験的にはよく知られている。

## 全身持久性トレーニング

### 目的

呼吸不全があると肺でのガス交換の障害により酸素の取り込みがうまく行えないため，運動時に低酸素が増強して運動が制限される。しかし，それ以外に長期の罹患により不動や廃用，COPDの全身炎症による影響により，筋のTypeⅠ筋線維の比率の減少，毛細血管やミトコンドリアの数やサイズの減少により有気的エネルギー代謝能力の低下が起こり，運動耐容能が低下する。

これらの改善のためには下肢を中心とした全身持久性トレーニングとして，歩行や自転車エルゴメータ運動が行われる。

### 方法

- **運動の種類（type）**：歩行や自転車エルゴメータが用いられる（**表7**）。対象者の運動機能，志向，施設の状況に応じて決定される。
- **歩行**：場所も選ばず器具が不要なため，最も簡単に行える手段である。歩行速度から大まかな酸素摂取量を求めることができる。欠点として，トレッドミルや自転車エルゴメータに比べると定量性が低いことや，運動強度の設定が若干難しいことが挙げられる。また，屋外でウォーキングとして歩行を用いた運動療法を実施する場合は，運動のモチベーションや継続性が天候に左右されることも難点である。それでも，気軽に行えて家庭で継続して行えることから重要な手段である。
- **トレッドミル（表8）**：クローラとよばれる回転する歩行路や，走行ベルトの上を歩行する器具である。歩行速度と傾斜角度によって物理的な運動強度が決定されるが，これらの値から酸素消費量もおおむね求めることも可能である。リハビリテーション室のような運動施設に設置する場合は有用性が高いが，在宅では大型のものは設置が困難であるため，精度や定量性に乏しい小型の家庭用トレッドミルに限られる。
- **自転車エルゴメータ（表8）**：通常の自転車のように上下にサドルとペダルが配置されている通常型と，サドルがペダルよりも後方に配置されて深く腰掛ける半座位型がある。近年のエルゴメータの負荷機構は電磁制御となっており，定量性に優れている。多くの機種はW（ワット：仕事率）で運動強度を設定することができ，ペダル回転数が多少変わっても物理的運動強度は一定となる。

> **補足**
> 半座位型エルゴメータはリカンベント型エルゴメータともいう。

 **肺コンプライアンス** 肺の物性としての柔らかさのこと。

184

**表7　下肢を中心とした運動療法の種類**

| 運動療法 | 利点 | 欠点 |
|---|---|---|
| 歩行 | どこでも行える，安価 | 定量性が低い，HOT導入者はやや不利 |
| 階段昇降 | 強い強度で行える，ADLの必須動作である | 過負荷になる可能性や膝痛が発生する可能性がある |
| 自転車エルゴメータ | 定量性に優れる，膝痛があっても導入しやすい | 比較的高価，設置が難しい |
| トレッドミル | 定量性に優れる，歩行動作を用いる | 高価，設置場所が限られる |

**表8　全身運動負荷に用いられる代表的な器具**

| トレッドミル | 自転車エルゴメータ | |
|---|---|---|
| | 通常型 | 半座位型（リカンベント型） |

| | | |
|---|---|---|
| ・普段のADLである歩行を用いる<br>・上肢も腕振り運動として動作に参加するため，より全身運動となる<br>・機器が大型でコストが高い<br>・転倒の危険性がある | ・体重の影響を受けにくく，膝関節への負担が比較的小さい<br>・微小な負荷調整が可能である<br>・参加筋は下肢に限られる<br>・緊急時に下ろすことが難しい | |

（表中の写真は酒井医療株式会社より許諾を得て掲載）

- **運動の強度**（intensity）：歩行速度，エルゴメータの負荷強度（多くはW）で表される物理的運動強度により運動強度が設定される。しかし，酸素摂取量や心拍数，あるいは自覚的運動強度などによる**生理的運動強度**を考慮しなければならない。具体的には，目標とする生理的運動強度を設定し，その生理反応が得られる**物理的運動強度**を設定する。

**自覚的運動強度による設定**

- 修正ボルグスケールは呼吸困難を聴取し，これを運動強度の指標にする方法である。非監視下では，一般的には3〜4（多少強い）での運動が安全で効果的である。

**酸素摂取量による設定**

　呼気ガス分析器と自転車エルゴメータやトレッドミルを用いた漸増運動負荷試験を行い，**最大酸素摂取量**（$\dot{V}O_{2peak}$）や**無酸素性作業閾値**（AT）を求め，%$\dot{V}O_{2peak}$やATで運動強度を設定する。呼気ガス分析器と自転車エルゴメータを用いた運動負荷試験では，目標とする%$\dot{V}O_{2peak}$を観測した物理的運動強度を直接観察しているため，より正確な運動処方が可能である。$\dot{V}O_{2peak}$の40〜80％の範囲で設定し，低強度からはじめ，体力に応じて漸増していく。

　ただし，呼気ガス分析器は高価なため導入ができる施設が比較的限られること，酸素療法を行っている場合は測定ができないことが難点である。

＊AT：anaerobic threshold

## 実践!! 臨床に役立つアドバイス

**負荷強度の設定方法**

呼気ガス分析器などの高額な体力評価機器を保有しない一般病院では，ボルグスケールを用いた負荷調整が現実的である。

### 学習の要点

**THRの設定**

高齢者にHRmaxで算出した目標心拍数を用いると，安静時心拍数が高い場合は処方域が小さくなる。そのような場合はカルボーネン法で目標心拍数を算出する。

### 心拍数による設定

全身持久性トレーニングでは心拍数を用いた運動処方が行われるが，循環器疾患の患者と比べてCOPDのような呼吸不全患者は，同じ運動強度に対する心拍反応が異なる場合が多い。具体的には，漸増運動負荷試験では心疾患患者に比べて呼吸困難が先行するため，循環機能の限界より早期に運動の持続ができなくなり，より低い心拍数で運動が終了する。その限界を理解したうえで利用すべきである。心拍数による運動強度の設定方法は，HRmax法とHRR法（Karvonen法ともよぶ）の2つがある（**表9**）。いずれも予測最大心拍数（予測HRmax：220 − 年齢）と係数（40〜80％）を基に算出し，目標心拍数（THR）に達する運動強度に物理的運動強度を調整する。導入時は係数を小さくTHRを低く設定し，介入が進んできたら増加させていく。

### 運動の頻度（frequency）・運動の持続時間（time）

一般的には運動量とその効果には用量反応関係があるため介入量に応じて効果が得られる。しかし，重症度が高い低体力の場合は，無理をして強い運動を行うと，その後の運動の継続が難しくなることもある。

導入時は介入頻度と時間を小さく設定し，体力の増強に応じてそれぞれ増加させるほうが望ましい。

介入開始時は，運動時間を5分程度から開始し，30分を目標とする（連続運動，**図12a**）。低体力である場合や呼吸困難が強い場合は，10分程度の運動と休息を繰り返し合計20分以上の運動時間を確保する（インターバルトレーニング，**図12b**）。

介入期間は6〜8週間以上とし，効果を持続させるために外来によるリハビリテーションの提供や日々の活動に運動を組み入れて運動が継続されるように行う。

### 表9 心拍数（HR）による運動処方

| | |
|---|---|
| HRmaxによる運動処方 | ・予測HRmaxに係数をかけて算出する<br>・計算が簡便であるが，安静時HRが高い高齢者では処方域が小さくなる傾向がある |
| | 処方HR＝予測HRmax×係数 |
| | 【計算例：年齢65歳，係数0.6（60％）の場合】<br>$_{pre}$HRmax＝220−65［歳］＝155［拍/分］<br>THR＝155［拍］×0.6＝93［拍/分］ |
| HRR（カルボーネン）法による運動処方 | ・予測HRmaxから安静時HRを引いた予備HRに係数をかけて算出する<br>・予備HRを考慮した方法で，高齢者でもTHRが求められる<br>・計算がやや煩雑である |
| | 処方心拍数＝（予測HRmax−安静時HR）×係数＋安静HRmax |
| | 【計算例：年齢65歳，安静時HR70拍，係数0.6（60％）の場合】<br>予測HRmax＝220−65［歳］＝155［拍/分］<br>THR＝（155［拍/分］−70［拍/分］）×0.6＋70［拍/分］＝121［拍/分］ |

**用語解説　用量反応関係**　薬を例にした場合，血中濃度が高ければ高いほど薬の効果が強くなる関係のこと。

＊HRR：heart rate reserve　＊THR：target heart rate

### 図12　連続運動とインターバルトレーニング

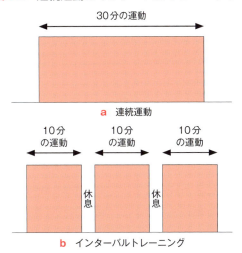

a　連続運動

b　インターバルトレーニング

## 上下肢筋トレーニング

### 目的

- COPDは呼吸困難による活動性の低下，栄養状態の悪化，炎症などにより，骨格筋の減少や機能低下が著しい。それらの改善のためには筋力トレーニングが必要である。

### 方法

- **運動の種類（type）**：重錘バンドやゴムバンド，自重を用いた方法がよく利用される。重症例では軽負荷であっても継続が困難な場合は，重錘バンドを付けずに無負荷からはじめてもよい。運動では呼吸困難が出現しやすいが，その場合は，呼吸と動作の同調が重要である。具体的には，吸息時は休み，呼息時に合わせて四肢を動かすように，息こらえを行わないように指導する。

- **運動の強度（intensity）：最大筋力の改善には1RMの60〜80％の強度が，持久性の改善には40〜60％の負荷量**が必要である。しかし，個々の筋について1RMをすべて調べることは臨床的には難しい。そのため，弾性ゴムバンドまたは重錘バンドのようなフリーウェイトを用いる場合では，最初に反復が容易な軽負荷から開始し，徐々に負荷量を上げて適切な運動強度を設定する方法が一般的に行われている。

- **運動の持続時間（time）・運動の頻度（frequency）**：最低1セット10〜15回の反復を行い，その実施頻度は週2〜3回である。はじめの4週間は主に神経系の改善による筋力の増強で，それ以上継続することで筋の肥大が起こるとされている。

#### 臨床に役立つアドバイス

**吸気呼気比の調整**

呼吸指導では吸気時間：呼気時間＝1：2に調整する。これは6拍子となる。

#### 臨床に役立つアドバイス

**骨格筋機能低下とADL障害**

骨格筋機能低下とADL障害には密接な関係がある。呼吸困難が出現しやすいADLとその動作に必要な個々の筋を意識して運動プログラムを作成すると，ADL機能の改善が得られやすい。

## 呼吸筋トレーニング

### 目的

- 健常者では呼吸筋弱化によって運動制限が起こることは皆無であるが，COPDでは呼吸筋力が著しく低下し運動を制限する場合がある。**呼吸筋力トレーニング**は主に吸気筋力をターゲットとして，呼吸筋力の改善による呼吸困難感の減少や運動耐容能の改善を期待する。

#### 学習の要点

**呼吸筋トレーニング**

現在，呼吸筋トレーニングは他の運動療法に加えて行うことが推奨されているが，単独で行って効果があるという根拠は弱い。しかし呼吸筋が弱化して運動制限の原因となっている場合は，トレーニングの効果があると考えられる。

### 方法

- **運動の種類**（type）：呼吸筋トレーニングには流量負荷と圧閾値負荷があるが、現在利用される呼吸筋トレーニング器具（図13）の多くは後者である。圧閾値負荷の場合、負荷量を実測される最大口腔内圧に係数（例えば35%なら0.35）を掛けて負荷量を設定する。腹臥位で上腹部に0.5～1.0 kgの重錘を乗せて抵抗とする簡便な方法もある。

- **運動の強度**（intensity）：圧閾値負荷の場合であれば、最大吸気筋力の25～35%の範囲で設定する。重症例ではそれよりも低負荷から始めてもよい。慣れてくれば運動の負荷量を1週間ごとに増加させていく。

- **運動の持続時間**（time）・**運動の頻度**（frequency）：1回のセッションは15分程度とし、1日2～3回で設定する。これを6～8週間継続することが必要である。

**図13　代表的な呼吸筋トレーニング器具**

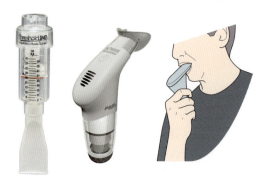

スレショルドIMT　　Power breathe　　使用方法

いずれもバネ圧で調整する吸気筋トレーニング用の器具である。（フィリップス・ジャパン、株式会社エントリージャパンより許諾を得て掲載）

## パニックコントロール

### 目的

運動によって強い低酸素状態が起こることがあり、これを**運動誘発性低酸素血症（EIH）**という。EIHは比較的高い再現性があり、呼吸困難が出現しやすい。

また、気道閉塞が強い場合も呼吸困難が出現しやすい。このような場合、患者は呼吸困難のために動作が困難となる。しかし、EIHや体動時の呼吸困難は、安楽肢位をとったり呼吸数を調整することで呼吸困難が早く解除できることが少なくない。このように呼吸困難をコントロールすることをパニックコントロールという。

### 方法

- **セラピスト**によるもの：呼吸介助は呼気筋の活動を直接サポートし、機能的残気量位より深い呼気を行うことで一回換気量を増大しつつ、深い呼気から胸郭が弾性拡張圧によって拡張することで吸気筋の活動も抑制することができる。これにより、患者の呼吸困難や低酸素血症が早期に改善することが期待される。

- **患者自身**によるもの：呼吸困難が発生したときには、ポジショニングを患者自身で行うと効果的である。ポジショニングによる効果としては、椅子に腰掛けたり壁に寄り掛かることで酸素需要を減少させる、前傾起座位や立位ではカウンターに肘をつくなどの姿勢をとるとすでに動員されている呼吸補助筋以外の筋（胸筋群）が呼吸運動に参加しやすい、前傾姿勢では胸郭が拡張しやすい、などがある。運動療法で歩行練習や自転車エルゴメータによる駆動練習の際に指導・練習する。

> **実践!!　臨床に役立つアドバイス**
>
> **パニックコントロールとリラクゼーション**
>
> パニックコントロールで用いられるリラクゼーション手技は、患者の機能を直接改善するものではない。しかし、重症例や運動療法導入期はこれらの患者の治療感が高く、その後の運動療法も円滑になることが多いのも事実である。

---

＊EIH：exercise induced hypoxia

## ADL トレーニング・ADL 指導

### 目的

ADL 評価で呼吸困難により制限される動作が主な対象となる。

具体的には，上肢を使用する，上肢を高く持ち上げる(布団の上げ下ろし，押し入れの天袋への物の出し入れ，更衣動作)，入浴関係(洗体，洗髪，湯船につかるなど)，強い労作が必要な動作(重い物を持ち上げる，歩行，階段昇降，坂道登坂など)，排泄(特に排便動作)などがある。

いずれも上肢を挙上する動作，前かがみ動作，息こらえ動作が含まれる(**図14～21**)。

### 方法

- **直接 ADL トレーニング**：呼吸困難により動作が難しい ADL を NRADL などの評価や対象者からの聴取から把握し，指導および必要に応じて反復練習を行う。主な指導内容として呼吸困難の自己管理のための基本原則(**表10**)があり，これらを参考に指導を行う。そのほか，指導上のポイントとしては，呼吸と動作の同調(呼気に合わせて動作を行う)，上肢挙上を避けるための環境整備(物干しの高さを変える，日常使うものは低い場所に配置する)や動作の工夫，体幹の前屈は避ける(腹圧の上昇を避け

### 図14　歩行指導

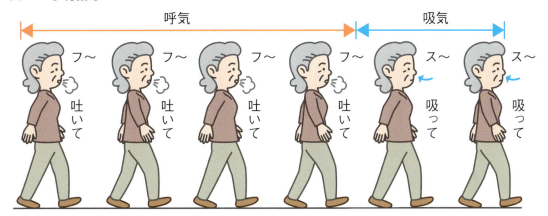

呼気：吸気＝2：1 の比率になるように呼気を4歩，吸気を2歩で歩行する。呼気延長による呼出量の増加，呼吸数調整，歩行速度の調整の効果がある。

### 図15　階段昇降

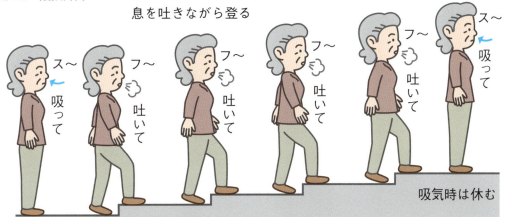

吸気時は休息し，呼気に合わせて1～4段ほど登る。手すりがあれば積極的に利用する。

### 図16 リフティング

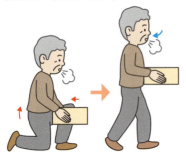

呼気に合わせて物を持ち上げる。前屈姿勢は腹圧が上昇し，呼吸が制限されるうえ，腰部の負担が増える。

### 図17 更衣動作

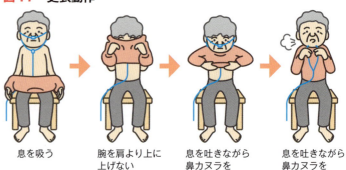

息を吸う　　腕を肩より上に上げない　　息を吐きながら鼻カヌラをはずさないで着る　　息を吐きながら鼻カヌラを引き出す

上肢を高く上げると呼吸困難が起こりやすい。動作は呼気に合わせて行う。

### 図18 排泄動作

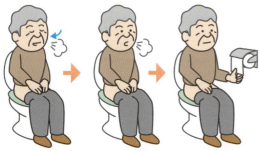

呼吸を整える　　口すぼめ呼吸を行いながらゆっくり息を吐き徐々に力む。無理に息を止めて力まない　　後始末は排便後にゆっくり休んでから行う

力む際に呼吸が停止するため，呼吸困難が出現しやすい。排便時は息を吐きながら力むとよい。

### 図19 洗濯物干し動作

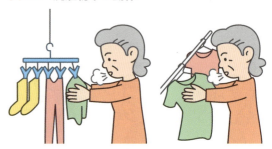

腕を高く上げておくと呼吸困難が起こりやすいので，洗濯ハンガーやハンガーは低く設置する。

### 図20 洗髪動作

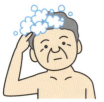 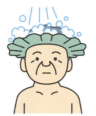

両手を同時に上げると，呼吸困難が出現しやすいので，半分ずつ片手で洗う　　シャンプーハットも有用である

### 図21 入浴動作

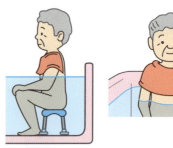

肩までつかると水圧で胸部が圧迫されるため，呼吸困難が出現しやすい。浴槽椅子やお湯の量を調整して胸が出るようにする。冬場は肩にタオルをかけてお湯をかけると寒さが感じにくい。

る）などがある。それらを実際の場面やリハビリテーション室で再現した環境で練習することで習得できる。

- **間接ADLトレーニング**：ADLや基本動作に必要な上肢，下肢の筋力トレーニングやストレッチを行うことでADL動作がより強化される。例えば，上肢の挙上が必要な洗髪動作や洗濯物を干す動作で呼吸困難が出現しやすい場合は，三角筋や僧帽筋，上腕二頭筋をターゲットとしたフリーウェイトによるトレーニングを，階段昇降なら大殿筋や大腿四頭筋をターゲットとした自重を利用したトレーニングを選択する。

### 表10　呼吸困難の自己管理のための基本原則

- 息苦しくなる動作を理解する
- 呼吸困難に慣れる
- 自ら呼吸を整えることを覚える
- 負担のかからない動作の方法や要領を習得する
- ゆっくりと動作を行う
- 休息のとり方を工夫する
- 計画性をもった余裕のある生活リズムの確立
- 低酸素血症が強い場合は適切な酸素吸入を行う
- 居住環境の整備

文献8）より改変引用

**学習の要点**

**ADLトレーニング**

直接トレーニングでは，呼吸困難が出現する動作を直接指導/練習する。間接トレーニングでは個々のADL動作に必要な筋群へのトレーニングが立案できる解剖学/運動学の知識が必要である。

## まとめ

- ●COPDの主要な症状は何か（☞p.174）。 試験
- ●COPDの呼吸困難と低酸素の原因と運動を制限する要因は何か（☞p.174，175）。 試験
- ●COPDの治療にはどんなものがあるか（☞p.176〜178）。 試験
- ●理学療法士が評価すべき項目には何があるか（☞p.178〜181）。 実習 試験
- ●COPDの運動療法には何があるか（☞p.184）。 実習 試験
- ●COPDにはどのようなADL指導が必要か（☞p.188〜190）。 実習

【参考文献】

1. Fukuchi, et al.：COPD in Japan:the Nippon COPD Epidemiology study. Respirology 9(4):458-465, 2004.
2. Global Initiative for Chronic Obstructive Lung Disease（GOLD）：Global strategy for the diagnosis, management, and prevention of chronic obstructive pulmonary disease, 2018 report. 2018.

【引用文献】

1）日本呼吸器学会COPDガイドライン第5版作成委員会 編：COPD（慢性閉塞性肺疾患）診断と治療のためのガイドライン 第5版，メジカルビュー社，2018.
2）厚生労働省：平成26年(2014)患者調査の概況 https://www.mhlw.go.jp/toukei/saikin/hw/kanja/14/
3）Barnes, PJ, et al.: Systemic manifestations and comorbidities of COPD. Eur Respir J , ;33(5):1165-1185, 2009.
4）O'Donnell DE, et al.: The major limitation to exercise performance in COPD is dynamic hyperinflation. J Applied Physiol (1985) 105(2):753-755; discussion 755-757, 2008.
5）C Fletcher and R Peto：The BMJ 25:1(6077)，1645-1648,1977.
6）Borg GA：Med Sci Sports Exerc14(5),377-381,1982.
7）ガイドライン特別委員会 理学療法診療ガイドライン部会：理学療法診療ガイドライン第1版，日本理学療法士協会，2011.
8）日本呼吸ケアリハビリテーション学会呼吸リハビリテーション委員会ワーキンググループ, ほか 編: 呼吸リハビリテーションマニュアルー運動療法ー第2版，照林社，2012.

# 3章 各論 —呼吸器疾患—

# 4 周術期

## 1 疾患の病態

- 開胸手術は肺・食道，上腹部手術は胃・胆嚢・膵臓・肝臓などが該当する
- 近年は手術方式の低侵襲化が進み，早期離床が可能となってきている
- 患者層は高齢化が進み，併存症を抱える症例が増加している

### 概要

　この項目では理学療法士がアプローチする周術期症例のなかでも，主として開胸手術・上腹部手術症例に関しての内容を中心に解説する。**開胸手術に該当する臓器**は**肺・食道切除**，そして**上腹部手術に該当する臓器**は**胃・胆嚢・膵臓・肝臓**がある（**図1**）。近年の手術方式選択におけるトピックスとしては，内視鏡併用手術などを代表とする"手術の低侵襲化"が大きな傾向として挙げられ，従来よりも機能回復や離床が早期に可能となってきている。一方で患者層の高齢化が進んでおり，それに伴い呼吸器・循環器・運動器疾患といった**併存症**を多く抱える症例も増加している。われわれ理学療法士としては，さまざまな評価を通じて手術侵襲による影響を判断し，術後速やかな早期離床から機能回復を獲得することが重要である。

**図1 開胸・上腹部手術に該当する臓器**

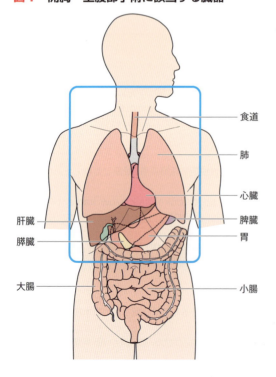

**臨床に役立つアドバイス**

**評価のコツ**
　理学療法では，障害モデルを用いて問題点のつながりを整理し，プログラムを立案することが多いため，評価項目の立案は問診を中心に組み立てるとよい。周術期症例では術前に理学療法士が介入し評価・指導を行うことが多く，その際に過不足ない問診が行えるよう準備しておくとよい。

### 上腹部手術における侵襲

　開胸・開腹手術では，人工呼吸器管理下に置かれたり，背臥位などの一定肢位に長時間制限されることで肺に大きな変化が起こる。例えば肺気量位の低下や含気量の減少がその1つである（**表1**）。
　上腹部手術における侵襲・呼吸機能障害のメカニズムとして，**全身麻酔による影響**と，**手術**

### 表1 開胸・開腹手術中の肺の含気量低下のメカニズム

- 筋弛緩薬の影響で横隔膜緊張の低下あるいは消失により、腹圧を押し返す力が減弱し、横隔膜に隣接する肺底部の肺実質が圧迫される。
- 肺自身の重量により下側肺が圧迫される。
- 肺血流は心臓よりも低位の肺領域に流れやすいので、下側肺領域の血流量が増して肺うっ血をきたし、肺胞が圧迫される。
- 横隔膜に手術侵襲が加わり、横隔膜の機能障害、隣接する肺底部の含気量低下が起こる。

文献1)より引用

侵襲自体による影響の二面を考慮する必要がある〔全身麻酔の影響は「麻酔による影響」(p.195)参照〕。手術侵襲に関しては、手術部位が横隔膜に近いほど呼吸機能障害が大きいことが従来から知られている。上腹部手術後早期の段階では、手術侵襲による横隔膜機能不全・肺活量低下が生じることで、**無気肺**（図2）や低酸素血症が生じやすい状態となる。一度でも無気肺になると、酸素化が悪化するばかりではなく、肺内での細菌産生を促進し肺炎や呼吸不全を悪化させる[2]。

### 図2 無気肺

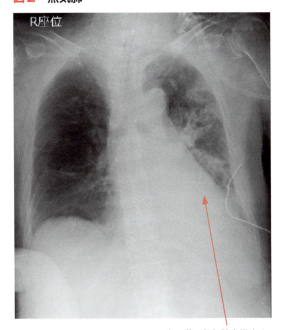

左下葉の無気肺を認める

上腹部手術後に呼吸不全を生じた場合、その30〜50％の症例では回復遅延がみられ、入院期間の延長や死亡率上昇の要因となる[3]。また、上腹部手術では肺活量は術前の40％程度まで低下するが、術前のレベルまで回復するには術後2週間程度も必要とすることから[4]、その回復には時間がかかることが想像される。以上のことから、上腹部手術の侵襲により横隔膜呼吸の抑制や肺活量の低下などの呼吸機能障害が生じやすいことを念頭に置き、対応する。

#### 基礎へのフィードバック

**無気肺**
気道の圧迫・閉塞などによって肺容量が減少した状態。横隔膜の動きが制限される腹部疾患や腹部手術後などに生じることが多い。

### 開胸手術における侵襲

開胸手術における侵襲を考えるうえでは、①肺がん切除術などにおける肺実質に対する比較的侵襲の小さな開胸手術、②食道がん摘出などにおける侵襲の大きな開胸手術の2種類に分けて考えることが重要である。肺がん切除などにおける開胸手術では、後側方切開法がよく用いられる（図3）。後側方切開では肋間の走行に合わせて切開し、僧帽筋・広背筋などの筋肉の切開も必要とする。また、開胸操作時に肋間神経の損傷をきたしやすい。創部拡大と肋間神経損傷による創部痛悪化は、術後呼吸機能・咳嗽能力を著しく低下させるので十分な配慮が必要である[5]。また、肺切除や**リンパ節郭清**操作の影

### 図3 後側方切開

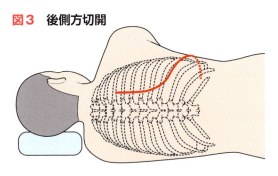

3章 各論―呼吸器疾患―

図4 肺水腫

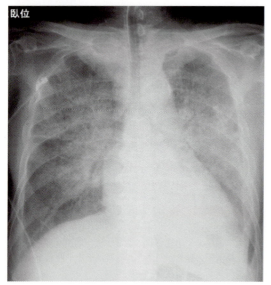

両肺均一に透過性低下を認める。

響により，術後肺炎・無気肺や肺水腫（図4）も生じやすい。そのため，理学療法介入時には聴診所見や胸部単純X線画像などによる評価も必須となる。

侵襲の大きな食道がん摘出による開胸手術はより広範囲に及ぶ切開を必要とするため，侵襲が大きい。そのため，ほかの開胸・上腹部手術に対して呼吸機能障害が大きいことが特徴である。前述の肺切除術の侵襲による呼吸機能障害（肺炎・無気肺・肺水腫）などに加え，胸腔内での手術侵襲や術後水分バランス不安定化による不整脈の出現も生じやすい。また，食道がん摘出術での頸部リンパ節郭清操作による影響で反回神経麻痺を生じやすいことも重要なポイントである[6]。反回神経麻痺は重篤になると嚥下障害をきたすことが知られており，ADLを大きく阻害する因子ともなる。そのため，術後嗄声の有無や咳嗽能力の低下などを随時評価し，反回神経麻痺の発生を見逃さないことが重要である。

以上のことから，開胸手術の侵襲による影響として疼痛や呼吸・循環障害，そして反回神経麻痺などが生じやすいことを念頭に置き，対応する。

### リフィリング

人間が侵襲にさらされると，神経内分泌反応やサイトカインによる免疫反応などの生体反応が生じ，防御機能を高め，頻脈，体温上昇，腸管運動低下などの恒常性を維持しようとする[7]。これは生体への侵襲を人為的に加える周術期症例にも当てはまり，術後水分バランスを考えるうえでは重要な点である。手術中から術後1日程度は侵襲期とよばれる時期で，手術侵襲による炎症やストレスにより血管透過性が亢進し血管内の水分がサードスペースに移行しやすくなる（図5）。その結果として全身の浮腫や肺水腫，循環血液量の減少により尿量低下などを生じやすい。

一方，術後2〜3日目になるとサードスペースに移行していた水分が血管内に戻ってくるようになり，尿量も増加傾向となる。この時期のことを利尿期（refilling リフィリング）とよぶ。術後理学療法アプローチを行う際，特に侵襲期（術直後〜1日）では血管内水分がサードスペースに逃げやすく，循環血液量が不足がちである。そのため，離床することにより容易に血圧低下などが生じるおそれがあるので，介入の際には十分な配慮が必要である。

図5 侵襲期の水分の動き

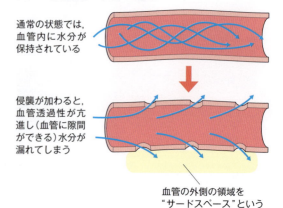

通常の状態では，血管内に水分が保持されている

侵襲が加わると，血管透過性が亢進し（血管に隙間ができる）水分が漏れてしまう

血管の外側の領域を"サードスペース"という

## 2 症候・障害

- 手術侵襲による影響と，全身麻酔による影響を理解する
- 長期臥床による弊害は全身に及び，その防止が周術期理学療法の大きな目的である
- 周術期での対応は早期離床を含め，チーム医療として行うことが求められている

### 麻酔による影響

　生体への侵襲行為である手術に際しては麻酔を使用することが不可欠であり，開胸や上腹部手術のような大きな侵襲を伴う手術では，大方は全身麻酔を併用することとなる．麻酔の主な目的としては，①**鎮静作用（眠らせること）**，②**鎮痛作用（痛みを取ること）**，③**筋弛緩作用**の3つが挙げられるが，ここでは**術中麻酔の影響**と，**術後人工呼吸管理中に併用される麻酔の影響**の2つに分けて解説する．

　まず，手術中に行われる麻酔（主として全身麻酔）は，吸入麻酔薬と静脈注射薬（プロポフォールなど）を併用することが一般的である．全身麻酔による生体への影響としては，自律神経系への作用（交感神経系が抑制され徐脈・血圧低下をきたしやすい），循環系への影響（徐脈・血圧低下・それに伴う尿量の減少），呼吸系への影響（低酸素性肺血管収縮の抑制や術中人工呼吸管理時の換気血流比不均等増悪による低酸素血症，気道分泌物の増加，筋弛緩薬による横隔膜収縮能力の低下）などが挙げられる[8]（**図6**）．筋弛緩薬を併用して呼吸筋が働かない場合は人工呼吸管理となる．通常全身麻酔を終了すると10分〜数十分以内に覚醒し，覚醒し呼吸状態が安定した後に抜管・人工呼吸器から離脱する．

　一方，術後人工呼吸管理が長期間に及ぶ際に併用される麻酔では，全身麻酔とは違った薬剤や管理方法に留意する必要がある．現在，人工呼吸管理中の麻酔・鎮静に関しては，従来の「鎮静中心（完全に眠らせてしまうこと）」の管理から，「**鎮痛を中心とした鎮静（痛みを十分に取ったうえで鎮静は最小限にする）**」管理へとパラダイムシフトが生じている．2015年に日本集中治療医学会から報告された鎮静鎮痛のガイドライン[9]では，疼痛コントロールを行うための鎮痛薬を第一とし，そのうえで追加として鎮静薬を併用する形を推奨している．人工呼吸管理中に使用することが推奨されている鎮静・鎮痛薬の一覧を**表2**に，鎮静・鎮痛を評価する国際的なスケールである**リッチモンド興奮・鎮静スケール**

**図6** 全身麻酔の影響

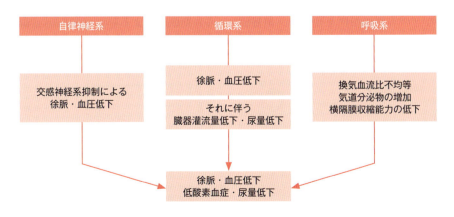

**表2　人工呼吸管理中に推奨される鎮静・鎮痛薬**

| | 薬剤名 | 利点 | 欠点 |
|---|---|---|---|
| 鎮静薬 | プロポフォール | 作用発現が早い<br>鎮静中断後，覚醒が早い | 血管拡張作用による血圧低下がみられる<br>小児患者への長期投与は禁忌 |
| | ミダゾラム | 循環動態への影響が少ない<br>血圧が下がりにくい | 持続投与で体内に蓄積されやすい<br>呼吸抑制を認める<br>せん妄発生のリスクがある |
| | デクスメデトミジン塩酸塩 | 呼吸抑制が少ない<br>認知機能を障害しない<br>弱いが鎮痛効果あり | 鎮静・鎮痛効果ともにやや弱い<br>徐脈が誘発される |
| 鎮痛薬 | フェンタニルクエン酸塩 | 作用発現が早い<br>鎮痛効果はモルヒネの50倍以上<br>循環動態への影響が少ない | 呼吸抑制を認める<br>消化管蠕動が抑制される |

**表3　RASS**

| スコア | 用語 | 説明 | |
|---|---|---|---|
| +4 | 好戦的な | 明らかに好戦的な，暴力的な，スタッフに対する差し迫った危険 | |
| +3 | 非常に興奮した | チューブ類またはカテーテル類を自己抜去：攻撃的な | |
| +2 | 興奮した | 頻繁な非意図的な運動，人工呼吸器ファイティング | |
| +1 | 落ち着きのない | 不安で絶えずそわそわしている，しかし動きは攻撃的でも活発でもない | |
| 0 | 意識清明な<br>落ち着いている | | |
| −1 | 傾眠状態 | 完全に清明ではないが，呼びかけに10秒以上の開眼，およびアイコンタクトで応える | 呼びかけ刺激 |
| −2 | 軽い鎮静状態 | 呼びかけに10秒未満のアイコンタクトで応える | 呼びかけ刺激 |
| −3 | 中等度鎮静状態 | 呼びかけに動きまたは開眼で応答するがアイコンタクトなし | 呼びかけ刺激 |
| −4 | 深い鎮静状態 | 呼びかけに無反応，しかし，身体刺激で動きまたは開眼 | 身体刺激 |
| −5 | 昏睡 | 呼びかけにも身体刺激にも無反応 | 身体刺激 |

(RASS)[10]を**表3**に示す．実際の場面では鎮静・鎮痛に対してどのような薬剤が使用されているかを判断し，その利点・欠点を把握すること，またRASSなどの客観的指標を使用し，鎮静鎮痛の状態を日々評価することが重要である．

**麻酔・鎮静・鎮痛と覚醒レベル**
開胸・開腹手術においては全身麻酔薬や各種鎮静薬・鎮痛薬の併用は必須であり，術直後は各種薬剤の影響がそのままバイタルサインや覚醒レベルなどに反映される．術中の各種薬剤使用を手術記録などから把握し，自分の評価と照らし合わせていくことが大切である．

## 長期臥床による弊害

従来，重症・周術期症例に対してはベッド上での安静が第一とされてきたが，1970年代頃から長期臥床による弊害が"disuse syndrome"として注目されるようになった[11]．disuse syndromeは日本では**廃用症候群**と訳されており，臥床により心身の活動性が低下したことにより生じる二次的障害のことを指している．原因別にみた廃用症候群の諸症状を**表4**に示すが[12]，長期臥床による弊害は全身へと及ぶことが知られている．

＊RASS：Richmond agitation-sedation scale

**表4　廃用症候群の諸症状**

**Ⅰ：局所性廃用によるもの**

1. 関節拘縮
2. 筋廃用萎縮
   a. 筋力低下
   b. 筋耐久性低下
3. 骨粗鬆症−高カルシウム尿
4. 皮膚萎縮
5. 褥瘡

**Ⅱ：全身性廃用によるもの**

1. 心肺機能低下
   a. 心一回拍出量の減少
   b. 頻脈
   c. 一回呼吸量減少
2. 消化器機能低下
   a. 食欲不振
   b. 便秘
3. 易疲労性

**Ⅲ：臥位・低重力によるもの**

1. 起立性低血圧
2. 利尿
3. ナトリウム利尿
4. 血液量減少

**Ⅳ：感覚・運動刺激の欠乏によるもの**

1. 知的活動低下
2. 自律神経不安定
3. 姿勢・運動調節機能低下

文献12）より引用

## 筋力

　一般的にベッド上安静臥床の状態では1日3％程度，1週間で20％程度の筋力低下をきたす[13]。また，廃用症候群による筋萎縮は抗重力筋に起こりやすいこと，遅筋（Type1線維）が多く障害されやすい[14]。

　一方，等尺性収縮にて最大筋力の20〜30％程度の筋収縮を毎日数回行うことで筋力を維持できること，最大収縮力の40％程度まで筋活動を上げることができれば，筋力を徐々に増強させうることも指摘されている。すなわち，廃用症候群として筋力低下が生じるのは，日常生活での筋活動量が最大収縮力の20％以下になっている場合である。そのため，日常生活上で廃用をきたさない筋活動量を設定することが，理学療法アプローチにおいて重要となる。

## 関節

　固定不動による関節拘縮の発生やメカニズムに関しては多くの研究がなされてきた。関節拘縮に至る関節可動域制限の規定因子としては大きく分類すると，骨格筋の短縮によるもの（骨格筋要素），皮膚の硬化によるもの（皮膚要素），関節包構成体自体の硬化によるもの（関節包要素）の3つが示唆されている。

　ラットへの研究などから，関節固定後2〜4週間の間は骨格筋要素による拘縮への関与が最も大きいが，関節固定後4週間以降は関節包要素が拘縮の責任病巣であることが明らかにされている[15]。

　また，関節拘縮の1割程度は皮膚要素に由来する。このように，関節の固定不動が長期に及ぶほど関節包自体の硬化が進み改善が困難になるので，早期からの関節可動がより重要となる。

## 心肺機能

　心肺機能に関しても安静臥床による弊害が生じる。心機能に関しては，安静臥床により最大酸素摂取量が1日当たり約0.9％程度低下すること，左室心筋重量は週当たり1.3〜2.5％減少する[16]。

　心筋重量減少は心臓自体の収縮力低下を意味している。長期臥床後の離床では，心機能低下から血圧低下をきたしやすい。

　また，呼吸機能に関しては安静臥床による影響に加え，周術期特有の変化が生じる。前述したように，開胸・開腹手術は全身麻酔および人工呼吸管理下にて行われ，術中は同一体位を強いられることが多い。特に肺の背中側は手術侵襲や腹部臓器による圧排などにより換気が低下しやすく，無気肺などの下側肺障害を生じやすい[17]。術後胸部写真や聴診所見などのフィジカルアセスメントにて下側肺障害の有無をしっか

りと評価することが重要である。

## 術後回復能力強化プログラムとしての早期離床

　従来，周術期症例に対する術前・術後管理は治療者の経験に基づくアプローチが行われ，各施設においてその対応が一致していないことが問題視されてきた。2005年に北欧の研究グループから発表されたERAS（イーラス）は，周術期管理方法において患者の回復促進を目指すために**エビデンス**に基づき広く認められた17の項目を組み合わせたアプローチである[18]。

　ERASの各項目を**図7**に示す。ERASで推奨される術後対応として（尿管の早期抜去，イレウス予防，疼痛管理，栄養管理，早期離床）の5項目が挙げられている。早期離床を行うためにはこの5項目にも挙げられている**疼痛管理**が重要なポイントとなる。術後の疼痛により離床や日常生活活動（ADL）が阻害されるだけでなく，肺活量や咳嗽能力の低下，頻脈や血圧上昇，腸管蠕動運動抑制なども生じる。そのため，早期離床の際には十分な疼痛管理が必要となる。

　ERASでは硬膜外麻酔を術後2日間程度継続すること，アセトアミノフェン（1日当たり4g程度）を併用すること，硬膜外麻酔を抜去した後は経口での非ステロイド性消炎鎮痛薬（NSAIDs（エヌセイド））を使用することなどが推奨している。症例の疼痛の程度を十分に評価したうえ，医師・看護師などと相談しながら疼痛管理・早期離床を行うべきである。

　早期離床を進める効果として，せん妄発生率の改善，人工呼吸器からの早期離脱，身体機能自立度向上，入院期間の短縮などがある[19]。速やかな離床が行えるよう，各施設での実施状況に応じた理学療法アプローチを行うことが重要である。

| 臨床に役立つアドバイス |
| --- |
| **エビデンスに基づく医療（EBM）**<br>　治療を行う際に，臨床家個人の経験的知識ではなく「信頼性の高い臨床研究の結果＝エビデンス」を重視する方針のこと。エビデンスは各種疾患ごとにガイドラインとしてまとめられており，臨床を行ううえでの重要な指針となる。現在ではインターネット上でのデータベース（コクランレビューなど）から最新のエビデンスを入手することができる。 |

### 図7　ERASでの推奨項目

| 術前での対応 | ＋ | 術中での対応 | → | 術後での対応 |
| --- | --- | --- | --- | --- |
| 入院前カウンセリング<br>術前腸管処置<br>麻酔前投薬 | | 血栓予防・抗菌薬投与・麻酔方法<br>切開創・経鼻胃管挿入<br>体温管理・輸液管理<br>創部ドレナージ | | 早期離床・疼痛管理<br>栄養管理・尿管の早期抜去・イレウス予防 |

---

＊ERAS：Enhanced Recovery After Surgery　　＊ADL：activity of daily living
＊NSAIDs：non-steroidal anti-inflammatory drugs　　＊EBM：evidence-based medicine

## 3  医学的検査

- 術前検査として，胸部写真や血液検査などの各種検査が行われる
- 呼吸機能として，スパイロメーターに加え血液ガス検査の値も重要となる
- 呼吸・循環機能を含めた全身状態の把握に努める

### 概要

周術期（開胸・開腹）症例に対しては，術前に麻酔科に受診し全身麻酔を含む手術侵襲が可能かどうか評価するのが一般的である．その際，理学療法士は呼吸・循環機能を含めた術前の全身状態の把握に努める必要がある．

### 血液検査

血液検査は静脈血を採取することでさまざまなデータを評価する検査方法である．多くの検査値があるが，以下の血球検査・生化学検査値での数値は必ず確認する．

#### ■血球計算

血球計算では主に白血球（WBC），赤血球，血小板（Plt）数を検査測定する．血球計算は臨床では"血算"と略すことが多い．白血球数はその数値を参照するが，赤血球数では血色素（Hb）の値やヘマトクリット値（Ht）を配慮しながら参照することが重要である．血球計算値の要点については**表5**を参照のこと．

#### ■生化学検査

生化学検査では，血液中や尿中のさまざまな化学物質を測定・分析し，多くの臓器の状態や異常を把握する．生化学検査は臨床では"生化"と略すことが多い．

臨床においては非常に多くの検査項目を扱うため，すべてを羅列することは困難であるが，代表的な検査項目を理解し評価に生かすよう心がける．生化学検査の要点については**表6**を参照のこと．

### 血液ガス分析（BGA）

BGAは血液検査とは異なり，**動脈血**を採取する検査である．BGAは血中の酸素分圧・二酸化炭素分圧などの酸素化の評価に加え，pHによる酸塩基平衡の評価，$HCO_3^-$などによる代謝系の評価，そして乳酸値（Lac）測定による組織内での嫌気性代謝の状態をみることが可能である．BGA値の詳細は**表7**を参照のこと．

開胸・開腹術前の評価では，動脈血酸素分圧

### 表5　血球計算値のまとめ

| 検査項目 | 単位 | 正常範囲※ | 解説・留意点 |
|---|---|---|---|
| 白血球 | $10^3/\mu L$ | 3.1〜8.4 | 白血球数を示す<br>高値：感染・炎症<br>低値：骨髄抑制 |
| 血色素 | g/dL | 13〜15 | ヘモグロビン数を示す<br>低値：貧血 |
| 血小板 | $10^4/\mu L$ | 15〜35 | 血小板数を示す<br>低値：出血傾向 |
| ヘマトクリット | % | 38〜48 | 血液中の赤血球の体積割合<br>高値：多血症・脱水<br>低値：貧血 |

※検査正常値は検査方法により偏移する．

＊BGA：blood gas analysis

（PaO$_2$）値による低酸素血症の有無と，動脈血二酸化炭素分圧（PaCO$_2$）値による高二酸化炭素血症の有無を見逃さないことが重要である。

### 肺機能検査

肺機能検査は，スパイロメータ（**図8**）とよばれる機器を使用して肺機能を直接評価する方法である。スパイロメータでは多くの検査値を測定できるが，肺活量および一秒量を確認することが重要である（**表8**）。また，肺機能は年齢により変化するので絶対値だけでなく年齢平均値（％肺活量・一秒率）も確認する。また，スパイロメータで測定された％肺活量・一秒率により，肺換気能力障害（**閉塞性，拘束性，混合性**）の有無を診断することが可能である（**図9**）。

### 表6　生化学検査値のまとめ

| 検査項目 | 単位 | 正常範囲※ | 解説・留意点 |
|---|---|---|---|
| アスパラギン酸アミノトランスフェラーゼ(AST) アラニンアミノトランスフェラーゼ( ALT) | U/L | AST：6〜40 ALT：5〜41 | 一般的に肝機能の指標 高値：肝機能悪化 |
| ビリルビン(Bil) | mg/dL | 0.3〜1.2 | 血中ビリルビン値 高値：肝機能悪化・黄疸 |
| クレアチニン(Cre) | mg/dL | 1.3以下 | 腎機能の指標 高値：腎機能低下 |
| 推算系球体濾過量(eGFR) | mL/min/1.73 m$^2$ | 60以上 | 腎機能の指標（精度が高い） 低値：腎機能低下 |
| 乳酸脱水素酵素(LDH) | IU/L | 120〜240 | 多臓器に含まれる酵素 高値：臓器障害の示唆 |
| アルブミン(Alb) | g/dL | 3.9以上 | 血中タンパク量の指標 低値：低栄養・肝機能障害 |
| グリコヘモグロビンA1C (HbA1C) | ％ | 4.3〜5.8 | 約4〜8週間前の血糖状態 高値：糖代謝異常 |

※検査正常値は検査方法により偏移する。

### 表7　BGAの値

| 検査項目 | 単位 | 正常範囲※ | 解説・留意点 |
|---|---|---|---|
| pH | — | 7.3〜7.45 | 酸塩基平衡の指標 高値：アルカレミア 低値：アシデミア |
| 動脈血酸素分圧(PaO$_2$) | mmHg | 80〜100 | 血中の酸素分圧値 低値：低酸素血症 |
| 動脈血二酸化炭素分圧(PaCO$_2$) | mmHg | 35〜45 | 血中の二酸化炭素分圧値 高値：高二酸化炭素血症 低値：過換気 |
| 重炭酸イオン(HCO$_3^-$) | mEq/L | 22〜26 | 血中の重炭酸イオン濃度 高値：代謝性アルカローシス 低値：代謝性アシドーシス |
| 乳酸(Lac) | mEq/L | 0.5〜1.6 | 血中の乳酸値 高値：組織での嫌気性代謝 |

※検査正常値は検査方法により偏移する。

＊AST：aspartate aminotransferase　＊ALT：alanine aminotransferase　＊Bil：bilirubin　＊Cre：creatinine
＊eGFR：estimated glemerular filtration rate　＊LDH：lactate dehydrogenase　＊Alb：albumin　＊Lac：lactate

**肺機能障害の把握**
スパイロメータの測定により閉塞性・拘束性換気障害と診断される際にはどのような症状が出るか押さえておこう。
・閉塞性換気障害：気道が狭くなり，息が吐きにくくなる
・拘束性換気障害：肺の弾性が低下し，息が吸いにくくなる

### 図8 スパイロメータ

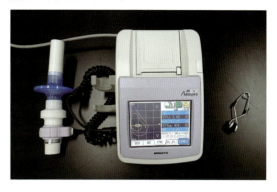

### 心臓超音波検査

　超音波を使用して心臓の機能を測定する方法である。簡便かつ非侵襲的であるため，臨床では汎用されている（臨床では"心エコー"とよばれることが多い）。この検査にも多くの項目があるが，左心系の評価として左室駆出率（LVEF），左室内径短縮率（%FS），下大静脈（IVC）径，**肺高血圧症**の有無（三尖弁圧較差：TRPG）を確認しておくとよい（**表9**）。

### 図9 肺換気能力の判断基準

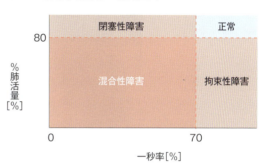

### 胸部単純X線画像

　胸部単純X線画像は最も普及している画像診

### 表8 スパイロメータでの値

| 検査項目 | 単位 | 正常範囲 | 解説 |
|---|---|---|---|
| 肺活量（VC） | L | | 最大吸気から最大呼気までの量 |
| ％肺活量（%VC） | % | 80％以上 | 80％以下は拘束性障害 |
| 一秒量（FEV$_{1.0}$） | L | | 呼出開始から1秒間に吐き出した量 |
| 一秒率（FEV$_{1.0}$%） | % | 70％以上 | 一般に計算式にて算出される 70％以下は閉塞性障害 |

### 表9 心臓超音波検査での値

| 検査項目 | 単位 | 正常範囲 | 解説 |
|---|---|---|---|
| 左室駆出率（LVEF） | % | 55〜83 | 左室の収縮機能指標（≒心機能） 低値：心機能低下 |
| 左室内径短縮率（%FS） | % | 30％以上 | 左室の収縮機能指標 低値：左室収縮機能障害 |
| 下大静脈径（IVC） | mm | 10〜22 | 中心静脈圧と比例するとされる 高値：うっ血 低値：循環血流量低下・脱水 |
| 三尖弁圧較差（TRPG） | mmHg | 40以下 | 肺高血圧症の診断に用いる 高値：肺高血圧症の指摘 |

＊VC：vital capacity　＊FEV$_{1.0}$：forced expiratory volume in one second　＊LVEF：left ventricular ejection fraction
＊FS：fractional shortening　＊IVC：inferior vena cava　＊TRPG：transtricuspid pressure gradient

断方法である．最近ではより解像度の高いCTやMRIを利用した術前評価も積極的に行われており，その際には胸部単純X線画像と合わせて評価するとよい．術前評価における胸部単純X線画像でのポイントを図10に示す．呼吸器系の異常としては肺気腫の確認（肺過膨張による肋間の拡大・横隔膜の平低化），循環器系の異常として心拡大の有無〔心胸郭比（CTR）≦50％〕と胸水の有無〔肋骨横隔膜角（CP angle，図10黄色の丸の部分）〕を確認しておく．

> **基礎へのフィードバック**
>
> **肺高血圧症**
> 　心臓から肺へと血液を送る肺動脈圧が上昇する疾患．原因はさまざまだが，肺高血圧症の進行は左心不全を招くことから，低酸素や浮腫を生じ，運動耐容能を著しく低下させる．

**図10　胸部単純X線画像のポイント**

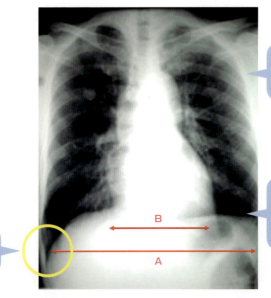

横隔膜の平低化はないか？
肋間の拡大はないか？

心拡大はないか？
心胸郭比（CTR）＝ $\dfrac{B}{A}$
CTR ≦ 50[％]

CPアングルに胸水はないか？

## 4　理学療法評価

- バイタルサイン
- 疼痛
- 筋力
- 呼吸・酸素化の状態
- 関節可動域
- 基本動作・日常生活動作

### 概要

　理学療法における評価では，術後に医師や看護師などの病棟スタッフによるバイタルサインなどの評価を日々確認し，その結果を軸として理学療法評価とすり合わせ，障害像をつくる．

### バイタルサイン

**何をみるか**

- 術後は麻酔や鎮静の状況により**意識レベル**が変動しやすい．また，手術直後は全身状態が安定していないことが多いため，**血圧・脈拍・呼吸数・経皮的酸素飽和度**は介入前に必ず確認したうえで理学療法介入の可否を判断する．

---

＊CT：computed tomography　＊MRI：magnetic resonance imaging　＊CTR：cardiothoracic ratio
＊CP：costophrenic

## 何でみるか

- 意識レベル：人工呼吸器装着下であれば，RASS（**表3**）を使用する。抜管後であればJapan coma scale（JCS，**表10**）かGlasgow coma scale（GCS，**表11**）を利用する。
- 血圧：手術直後では，動脈血ラインから直接血圧測定していることが多い（観血的血圧測定）。動脈血ライン抜去後は電子血圧計を用い，オシロメトリック法にて血圧測定を行う。
- 脈拍：術後は心電図モニタが装着されることが多く，モニタ画面から確認できる。もしくは**パルスオキシメータ**でも計測可能である。自分で評価する際には，手首の橈骨動脈を指3本で押さえて測定する。
- 呼吸数：呼吸数も心電図モニタで確認できる。もし心電図モニタがはずされていれば，呼吸回数を1分間計測する。

### 表10　JCS

| Ⅰ：刺激しないでも覚醒している状態（Ⅰ桁で表現） | |
| --- | --- |
| 0 | 意識清明 |
| Ⅰ-1 | だいたい清明であるが，今ひとつはっきりしない |
| Ⅰ-2 | 見当識障害がある（場所や時間，日付がわからない） |
| Ⅰ-3 | 自分の名前，生年月日が言えない |
| **Ⅱ：刺激で覚醒するが，刺激をやめると眠り込む状態（Ⅱ桁で表現）** | |
| Ⅱ-10 | 普通の呼びかけで容易に開眼する |
| Ⅱ-20 | 大きな声または体を揺さぶることにより開眼する |
| Ⅱ-30 | 痛み刺激を加えつつ呼びかけを繰り返すことにより開眼する |
| **Ⅲ：刺激しても覚醒しない状態（Ⅲ桁で表現）** | |
| Ⅲ-100 | 痛み刺激に対し，払いのける動作をする |
| Ⅲ-200 | 痛み刺激に対し，少し手足を動かしたり，顔をしかめたりする |
| Ⅲ-300 | 痛み刺激に反応しない |

不穏状態であれば「R：restlessness」，失禁があれば「I：incontinence」，無動性無言症（akinetic mutism）や失外套症候群（apallic state）があれば「A」を付記。

### 表11　GCS

| 観察項目 | 反応 | スコア |
| --- | --- | --- |
| 開眼（E） | 自発的に開眼する | 4 |
| | 呼びかけにより開眼 | 3 |
| | 痛み刺激により開眼する | 2 |
| | まったく開眼しない | 1 |
| 最良言語反応（V） | 見当識あり | 5 |
| | 混乱した会話 | 4 |
| | 混乱した言葉 | 3 |
| | 理解不明の音声 | 2 |
| | まったくなし | 1 |
| 最良運動反応（M） | 命令に従う | 6 |
| | 疼痛部へ | 5 |
| | 逃避する | 4 |
| | 異常屈曲 | 3 |
| | 伸展する | 2 |
| | まったくなし | 1 |

- 経皮的酸素飽和度（$SpO_2$）：**パルスオキシメータ**を利用することで非観血的に酸素飽和度を計測できる（この場合は$SpO_2$となる）。パルスオキシメータで計測した$SpO_2$と動脈血酸素飽和度は近似するうえ，理学療法場面でも簡易に装着可能なため，常に評価するよう心掛ける。

## 呼吸・酸素化の状態

### 何をみるか

- 開胸・開腹術後の呼吸状態は手術侵襲や，術中・術後に使用される各種薬剤，組織保護を目的とした大量輸液などにより大きな影響を受ける。一般的に術後2〜3日目までは体液貯留傾向となるため低酸素血症などをきたしやすく，呼吸状態の変動が大きい。呼吸状態の評価は**呼吸数・$SpO_2$**などの量的評価に加え，**触診・聴診といったフィジカルアセスメントによる呼吸様式の質的評価**を並行して進めることが重要である。また，術後気道分泌物の

＊JCS：Japan coma scale　＊GCS：Glasgow coma scale　＊$SpO_2$：saturation of percutaneous oxygen

喀出ができるかどうかは，咳嗽能力の把握が重要な要素となる。咳嗽能力は術前から評価し，喀痰排出困難による術後呼吸不全のリスクを把握しておかなければならない。

#### 何でみるか

- 呼吸回数：一般的には1分間の呼吸回数を計測するが，同時に呼吸の深さにも着目し評価することが重要である。正常の呼吸回数は**12〜20回/分**とされるが，呼吸回数の大小により頻呼吸・徐呼吸に，呼吸の一回換気量の大小により過呼吸・低呼吸に分類される（図11）。術後，**麻酔薬や鎮静・鎮痛薬使用の遷延**などにより呼吸が抑制（＝呼吸数が減少）されやすい。

一方，術後の**せん妄による興奮状態**や**疼痛の増悪**などは呼吸回数の増加を招きやすい。そのため，呼吸だけでなく意識・精神状態の変化にも常に留意する。

> **臨床に役立つアドバイス**
>
> **せん妄や興奮状態の評価**
> 術後は，せん妄や興奮状態など，意識・精神状態の一過性変化がみられることがある。評価についてはGCSを中心に行うとよい。GCSでは開眼の有無だけでなく，言語応答や運動応答も確認できる。また評価結果を数値化できるので，時系列的に比較することも容易である。

- 触診・聴診：胸郭を**触診**し胸郭運動とその拡張性を評価する。上葉の触診では，手掌が第1〜4肋骨部位にくるように胸郭前面を触診し，下葉では手掌が第4〜6肋骨部位の胸郭側面を触診するとよい（図12）。胸郭触診時は左右の胸郭拡張差がないか，痰の貯留による振動（ラトリング）が伝わってこないか評価する。**聴診**では術後前胸部を中心に聴取し，肺音の減弱している部分はないか，副雑音が生じている部分がないか確認する（図13）。副雑音は断続性ラ音と連続性ラ音に分類される。正常呼吸音との解離を聞き取ることが重要である（図14）。

- 呼吸困難感：自覚的呼吸困難感を定量化し評価する方法として，visual analog scale

#### 図11　呼吸様式

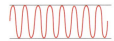

正常な呼吸パターン
回数は12〜20回/分
呼吸の一回換気量は500mL程度

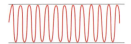

頻呼吸
回数が25回/分以上
呼吸の一回換気量は変わらない

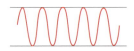

徐呼吸
回数が12回/分以下
呼吸の一回換気量は変わらない

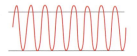

過呼吸
呼吸の一回換気量が増大
回数も増加する傾向

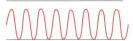

低呼吸
呼吸の一回換気量が減少
回数も減少する傾向

#### 図12　胸郭の触診法

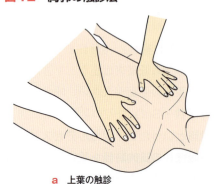

a　上葉の触診

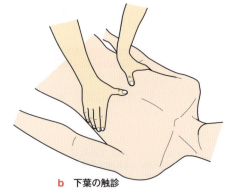

b　下葉の触診

(VAS)と修正Borg scale(BS)がある。VASは10 cmの線を引き，左端は「まったく苦しくない」，右端が「最大限の苦しさを感じる」として現在の呼吸困難感を指し示してもらう（**図15**）。修正BSは上端が「0：まったくない」，下端が「10：最大限」として現在の呼吸困難感を指し示してもらう（**表12**）。

- 酸素化能：一般的には**経皮的酸素飽和度モニタでのSpO$_2$値**を参考に酸素化能を評価する。SpO$_2$はPaO$_2$に相関し，連続かつ非侵襲的に酸素化能を評価できる。ただし，SpO$_2$とPaO$_2$は二次関数的に変化し，SpO$_2$が90％以下の際には急激に酸素化が低下するので注意する（**表13**，**図16**）。

### 臨床に役立つアドバイス

**SpO$_2$評価のコツ**

パルスオキシメータは主に手指の爪に装着し，赤外線を利用して酸素飽和度を測定している。そのため，血圧低下時など手指末梢循環が低下しているときは測定値が変動しやすい。測定値が安定しないときは1つの指だけでなく，複数の指で計測してみるとよい。

### 図13 聴診の順番

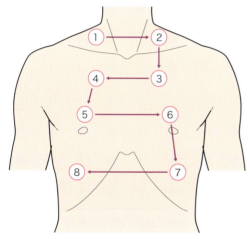

### 表12 修正BS

| 0 | 何も感じない |
|---|---|
| 0.5 | 非常に弱い |
| 1 | かなり弱い |
| 2 | 弱い |
| 3 | |
| 4 | やや強い |
| 5 | 強い |
| 6 | |
| 7 | かなり強い |
| 8 | |
| 9 | |
| 10 | 非常に強い |

### 図14 副雑音の分類

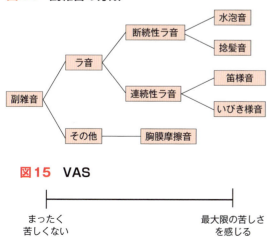

### 図15 VAS

まったく苦しくない ──────── 最大限の苦しさを感じる

### 表13 SpO$_2$とPaO$_2$の関係

| SpO$_2$[％] | PaO$_2$[mmHg] |
|---|---|
| 98 | 100 |
| 97 | 90 |
| 96 | 80 |
| 95 | 75 |
| 90 | 60 |
| 85 | 50 |
| 80 | 45 |
| 70 | 37 |
| 60 | 31 |

### 図16　酸素解離曲線

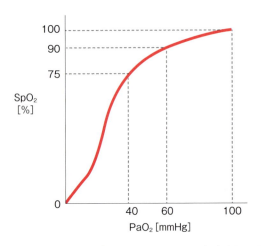

- 咳嗽能力：**ピークフローメータ**を用いた **cough peak flow（CPF）**を計測する（**図17**）。計測時は座位でピークフローメータを口に加え，最大吸気位から随意的咳嗽を全力で行ってもらう。通常は2～3回計測し，最高値を採用する。一般的にCPFが240 mL/minを下回ると自力での喀痰が困難になるとされる。また，臨床では**自力で痰が出せているのか**，**気管吸引を要するのか**を観察記録しておくことも重要である。

### 図17　ピークフローメータ

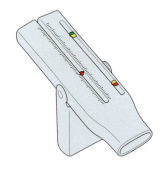

## 疼痛

### 何をみるか

- 術後の疼痛は，手術侵襲による組織・神経の損傷や損傷部位での炎症の発生による。一般的に術後疼痛は術後4～5日程度で改善するが，体動により疼痛が増強するため，早期離床や運動療法の妨げとなりやすい。円滑に理学療法を介入するためにも，正確な疼痛評価を行う必要がある。疼痛は自覚的強度を評価することになるので，VASやフェイススケールを用いることが多い。

### 何でみるか

- 疼痛の評価には，**VAS**（**図15**）や**フェイススケール**（**図18**）が使用されている。特にフェイススケールは直感的に理解しやすく，客観性・再現性も優れているため，臨床では汎用されている。フェイススケールは0～5の6段階に分類され，それぞれに言語的説明もあるが，評価の際には顔のイラストのみ提示して指し示してもらうほうがよい。

### 図18　フェイススケール

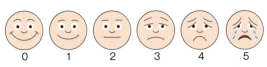

0：まったく痛まない　　3：中等度の痛み
1：ほとんど痛まない　　4：高度の痛み
2：軽い痛み　　　　　　5：耐えられない痛み

| 臨床に役立つアドバイス |
|---|
| **主観的評価尺度のコツ**<br>　BSやVASなどは術後に突然提示されても患者側が理解できないこともあるので，術前介入の際にあらかじめオリエンテーションしておくとよい。また，高齢者などはフェイススケールのほうが理解しやすい。 |

## 関節可動域（ROM）

### 何をみるか

- 手術中は全身麻酔にて安静・不動を強いられること，そして手術時間が長時間に及んだ際に同一肢位での固定を強いられることで術後ROMに問題が生じる可能性がある。
- ROM評価は，術後立位・歩行といった早期離

---

\* ROM：range of motion

床を進める際に制限因子とならないかの**スクリーニング的評価**を目的に行う。

- 術中・術後は肩関節・股関節・足関節が制限されやすい。スクリーニングではその点をピックアップし，**ROM測定**を用いて数値化する。
- 術前評価でROM制限を認めなかったにもかかわらず，術後介入時に制限を認めた場合は術中・術直後に問題が生じた可能性が高い。患者自身は全身麻酔などの影響で認識していないことも多い。その際には主治医などに早期に連絡し，術後早期離床に向けて対策を講じる必要がある。

**何でみるか**

- ROM表示ならびに測定法：日本整形外科学会・日本リハビリテーション医学会が1995年に最終改定を終えた，国内で広く用いられているROMを測定する指標である。周術期症例においては，術後大きな機能低下を呈していないか，スクリーニングを通して制限をとらえることが重要である。術中・術後に制限を生じやすい肩関節・股関節・足関節などが評価のポイントとなる。

## 筋力（握力・MRC sum scoreなど）

### 何をみるか

　術中・術後での周術期管理においては，体位制限や不動を強いられることによる医原性・廃用性の筋力低下が生じていないかを確認することが重要である。術前評価でみられなかった筋力低下が確認された場合は，何らかの問題が生じている可能性が高い。そのため，早急に主治医と相談する必要がある。また，近年周術期症例や集中治療領域などの超急性期での四肢筋力低下（ICUAW）に対する関心が高まっており，術後早期に四肢筋力を評価し，ICUAW発症の有無を確認することも重要である。筋力は上肢

では**握力**を，ICUAWや全身の筋力評価のスクリーニングとしてMRC sum scoreを用いて客観的に数値化することが多い。

> **基礎へのフィードバック**
>
> **ICU acquired weakness（ICU-AW）**
> 　さまざまな集中治療場面における侵襲による影響により，全身の筋力低下が生じると考えられている。有効な治療はいまだ明らかになっていない。しかし，筋力の低下は長期間遷延することが判明しており，早期からの積極的な理学療法介入が望まれている。

### 何でみるか

- 握力：握力計を用いて測定することが一般的である。Hooke（フック）の原理を用いたスメドレー式が広く利用されている。他に油圧式などもある。アナログタイプとデジタルタイプの2種類があり，デジタルタイプの場合はスメドレー式のものと歪みセンサーにより力を変換する方式のものがある。握力は全身の筋力を包括して表すことができるとされており，かつ数値化されるので簡便に利用しやすい。
- MRC sum score：上肢・下肢を含めた全身の筋力をベッドサイドにて簡便に評価できるスケールとして，臨床では**MRC sum score（サム）**（**表14**）[20]が汎用されている。MRC sum scoreは上肢の3運動（肩関節外転，肘関節屈曲，手関節背屈）と下肢の3運動（股関節屈曲，膝関節

### 表14　MRC sum score

| 対象筋群 | (上肢3筋群・下肢3筋群)×両側<br>：合計12検査<br>上肢：手関節背屈，肘関節屈曲，肩関節外転<br>下肢：足関節背屈，膝関節伸展，股関節屈曲 |
|---|---|
| スコア | 0. 筋収縮はみられない（視診・触診）<br>1. 筋収縮はみられるが，四肢の動きなし<br>2. 四肢の動きはあるが，重力に対抗できない<br>3. 四肢の動きがあり，重力に対抗して動かせる<br>4. 重力と弱い抵抗に対して動かせる<br>5. 最大抵抗に対して動かせる（正常） |
| 判定 | 最低スコア：0×12＝0点<br>最高スコア：5×12＝60点<br>平均スコア：合計点/12 |

---

\* ICUAW：ICU acquired weakness　\* MRC：medical research council score

伸展，足関節背屈）の6運動×左右の計12種類の運動を徒手筋力検査（MMT）にて簡易的にスクリーニングする方法である。この筋力検査はベッド上背臥位での計測を前提にしているため，急性期・手術直後からの評価が可能である。また，MRC sum scoreが48点以下の際には，ICUAWの発症を考慮することが必要である。

> **実践!!　臨床に役立つアドバイス**
>
> **MRC sum score**
> 　筋力評価は一般的にMMTにて実施されるが，周術期症例や集中治療症例では体位が制限されるため，評価が難しいケースもある。MRC sum scoreは背臥位のみで全身の筋力スクリーニングが可能であり，急性期症例において汎用されている。

## 基本動作・日常生活活動の諸動作

### 何をみるか

- 外科周術期症例では，整形外科疾患や中枢神経疾患における骨折や麻痺などの疾患由来の動作制限ではなく，主に手術侵襲に伴う疼痛による動作制限（①）がみられる。また手術直後は多数のドレーン挿入など各種ライン類による動作制限（②，**図19**），バイタルサインが安定しないことによる動作制限（安静の指示③）も起こる。理学療法士としては寝返り・起き上がりなどの基本動作の観察に加え，動作の制限が主として①～③のどこに起因するのか，

**図19　術後の様子**

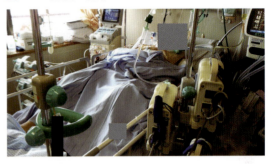

常に意識し評価する。また，周術期症例では，整形外科疾患や中枢神経疾患と比べ基本動作・日常生活動作が速やかに改善していく。そのため，日々の変化を確実にとらえるよう心がける。

### 何でみるか

- 寝返り・起き上がり・立ち上がりなどの基本動作は，連日ベッドサイドでの動作観察からスクリーニング的に評価するとよい。その際は動作ができる・できないのみでなく，動作制限因子が①～③のどこにあるのか評価する。
- 手術直後は，疼痛による動作制限が大きな制限因子となるので，動作観察に加え**フェイススケール**などで疼痛評価も並行して行う。
- BI：できるADLを重み付けがされている10項目で評価し，100点満点で表す。
- FIM：BIを参考に作られた"している"ADLの代表的な評価指標である。19項目を7段階で評価する。

# 5 理学療法士による治療

- 治療方針の立案（問題点の整理と目標の設定）
- ROM運動
- 筋力トレーニング
- 早期離床運動

## 治療戦略の立案

### 問題点の整理

- 理学療法評価を基に，問題点の整理を行う（**図20**）。一般的には国際生活機能分類（ICF）を用いて問題点のつながりを明確にし，治療プランを立案するのがよい。

> **基礎へのフィードバック**
> **ICF**
> ICFは障害分類ではなく，国際生活機能分類と定義されており，より社会背景を踏まえた問題点整理に有効とされる。

### 目標設定

- 周術期，開胸・開腹術後症例における目標設定は，手術後の経過により大まかにイメージするとよい。術後病日により第Ⅰ～Ⅲ期の3区分に分類する。
- **早期**（early phase：手術直後～3日目）は，手術による生体への侵襲が最大限の時期である。体温や血圧・脈拍といったバイタルサインのみならず，ホルモンなどの内分泌系，血糖や尿量などの代謝系も大きな影響を受けている。この時期ではベッドサイドでの介入が中心となるが，呼吸状態の安定と廃用症候群の予防を目標とする。
- **中期**（mid phase：術後4～6日目）になると，バイタルサインも正常化し腸蠕動も回復，さらに疼痛の軽減もみられてくる。この時期ではROM運動や筋力トレーニングに加え，立位から歩行運動といった本格的な早期離床運動も可能となる。ベッド周囲や病室内でのADLが自立に向かうような目標設定が望ましい。
- **回復期**（late phase：術後7日目～退院日）では全身状態も安定し，食事の再開や排便の正常化もみられる。この時期では病室内のみならず，院内でのADLが自立できること，階段昇降などの応用動作の獲得や，エルゴメータなどを

**図20** IFCを用いた周術期症例（術後1日目）における問題点の整理

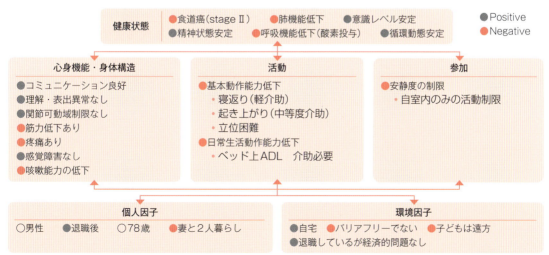

---

*ICF : International classification of functioning, disability and health

利用した持久力の向上も求められる．術前での評価を基に，退院後の生活を視野に入れた目標設定が重要となる．

### 臨床に役立つアドバイス

**外科周術期と理学療法介入**

理学療法を選択する際には術後病日による病期（早期・中期・回復期）に応じた検討が望まれる．一般的には本文で解説したような機能回復がみられるが，肺炎発症や縫合不全などの術後合併症により回復遅延が生じることもある．術後病日のみでなく，バイタルサインや全身状態も評価しながら理学療法を進めることが望ましい．

## ROM運動

### 目的

- 筋長を変化させるような関節運動を行うことが不動によるROM制限を防ぐ最良の方法となる．患者のもつ最大角度を意識して行うことが望ましい．early phaseで生じたROM制限は，後の早期離床やADL改善を妨げる大きな要因となる．また周術期症例では，個々の手術様式によりROM制限を生じやすい部位などが異なるため，介入前には手術様式や侵襲の程度を十分に確認しなければならない．

### 強度，量や頻度

- early phaseでは，基本的には他動運動でROM保持を目標とする．特に，術後不動や手術侵襲による影響を受けやすい肩関節・股関節・足関節は，入念に行うようにする．頻度は1日に数回程度でよいが，創部痛などが強い場合は，患者の負担がなく可能な範囲でROMを改善していくように心掛ける．mid phase以降は離床時間も長くなり座位や立位での活動も増えるため他動的なROM運動の必要性は減少してくるが，ADLの改善状況を確認しながらADLの支障となるROM制限がないか評価していくことも重要である．

## 筋力トレーニング

### 目的

- 開胸・開腹術などの外科周術期症例では，手術前に移動能力が自立していても，術後1週間で上下肢の著明な筋力低下やバランス機能の低下傾向を示すことが報告されている[21]．そのため，筋の活動を増やす介入が必要となる．早期離床が進むmid phaseからlate phaseにおいては単関節の筋力増強のみならず，全身的な運動を通じた持久力の向上も大きな目的となる．

### 量や頻度

- 術後の全身状態や疼痛の状況を評価しながら，筋力トレーニングの負荷量を設定する．一般的にはearly phaseでは自動介助～自動運動を中心に実施し，mid phaseから徐々に抵抗運動を取り入れるとよい．late phaseにかけては，持続歩行やエルゴメータ，トレッドミルなどを利用したプログラムも取り入れ，全身の持久力向上を目指す．

## 早期離床運動

### 目的

- 外科周術期症例への理学療法介入では，早期離床運動が主になる．早期離床運動を行うことで，廃用症候群の予防のみならず，手術侵襲により低下した呼吸機能の回復を促進し，肺合併症も防ぐことができる．一般的に術後の早期離床は可及的速やかに行われることが推奨されているが，術後は人工呼吸器や補助循環装置，動脈ライン，中心静脈カテーテルなど各種ライン類が多く挿入されているため，理学療法介入の際にはよく注意する（**図19**）．また，これらの生命維持に関わる機器やチューブ類を付けたまま理学療法士が1人で離床させることは困難である．従って，複数の理学療法士あるいは看護師などと協同で介入する

ことが大切である．現在多くの施設では術後周術期管理用の**クリニカルパス**が作成されている．そのため，早期離床運動もクリニカルパスに沿って進行することが多い（**表15**）．理学療法介入の前にクリニカルパスを熟知し，病棟スタッフと連携しながら早期離床運動を進めることが重要である．

> **基礎へのフィードバック**
> **クリニカルパス**
> クリニカルパスとは，治療や検査・リハビリテーションの経過をスケジュール表のようにまとめた入院診療計画書のことである．周術期症例では入院時に患者本人に手渡されることが多く，医療側と患者側の相互理解に重要な役割を果たすツールとなる．

### 量や頻度

- early phaseではまだ全身状態が安定していないため，バイタルサインなどに十分留意しながら，クリニカルパスに則って早期離床を進めていく（**図21**）．また，離床を進めていくと創部痛などの疼痛増強を招くこともある．そのため，事前に病棟スタッフと連絡を取り合い，理学療法介入前に鎮痛薬を使用しておくなどの配慮も大切である．early phaseでは臥位から座位など抗重力位への運動を，5分程度から徐々に漸増していく．mid phase以降，全身状態を評価しながら歩行運動へと移行する．術後1週間程度は離床により血圧低下を招きやすく全身持久力も低下しているため，適宜バイタルサインを評価するとともに，休憩をはさみながら歩行距離や回数を漸増していく．

> **基礎へのフィードバック**
> **理学療法の効果**
> さまざまなエビデンス，ガイドラインにおいて周術期症例での早期離床・運動療法が推奨されている．そのエビデンスレベルはLow（弱い効果），推奨度はStrong（強い）とされている．早期介入により機能回復の促進が得られるが，入院期間の短縮や人工呼吸器からの早期離脱，せん妄改善の効果なども指摘されている．

### 表15　クリニカルパスの一例

|  | 術前 | 手術当日（術後） | 術後1日目 | 術後2日目 | 術後3日目 |
|---|---|---|---|---|---|
| 処置 | — | 酸素吸入，心電図フットポンプ | モニタ類・酸素外す | 尿管抜去 | 硬膜外麻酔抜去 |
| 食事 | 絶飲食 | 絶飲食 | 水分開始 | 水分のみ | 3分粥 |
| 点滴 | 術前に500〜1000 mLの点滴 | 点滴開始 | 24時間点滴 | 24時間点滴 | 日中点滴 |
| 検査 | — | — | 血液・尿検査 | — | 血液・尿検査 |
| リハビリテーション | ベッド上で安静 | ギャッジアップ | 端座位・立位 | 自室内歩行 | 棟内歩行 |
| セルフケア |  | うがい | 身体拭き | 歯磨き・洗面 | 可能であれば自立 |

### 図21　早期離床の場面

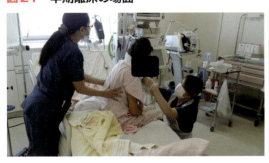
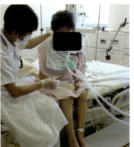

## 6 人工呼吸器

**POINT**
- 人工呼吸器は患者の吸気をトリガー（感知）し，換気を行う
- 換気モードは調節換気モード・SIMVモード・自発呼吸モードに大別される
- 人工呼吸器離脱への取り組みとして自発呼吸トライアルが実施される

### 概要

開胸・開腹手術の周術期呼吸管理では，全身麻酔を併用することもあり，さまざまな人工呼吸器や酸素療法の機器を使用する。近年，周術期症例の理学療法介入は早期化しており，人工呼吸管理下でのアプローチを要求される場面も増加している。本項目では主に**挿管下人工呼吸器（IPPV）**を中心として，そのしくみや人工呼吸器のモードについて解説する。

### 人工呼吸器のしくみ

人工呼吸器は，生命維持のために体外的に呼吸を維持する装置（＝生命維持装置）である（**図22**）。

人工呼吸器は大まかに分類して人工呼吸器本体，呼吸回路，駆動装置の3つに分類される。人工呼吸器を使用する際には，電源（病院内では必ず非常用電源に接続する）と，圧縮酸素・圧縮空気の配管が必要となる。酸素・空気は，吸気においては人工呼吸器本体→吸気フィルター→吸気回路→人工鼻→患者へと流れ，患者→人工鼻→呼気回路→呼気フィルター→人工呼吸器本体へと戻る（**図23**）。このようにIPPVでの人工呼吸器回路は吸気と呼気が分離しており，酸素・空気は常に吸気→呼気へと一方向に流れるよう設計されている。

人工呼吸器は患者の吸気努力をセンサーにより感知し，吸気を開始するよう設定されている。このように人工呼吸器が自発呼吸を感知し吸気を開始することを**trigger**（トリガー）するという。また，人工呼吸器の同調がうまくいかず患者の吸気タイミング（息を吸いたいとき）とトリガーがずれていることをミストリガーという。

### 人工呼吸器のモード

現在の人工呼吸器では，人工呼吸器動作を規

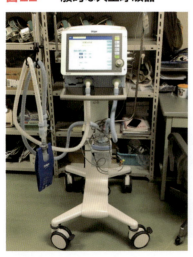

**図22** 一般的な人工呼吸器

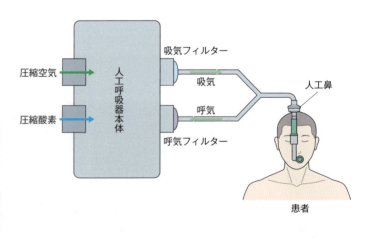

**図23** 人工呼吸器のしくみ

＊IPPV：intermittent positive pressure ventilation

定する数多くのモードが存在する。そのなかから臨床で汎用されている3つのモードについて解説する。人工呼吸器モードをROM運動における他動・自動介助・自動運動に置き換えると理解しやすい（図24）。

### 図24 人工呼吸器モードのとらえ方

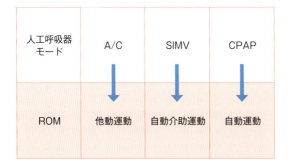

### 図25 調整換気モードの波形

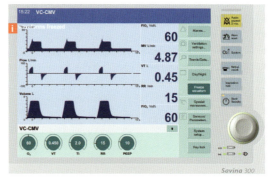

### 図26 SIMVモードの波形

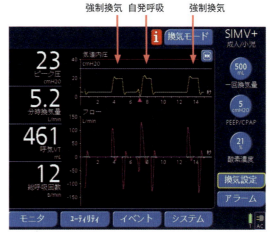

### 補助/調節換気モード（A/Cモード）

調整換気モードは，人工呼吸器が呼吸の一回換気量（TV），吸気圧，呼吸回数を規定し強制的に換気するモードである（図25）。患者自身は吸気トリガーのみ行えるが，呼吸様式のほとんどは人工呼吸器が規定することにより，最大限人工呼吸器に呼吸仕事量を委ねている。調節換気モードは，手術直後や急性呼吸不全などの急性期や重症症例に幅広く使用されている。調節換気モードでは，人工呼吸器が呼吸運動の多くをサポートするため，患者自身の呼吸努力が減少し，長期間使用することで**呼吸筋や横隔膜収縮力の弱化**を招く可能性がある。

### 同期型間欠的強制換気モード（SIMVモード）

SIMVモードは，人工呼吸器による強制換気と患者の自発呼吸を組み合わせたモードである。設定で決められた換気回数に応じて強制換気を行うが，強制換気と強制換気の間には自発呼吸をはさむことができる（図26）。従来，SIMVモードは人工呼吸器から離脱を進める際に汎用されていた。しかし，最近ではSIMVの有用性に対するエビデンスの少なさや，強制換気と自発呼吸が混在することがかえって呼吸管理を難しくすることもある点から，急性期での使用頻度は減少してきている。SIMVモードでは，強制換気と自発呼吸の割合をうまく調整できないと過換気になったり，呼吸仕事量増大を招く可能性がある。

### 自発呼吸モード（CPAPモード）

人工呼吸器による強制換気を使用せず患者自身の自発呼吸のみで呼吸管理する場合には，主にCPAP（シーパップ）というモードを使用する。CPAPで設定できるのは吸入気酸素濃度（$FiO_2$）と終末呼気陽圧（PEEP）の2つのみである（図27）。臨床ではCPAPモードは人工呼吸器からの離脱の際に汎用される。CPAPモードは人工呼吸器による

---

＊TV：tidal volume　＊A/C：assist control　＊SIMV：synchronized intermittent mandatory ventilation
＊CPAP：continuous positive pressure ventilation　＊$FiO_2$：fraction of inspiratory oxygen
＊PEEP：positive end expiratory pressure

### 図27　CPAPモードの波形

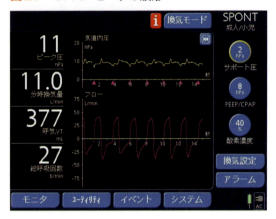

強制換気が入らないため，患者の呼吸努力が弱い，あるいは無呼吸になると低換気や低酸素血症を招く可能性がある。

## weaning（ウィーニング）

人工呼吸器からの離脱に対する種々の取り組みのことを**ウィーニング**とよぶ。現在は**自発呼吸トライアル**とよばれる方法が推奨されている。

### 自発呼吸トライアル（SBT）

自発呼吸トライアルとは，人工呼吸器による呼吸補助を最低限に設定して，患者の自発呼吸を評価する方法である。従来，臨床では，徐々に人工呼吸器設定を下げていく方法がとられてきたが，人工呼吸器離脱まで時間がかかることが問題視されてきた。SBTはバイタルサインや呼吸状態が決められた基準値（**表16**）を満たした場合，一気に人工呼吸器を外してTピース（**図28**）での酸素投与のみで自発呼吸に耐えられるかを評価する方法であり，従来よりも早期に人工呼吸器離脱が可能である[22]。SBTを行う際には，①Tピースを使用する場合と，②設定を下限にしたCPAPモードにて呼吸状態を評価する場合がある。SBTは長時間行う必要はなく2時間程度で評価可能とされ，その際の呼吸状態が問題なければ抜管に移行する。SBTがうまくいかない場合は，人工呼吸器を再装着して24時間程度の休息をはさみ，再度SBTを行う。

### 表16　SBTを実施する基準の一例

| 項目 | 基準値 |
|---|---|
| 吸入気酸素濃度（$FiO_2$） | 50％以下で$SpO_2 > 90$％ |
| 終末呼気陽圧（PEEP） | 8 cm$H_2O$以下 |
| 一回換気量（TV） | 5 mL/kg以上 |
| 分時換気量（MV） | 15 L以下 |
| 血液ガス | pH > 7.25 |
| 心拍数（HR） | 140 bpm以下 |
| その他 | 全身状態の安定<br>意識レベル清明など |

### 図28　Tピース

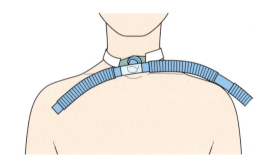

*SBT：spontaneous breathing trial

# まとめ

- 開胸・開腹手術における侵襲は全身にどのような影響を与えるか（☞p.192〜194）。 実習 試験
- リフィリングとはどのようなものか（☞p.194）。 実習
- 全身麻酔による影響はどのようなものがあるか（☞p.195，196）。 実習 試験
- 長期臥床は全身にどのような影響をもたらすか（☞p.196〜198）。 実習 試験
- 早期離床による目的・効果を挙げよ（☞p.198）。 実習 試験
- スパイロメーターによる肺換気能力障害を説明せよ（☞p.200，201）。 実習 試験
- 外科周術期症例での理学療法評価とそれに関連した検査法および指標にはどのようなものがあるか（☞p.202〜208）。 実習 試験
- 外科周術期の理学療法にはどのようなものがあるか（☞p.208〜211）。 実習 試験

**3章 各論—呼吸器疾患—**

## 【引用文献】

1) 辻 哲也：開胸・開腹術後. JOURNAL OF CLINICAL REHABILITATION, 12(5): 408-415, 2003.

2) van Kaam AH, et al.: Reducing atelectasis attenuates bacterial growth and translocation in experimental pneumonia. Am J Respir Crit Care Med, 169(9) : 1046-1053, 2004.

3) Squadrone V, et al: Continuous positive airway pressure for treatment of postoperative hypoxeia: a randomized controlled trial. JAMA, 293(5): 589–595, 2005.

4) Ali J, et al.: Consequences of postoperative alterations in respiratory mechanics. Am J Surgery, 128(3): 376-382, 1974.

5) 小谷 透 監修：ICUナースのための循環＆呼吸管理と術前・術後ケア. p220-225, メディカ出版, 2012.

6) 宮本 真, ほか：食道癌術後の反回神経麻痺についての検討. 日本気管食道科学会会報, 66(6): 385-390, 2015.

7) 小川道雄, ほか：侵襲に対する生体反応とサイトカイン. 外科治療, 67: 574-581, 1992.

8) 窪田靖史：麻酔の役割と生体への影響. オペナース, 1: 18-25, 2014.

9) 日本集中治療医学会J-PADガイドライン作成委員会 編：日本版・集中治療室における成人重症患者に対する痛み・不穏・せん妄管理のための臨床ガイドライン. 日本集中治療医学会雑誌 21: 539-579, 2014.

10) Sessler CN, et al.: The Richmond Agitation-Sedation Scale: validity and reliability in adult intensive care unit patients. Am J Respir Crit Care Med. 166(10): 1338-1344, 2002.

11) Hirschberg GG: Rehabilitation: A manual for the care of the disabled and elderly. Lippincott, 1964.

12) 上田 敏：廃用症候群とリハビリテーション医学. 総合リハビリテーション. 19(8): 773-774, 1991.

13) Muller EA: Influence of training and inactivity on muscle strength. Arch Phys Med Rehabil, 51(8): 449-462, 1970.

14) 後藤勝正, ほか：萎縮に伴う筋収縮機能の変容—興奮収縮連関にかかわる蛋白質の発現とその制御. 医学のあゆみ, 193(7): , 604-608, 2000.

15) 沖田 実：関節可動域制限の発生メカニズムとその治療戦略. 理学療法学, 41(8): 523-530, 2014.

16) Convertion VA: Cardiovascular consequences of bed rest: effect on maximal oxygen uptake. Med Sci Sports Exerc, 29(2): 191-196, 1997.

17) 岸川典明：術前・術後の呼吸リハビリテーション. 日本呼吸ケア・リハビリテーション学会誌, 22(3): 297-301, 2012.

18) Fearon KCH, et al.: Enhanced recovery after surgery: A consensus review of clinical care for patients undergoing colonic resection. clinical nutrition, 24(3): 466-477, 2005.

19) Schweickert WD, et al.: Early physical and Occupational therapy in mechanically ventilated, critically ill patients: a randomized controlled trial. Lancet, 373(9678): 1874-1882, 2009.

20) Kleyweg RP, et al.: Interobserver agreement in the assessment of muscle strength and functional abilities in Guillain-Barré syndrome. Muscle Nerve, 14(11): 1103-1109, 1991.

21) 渡邉陽介, ほか：胸腹部外科患者の周術期における身体機能の推移. 理学療法技術と研究, 42: 35-40, 2014.

22) Esteban A, et al.: A comparison of four methods of weaning patients from mechanical ventilation. Spanish Lung Failure Collaborative Group. N Engl J Med, 332(6): 345-350, 1995.

# 3章 各論 —呼吸器疾患—

## 5 喀痰等の吸引

### 1 吸引の定義と目的

- 気管吸引は気道の開放により呼吸困難の軽減と酸素化の改善を図ることが目的である
- 気管吸引は分泌物除去が必要な場合にのみ行い，不要な気管吸引は避けるべきである
- 気管吸引の種類として，開放式吸引と閉鎖式吸引が挙げられる

#### 気管吸引の定義

気管吸引はガイドラインにおいて，「気管吸引とは，人工気道を含む気道からカテーテルを用いて機械的に分泌物を除去するための準備，手技の実施，実施後の観察，アセスメントと感染管理を含む一連の流れのことをいう」と定義されている[1]。

気管吸引は中枢気道における気道クリアランス法の1つで，患者自身の咳嗽力で気道分泌物，唾液および誤嚥物を喀痰できず酸素化の低下をきたした際に，吸引カテーテルにより機械的に陰圧をかけ気道を開存させる方法である。気管吸引は主に主気管支に気道分泌物が貯留した際に用いる手段で，気管吸引の必要性および実施のタイミングについて十分にアセスメントを行うことが重要となる。

#### 気管吸引の目的

気管吸引の目的は，気道の開放性を維持・改善することにより，呼吸仕事量や呼吸困難を軽減すること，肺胞でのガス交換能を維持・改善することである[2]。また，気管吸引は，患者に苦痛を伴う侵襲的な行為であり，さまざまな合併症を併発する可能性があることも考慮し，不必要な気管吸引は控えるべきである。

#### 気管吸引の種類

気管吸引には，主に開放式吸引と閉鎖式吸引がある（図1，2，表1）。

**開放式吸引**は気道を直接，外界に開放する方式で，従来より行われている吸引操作である。

**閉鎖式吸引**は，人工呼吸器装着患者において回路に接続したまま，気道を外界に開放せずに

#### 図1 開放式吸引カテーテル

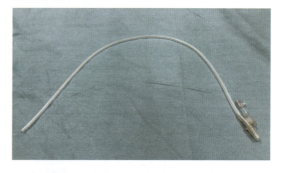

#### 図2 閉鎖式吸引カテーテル

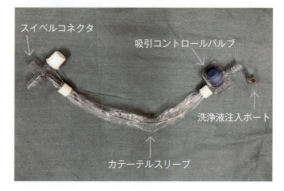

表1 開放式吸引と閉鎖式吸引の利点と欠点

| | 利点 | 欠点 |
|---|---|---|
| 開放式吸引 | ・コストは低い<br>・従来的な手技である | ・低酸素血症や肺胞虚脱を引き起こすリスクが高い<br>・気管吸引時の無菌操作が複雑<br>・感染症発症のリスクが高い |
| 閉鎖式吸引 | ・気道内分泌物の飛散回避<br>・低酸素血症の回避<br>・呼気終末陽圧（PEEP）解除による肺胞虚脱の回避<br>・滅菌手袋着用などのスタンダードプリコーションの回避<br>・吸引所要時間の短縮<br>・吸引に関する物品の削減 | ・コストが高い<br>・24〜72時間での吸引カテーテルキットの交換が必要<br>・分泌物を吸引した手応えが乏しい |

行う吸引操作である．人工呼吸器装着患者において高い呼気終末陽圧（PEEP）が必要で肺胞の虚脱を特に避けたい場合や，飛沫感染のリスクが高い場合に用いる．

重症の急性呼吸不全で人工呼吸器を使用している場合，開放式吸引操作により施行後の虚脱肺胞が施行前までなかなか改善しないことも指摘されており[3]，閉鎖式吸引は必要不可欠な手段となっている．

## 2 吸引の適応と禁忌

- 吸引サポートが必要な患者はすべて適応となる
- 基本的に気管吸引の禁忌となる病態は存在しない
- 吸引操作は侵襲的行為であるため，注意すべき症状については十分に認識しておく

### 適応

基本的に，気道内にある分泌物を自己喀出できず呼吸困難を呈した状態であれば，人工呼吸器の有無にかかわらず吸引サポートが必要な患者はすべて適応となる．

気管吸引により気道分泌物の吸引が可能な範囲は，中枢気道から左右の主気管支付近までである．それよりも末梢気道に気道分泌物の存在を認めても，吸引操作による気道分泌物の除去は不可能であるため適応とならない．その場合，体位ドレナージもしくは呼吸理学療法などにより，中枢気道まで気道分泌物を移動させ，吸引が必要なら実施する．

### 禁忌

気管吸引は，気道確保にとって必要な処置であるため，絶対的禁忌は存在しない．しかし，吸引が必要な患者は重症の場合も多く，気管吸引ガイドラインにおいても，**表2**に示す状態である場合は，医師の監督下にて注意しながら実施すべきとされている[1]．

また，気管吸引は無菌操作が基本で，鼻腔および口腔内を吸引したカテーテルを気管内へ再挿入することは医原性の感染リスクが高く禁忌とされる．

*PEEP：positive end expiratory pressure

表2 注意すべき症状

- 低酸素血症
- 出血傾向，気管内出血
- 低心機能・心不全
- 頭蓋内圧亢進状態
- 気道の過敏性が亢進している状態，吸引刺激で気管支痙攣が起こりやすい状態
- 吸引刺激により容易に不整脈が出やすい状態
- 吸引刺激により病態悪化の可能性がある場合
- 気管からの分泌物が原因となり重篤な感染症を媒介するおそれがある場合
- 気腫病変を有している場合
- 嘔気が強い場合
- 胃食道逆流症
- 迷走神経反射の出現

文献1)より改変引用

## 3 感染対策：標準予防策（スタンダードプリコーション）

- 吸引操作そのもので感染拡大のおそれがあることを認識する
- 気管吸引に関する感染対策は絶対条件である
- 個人防護具の種類と必要性についておさえておく

### 感染対策

　気道分泌物が貯留し吸引操作が必要な患者は，感染が原因で過剰に気道分泌物が産生されている状態であることが多く，感染対策は重要となる。また，吸引操作自体が外界の細菌やウイルスなどの病原体を気管内に持ち込むリスクが高い行為であることも認識しておく。不十分な無菌操作は感染拡大を助長するため，標準予防策にて感染拡大への予防を徹底すべきである。

　一般的には液体せっけんを用いた手洗いと，擦式アルコール製剤による手指消毒などの手指衛生に努め，個人防護具として滅菌手袋，医療用ゴム手袋，エプロン，マスクを着用し接触予防策を講じる必要がある。また，感染症の種類によっては，ガウン，帽子，ゴーグルなども必要になる場合もある。特に臨床において頻繁に遭遇する感染症としてメチシリン耐性黄色ブドウ球菌（MRSA）があるが，加えて近年，多剤耐性菌も増加傾向にあり，感染に関する情報に注意する。

　吸引操作に関して，繰り返し吸引が必要な場合は吸引カテーテルの外側をアルコール綿で拭き取り，滅菌蒸留水を吸引し吸引チューブ内をきれいにするなどの配慮が必要である。また，吸引チューブの再利用は感染対策上好ましくなく，基本的には単回使用としディスポーザブル（使い捨て）が望ましい。

218　＊MRSA：methicillin-resistant *Staphylococcus aureus*

## 4 吸引の実際①：アセスメント

- 十分なアセスメントに基付き，気管吸引の適応および必要性について検討する
- 実施前後にアセスメントを行い，効果検証および合併症の有無について評価する
- 全身状態はもとよりバイタルサインおよびフィジカルアセスメント（視診，触診，打診，聴診）の結果など総合的に評価することが重要である

### 気管吸引

適応となる状態をアセスメントし，喀痰量および性状など総合的に評価した結果から実施を検討する。気管吸引は1日何回，1時間ごとといった定期的に行うべき行為ではなく，必要と判断された場合にのみ気管吸引を行うことが望ましい（図3）。

### 身体所見からの情報

気管吸引が必要と考えられる所見は，痰の貯留を原因とする努力性呼吸および湿性咳嗽を認める場合，さらには呼吸数増加，浅速呼吸，陥没呼吸，呼吸補助筋の筋活動亢進，呼気延長，気道分泌物貯留により確認できる胸壁振動の触知（rattling），気道分泌物貯留および無気肺の存在などがある。聴診では，中枢気道から左右の主気管支付近にて気道分泌物の存在を示唆する副雑音〔低音性連続性ラ音（rhonchi）または荒い断続性ラ音（coarse crackles）〕が聴取される。

これらの所見を見落とさず，早急に対処すべきである。

**基礎へのフィードバック**

**呼吸数**
正常な呼吸数は12～20回/分であり，25回以上の場合を頻呼吸という。

**無気肺の分類**
無気肺は肺胞の含気が低下した状態であり，閉塞性無気肺，受動性無気肺，圧迫性無気肺，瘢痕性無気肺，粘着性無気肺の5つに分類される。

**基礎へのフィードバック**

**聴診**
聴診は吸気相と呼気相を意識する。気道分泌物がある場合は，特に呼気相に問題があることが多い。

### 図3 気管吸引の必要性とアセスメント

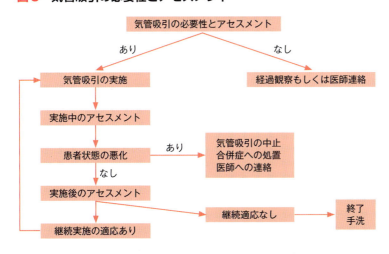

文献1）より改変引用

3章 各論—呼吸器疾患—

219

### その他の情報

客観的指標として，動脈血ガス分析や経皮的酸素飽和度モニターで低酸素血症を認める場合や，人工呼吸器の換気設定条件にもよるが，気道内圧の上昇(従量式)あるいは換気量の低下(従圧式)を認める場合，また，フロー曲線の呼気時に特徴的な波形を認める場合なども気管吸引の必要が疑われる所見である(図4)。

また，気管チューブ内は加温・加湿されており，気管チューブ内の結露が原因で水分が貯留し同様の所見を示すこともある。そのため，気管チューブ自体に聴診器を押し当てて評価し，気管チューブ内の水分の貯留の有無も確認する。もし，水分貯留を認める場合はウォータートラップなどに排液するか，一度開放して水分を除去する必要がある。これらを施し水分を除去後に，気道分泌物の貯留などの所見については再評価を行う。

**図4 フロー曲線の呼気時に認める特徴的な波形**

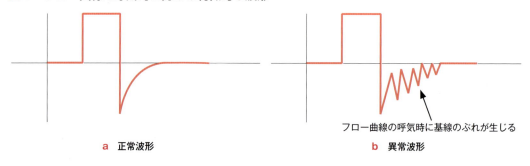

a 正常波形　　　b 異常波形

## 5　吸引の実際②：吸引の手順

- 吸引の手順をしっかり把握することが重要である
- 吸引カテーテルのサイズ，吸引圧，吸引時間を考慮しながら実施する
- 開放式吸引，閉鎖式吸引，口腔および鼻腔吸引それぞれの手順をおさえる

### 吸引操作の流れ

吸引施行前に患者の呼吸状態をフィジカルアセスメントに基付き評価し，客観的なモニタリングからの情報で吸引の必要性について評価する。感染予防策後に人工呼吸器装着患者においては，気管チューブのカフ圧も確認する。

吸引施行時は，咳嗽反射も誘発され，気管も収縮・弛緩を繰り返すため，もしカフ圧が低ければカフ上部に貯留した不潔な分泌物が気管内へ流入し肺炎のリスクを高める。そのため，気管吸引の実施前にカフ上部の側管から貯留した分泌物を吸引除去する。

続いて，吸引カテーテルのサイズ，吸引圧，吸引時間を考慮する。吸引カテーテルのサイズは，気管チューブの内径を確認し，内径の約1/2以下の吸引カテーテルを選択する(表3)。

適切な吸引圧は，20 kPa(150 mmHg)が一般的な設定圧とされている。圧が高すぎると，線毛上皮細胞も吸引され気道粘膜損傷のリスクが生じる。さらに気道内の空気を吸引するため，無気肺や低酸素血症を助長することも指摘されている。

## 表3 吸引カテーテルの種類

| 気管チューブ内径[mm] | 気管チューブ外径[mm] | 推奨吸引カテーテル[Fr(mm)] |
|---|---|---|
| 8 | 10.8 | 12(4.0) |
| 7.5 | 10.2 | 10(3.3) |
| 7 | 9.5 | 10(3.3) |

文献4)より引用

吸引時間が長ければ長いほど，吸引される空気の量も増加するため（**表4**），低酸素血症のリスクが増大する．吸引時間は10秒以内で行うように心がける．

挿管および気管切開患者において，気管チューブは気管分岐部から3〜5cm上に先端がくるように留置されているので，あらかじめ胸部単純X線画像などで確認しておく．吸引カテーテルの適切な挿入長は，気管チューブから吸引カテーテルの先端が1〜2cm出る程度とする．

## 開放式吸引方法の実際

①液体せっけんを用いた手洗いと擦式アルコール製剤による手指消毒などを行う．

②手袋やガウンなどの個人防護具を装着する（**図5a**）．

③吸引圧調整器で吸引圧を調整する（**図5b**）．

④側管チューブからカフ上部の分泌物を吸引する（**図5c**）．

⑤吸引カテーテルを吸引管に接続する（**図5d**）．

⑥滅菌手袋を装着する（**図5e**）．

⑦陰圧調整口は開放したまま，陰圧をかけずに吸引カテーテルを気管内に挿入する（**図5f**）．

⑧吸引カテーテルを指でねじるように回転させながら吸引する（**図6a**）．吸引カテーテルを大きく回して吸引しないようにする（**図6b**）．

⑨使用後の吸引カテーテルを手もしくは指に巻き付ける（**図6c**）．

⑩使用後の吸引カテーテルを手袋に包み込むようにはずし，手袋と吸引カテーテルを廃棄する（**図6d**）．

⑪実施後の患者の評価を行い，問題なければ手指消毒をして終了する．

### 臨床に役立つアドバイス

**単孔式と多孔式**

吸引カテーテルの先端のみに孔がある「単孔式」と，先端の孔に加え側孔がある「多孔式」がある．多孔式の吸引カテーテルの場合，吸引圧は側孔にかかるためカテーテルを回転させ吸引圧を維持しながら吸引する．単孔式の場合は，孔が先端にしかないためカテーテルを回転させる必要はない．

## 表4 吸引カテーテルの吸引圧と空気量の関係

| 吸引圧[mmHg] | 10Fr | | 12Fr | |
|---|---|---|---|---|
| | 開放状態[mL] | 密封状態[mL] | 開放状態[mL] | 密封状態[mL] |
| 50 | 微量 | 500 | 20 | 860 |
| 100 | 10 | 1,230 | 50 | 1,910 |
| 150 | 30 | 1,720 | 80 | 2,650 |
| 200 | 40 | 2,010 | 110 | 3,150 |
| 250 | 50 | 2,420 | 130 | 3,600 |

文献5)より引用

### 図5 開放式吸引方法（その1）

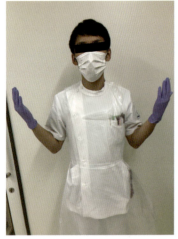

a 手袋やガウンなどの個人防護具を装着する

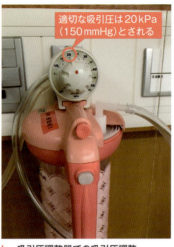

適切な吸引圧は20kPa（150mmHg）とされる

b 吸引圧調整器での吸引圧調整

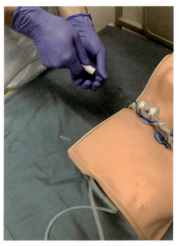

c 側管チューブからの吸引

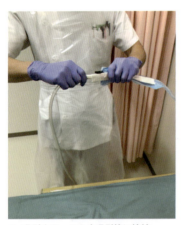

d 吸引カテーテルを吸引管に接続

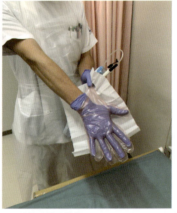

e 滅菌手袋の装着

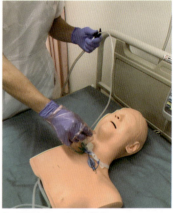

f 吸引カテーテルの挿入

## 閉鎖式吸引方法の実際

① 吸引カテーテルを吸引管に接続する（図7a）。
② 吸引圧調整器で吸引圧を調整する。
③ 吸引コントロールバルブは開放したまま、吸引カテーテルを気管内に挿入する（図7b）。
④ 吸引コントロールバルブを押しながら吸引カテーテルを引き抜く（図7c）。
⑤ 洗浄液注入ポートに洗浄液を注入し、陰圧をかけながら吸引しチューブ内を洗浄する（図7d）。
⑥ 吸引コントロールバルブにロックをかけ、接続キャップを閉める。
⑦ 実施後の患者の評価を行い、問題なければ手指消毒をして終了する。

## 口腔および鼻腔吸引の実際

① 手袋を装着する。
② 吸引圧調整器で吸引圧を調整する。
③ 吸引カテーテルを吸引管に接続する。
④ 陰圧調整口は開放したまま、吸引カテーテル

### 図6 開放式吸引方法（その2）

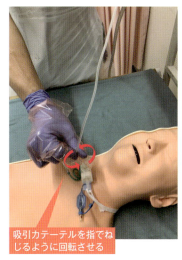

吸引カテーテルを指でね
じるように回転させる

a　よい例

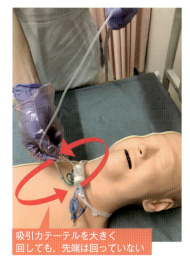

吸引カテーテルを大きく
回しても，先端は回っていない

b　悪い例

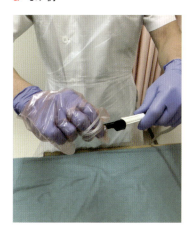

c　使用後の吸引カテーテルを手もしく
　　は指に巻き付ける

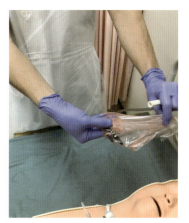

d　使用後の吸引カテーテルを手袋に
　　包み込むようにはずす

を口腔内もしくは鼻腔内に挿入する。
⑤陰圧をかけ吸引しながら，吸引カテーテルを引き抜く。
⑥使用後の吸引カテーテルを手もしくは指に巻きつける。
⑦使用後の吸引カテーテルを手袋に包み込むようにはずす。
⑧実施後の患者の評価を行い，問題なければ手指消毒をして終了する。

3章　各論―呼吸器疾患―

#### 図7 閉鎖式吸引方法の実際

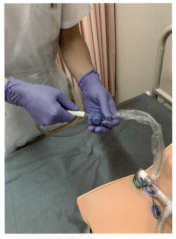

a 吸引カテーテルを吸引管に接続

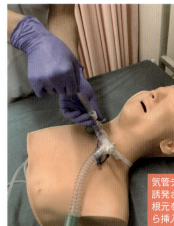

b 吸引カテーテルの挿入

気管チューブの動揺により咳嗽が誘発されるため，気管チューブの根元を動かないように固定しながら挿入する

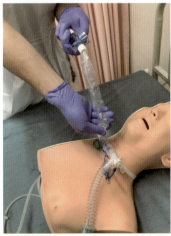

c 吸引しながら吸引カテーテルを引き抜く

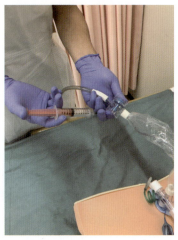

d 洗浄液を注入しながら吸引しチューブ内を洗浄する

## 6 合併症とその対応

- 実施後の低酸素血症を想定して事前の対策が必要である
- 吸引による効果判定および状態変化に対応するため，リスク管理上モニタリングは必要である
- 吸引による合併症をしっかり認識しておくことが重要である

### 気管吸引におけるリスク管理

　気管吸引実施後にしばしば認める低酸素血症を予防するために，実施前に十分な酸素供給を図り，実施後の酸素化の低下を想定したうえで実施する。

　人工呼吸器装着患者では，100％酸素投与する

設定が搭載されており，事前に酸素化の改善を図る。また，気管吸引の際に気管粘膜への機械的刺激により自律神経反射が誘発され，頻脈，徐脈，不整脈，血圧低下など引き起こす可能性もあり注意を要する。そのため，実施中は人工呼吸器のグラフィックモニタ，経皮的酸素飽和度モニタ（パルスオキシメータ），心電図，血圧計にてモニタリングする。実施後は，実施前と比較し患者状態に異常がないか，吸引による合併症が生じてないかを評価する。

**表6　気管吸引によって起こる合併症とその要因**

| 低酸素血症 | 長時間吸引や回路をはずしている時間が長いことによる吸入酸素濃度の低下 |
| --- | --- |
| 気道内損傷，潰瘍形成，出血 | 吸引カテーテルの過度な挿入や高い吸引圧による気道粘膜の損傷 |
| 不整脈，頻脈，徐脈 | 咳嗽反射，心筋の低酸素症，気道刺激による自律神経反射 |
| 無気肺 | 高い吸引圧や長時間吸引，PEEP解除による末梢気道や肺胞の虚脱，肺容量の低下 |
| 血圧変動，異常高血圧 | 咳嗽反射による気道内圧上昇から生じる静脈還流の低下や心拍出量の低下，自律神経反射 |
| 気管攣縮，嘔吐 | 吸引による気道の機械的刺激，咳嗽反射 |
| 感染症 | 不潔操作，回路をはずした際の回路内汚染 |
| 頭蓋内圧亢進 | 交感神経刺激による脳血流量の増加 |

文献6）より引用

## まとめ

- ●気管吸引の目的は何か（☞p.216）。 実習 試験
- ●気管吸引の方法には何があるか（☞p.216，217）。 実習 試験
- ●気管吸引の適応と禁忌は何か（☞p.217）。 実習 試験
- ●気管吸引の必要な状態として，どのような身体所見がある場合に注意すべきか（☞p.218）。 実習 試験
- ●適切な吸引圧や吸引時間はどれくらいか（☞p.220，221）。 実習 試験

**【引用文献】**

1）日本呼吸療法医学会 気管吸引ガイドライン改訂ワーキンググループ：気管吸引ガイドライン2013. 人工呼吸, 30: 75-91, 2013.

2）AARC Clinical Practice Guidelines: Nasotracheal Suctioning-2004 Revision & Update. Respir Care, 49(9): 1080-1083, 2004.

3）大内 玲, ほか：ARDSの気道管理. 重症集中ケア, 5 : 61-69, 2016.

4）日野真弓：気管吸引. 呼吸器ケア, 16(4): 318-324, 2018.

5）小泉 恵, ほか：研究の動向と問題点. Nursing today, 13(10): 28-32, 1998.

6）川上悦子：気管吸引実施後, 効果をどう評価する?. 呼吸器ケア, 14(2): 124-131, 2016.

# 第4章

# 各論

## ―代謝・腎疾患―

# 4章 各論 ―代謝・腎疾患―

# 1 糖尿病

## 1 症候・障害

**POINT**
- 健常者の血糖値は90〜110 mg/dL程度に調整されている
- 血糖値を上昇および低下させる機序を理解する
- インスリン作用や運動により血糖値は低下する
- 高血糖となる要因をおさえる
- 高血糖となる2つの病態（2型糖尿病）をおさえる
- 血糖値の判定区分をおさえる
- 3大合併症として，糖尿病神経障害，糖尿病網膜症，糖尿病腎症がある

### 血糖値の調節の仕組み

　健常者の血糖値は，通常90〜110 mg/dL程度に調整されており，食後でも140 mg/dLを超えることや空腹時に60 mg/dLより低下することはまれである。一方，糖尿病患者の血糖値は健常者に比べ大きく変動する。このように血糖値を一定に保つ糖代謝の仕組みについて解説する。

### 血糖値を上げる

　血糖値が低下すると，ホルモンであるグルカゴンやアドレナリンが分泌される。両ホルモンは，肝臓のグリコーゲンを分解し，血中にグルコースを供給することで血糖値を調節する。糖質コルチコイドや成長ホルモンの作用発現は緩徐であるが，肝臓での糖新生を促進し，グルコースの取り込みを抑制することで血糖値を上昇させる（**表1**）。

### 血糖値を下げる

　血糖値を上昇させるホルモンは複数あるが，血糖値を低下させる作用があるホルモンは膵臓のβ細胞から分泌される**インスリン**のみである。

### 表1　血糖値上昇作用のあるホルモン

| 分泌器官 | ホルモン名 |
|---|---|
| 膵臓α細胞 | グルカゴン |
| 副腎髄質 | アドレナリン |
| 副腎皮質 | 糖質コルチコイド |
| 下垂体前葉 | 成長ホルモン |

**基礎へのフィードバック**

**糖質コルチコイド**
　糖質コルチコイドは主なホルモンとして，コルチゾールやコルチコステロンがある。

　もう1つの機序として，**運動（身体活動）**により血糖値は低下する。

### インスリン作用によるグルコース取り込み

　血中の血糖値が上昇すると，インスリンが分泌され，細胞膜のインスリン受容体に結合する。
　細胞内で情報が伝達され，グルコース輸送体（GLUT4）が細胞膜へ移動する。血中のグルコースがGLUT4と結合し，細胞内に取り込まれることにより血糖値が下がる（**図1**）。

＊GLUT4：glucose transporter 4

### 図1 インスリン作用による骨格筋でのグルコース取り込み

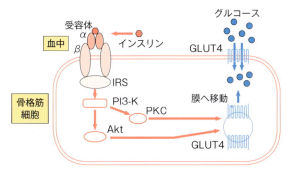

① 血糖値が上昇するとインスリンが分泌される。
② インスリンが受容体に結合すると，骨格筋細胞内で情報伝達が行われる。
③ 骨格筋細胞内のGLUT4が活性化され，骨格細胞膜へ移動する。
④ 血中のグルコースをGLUT4がとらえ，骨格筋細胞内に取り込むことにより，血糖値が下がる。

文献1）より引用

### 運動筋収縮によるグルコース取り込み

骨格筋の収縮により，GLUT4が細胞膜に移動し，インスリン作用と同様に血糖値を低下させる（**図2**）。

### 図2 筋収縮による骨格筋でのグルコース取り込み

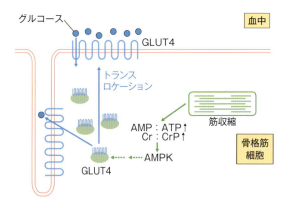

① 運動（筋収縮）が起こる。
② インスリン作用と同様に骨格筋細胞内のGLUT4が活性化され，骨格筋細胞膜へ移動する（トランスロケーション）。
③ 血中のグルコースをGLUT4がとらえ，骨格筋細胞内に取り込むことにより，血糖値が下がる。

文献1）より改変引用

### 高血糖となる要因

高血糖を主徴とする糖尿病のなかで，患者の多数を占める2型糖尿病の高血糖の要因は，**遺伝的な因子**と過食や運動不足による**環境因子**である。

1型糖尿病では，膵臓β細胞が破壊されることにより，インスリンが分泌されず高血糖を呈する。その他の要因として，遺伝子異常や他の疾患に伴い発症した糖代謝異常，妊娠による高血糖がある。糖代謝異常の要因について**表2**に示す。

### 表2 糖尿病と糖代謝異常の成因分類

| Ⅰ．1型 |
|---|
| 膵臓β細胞の破壊。通常は絶対的インスリン欠乏に至る |
| A．自己免疫性 |
| B．特発性 |
| **Ⅱ．2型** |
| インスリン分泌低下を主体とするものと，インスリン抵抗性が主体で，それにインスリンの相対的不足を伴うものなどがある |
| **Ⅲ．その他の特定の機序，疾患によるもの** |
| A．遺伝因子として遺伝子異常が同定されたもの |
| 1．膵臓β細胞機能にかかわる遺伝子異常 |
| 2．インスリン作用の伝達機構にかかわる遺伝子異常 |
| B．他の疾患，条件に伴うもの |
| 1．膵外分泌疾患 |
| 2．内分泌疾患 |
| 3．肝疾患 |
| 4．薬剤や化学物質によるもの |
| 5．感染症 |
| 6．免疫機序によるまれな病態 |
| 7．その他の遺伝的症候群で糖尿病を伴うことの多いもの |
| **Ⅳ．妊娠糖尿病**※ |

注：現時点では，上記のいずれにも分類できないものは分類不能とする。
※ 妊娠中にはじめて発見または発症した糖尿病にいたっていない糖代謝異常である。妊娠中の明らかな糖尿病，糖尿病合併妊娠は含めない。

文献2）より引用

**用語解説　インスリン抵抗性**　血中インスリン濃度に見合っただけのインスリン作用が得られない状態。インスリンの情報伝達の障害などによって生じる。

## インスリンの分泌不全とインスリンの抵抗性亢進

日本人の糖尿病患者の90％以上を占める2型糖尿病の高血糖の病態は，**インスリンの分泌不全**と**インスリンの抵抗性亢進**という，2つのインスリン作用不足による（**図3**）。

インスリンの分泌不全とは，膵臓β細胞の機能低下により，十分なインスリンが分泌されない状態をいう。インスリン抵抗性亢進は，インスリン作用を発揮するために，健常人に比べて多くのインスリンを必要とする状態である。インスリンが分泌されても，細胞内で情報が伝達されないなどの原因で，インスリン作用が十分に発揮されず，インスリン作用の効果が低くなる。

### 血糖値の判定区分（正常型，糖尿病型）

空腹時血糖値は，正常型が110 mg/dL未満，糖尿病型が126 mg/dL以上である。75 gのブドウ糖を負荷した血糖値である，75 gブドウ糖負荷試験（75 gOGTT）による2時間後の血糖値は，正常型が140 mg/dL未満，糖尿病型が200 mg/dL以上である（**表3**，**図4**）。正常型と糖尿病型の間は境界型に区分され，正常型と比べて糖尿病発症リスクが高くなる。

### 図3　インスリン作用不足の2つの病態（2型糖尿病）

| 正常 | 糖尿病　インスリン作用不足の2つの病態 |

| | インスリン分泌不全・消失<br>（1型糖尿病，一部の2型糖尿病など） | インスリンの抵抗性亢進<br>（主に2型糖尿病） |

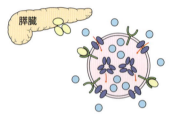
過不足なくインスリン分泌され作用すると，ブドウ糖はすみやかに細胞内に取り込まれる。

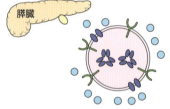
インスリン分泌量が不足すると，ブドウ糖は細胞内に取り込まれなくなる。

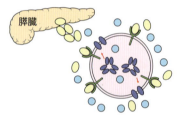
インスリンが十分量あっても効きにくいため，ブドウ糖は細胞内に取り込まれにくくなる。

○インスリン　○ブドウ糖　Yインスリン受容体　→インスリンシグナル　◎糖輸送体

文献3)より引用

### 表3　空腹時血糖値および75 gOGTTによる血糖値の判定区分と判定基準

| | 判定区分 | 空腹時 | 血糖測定時間 | 負荷後2時間 |
|---|---|---|---|---|
| 血糖値<br>（静脈血漿値） | 糖尿病型 | 126 mg/dL以上 | ◀または▶ | 200 mg/dL以上 |
| | 境界型 | 糖尿病型にも正常型にも属さないもの | | |
| | 正常型 | 110 mg/dL未満 | ◀および▶ | 140 mg/dL未満 |

文献4)P.21を改変

**補足**
**75 gOGTT**
①10時間以上絶食の後，空腹時血糖を測定する
②ブドウ糖（無水ブドウ糖75 gを水に溶かしたもの）を飲用させる
③ブドウ糖負荷後，30分，1時間，2時間の血糖値を測定する

＊75 gOGTT：75 g oral glucose tolerance test

### 図4 空腹時血糖値および75gOGTTによる血糖値の判定区分

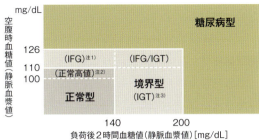

注1) IFGは空腹時血糖値110〜125mg/dlで，2時間値を測定した場合には140mg/dl未満の群を示す(WHO)．ただしADAでは空腹時血糖値100〜125mg/dlとして，空腹時血糖値のみで判定している．

注2) 空腹時血糖値が100〜109mg/dlは正常域ではあるが，「正常高値」とする．この集団は糖尿病への移行やOGTT時の耐糖能障害の程度からみて多様な集団であるため，OGTTを行うことが勧められる．

注3) IGTはWHOの糖尿病診断基準に取り入れられた分類で，空腹時血糖値126mg/dl未満，75gOGTT 2時間値140〜199mg/dlの群を示す．

IFG：空腹時血糖異常　IGT：耐糖能異常

文献4)P.25より転載

## 3 大合併症

糖尿病では長期間にわたる高血糖により，細い血管を障害する細小血管症や動脈硬化に関連した大血管症のほか，白内障や歯周疾患などさまざまな合併症の発症リスクが高まる．**糖尿病神経障害**，**糖尿病網膜症**，**糖尿病腎症**は糖尿病の3大合併症であり，糖尿病細小血管症も，糖尿病に特有な合併症である．

### 糖尿病神経障害

遠位対称性の多発神経障害と局所性の単神経障害に分類される．多発神経障害は，高頻度にみられる障害であり，感覚・運動神経障害と自律神経障害に分類される(**表4**)．

#### ①感覚・運動神経障害

下肢遠位部(足尖，足底)より左右対称性にしびれ感，自発痛，感覚鈍麻などの感覚障害が現れ，上行性に進行する．触覚や温痛覚などの知覚障害は火傷や足病変の発症リスクとなる．痛みを伴う有痛性神経障害では，睡眠不足や抑うつ状態になることが多い．ただし，患者の半数は，痛みやしびれがない無症候性障害であり，自発的な感覚異常がないまま潜行的に進行する．症状は感覚神経優位であり，運動神経障害は目立たないが，進行すると，足内在筋の萎縮による足の変形などが起こる．

#### ②自律神経障害

末梢血管の収縮障害による起立性低血圧や心臓の自律神経障害による無痛性心筋梗塞などによる突然死のリスクがある．瞳孔機能異常や発汗異常，消化管の運動異常(便秘，下痢)など多彩な症状を呈する．

### 表4 糖尿病神経障害の分類と主な症状

| 分類 | 症状 |
| --- | --- |
| 多発神経障害　感覚運動神経障害　自律神経障害 | しびれ感，錯感覚，冷感，自発痛，アロディニア，感覚鈍麻　瞳孔機能異常，発汗異常，起立性低血圧，胃不全麻痺，便通異常(便秘，下痢)，胆嚢無力症，膀胱障害，勃起障害，無自覚低血糖など |
| 急性有痛性神経障害 | 治療後神経障害など |
| 単神経障害　脳神経障害　体幹・四肢の神経障害　糖尿病筋萎縮　(腰仙部根神経叢神経障害) | 外眼筋麻痺(動眼・滑車・外転神経麻痺)，顔面神経麻痺など　手根管症候群，尺骨神経麻痺，腓骨神経麻痺，体幹部の単神経障害など　典型例は片側〜両側性殿部・大腿部筋萎縮・筋力低下を呈し疼痛を伴う |

文献5)より転載

**用語解説** **糖尿病黄斑浮腫**　網膜にある黄斑は，視覚がもっとも鋭敏な部位である．黄斑浮腫は，黄斑付近に毛細血管瘤などが多発したり血液成分が染み出たりすることによって，視力が低下する疾患であり，単純網膜症の段階でも発症することがある．

＊IFG：impaired fasting glucose　＊IGT：impaired glucose tolerance

### ③単神経障害

脳神経障害（動眼神経，滑車神経，外転神経，顔面神経）や体幹・四肢の神経障害などがあり，神経の栄養血管の閉塞が原因と考えられている。

### 糖尿病網膜症

糖尿病網膜症の病期は，単純網膜症，増殖前網膜症，増殖網膜症の3期に分けられる（**表5**）。網膜の血管壁細胞の変性や基底膜の肥厚による血流障害，血液成分の漏出が原因とされる。網膜症増殖期に進行するまで自覚症状がないことが多い。糖尿病黄斑浮腫の発症や増殖期に網膜や硝子体に新生血管が生じ，硝子体出血や牽引性網膜剝離による視力障害が発症して自覚症状として現れる。

### 糖尿病腎症

糖尿病腎症の病期は，糸球体濾過量〔推算糸球体濾過量（eGFR）で代用〕と尿中アルブミン排泄量あるいは尿タンパク排泄量によって第1期から第5期に分類される（**表6**）。

タンパク尿が陰性であっても，微量アルブミン尿（尿中アルブミン/クレアチニン比：30～299 mg/gCr）がみられる場合を，早期腎症期という。微量アルブミン尿は，糸球体基底膜のアルブミン透過性の亢進と尿細管による再吸収の障害に関連して起こる。

顕性腎症期は，尿中アルブミンが300 mg/gCr以上となるが，それでも自覚症状は比較的乏しい。糸球体の血管変化により，結合組織であるメサンギウム領域に細胞外基質タンパクが沈着し，隣接する血管内腔が閉塞することにより，濾過面積が狭小する。このような糸球体構造の破壊が起こり，糸球体濾過量（GFR）が低下する。

### 表5　糖尿病網膜症の病期分類

**単純網膜症（病変が網膜内に限局）**

軽　　度：毛細血管瘤，点状出血
中等度：斑状出血，硬性白斑，浮腫，少数の軟性白斑

**増殖前網膜症（網膜表層に病変が拡がる）**

軽　　度：軟性白斑，網膜内細小血管異常（IRMA）
中等度：静脈の重複化，数珠状拡張

**増殖網膜症（硝子体内に増殖組織が侵入）**

新生血管，硝子体出血，線維性増殖，網膜剝離

文献3）より引用

### 表6　糖尿病腎症病期分類

| 病期 | 尿アルブミン値[mg/gCr]あるいは尿タンパク値[g/gCr] | GFR（eGFR）[mL/分/1.73 m²] |
|---|---|---|
| 第1期（腎症前期） | 正常アルブミン尿（30未満） | 30以上[注1] |
| 第2期（早期腎症期） | 微量アルブミン尿（30～299）[注2] | 30以上 |
| 第3期（顕性腎症期） | 顕性アルブミン尿（300以上）あるいは持続性タンパク尿（0.5以上） | 30以上[注3] |
| 第4期（腎不全期） | 問わない[注4] | 30未満 |
| 第5期（透析療法期） | 透析療法中 | |

注1：GFR 60 mL/分/1.73 m²未満の症例はCKDに該当し，糖尿病性腎症以外の原因が存在しうるため，ほかの腎臓病との鑑別診断が必要である。
注2：微量アルブミン尿を認めた症例では，糖尿病性腎症早期診断基準に従って鑑別診断を行ったうえで，早期腎症と診断する。
注3：顕性アルブミン尿の症例では，GFR 60 mL/分/1.73 m²未満からGFRの低下に伴い腎イベント（eGFRの半減，透析導入）が増加するため注意が必要である。
注4：GFR 30 mL/分/1.73 m²未満の症例は，尿アルブミン値あるいは尿タンパク値にかかわらず，腎不全期に分類される。しかし，特に正常アルブミン尿・微量アルブミン尿の場合は，糖尿病性腎症以外の腎臓病との鑑別診断が必要である。

【重要な注意事項】　本表は糖尿病性腎症の病期分類であり，薬剤使用の目安を示した表ではない。糖尿病治療薬を含む薬剤特に腎排泄性薬剤の使用に当たっては，GFRなどを勘案し，各薬剤の添付文書に従った使用が必要である。

文献2）より改変引用

【用語解説】　**糸球体濾過量**　1分間に糸球体で濾過されてできる尿量のこと。

＊ IRMA：intraretinal microvascular abnormality　　＊ eGFR：estimate glomerular filtration rate
＊ GFR：glomerular filtration rate

糖尿病腎症が進展し，タンパク尿が高度になると低タンパク血症となり，ネフローゼ状態を呈する．eGFRが30 mL/分/1.73 m² 未満では，腎不全期となり，倦怠感，浮腫，貧血，腎性高血圧，高カリウム血症などが進行する．腎不全が進行し透析療法に至った状態を透析療法期（第5期）とする（**表7**）．

### 表7　糖尿病腎症患者における自覚症状

| A. 糖尿病腎症に由来する自覚症状 |
|---|
| 1. 第1～2期<br>　特になし<br>2. 第3期<br>　浮腫（全身または下肢）：高度タンパク尿による低タンパク血症のため<br>　体動時の息切れや胸苦しさ：胸腔や心嚢への水分貯留のため<br>　食欲不振や腹膜感：腹水貯留や消化管浮腫のため<br>3. 第4期および第5期<br>　第3期の症状が増悪<br>　顔色不良と易疲労感：貧血のため<br>　嘔気あるいは嘔吐：消化管尿毒症のため<br>　筋肉の強直や疼痛：低カルシウム血症のため<br>　骨の疼痛：二次性副甲状腺機能亢進症などによる腎性骨異栄養症のため<br>　手のしびれや痛み：手根管症候群のため<br>　腰痛と発熱：持続的携帯型腹膜透析（CAPD）症例における急性腹膜炎のため |
| **B. 糖尿病に由来する自覚症状（糖尿病腎症の各病期に共通）** |
| 1. 脱力感や易疲労感：各種の代謝異常のため<br>2. 口渇，多飲，多尿：高血糖のため<br>3. 四肢特に下肢のしびれや痛み：糖尿病末梢神経障害のため<br>4. 勃起障害（ED），便秘，下痢など：糖尿病自律神経障害のため<br>5. 視力低下：糖尿病網膜症あるいは白内障のため<br>6. 胸内苦悶，めまい，間欠性跛行など：冠動脈，頸動脈そのほか動脈硬化のため<br>7. 各種感染症状の反復：易感染性のため |

文献3)より引用

## 2　医学的検査

● 診断で用いられる検査や診断基準について理解する

### 糖尿病の診断基準

糖尿病の診断は，血糖値，HbA1c，糖尿病の典型的症状や糖尿病網膜症の有無より，1回もしくは2回の検査で診断する．

#### 血糖値

①～④のいずれかに該当する場合，「糖尿病型」と判定する．

① 早朝空腹時血糖値：126 mg/dL以上
② 75 gOGTT2時間値：200 mg/dL以上
③ 随時血糖値（来院時など任意の条件下で測定された血糖値）：200 mg/dL以上
④ HbA1c（NGSP）：6.5％以上

1回で診断される場合は，血糖値とHbA1cが糖尿病型であるか，または，血糖値が糖尿病型であり，糖尿病の典型的症状（口渇，多飲，多尿，体重減少など）もしくは確実な糖尿病網膜症が認められる場合，糖尿病と診断される．診断は**図5**のような臨床診断のフローチャートに従って診断される．ただし，糖尿病の診断にはいくつかの留意点がある（**表8**）．

---

＊ED：erectile dysfunction　＊CAPD：continuous ambulatory peritoneal dialysis
＊NGSP：National Glycohemoglobin Standardization Program

## 図5 糖尿病診断のフローチャート

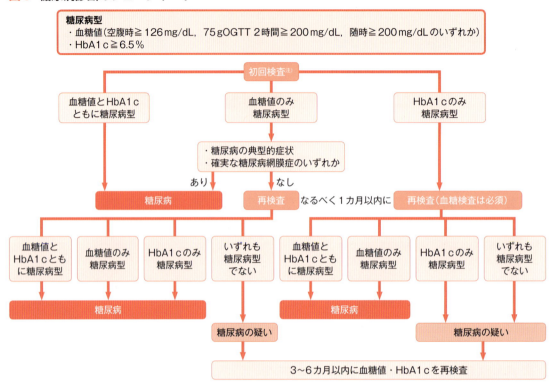

注）糖尿病が疑われる場合は，血糖値と同時にHbA1cを測定する。同日に血糖値とHbA1cが糖尿病型を示した場合には，初回検査だけで糖尿病と診断する。

文献4）P.23より転載

## 表8 糖尿病の診断に関する留意点

1. HbA1cのみでは糖尿病と診断できない。確定診断には血糖検査が必須である。
2. HbA1cは種々の病態で平均血糖値と乖離する場合があることに留意する。
3. 糖尿病診断にHbA1c値を用いる際には，NGSP認証を取得している機器により測定するものとする。ただし，HbA1c値には測定方法や機器により若干のばらつきが報告されていることから，糖尿病診断を行う際には慎重を期することが望ましい。
4. 尿糖検査は，腎のブドウ糖排泄閾値や内服中の薬剤によって影響を受けるため，糖尿病の診断には用いない。
5. 1型糖尿病は，発症時に明瞭な糖尿病の症状が認められる場合が多いので，発症時点をはっきり推定しうることが多い。
6. 劇症1型糖尿病では，感冒様症状，腹部症状がそれぞれ70％以上の患者でみられることに注意を要する。また，高血糖に比べてHbA1c値が不釣り合いに低いことも特徴である。
7. 2型糖尿病は多くの場合，無症状か症状があっても軽いので，糖尿病と診断された時点で，すでに特有の合併症（網膜症，腎症，神経障害）をもっていることがまれではない。
8. これら合併をもつ患者は，その合併症の病期によって治療方針が多少異なるので，診断の際には必ず合併症の有無・程度を検査する。
9. 糖尿病は治癒する病気ではないので，決して通院（受診）を中断しないよう指導する。

文献4）P.24より転載

**用語解説 HbA1c** HbA1c（国際基準値NGSP）6.5％以上を糖尿病型と判定する。血中のヘモグロビンにブドウ糖が非酵素的に結合したものであり，高血糖が持続すると増加する。過去1〜2カ月の平均血糖値を反映する。血糖コントロール目標の指標として用いられる。

## 3 血糖コントロール目標

- 血糖コントロール目標としてHbA1c値を用いる
- 血糖コントロール目標値は成人（妊婦を除く），高齢者などにより基準値が異なる

### 成人（高齢者，妊婦を除く）の血糖コントロール目標

細小血管症の発症予防や進展の抑制のために「HbA1c 7.0%未満」を目標とする（図6）。治療目標は年齢，罹病期間，臓器障害，低血糖の危険性，サポート体制などを考慮して個別に設定する。

### 高齢者糖尿病の血糖コントロール目標

高齢者糖尿病の特徴は低血糖を起こしやすく，低血糖による転倒や重症低血糖では認知症，心血管疾患，死亡のリスクが高くなる。また，身体機能や認知機能など個人差が大きいため，認知機能や基本的日常生活活動（ADL），手段的ADL（IADL）の状態によりカテゴリーⅠ～Ⅲに分類する。さらに重症低血糖が危惧される薬剤使用の有無により，血糖コントロール目標を定める（図7）。

**図6　成人の血糖コントロール目標**

(65歳以上の高齢者については「高齢者糖尿病の血糖コントロール目標」を参照)

コントロール目標値 注4)

| 目標 | 血糖正常化を目指す際の目標 注1) | 合併症予防のための目標 注2) | 治療強化が困難な際の目標 注3) |
|---|---|---|---|
| HbA1c(%) | 6.0未満 | 7.0未満 | 8.0未満 |

治療目標は年齢，罹病期間，臓器障害，低血糖の危険性，サポート体制などを考慮して個別に設定する。

注1) 適切な食事療法や運動療法だけで達成可能な場合，または薬物療法中でも低血糖などの副作用なく達成可能な場合の目標とする。
注2) 合併症予防の観点からHbA1cの目標値を7%未満とする。対応する血糖値としては，空腹時血糖値130mg/dL未満，食後2時間血糖値180mg/dL未満をおおよその目安となる。
注3) 低血糖などの副作用，その他の理由で治療の強化が難しい場合の目標とする。
注4) いずれも成人に対しての目標値であり，また妊娠例は除くものとする。

文献4)P.29より転載

*ADL : activities of daily living　　*IADL : instrumental activities of daily living

### 図7 高齢者糖尿病の血糖コントロール目標（HbA1c値）

| 患者の特徴・健康状態 注1) | カテゴリーⅠ<br>①認知機能正常<br>かつ<br>②ADL自立 | カテゴリーⅡ<br>①軽度認知障害〜軽度認知症<br>または<br>②手段的ADL低下<br>基本的ADL自立 | カテゴリーⅢ<br>①中等度以上の認知症<br>または<br>②基本的ADL低下<br>または<br>③多くの併存疾患や機能障害 |
|---|---|---|---|
| 重症低血糖が危惧される薬剤（インスリン製剤，SU薬，グリニド薬など）の使用　なし 注2) | 7.0％未満 | 7.0％未満 | 8.0％未満 |
| 　あり 注3) | 65歳以上75歳未満<br>7.5％未満（下限6.5％） ／ 75歳以上<br>8.0％未満（下限7.0％） | 8.0％未満（下限7.0％） | 8.5％未満（下限7.5％） |

治療目標は，年齢，罹病期間，低血糖の危険性，サポート体制などに加え，高齢者では認知機能や基本的ADL，手段的ADL，併存疾患なども考慮して個別に設定する．ただし，加齢に伴って重症低血糖の危険性が高くなることに十分注意する．

注1）認知機能や基本的ADL（着衣，移動，入浴，トイレの使用など），手段的ADL（IADL：買い物，食事の準備，服薬管理，金銭管理など）の評価に関しては，日本老年医学会のホームページ（http://www.jpn-geriat-soc.or.jp/）を参照する．エンドオブライフの状態では，著しい高血糖を防止し，それに伴う脱水や急性合併症を予防する治療を優先する．
注2）高齢者糖尿病においても，合併症予防のための目標は7.0％未満である．ただし適切な食事療法や運動療法だけで達成可能な場合，または薬物療法の副作用なく達成可能な場合の目標を6.0％未満，治療の強化が難しい場合の目標を8.0％未満とする．下限を設けない．カテゴリーⅢに該当する状態で，多剤併用による有害作用が懸念される場合や，重篤な併存疾患を有し，社会的なサポートが乏しい場合などは，8.5％未満を目標とすることも許容される．
注3）糖尿病罹病期間も考慮し，合併症発症，進展阻止が優先される場合には，重症低血糖を予防する対策を講じつつ，個々の高齢者ごとに個別の目標や下限を設定してもよい．65歳未満からこれらの薬剤を用いて治療中であり，かつ血糖コントロール状態が図の目標や下限を下回る場合には，基本的に現状を維持するが，重症低血糖に十分注意する．グリニド薬は，種類・使用量・血糖値等を勘案し，重症低血糖が危惧されない薬剤に分類される場合もある．

【重要な注意事項】 糖尿病治療薬の使用にあたっては，日本老年医学会編「高齢者の安全な薬物療法ガイドライン」を参照すること．薬剤使用時には多剤併用を避け，副作用の出現に十分に注意する．

文献6）P.46より転載

## 4 医師による治療

● 経口血糖降下薬および注射血糖降下薬の種類と適応，副作用について理解する

### 薬物療法

**経口血糖降下薬**

経口血糖降下薬の主な適応は2型糖尿病であり，初診後，一定期間（2〜3カ月程度）食事療法と運動療法を励行させた後，なお血糖コントロールが不十分な場合に処方される（図8）．経口血糖降下薬は大別して，インスリン抵抗性を改善するもの，インスリン分泌を促進するもの，糖の

＊SU：sulfonylurea

### 図8 2型糖尿病の病態と経口血糖降下薬の選択

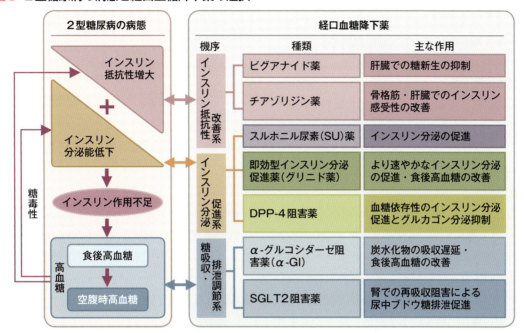

食事，運動などの生活習慣改善と1種類の薬剤の組み合わせで効果が得られない場合，2種類以上の薬剤の併用を考慮する。作用機序の異なる薬剤の組み合わせは有効と考えられるが，一部の薬剤では有効性および安全性が確立していない組み合わせもある。詳細は各薬剤の添付文書を参照のこと。

文献4) P.33より転載

吸収や排泄を調整するものの3種類に分けられる。

■ インスリン抵抗改善系

①ビグアナイド薬

　肝臓で働き，糖新生を抑制する。スルホニル尿素（SU）薬の効果が不十分な場合，併用することが多いが，SU薬との併用では低血糖のリスクに留意する。

②チアゾリジン薬

　末梢組織での糖の取り込みを促進し，肝臓での糖新生を抑制する。

■ インスリン分泌促進系

①SU薬

　膵臓β細胞でのインスリン分泌を促進することで，血糖値を降下させる。インスリン分泌能が比較的保たれている2型糖尿病が適応である。**低血糖の副作用がある**。特に高齢者や肝臓・腎障害がある患者は，遷延性低血糖（下がった血糖値が長時間回復しない低血糖の状態）となる危険がある。

②速効型インスリン分泌促進（グリニド）薬

　SU薬と同様の作用があり，SU薬よりも速く効果が発現する。**低血糖**，**肝機能障害**の副作用がある。

③DPP-4阻害薬

　インクレチン（GLP-1，GIP）を不活性化させるDPP-4の作用を阻害する。インスリン分泌を促進し，グルカゴン分泌を抑制する。

■ 糖吸収・排泄調節系

①α-グルコシダーゼ阻害薬（α-GI）

　2糖類から単糖類に分解する酵素であるα-GIの活性を阻害することで，糖の消化・吸収を遅延させる。

**用語解説　インクレチン**　消化管から分泌されるホルモンの一種であり，インスリン分泌作用がある。

＊SGLT：sodium glucose transporter　　＊GLP-1：glucagon-like peptide-1　　＊GIP：gastric inhibitory polypeptide

②SGLT2阻害薬

腎尿細管からのブドウ糖の再吸収を阻害し，体外に糖を排泄することで血糖値を降下させる。

### 注射血糖降下薬

注射血糖降下薬は，インスリン製剤とGLP-1受容体作動薬がある。

### ■インスリン製剤

#### ①適応

インスリンの絶対適応を**表9**に示す。相対的適応は，2型糖尿病で著明な高血糖を認める場合，経口血糖降下薬で良好な血糖コントロールが得られない場合，ステロイド薬治療時に高血糖を認める場合，重症感染症や手術など強い生体侵襲を伴う場合，解毒性を積極的に解除する場合などである。

#### ②インスリン製剤の種類と注射の回数

作用発現時間や作用持続時間により，超速効型，速効型，中間型，混合型，配合溶解，持効型溶解に分類される。注射の回数は，患者の病態に応じて，1日1回から複数回（4～5回）とする。

#### ③留意点

副作用として<u>低血糖</u>がある。食事は規則正しく，炭水化物の量を一定に摂る。特に超速効型や速効型インスリン注射後は必ず食事を摂取する。

### ■GLP-1受容体作動薬

膵臓β細胞膜上のインスリン分泌促進作用のあるGLP-1の受容体に結合することで，血糖依存的にインスリン分泌を促進させる。インスリンの生成・分泌が困難なインスリン依存状態（1型糖尿病など）への適応はない。

**表9 インスリンの絶対適応**

1. インスリン依存状態
2. 重度の肝障害，腎障害
3. 高血糖性の昏睡〔糖尿病ケトアシドーシス（DKA），高血糖高浸透圧症候群，乳酸アシドーシス〕
4. 重症感染症，重度の外傷，侵襲の大きい手術
5. 糖尿病合併妊婦

文献3）より引用

## 5 理学療法評価

- 運動耐容能の評価においては，有酸素運動能力を把握する
- 運動耐容能の評価においては，1日の消費エネルギー量を評価する
- 末梢神経障害の評価においては，糖尿病神経障害の簡易診断基準を用いる
- 末梢神経障害の評価においては，糖尿病神経障害による知覚神経障害，運動神経障害，自律神経障害の評価が重要となる
- 糖尿病足病変の定義を把握する
- 糖尿病足病変の評価において，足部を観察するポイントをおさえる
- 末梢循環障害の評価において，Fontaine（フォンテイン）分類，足関節上腕血圧比，動脈の拍動確認などを把握する

### 末梢神経障害

糖代謝の異常により，神経伝達などに障害が起こる。特に細小血管の虚血や閉塞により末梢部分の神経変性が起こりやすい。

### 糖尿病神経障害の簡易診断基準

糖尿病神経障害の簡易診断基準（糖尿病性神経障害を考える会）では，必須項目の2項目を満たし，さらに条件項目の3項目中，2項目を満たす

---

\* DKA : diabetic ketoacidosis

### 表10 糖尿病神経障害の簡易診断基準

| | |
|---|---|
| 必須項目 | 1. 糖尿病が存在する<br>2. 糖尿病性多発神経障害以外の末梢神経障害を否定しうる |
| 条件項目 | 1. 糖尿病性多発神経障害に基づくと思われる自覚症状<br>2. 両側アキレス腱反射の低下あるいは消失<br>3. 両側内果の振動覚低下 |
| | 必須項目を満たし，かつ条件項目の2項目以上を満たす場合，神経障害あり |
| 注意事項 | 1. 糖尿病性多発神経障害に基づくと思われる自覚症状とは<br>　①両側性<br>　②足趾先および足底のしびれ，疼痛，異常感覚のうちいずれかを訴える<br>2. アキレス腱反射の検査は膝立位で確認する<br>3. 振動覚低下とは128Hz音叉にて10秒以下を目安とする<br>4. 高齢者については老化による影響を十分考慮する |
| | 以下の参考項目のいずれかを満たす場合は，条件項目を満たさなくても神経障害ありとする |
| 参考項目 | 1. 神経伝導検査で2つ以上の神経でそれぞれ1項目以上の検査項目（伝導速度，振幅，潜時）の明らかな異常を認める<br>2. 臨床症候上，明らかな糖尿病性自律神経障害がある。しかし自律神経機能検査で異常を確認することが望ましい |

文献7）より引用

場合を神経障害ありと判断する（**表10**）。条件項目は，自覚症状の問診，アキレス腱反射検査，振動覚検査で構成されている。条件項目の検査方法について詳しく解説する。

#### 自覚症状

多発神経障害に基づく所見である，両側性の足趾や足底のしびれ，疼痛，靴下状の異常感覚があるなどの項目に該当するか聴取する。

#### ■アキレス腱反射検査

検査の方法は**図9**のようにベッド上での両膝立位で行う。両手を壁につき，足部はベッド端から出し，下腿三頭筋群の緊張を緩める。打腱器は，テイラー型ではなく，Babinski（バビンスキー）型の打腱器（**図10**）を使用する。両側のアキレス腱反射の低下もしくは消失がみられた場合，異常と判定する。

#### ■振動覚検査

**図11**のように，両側内果の振動覚を128Hzの音叉を用いて検査する。10秒以上振動を感じることができれば正常である。ただし，音叉が内果に接する触覚を振動覚と間違えて認知して

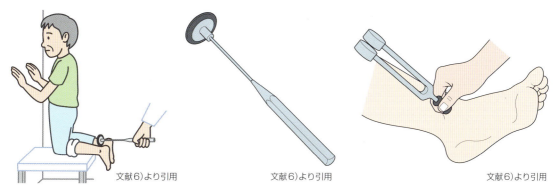

**図9** アキレス腱反射検査　　**図10** バビンスキー型打腱器　　**図11** 振動覚検査

文献6）より引用　　文献6）より引用　　文献6）より引用

### 図12 検査部位

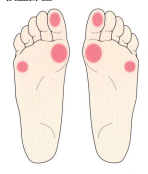

### 図13 モノフィラメントの当て方

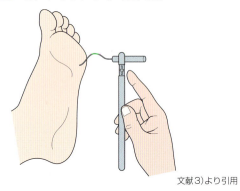

文献3)より引用

しまうこともある．疑わしい場合は，振動していない音叉を当てて確認を行う．

■ **圧触覚検査**

検査器具は，感覚検査で用いる一般的な筆ではなく，10gの圧がかかるモノフィラメント（10g, 5.07, Semmes-Weinstein monofilament）を用いる．図12で示した足底部位に垂直にモノフィラメントを当て，フィラメントが90°に曲がるまで押し当てる（図13）．

■ **神経伝達速度検査**

神経障害の客観的な指標として有用性が高い検査である．一般的に尺骨神経，正中神経，脛骨神経，腓腹神経の神経伝達速度，振幅，潜時などを測定する．検査で異常が認められた場合は，前述した糖尿病神経障害の簡易診断基準の結果にかかわらず，神経障害ありと判定する．

### 自律神経

交感神経機能の検査である起立負荷試験は，安静臥位と起立時の収縮期血圧が30 mmHg以上低下した場合を陽性とする．副交感神経は，心電図の心拍変動を表すR-R間隔変動係数（$CV_{R-R}$）や深呼吸時の心拍変動が神経機能を反映しており，神経障害が進行すると変動の程度が小さくなる．I-MIBG心筋シンチグラフィーは心臓交感神経の検査に用いられる．

### 運動神経

① **筋力評価**

主に膝関節や足関節周囲筋群の筋力を測定する．測定方法は，臨床で多く用いられる徒手筋力検査（MMT）では，わずかな筋力低下の検出が困難であるため，糖尿病神経障害の筋力検査としては適していない．等速性筋力測定器（図14）による検査では，客観性の高い筋力測定が可能であるが，一般的に測定器が広く普及しているとは言い難い．簡便な測定機器として，徒手筋力計（HHD）（図15）などによる筋力測定は，客観性のある定量的な筋力評価が可能である．

### 図14 等速性筋力測定器

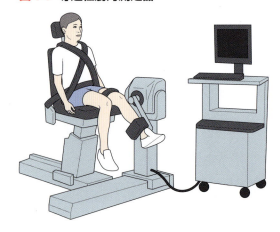

---

＊MIBG：meta-iodobenzylguanidine　＊MMT：manual muscle testing　＊HHD：hand held dynamometer

図15 HHDを用いた膝伸展筋力の測定

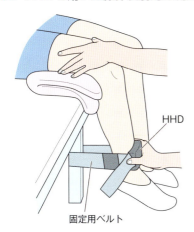

図16 マン（タンデム）肢位

### ②バランス評価

重心動揺計を用いた静的バランスの総軌跡長，外周面積などの測定は，客観性が高く，定量的な測定が可能である．簡便な測定方法として，functional reach test（FRT）や片脚立位時間，Mann肢位（図16）立位時間などを評価する．

## 糖尿病足病変

糖尿病足病変とは「神経障害や末梢血流障害を有する糖尿病患者の下肢に生じる感染，潰瘍，深部組織の破壊性病変」のことを指す．足病変の予防により，下肢切断のリスクを低減することができる．

### 視診

足背から足底まで丁寧に視診を行う．各部位で注視すべきポイントを以下に示す．

- 足背部：皮膚の変色や乾燥，外傷，火傷
- 足先部：足趾や爪の変色，陥入爪，爪周囲炎，爪白癬（爪の水虫），爪の切り方
- 指間部：白癬，潰瘍，炎症
- 足底部と内外側部：ひび割れ，胼胝（たこ），鶏眼（うおのめ），外傷

### 足部の変形

関節可動域制限などにより，足底圧が上昇し，足部の変形が生じる．Claw toe（クロウトゥ），hammer toe（ハンマートゥ），凹足変形，Charcot（シャルコー）足変形，外反母趾，内反小趾，外反扁平などの有無を確認する（図17）．

### 関節可動域

足関節の底屈・背屈，外がえし・内がえし，第1中足趾節関節屈曲・伸展の他動的関節角度を測定する．足関節の外がえし・内がえしは日本足の外科学会の方法に従い測定する．図18のようにベッドの端から足部を出した肢位にて，

### 図17 足部の変形

  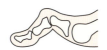 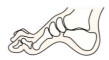 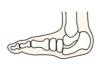 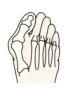

a クロウトゥ（鷲爪趾）　b ハンマートゥ（槌指）　c 凹足変形　d シャルコー足変形　e 外反母趾

文献8）より引用

### 図18 足関節の関節可動域測定（外がえし・内がえし）

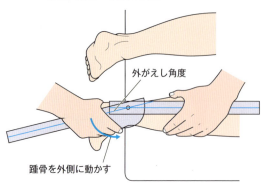

a 足関節外がえし

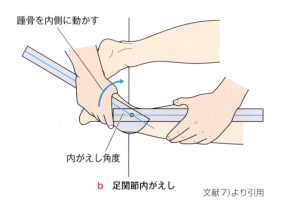

b 足関節内がえし

文献7）より引用

基本軸を下腿長軸，移動軸を踵骨長軸として，下腿長軸に対する踵骨の傾き角度を測定する。

### 歩行能力

歩行速度，重複歩距離，6分間歩行などを評価する。

### 歩行時足底圧

足底圧分布計測装置を用いて歩行時の足底圧を測定する。靴のなかにセンサーを挿入して計測するタイプが一般的である。足部の変形などにより足底圧が上昇する。足底圧が強い部分に胼胝が形成されやすく，潰瘍発生のリスクも高くなる。

## 末梢循環障害

末梢循環障害は，足病変の発症リスクを高める。また，糖尿病患者は，動脈の狭窄または閉塞により，下肢あるいは臓器の虚血症状を呈する疾患である，末梢動脈疾患（PAD）を併発している割合が健常人よりも高い。糖尿病神経障害と末梢循環障害は下肢の潰瘍や壊疽の発症に密接に関与している。

### 重症度分類（フォンテイン分類）

虚血症状による重症度や末梢動脈疾患の病期分類には，フォンテイン分類が用いられる（表11）。

### 足関節上腕血圧比（ABI）

足関節と上肢で測定した収縮期血圧の比（足関節/上肢）より求める。ABIの正常範囲は1.0～1.4であるが，下肢動脈の狭窄が進行すると低下し，0.9以下の場合，下肢の虚血が疑われる。また，

### 表11 虚血症状の重症度分類（フォンテイン分類）

| 病期 | | 臨床所見 | 補足説明 |
|---|---|---|---|
| Ⅰ度 | | 無症候 | 下肢動脈に血管病変があっても完全に代償されて無症状である |
| Ⅱ度 | Ⅱa | 軽度の跛行 | 運動時に下肢の筋に供給される血液量が不十分で，間欠性跛行が出現する |
| | Ⅱb | 中等度からの重度の跛行 | |
| Ⅲ度 | | 虚血性安静時疼痛 | 安静時に必要な血液供給量が不足し，安静時疼痛が生じる |
| Ⅳ度 | | 腫瘍または壊疽 | 安静時に必要な血液供給量が不足し，足部に虚血性潰瘍・壊疽が形成される |

文献7）より引用

*PAD：peripheral artery disease　*ABI：ankle-brachial index

ABIが0.4以下，または，足関節血圧が40 mmHg以下では，重度の下肢虚血が疑われる。

### 触診・視診

足背動脈，後脛骨動脈の拍動や下肢皮膚の色調を確認する（図19）。

### ラッチョウテスト（下肢挙上・下垂テスト）

背臥位で両下肢を90°挙上し，30秒間，足関節の運動を行う。足部が蒼白となり，下肢の虚血を誘発した後，端座位で下腿を下垂させて足部の反応性充血（紅潮）を確認する。正常では数秒後に足部の色調が戻るが，虚血がある場合は，反応に遅延がみられ，色調が戻るまでに数十秒を要する。

皮膚灌流圧（SPP）は皮膚血流を，また経皮的酸素分圧（TcPO$_2$）は皮膚の微小循環動態を評価する。SPPが30 mmHg以下またはTcPO$_2$が40 mmHg以下の場合は虚血により，潰瘍治癒が期待できない。

### 運動耐容能

糖尿病患者の運動耐容能の評価は，体力や糖代謝改善を目的とした有酸素運動の運動処方の指標として有用である。

### 心肺運動負荷試験（CPX）

自転車エルゴメータやトレッドミルと呼気ガス分析装置を用いて，漸増運動負荷試験を行う。呼気ガスより換気性作業閾値（VT），または血中乳酸より乳酸閾値を求め，有酸素運動能力を反映する無酸素性作業閾値（AT）を同定する。Borg scale（ボルグ）の，11「楽である」〜13「ややきつい」に相当するといわれる。

### 消費エネルギーの評価

加速度計測装置付歩数計を用いて，1日の運動による消費エネルギー量や総消費エネルギー量を測定する。また，生活習慣記録計は，データをパソコンやスマートフォンなどに取り込み，運動の時間，強度，頻度など詳細な内容を把握することができる。

**図19 足背動脈，後脛骨動脈の触知**

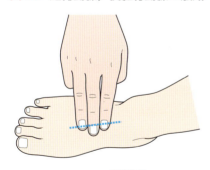
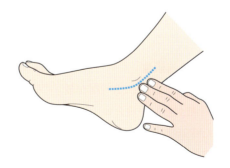

**a　足背動脈**
第1・2趾間の近位側（足根骨付近）にて触知する。

**b　後脛骨動脈**
内果の後方にて触知する。

文献7）より引用

＊SPP：skin perfusion pressure　　＊TcPO$_2$：transcutaneous oxygen pressure
＊CPX：cardiopulmonary exercise test　　＊VT：ventilatory threshold　　＊AT：anaerobic threshold

# 6 理学療法士による治療

- 糖尿病の運動療法を理解する
- 糖尿病の運動療法のリスク管理を行う

## 運動療法

### 種類

#### ①有酸素運動
血糖値改善に有効であり，運動種目として，一定時間，下肢筋などの大きな筋肉をリズミカル収縮させる歩行，自転車などがある。

#### ②レジスタンス運動
基礎代謝量の維持・増加や高齢者糖尿病患者のフレイル予防にも有効である。有酸素運動と組み合わせることにより，血糖コントロールの相乗効果がある。

### 運動強度
有酸素運動の運動強度は，最大酸素摂取量の40～60％とする。運動強度の目安として，目標心拍数をカルボーネン法などで設定する（ただし，心拍数を抑制する$\beta$遮断薬服用患者には不適である）。Borg scaleなら，「楽である」(Borg scale11)～「ややきつい」(Borg scale13)が最適である。

### 実施時間帯，継続時間と実施頻度
運動療法の実施時間帯は，食後1～2時間が最適であるが，食後の運動が難しい場合は，ライフスタイルに合わせた時間帯に行う（ただし，空腹時や猛暑，寒冷環境の時間帯を避ける）。

継続時間は，1回20分以上(～60分以内)が望ましいが，10分×3回などの短い運動時間を繰り返す方法でも，ほぼ同じ効果が得られる。

実施頻度は，週3～5日とする。運動の慢性効果（インスリン抵抗性の改善）を維持するため，3日間以上間隔を空けないことが望ましい。

### ■レジスタンス運動
米国スポーツ医学会と米国糖尿病学会による有効なトレーニング内容は，「8～10種類の運動を1 reptition raximum (RM) の75～80％の負荷量で，1セット8～10回を3セット週3回，6カ月間実施」とあるが，患者の筋力の程度に合わせて，スクワットや体幹筋など大きな筋群を用いたレジスタンス運動を週2～3回実施する。

### 非運動性熱産生(NEAT)
NEATは，運動以外の身体活動（家事や仕事など）である。1日の総エネルギー消費量に占めるNEATの割合は約25％であり，運動（約5％）よりも多い。日常生活で座位時間を減らすなど，NEATを増やすことを意識することが身体活動量の増加につながる。

### 運動療法実施における留意点
- 運動療法の開始前に医師によるメディカルチェックを受ける。
- 空腹時血糖値250 mL/dL以上で尿ケトン体陽性，または陰性であっても空腹時血糖値300 mL/dL以上の場合，運動療法は禁忌である(3大合併症の運動療法の禁忌に関する詳細は，成書に譲る)。
- 運動前後はウォームアップとクールダウンを行う。
- 運動中にめまい，頭痛，冷や汗，手指のふるえやしびれ，吐き気，空腹感，脱力感，眠気などの低血糖症状がみられた場合は，運動療法を中止する。
- インスリン製剤やインスリン分泌促進系の経

*NEAT : non-exercise activity thermogenesis

口薬服用患者（SU薬，速効型インスリン分泌促進薬）は低血糖のリスクがある。運動中や運動直後だけでなく，運動終了後十数時間後にも低血糖を生じることもある。運動量が多い場合は，補食の摂取やインスリン量の調整が必要な場合もある。

- α-グルコシダーゼ阻害薬は，腸管での糖の吸収が遅いため，服用患者に低血糖が出現したときは，多糖類（砂糖など）ではなく，単糖類（ブドウ糖）を服用させる。
- インスリン注射部位は，四肢を避け腹壁に注射する。

## 7 行動変容

POINT ● 行動変容理論を用いたコミュニケーションについて理解する

### 行動変容理論を活用したアプローチ方法

「悪い習慣は始めやすく，やめにくい，よい習慣は始めにくく，やめやすい」といわれる。特に糖尿病のような自覚症状に乏しい疾患をもつ患者は，生活習慣の改善やそれを継続することが容易ではない。患者指導では，「〜しなさい」などの指示的な指導だけでは，行動を改善させることが困難な場合が多く，医療従事者は，行動変容の技法を身に付けて，患者とコミュニケーションができることが望ましい。

### 話を聞く（傾聴）

患者へ指示や指導を行う場合，一方的に指導内容を伝えるだけでは，患者側の受け入れが難しいことが多い。よいコミュニケーションは，お互いの信頼関係がなければ成立しない。初めて接するときは信頼関係を構築するために，疾患や治療についてなど患者の気持ちや意見を十分に傾聴する。共感も否定もせずに，話の内容を要約（「○○さんは□□と思っているのですね」など）で返すことで共感していることを明確に示すことができる。患者に「話を聞いてくれる」，「本音を話しても否定されない」，「相手の話も聞いてみたい」と感じてもらうことができれば，医療者の話を聞き入れてくれる可能性が高くなる。

### 重要性と自信（自己効力感）

人がある行動を実行するか否かの決定は，2つの要因（その行動の重要性と自信）によって影響を受けるといわれる（図18）。行動を起こしやすくするためには，患者自身がその行動に対して「実行することが重要である」，「実行する自信がある」と強く感じることが必要である。

例えば，禁煙行動では，「いつでも禁煙できるが禁煙する必要性を感じない（重要性が低く，自信は高い）」，または「禁煙したいと思っているが，実行できる自信がない（重要性は高く，自信が低い）」場合，どちらも禁煙を実行する可能性が低くなる。目標とする行動に対して，重要性や自信が低いほう，あるいはその両者にアプローチすることで，行動の実行性を高めることができる。重要性と自信は，図19のように4パターンに分けられるが，糖尿病患者は，重要性は高いが自信がない（わかってはいるけどできない，でき

### 図18 行動実行に関連する要因

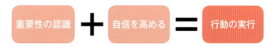

### 図19 重要性と自信のモデル

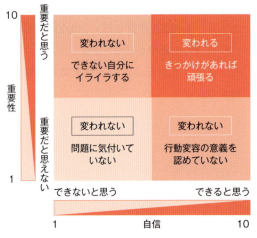

文献9）より引用

い自分にイライラする）場合が多いように思われる。もし，重要性と自信の両者とも同等に低い場合は，重要性を優先してアプローチする。

**重要性を高める（ヘルスリテラシー）**

目標行動に対する重要性の認識が低い場合は，患者に行動に関する正しい知識を提供する。糖尿病患者の場合は，糖尿病教室の参加や主治医など医療者の説明，教材や本の紹介などである。正しい知識を習得することで，行動の必要性を理解し重要性を向上させる。

疾病の予防や治療の理解では，ヘルスリテラシーの向上が重要であるといわれる。ヘルスリテラシーとは「個人が健康を高め，維持する方法についての情報にアクセスし，その情報を理解し，利用するために必要な動機と能力を決定づける認知的・社会的スキル」である。すなわち，患者が健康のために必要な正しい情報を選択して入手できることや，その内容を理解できることであり，このスキルを向上させることが重要である。

**自信を高める〔自己効力感：セルフエフィカシー（SE）〕**

「ある特定の行動ができると本人が感じる自信」を自己効力感（SE）という。目標行動に対する自信を高める場合，患者の自己効力感を高めるアプローチを行う。自己効力感に影響を与える要因は次の4つであり，これらをコミュニケーションのなかで効果的に使用することで，患者の自信を高める。

①自己の成功経験：同じような状況での過去の成功経験（以前○○がうまくできたから，今回もできるかもしれない）
　例：通勤では階段を使っているので，会社でも階段を使えるかもしれない。
②代理的体験：同じような状況におけるほかの人々の観察（あの人ができるなら私もできるかもしれない）
　例：私と同じくらい運動嫌いの人が，今は毎日ウォーキングしているみたい。私でもできるかもしれない。
③言語的説得：重要な他者から激励や賞賛を受ける（「君ならできるよ」）
　例：信頼している先生から「あなたならできますよ」と言われて，自信がついた。
④生理的・情動的喚起：行動に対する情緒的あるいは身体的反応（運動したら気分がよくなった，あるいは悪くなった）
　例：完走したときのよい気分を思い出して，練習を継続する。
　　運動後の汗が不快なため，すぐにシャワーを浴びるなど対策を考える。

**行動を継続させる（目標設定，セルフモニタリング）**

生活習慣の改善は，行動を継続することにより，血糖値改善や体重減少など医学的な効果として現れる。それらを指標として用いる行動を継続できるスキルの習得を目指す。

＊SE：self-efficacy

セルフモニタリングは，目標行動の実行状況を記録するだけではなく，患者に「なぜ，できたのか，または，できなかったのか」と問うことで，行動の原因や状況などを考えさせ，自分の行動パターンの長所と短所を把握させる。

例えば，週末は子供と遊ぶので運動量が増える（長所），出張時は運動量が減る（短所）などの傾向があった場合，患者へのフィードバックでは「なぜ，週末の運動量が多いのですか。運動量が減る出張時の対策はありますか。」など，患者自身が行動の特徴を認識し，問題対処について思考できるよう，コメントする。また，自己効力感が低い目標行動は，挫折する可能性が高いため，自己効力感の高い（実行できる自信が高い）目標行動を患者とともに設定する。

目標行動が達成できた場合，スモールステップで少しずつ難易度を高める。常に目標行動は自己効力感の高い内容とし，達成できたことを患者に認識させる。また助言や励ましなどを行い行動の継続につなげる。最終的に患者自身が目標設定や実行ができることを目指す。

## まとめ

- ●2型糖尿病の病態を説明せよ（☞p.229）。 実習 試験
- ●糖尿病の3大合併症は何か。また，それぞれの病態を説明せよ（☞p.231）。 実習 試験
- ●糖尿病神経障害の検査の目的と方法を説明せよ（☞p.238）。 実習 試験
- ●足病変の評価と予防方法はどのようなものか（☞p.241～243）。 実習 試験
- ●2型糖尿病の運動処方内容とリスク管理はどのようなものか（☞p.244）。 実習 試験
- ●動機付けの低い患者へはどのような対応が望ましいか（☞p.245～246）。 実習

【参考文献】
1．ステファン ロルニック，ほか：健康のための行動変容，p139-192，法研，2001．
2．Karen Glanz, et al. 編：健康行動と健康教育　理論，研究，実践，p151-165，医学書院，2006．
3．蝦名玲子：ヘルスコミュニケーション―人々を健康にするための戦略．p16-23，ライフ出版社，2013．

【引用文献】
1）玉木　彰 監，解良武士 編：リハビリテーション運動生理学，p318-322，メジカルビュー社，2016．
2）岡田隆夫 編：集中講義 生理学，改訂2版，p314-315，メジカルビュー社，2014．
3）日本糖尿病療養指導士認定機構 編著：糖尿病療養指導ガイドブック2017，p19-23，p61-77，p168-180，メディカルレビュー社，2017．
4）日本糖尿病学会 編・著：糖尿病治療ガイド2018-2019，p23-24，p49-76，p84-86，文光堂，2018．
5）日本糖尿病学会 編・著：糖尿病診療ガイドライン2016，p223，南江堂，2016．
6）日本老年医学会・日本糖尿病学会 編・著：高齢者糖尿病診療ガイドライン2017，p46，南江堂，2017．
7）清野　裕 ほか監，大平雅美 ほか編：糖尿病の理学療法，p101-119，p139-142，p146-154，p280-282，メジカルビュー社，2015．
8）糖尿病理学療法実践のための基礎知識（糖尿病理学療法基礎プログラム）受講者用テキスト：http://ptdm.jp/img/file1.pdf
9）横谷省治：内科プライマリ・ケア医の知っておきたい"ミニマム知識" 健康教育―行動変容を促す面接―．日本内科学会雑誌，97(8): 1918-1921，2008．

# 4章 各論 —代謝・腎疾患—

# 2 腎疾患

## 1 症候・障害

### POINT

**腎臓の解剖生理**

- 腎臓の機能上の構造単位をネフロンといい，腎小体（糸球体・Bowman嚢），尿細管（近位尿細管，Henleループ，遠位尿細管）で構成される
- 糸球体で濾過された原尿が尿細管での再吸収・分泌を受けて尿が生成され，不要な代謝産物を排泄し，体液量・電解質を至適状態に維持している
- その他の働きは，重炭酸イオン（酸塩基平衡），レニン（血圧調整），エリスロポエチン（造血因子）の産生や骨代謝に関与するビタミンDの活性化などがある

**疾患の分類**

- 障害部位により腎血管系疾患，糸球体疾患，尿細管・間質性疾患に分類されるほか，発症の経過により急性腎障害と慢性腎臓病に大別される

**急性腎障害（AKI）**

- AKIは数時間から数週間単位の腎機能の急速な低下により高窒素血症を呈する
- 障害部位により腎前性，腎性，腎後性に分類され，腎機能低下は可逆的であるが慢性腎臓病（CKD）に移行することもある

**慢性腎臓病（CKD）**

- 腎機能低下は不可逆的であり，数カ月から年単位で緩徐に進行する
- 心不全，電解質異常，代謝性アシドーシス，骨ミネラル代謝異常，腎性貧血などさまざまな合併症を呈する
- 末期腎不全に至る原因疾患は糖尿病性腎症が最も多い

## 腎臓の解剖生理

### 腎臓の進化

　生物が海から陸地に移り住んだ約3億年前，塩分やミネラル，水が豊富な海からこれらの摂取が困難な陸地に適応するために腎臓は多大な進化をとげてきた。少ない塩分やミネラルを生体内で保持し，少ない水で多くの老廃物を排泄できるように尿の濃縮機能を獲得することで，陸地での生命維持を可能にした。

### 進化した腎臓の機能

- 体液量の調節
- 尿素など不要な代謝産物の排泄
- 酸塩基平衡の調節
- ホルモンの分泌

### 腎臓の構造（図1）

　腎臓はそら豆の形をした左右一対の後腹膜臓器であり，成人の場合，重量は130〜160gである。

---

＊AKI：acute kidney injury　＊CKD：chronic kidney disease

### 図1 腎臓の構造

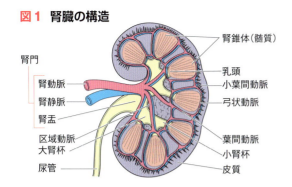

第12胸椎～第3腰椎の高さに位置し，身体の右側には肝臓があることから右腎が左腎よりやや低位にあることが多い．

- 大動脈に向かう側の凹みを腎洞といい，**腎動脈**，**腎静脈**および腎盂が位置する部分は**腎門**とよばれる．
- 腎の実質は，淡い赤色の**皮質**と濃い赤褐色調の**髄質**に区分される．
- 皮質は腎臓の外層部に連続的に位置し，髄質は円錐状をなす多数の腎錐体からなる．腎錐体の先端部は腎乳頭，腎錐体とその周囲の皮質は腎葉とよばれる．
- 1～3個の乳頭が小腎杯に突き出ており，小腎杯が合わさって大腎杯を形成，さらに2～3個の大腎杯が合流して漏斗状の腎盂となり，尿管へと移行する．

### 腎臓の血管（図2）

- 腎動脈から枝分かれした区域動脈は，腎門から腎臓へ入ると葉間動脈となり，弓状動脈へと分岐して皮質と髄質の間を通る．その後，小葉間動脈に分岐し，ネフロンごとに1本ずつの**輸入細動脈**となる．輸入細動脈はボーマン嚢のなかで糸球体毛細血管に分かれて糸球体を形成する．
- 糸球体毛細血管は，腎小体の出口で**輸出細動脈**となり，再び毛細血管となり尿細管の周囲をとりまき弓状静脈に注ぐ．また，皮質と髄質の境界近くの傍髄質糸球体から出た輸出細動脈からは，直送する尿細管と平行に直走する1本の直細血管が分岐し，尿細管周囲毛細血管，直細静脈を経て，弓状静脈へ注ぐ．

### ネフロンの構造

尿生成の機能上の構造単位は**ネフロン**である．ネフロンは，糸球体とそれに連なる尿細管により形成され，1つの腎臓に約100万個存在する（**図3a**）．

#### ■糸球体

- 糸球体とそれを包むボーマン嚢を**腎小体**，または**マルピーギ小体**といい，ここで血液濾過により原尿が生成される（**図3b**）．
- 糸球体の毛細血管は，係蹄（ループ）状の構造を示すことから，糸球体係蹄とよばれる．糸球体係蹄壁（毛細血管壁）は3層（血管内皮細胞，糸球体基底膜，糸球体上皮細胞）から構成され

### 図2 腎臓の血管

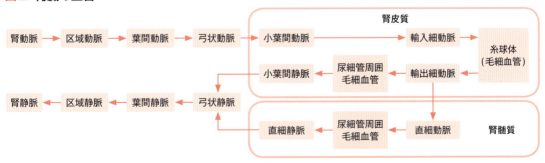

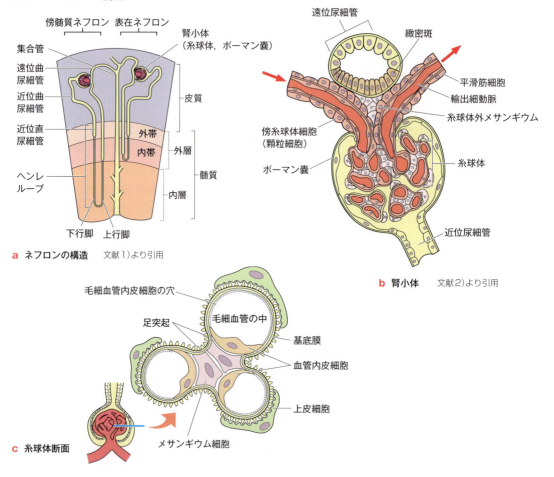

a ネフロンの構造　文献1)より引用

b 腎小体　文献2)より引用

c 糸球体断面

ており，糸球体の濾過膜として働く（図3c）。

- **メサンギウム**は糸球体毛細血管の間を埋めるように存在する糸球体固有の結合組織である。糸球体毛細血管は輸入細動脈と輸出細動脈に挟まれており，平均血圧（約50 mmHg）は末梢組織の毛細血管圧（約22 mmHg）と比較してはるかに高い。メサンギウムが毛細血管を支持することで，毛細血管にかかる高い静水圧に耐えることができる。

■尿細管

- 尿細管は糸球体に続く細い管であり，集合管，腎盂に注ぐ尿の通路である。
- 糸球体で濾過された原尿は尿細管において再吸収や濃縮を受け，水電解質などの生体内環境の維持に重要な役割を担っている。
- そのため複雑な走行をしており，**近位尿細管**，**ヘンレループ（下行脚，上行脚）**，**遠位尿細管**を経て集合管に注ぐ。

尿生成の仕組み

　腎臓は，電解質濃度や浸透圧，酸塩基平衡を至適状態に維持している重要な臓器である。この生理的な機能実現のために大量の血液を濾過し，有用な物質を尿細管で再吸収して，不要な物質を尿中に排出する。

■ 糸球体濾過
- 糸球体係蹄壁で1日約170L（腎血流の約1/5）の血液を濾過し，原尿が生成される。
- 糸球体係蹄壁（血管内皮細胞，糸球体基底膜，糸球体上皮細胞の足突起間のスリット膜）の有孔構造と濾過膜表面の陰性荷電により，分子量約70,000のアルブミン（陰性荷電）と血球成分は濾過されない。
- 血漿中の糖・アミノ酸などの小分子と水・電解質は自由に濾過膜を通過し，糸球体濾過圧を推進力として移動が起こる。
- 血漿と糸球体濾過液（ボーマン嚢内液）との浸透圧差，静水圧差が糸球体濾過圧として機能する。従って糸球体毛細血管圧が減少すると糸球体濾過量も減少する。

### 臨床に役立つアドバイス

**糸球体係蹄の障害とタンパク尿**
糖尿病腎症，糸球体疾患などでは糸球体係蹄壁が傷害されるとタンパク質（主にアルブミン）や赤血球（血球）が尿中に漏出する。

#### 基礎へのフィードバック
**静水圧**
静止している水中において任意の面にかかる圧力であり，血管内では血管壁に対して働く圧力を指す。

### 糸球体濾過量（GFR）の調節（図4）
腎臓では血圧が変動しても，腎血流量と糸球体濾過量は一定に維持され，体液の恒常性が保たれる（腎臓の自己調節機能）。
- 輸入細動脈の血管内圧が上昇すると輸入細動脈が収縮し，血管内圧が低下すると輸入細動脈が拡張，輸出細動脈が収縮することで糸球体毛細血管圧が維持される。
- 輸入細動脈の顆粒細胞，輸出細動脈の平滑筋細胞，糸球体外メサンギウムを合わせて傍糸球体装置といい，糸球体濾過量の低下を感知し，糸球体フィードバックと，レニン・アンジオ

### 図4 腎臓の自己調節機能
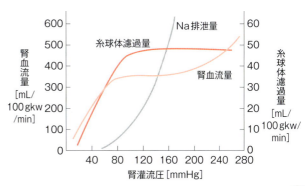
100gkw = 100 kidney weight（腎重量100g当たり）

テンシン（RA）系により調節している。

#### 補足
**傍糸球体装置の働き**
輸出入細動脈に接する遠位尿細管の円柱状の細胞である緻密斑（マクラデンサ）が糸球体毛細血管圧に比例して濾過量が増加するNaCl-濃度を感知し，輸出入細動脈と遠位尿細管の間に位置する糸球体外メサンギウムが緻密斑からのシグナルを中継する。輸入細動脈の血管壁にあるレニン分泌顆粒をもった顆粒細胞がシグナルを感知してレニンの分泌量が制御され，輸出入細動脈の平滑筋細胞の収縮，弛緩により血管抵抗を変化させる。

### 再吸収と分泌（図5）
- 近位尿細管では，糸球体で濾過されたブドウ糖やアミノ酸のほとんどと，$Na^+$，$Cl^-$，$K^+$などの電解質や水の70～80%が非調節的に再吸収される。
- ヘンレループは下行脚と上行脚が向かい合う構造を取り，腎髄質の内層へと伸びている。間質では腎皮質から腎髄質に向かい浸透圧が高く維持されている。そのため，下行脚では腎髄質に向かって下行するにつれて間質の浸透圧が高くなり，水の再吸収が行われて尿が濃縮される。一方，上行脚は上行するにつれて間質の浸透圧が低くなり$Na^+$，$Cl^-$，$K^+$が再吸収されて尿が希釈される。上行脚での$Na^+$再吸収は間質の浸透圧を上昇させるため，向かい合う下行脚の水再吸収に影響を及ぼしている。
- 遠位尿細管と集合管では糸球体濾液の12～15%の$Na^+$と水が再吸収され，各ホルモンの

**用語解説** 分泌，再吸収　糸球体で濾過された濾過液が隣接する毛細血管に移動することを再吸収，逆に毛細血管側から尿細管への物質の移動を分泌という。

*GFR：glomerular filtration rate　*RA：renin-angiotensin

### 図5 尿細管と集合管での再吸収と分泌

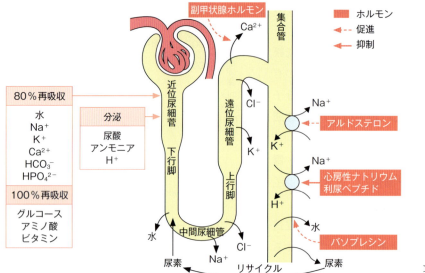

文献1)より引用

影響で尿組成の最後の調整が行われる。近位尿細管，ヘンレループですべて再吸収されたK⁺は集合管で管腔内に分泌される。また，NH₃，H⁺の分泌により不揮発性酸の排泄を行い，酸塩基平衡に寄与する。

### 臨床に役立つアドバイス

#### 利尿薬

- ループ利尿薬：ヘンレループの上行脚に作用し，Na⁺，Cl⁻，K⁺の再吸収を阻害する。これにより間質の浸透圧が低下し，間質や集合管での水再吸収が抑制される。腎障害時にも使用可能で強力な利尿作用をもつが，持続時間は短い。
- サイアザイド系利尿薬：遠位尿細管でNa⁺，Cl⁻の再吸収を阻害する。その結果，管腔内の浸透圧が高くなり集合管での水の再吸収が起こりにくくなる。腎血流を低下させることから腎機能低下患者では慎重投与が必要である。

### 体液量の調節

体液量は，飲水量および代謝により産生された水分量と，不感蒸泄および腎臓・消化管からの排泄量とのバランスにより規定される（図6）。皮膚からの水分喪失に加え，老廃物排泄には少

### 補足

#### 電解質の特徴

- Na⁺：尿細管におけるNa⁺輸送は水輸送と深くかかわり，生体の体液量調節に影響を及ぼす。Na⁺の再吸収率は［近位尿細管：60～70%，ヘンレループ：20～30%，遠位尿細管：5～7%］であり，濾過量の1%以下（70～250 mEq/日）しか排泄されない。体液量調整において重要な部位は，アルドステロンや心房性ナトリウム利尿ペプチド（ANP）などが働く集合管である。
- Cl⁻：体内に存在する主要な陰イオンであり，Na⁺の再吸収に伴って一緒に再吸収されることが多い。また，生体に入るときもNaClとしてともに摂取されるため，生体内のNa⁺とCl⁻は同じような動態をとる。
- K⁺：細胞容積や静止膜電位を維持するのに必要な陽イオンであり，80%が筋細胞内に存在している。近位尿細管からヘンレループでいったんすべて再吸収される。遠位尿細管・集合管での再吸収・分泌の調整はアルドステロンの作用により行われ，血清K⁺濃度を正常に維持するうえで重要な役割を果たす。
- Ca²⁺：筋収縮などの生体のさまざまな機能調節に重要な役割を果たす。血漿中のCa²⁺の約50%がタンパク質に結合していない遊離Ca²⁺であり，これらが糸球体で濾過される。遠位尿細管において，副甲状腺ホルモン（PTH）や活性型ビタミンDの作用により最終的な再吸収量の調節が行われる。

### 図6 生体における水分の出納

**IN**
- 飲水（1,200 mL/日）
- 食事（1,000 mL/日）
- 代謝水（300 mL/日）

合計 2,500 mL/日

**OUT**
- 不感蒸泄
  ⇒ 肺 350 mL/日
  ⇒ 皮膚 550 mL/日
- 尿 1,500 mL/日
- 便 100 mL/日

合計 2,500 mL/日

＊ANP：atrial natriuretic peptide ＊PTH：parathyroid hormone

### 表1 体液量調整に関与するホルモン

|  | アンジオテンシンⅡ | アルドステロン | バソプレシン | ANP（心房性ナトリウム利尿ペプチド） |
|---|---|---|---|---|
| 特徴由来 | ・肝臓で合成されたアンジオテンシノゲンが，レニンやアンジオテンシン変換酵素（ACE）により変換されて血中で産生 | ・副腎皮質から分泌されるステロイドホルモン<br>・アンジオテンシンⅡの作用や血清$K^+$濃度上昇により分泌 | ・脳下垂体後葉より分泌される抗利尿ホルモン<br>・高浸透圧（視床下部浸透圧受容体），循環血漿量減少（頸動脈洞圧受容器）で分泌 | ・心臓（主に心房）の心筋細胞において合成分泌<br>・循環血漿量の増加（心房負荷）で分泌 |
| 腎臓への作用 | ・近位尿細管での$Na^+$と水の再吸収を促進<br>・輸出細動脈を収縮させてGFRを増加 | ・集合管での$Na^+$再吸収と二次的な水の再吸収を促進<br>・$K^+$と$H^+$の分泌の排泄を促進 | ・集合管で水再吸収を促進<br>・集合管で尿素の輸送を促進 | ・集合管での$Na^+$再吸収の抑制と，二次的な水の再吸収抑制 |
| その他作用 | ・全身の血管収縮<br>・アルドステロン分泌 | ———— | ・血管収縮 | ・全身の血管を拡張<br>・RA系の分泌を抑制 |
| 効果 | ・血圧上昇<br>・循環血漿量増加 | ・血圧上昇<br>・体液量増加 | ・血漿浸透圧低下 | ・体液量減少<br>・血圧低下 |

なくとも400 mL以上の尿量が必要である。生体はこの水分喪失を考慮に入れたうえで，循環血液量を感知し，その結果を主に飲水量と腎臓からの尿量に反映させている。

・飲水行動は，視床下部の渇中枢細胞が体液量の低下や浸透圧上昇を感知することで刺激される。

・腎臓からの体液排泄は，主にアルギニン/バソプレシン（AVP），レニン・アンジオテンシン・アルドステロン（RAA）系，心房性ナトリウム利尿ペプチド（ANP）により調節されている（**表1**）。

#### RA系・RAA系
レニン分泌からアンジオテンシンⅡ分泌に至る過程やその作用をRA系，その後のアルドステロンの分泌と作用を含んだ過程をRAA系といい，血圧や血液量を維持する重要な機構である。体液量調整にかかわる各ホルモンの特徴は，**表1**を参考に覚えておこう。

### 酸塩基平衡（図7）

生体内では細胞内代謝によりさまざまな酸が生じるが，細胞が適切に働くには体液を至適pHに保つ必要がある。正常動脈血pHは7.40±0.05

で，酸が過剰な状態（pH＜7.35）をアシデミア（酸性血症），酸が不足している状態（pH＞7.45）をアルカレミア（アルカリ血症）という。これに対して，pHを下げる病態を**アシドーシス**，pHを上げる病態を**アルカローシス**という。pHの調節は酸と塩基を体外に排泄する肺や腎臓での調節とpHの変化を小さくする仕組みである**緩衝系**がある。腎臓では，緩衝物質である**$HCO_3^-$の再吸収**と**不揮発性酸（$H^+$）の排泄**が行われている。

#### 重炭酸緩衝系

・腎性代償：呼吸性アシドーシスでは，腎臓の$H^+$の分泌（排泄）と$HCO_3^-$再吸収の調整により腎性代償が起こる。腎における不揮発性酸の処理能力は肺に比べて低く，代償までには12〜24時間を要する。
・呼吸性代償：代謝性アシドーシスでは，換気量の調整により血中二酸化炭素分圧が変化し，数秒から数分で呼吸性代償が行われる。腎不全では慢性的な代謝性アシドーシスの状態にあり，呼吸性代償が亢進している。

#### 補足
**血液のpH**
血液のpHはアルカリ性（7.4）に傾いている。これは細胞内で産生される有害代謝産物のほとんどが酸性であるためであり，細胞内を中性（7.0）に保ち生体機能を維持するうえで重要な役割を担っている。

---

*AVP：arginine vasopressin　*RAA：renin-angiotensin-aldosterone

### 図7 pHの調節機構

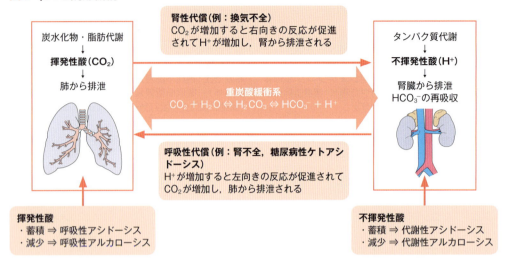

## 腎臓の内分泌機能

- **レニンの産生**：RAA系による血圧・体液量調節のカギを握る。
- **エリスロポエチンの産生**：赤血球の産生を促進する造血因子の1つである。
- **活性型ビタミンDの産生**：小腸でのCa，P吸収の増加，遠位尿細管でのCa再吸収増加によるCa排泄量低下，骨芽細胞に作用して骨形成と骨吸収の制御を行っている。

## 疾患の分類

腎疾患が疑われる場合，その診断に至る道筋として4つの視点から疾患をとらえる必要がある（**表2**）。1つ目に考慮すべきは病変部位である。部位により腎臓から糸球体までの血管系，糸球体，尿細管および間質と尿路系に分類される（**表3**）。2つ目に腎機能障害を考慮する。その程度や進行速度で分類される。3つ目に症候学的分類を考慮する。4つ目に一次性，二次性について考慮する。腎における病変が腎自体の疾患（一次性）か，全身性疾患（二次性）によるものかで区分される。

### 表2 腎疾患のとらえ方

| ① 病変部位 | 腎血管性疾患，糸球体疾患，尿細管・間質性疾患 |
|---|---|
| ② 腎機能 | 正常，急性腎不全，慢性腎機能障害，慢性腎機能障害の急性増悪 |
| ③ 症候学的分類 | 急性・慢性腎炎症候群，ネフローゼ症候群，その他 |
| ④ 一次性・二次性疾患 | 原発性・特発性（一次性），全身性疾患・薬剤性・妊娠など（二次性） |

文献3）より引用

### 表3 病変部位による分類

| 腎血管性疾患 | ・高血圧，血管炎，動脈硬化，血栓症・塞栓症などに起因する腎臓の血管障害<br>・軽度～中等度の高血圧持続で生じる良性腎硬化症，高度な高血圧により急速に進行する悪性腎硬化症などがある |
|---|---|
| 糸球体疾患 | ・糸球体が障害され，タンパク尿や血尿，腎機能障害（GFR低下）をきたす<br>・腎疾患のなかでも頻度が高く，透析導入の原因疾患としては糖尿病腎症に次いで第2位である。糸球体疾患のなかではIgA腎症の頻度が多い |
| 尿細管・間質性疾患 | ・尿細管または間質の病変により，尿細管機能が障害される<br>・尿細管では溶質，水・電解質の再吸収や分泌が行われるため，酸塩基平衡異常，電解質異常が生じる |

- 血管性疾患のなかでも**腎血管性高血圧**は，比較的急速に発症，または増悪し，治療抵抗性を示す高血圧である。動脈硬化などに起因する腎血流低下により，RAA系が亢進して高血圧が生じる。

- **ネフローゼ症候群**では糸球体疾患に伴い，尿中に大量のタンパク質が排泄されることで浮腫，低タンパク血症，高脂血症，凝固異常などの症状が引き起こされる。

- 二次性疾患としては，糖尿病性腎症，高尿酸血症により生じる痛風腎，全身性エリテマトーデスに起因するループス腎炎やアミロイド腎症などが知られている。

- 腎不全はGFRの低下を中心とした腎機能障害がある状態を示し，従来は出現の経過により**急性腎不全（ARF）**と**慢性腎不全（CRF）**に大別されてきた。近年では，原因疾患によらず，より早期から腎機能障害を疾患としてとらえる概念として，**AKI**と**CKD**が広く知られている。

## AKI

AKIの疫学的調査はいまだ不十分であるが，医療機関で対応することが最も多い疾患（病態）の1つとされ[3]，集中治療室入室患者のAKI合併率は20〜50％と報告されている[4]。AKIの病態や治療に関しては多くの議論があり，CKDと比較すると発展途上の概念といわざるをえない。たとえ軽微な腎機能の変化であっても生命予後に深く関連することが明らかになるにつれて，AKIの重要性がいっそう強調されるようになっている。

### 病態・病因

**数時間から数週間単位**の腎機能の急速な低下によって，血中の窒素化合物の蓄積（高窒素血症），体液量異常，電解質異常，酸塩基平衡の異常が生じる病態である。早期に治療が開始されれば

**用語解説** **腎死** 腎機能が廃絶すること。

**腎機能の低下は可逆的**であるが，**CKD**に**移行**することもある。生存率は約50％とかなり低いが，これはAKI患者の多くが重篤な基礎疾患（例：敗血症，心疾患，呼吸不全）を有するためであり，死因はAKI自体ではなく併存疾患であることが多いからである[4]。障害部位により腎前性，腎性，腎後性に分類される（**表4**）。腎前性，腎後性のAKIは，放置すると腎性AKIに移行する。

### 症状

初期（早期）は体重増加および末梢浮腫が唯一の所見であることもある。高窒素血症が進むにつれて，それに伴う消化器症状（食欲不振，悪心，嘔吐）や中枢神経症状（脱力，ミオクローヌスなど），出血傾向などの尿毒症症状が出現する。体液量異常に伴う心不全，肺水腫では呼吸困難を，高カリウム血症では不整脈を生じることもある。

### 表4 障害部位によるAKI分類

| | |
|---|---|
| 腎前性 | • 原因：腎血流量の減少（細胞管外液量の減少，心拍出量低下，全身血管抵抗低下など）<br>• AKIの原因の50〜80％を占める<br>• 重度の血流低下により尿細管虚血が惹起された場合を除き，可逆性である |
| 腎性 | • 腎実質に障害（急性尿細管障害，急性糸球体腎炎，急性尿細管間質性腎炎など）<br>• AKIの原因の10〜40％を占める |
| 腎後性 | • 腎以降の尿流障害（尿路閉塞）<br>• AKIの5〜10％を占める |

## CKD

日本人のCKD患者数は約1,330万人と推計され，成人約8人に1人はCKDである。CKDが進行すると末期腎不全（ESKD）に至り，透析療法が必要となる。わが国の慢性透析患者数は2016年末で約33万人と増加し続けている[5]。CKDは腎死のリスクだけでなく心血管病や死亡のリスクを増加させる因子であり，その転帰はきわめて不良である[6, 7]。一方で，その病期に応じて目標を

---

* ARF：acute renal failure　* CRF：chronic renal failure　* ESKD：end-stage kidney disease

定めた治療が確立されていることから世界的に注目されている疾患概念である。

### 病態・病因

- 腎機能低下は**数カ月から年単位**で**緩徐に進行**し，**不可逆的**である。
- 初期には残存組織の機能が代償的に亢進することで症状はほとんどみられず，腎組織の75％が喪失してもGFRは正常の50％以上に維持される。
- 尿の濃縮能が早期に低下し，続いてリン，酸，カリウムの排泄能が低下，さらには尿の希釈能が失われ，体液の恒常性が維持できなくなる。
- 病期進行に伴い**Na・水過剰による心不全**，**電解質異常**，**代謝性アシドーシス**，骨ミネラル代謝異常，腎性貧血などさまざまな合併症を呈する。
- ESKDまで進行する原因疾患としては，**糖尿病性腎症**，**慢性糸球体腎炎**，**腎硬化症**の順に頻度が高い（**図8**）。

### 症状

- 臨床上多い初期症状としては，疲労・倦怠感，味覚低下と食指不振などがあるが，軽度から中等度の腎機能低下では症状を示さないことが多い。
- 早期からの所見としては尿の濃縮能低下に起因する夜間頻尿がみられることがあり，尿の希釈能が障害されると飲水に対する尿量の反応が乏しくなる。
- 病期の進行により多様な尿毒症症状を呈し（**表5**），ESKDでは放置すると短期間で死に至る。

### 表5　尿毒症の症候

| | |
|---|---|
| 循環器症状 | 心不全，難治性高血圧，不整脈 |
| 消化器症状 | 口臭，食欲不振，悪心，嘔吐，下痢 |
| 呼吸器症状 | 胸水貯留，肺水腫 |
| 中枢神経症状 | 意識障害，頭痛，振戦，痙攣 |
| 末梢神経症状 | 知覚障害（遠位から発症），レストレスレッグ症候群，灼熱足症候群 |
| 血液異常 | 高度貧血，出血傾向（血小板機能低下） |
| 免疫異常 | 日和見感染，重症感染症 |
| 皮膚症状 | 掻痒症，色素沈着 |

> **補足**
> **レストレスレッグ（むずむず脚）症候群**
> むずむずする，痒い，じっとしていられないなどの症状から不眠やいらいらの原因となる。透析患者で頻度が多い。運動の制限因子とはならない。

### 図8　ESKD原因疾患と頻度

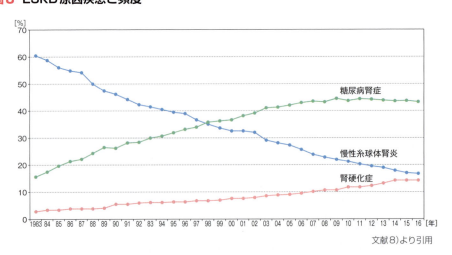

文献8）より引用

## CKDの主要合併症

### ■腎性貧血

赤血球の造血因子である**エリスロポエチン**は大部分が腎臓で産生されるため，腎機能が障害されると貧血が進行する。

### ■骨ミネラル代謝異常（CKD-MBD）

腎機能低下に伴いCaやPの尿中排泄や活性型ビタミンDの産生が障害されると，**腎性骨症（腎性骨異栄養症）**や**副甲状腺機能亢進症**，**異所性石灰化**（血管や皮下組織に石灰沈着をきたす）などを引き起こす。近年，こうした病態が生命予後に大きな影響を与えることが認識され，CKD-MBDという概念が提唱されている。特に高リン血症は血管石灰化を介して死亡リスクを増大させることから，その予防と管理は近年重要視されている。

### ■腎性骨症

CKD-MBDのなかでも骨に限定した病態を指す。CKD患者では，CKDステージ（後述p.260，**表9**）が進行するほど**大腿骨頸部骨折のリスクが増加**し，骨折したCKD患者は生命予後が不良である[9]。

> **実践!!　臨床に役立つアドバイス**
>
> **骨折の予防**
> 骨の脆弱性を予防する意味でもCKD患者の身体活動量を保つことが重要である。透析患者では透析後の起立性低血圧の存在が転倒・骨折リスクとなることから，普段，歩行が安定していても透析後は歩容チェックおよび転倒への注意喚起が必要となる。

### ■心血管合併症

CKDと心血管疾患（CVD）はリスクファクターの多くが共通しており，相互の発症や進行に影響を及ぼすことから**心腎連関**といわれる。古典的な危険因子（高血圧，糖尿病など）に加え，CKD特有のCa・P代謝異常，貧血，酸化ストレス，体液容量負荷の増強（潜在的心不全），ブラッドアクセス設置（静脈血流増加による心負荷）などが加わりCVDリスクはより悪化する。腎機能障害を有する患者は，末期腎不全（腎死）に至る前に死亡する確率がはるかに高く（**図9**），腎機能悪化の抑制と同時にCVDの発症を抑制することが肝要である。

### 図9　腎機能別死亡率とESKD発症率

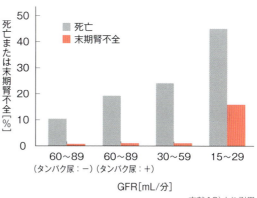

文献10)より引用

---

* MBD：mineral and bone disorder

## 2　医学的検査

**POINT**

**腎機能検査**

● 腎機能検査は血清Cr値を用いた推算糸球体濾過量（eGFR）が臨床ではよく用いられる

**AKIの診断と検査**

● AKIは尿量と血清Cr値により診断される

● AKIでは，まず高窒素血症の程度を把握し，速やかに腎前性・腎性・腎後性の鑑別と誘因の探索，および腎不全症状の程度を把握する

**CKDの診断と検査**

● CKDはGFR低下（＜60 mL/分/1.73 m²），タンパク尿，腎の形態異常の3カ月以上の持続により診断

● eGFRとタンパク尿により病期が分類され，進行するほど死亡・CVDのリスクが増加

● 超音波検査では腎の萎縮を認め，AKIとの鑑別に有用

**血液検査**

● 腎機能（血清Cr）に加え，電解質異常（$K^+$，$Na^+$），アシドーシス（$HCO_3^-$），貧血（Hb）などの腎不全症状や栄養状態（血清Alb）の項目は知識としておさえておく

---

### 腎機能検査

　腎機能は糸球体濾過量，近位尿細管機能，遠位尿細管・集合管機能で評価され，それぞれの機能を反映する検査がある。

### GFR（表6）

　腎クリアランスは，血漿中にある物質の尿中への排泄率を示す指標で非侵襲的に腎機能を評価することができる。GFRの検査としては**イヌ**

### 表6　糸球体濾過量の指標

| 評価部位 | 評価法 | 特徴 |
|---|---|---|
| GFR | **イヌリンクリアランス（Cin）** | 生体内に存在しない物質。糸球体で濾過され，すべて排泄されるため，GFRを正確に反映する。イヌリンの点滴静注が必要なこと，測定法が繁雑なことから臨床では測定困難なことが多い |
| | **クレアチニンクリアランス（Ccr）** | 男性：Ccr = {(140 − 年齢)×体重(kg)}/{72×Cr(mg/dL)}<br>女性：Ccr = 0.85×{(140 − 年齢)×体重(kg)}/{72×Cr(mg/dL)}<br>糸球体で濾過され，尿細管でわずかに分泌されるため，Ccrを0.789倍することでGFRを推定できる<br>尿中排泄量は筋肉量に影響を受ける。生体内に存在する物質であるため測定しやすい |
| eGFR | **血清Cr値** | 男性：eGFRcreat(mL/分/1.73m³)=194×Cr$^{-1.094}$×年齢$^{-0.287}$<br>女性：eGFRcreat(mL/分/1.73m³)=194×Cr$^{-1.094}$×年齢$^{-0.287}$×0.739<br>筋肉量，食事，運動に影響される |
| | **血清Cys-C値** | 男性：eGFRcys(mL/分/1.73m²)=(104×Cys-C$^{-1.019}$×0.996$^{年齢}$)−8<br>女性：eGFRcys(mL/分/1.73m²)=(104×Cys-C$^{-1.019}$×0.996$^{年齢}$<br>　　×0.929)−8<br>年齢，筋肉量の影響を受けにくく，血性Cr値では評価困難な例で有用<br>例：アスリート(筋肉量↑)，長期臥床者(筋肉量↓) |

＊ eGFR：estimate glomerular filtration rate

リンクリアランス（Cin）が最も正確にGFRを反映するが，検査に手間がかかることから臨床ではクレアチニンクリアランス（Ccr）が用いられてきた。しかし，Ccrは実際の腎機能と乖離があることから現在では用いられておらず，臨床ではより簡便にGFRを推定することができる**eGFR**が最もよく使用される。eGFRは血清クレアチニン（Cr）値，年齢（18歳以上から適用できる），性別から算出され，CKDのステージ分類にも用いられる。eGFRをシスタチンCから算出するeGFRcysも提唱されている。

### 近位尿細管機能のバイオマーカー

$\beta_2$-ミクログロブリン（$\beta_2$MG），$\alpha_1$-ミクログロブリン（$\alpha_1$MG），N-アセチル-$\beta$-D-グルコサミニターゼ（NAG）は，近位尿細管の障害により尿中排泄量が増加する。近位尿細管の障害を早期に検出するバイオマーカーとして有用である。

## AKIの診断と検査

### 診断と病期分類

2012年にKDIGOからAKI診療ガイドラインが発表され，統一したAKIの定義とその診断基準が定められた。**尿量**と**血清Cr値**により規定され，乏尿のみでも診断が可能であることから腎機能低下は診断に必須ではない。血清Cr値の継時的な上昇と尿量の変化により病期（重症度）の分類を行う（**表7**）。病期進行に従い臓器障害が増加し合併症が生じ，さらに進行すると末期腎不全や死亡に至る。

### 検査

- 狭義の急性腎不全は高窒素血症による尿毒症を主徴とした病態ととらえられている。従って，臨床では尿量減少（乏尿：400mL/日以下，無尿：100mL/日以下）と血清Cr値上昇に加え，高窒素血症の程度を把握する。これにより緊

### 表7 AKIの病期分類

| 病期 | 血清クレアチニン | 尿量 |
|---|---|---|
| 1 | 基礎値の1.5〜1.9倍の増加，または≧0.3mg/dLの増加 | ＜0.5mL/kg/時（6〜12時間持続） |
| 2 | 基礎値の2.0〜2.9倍 | ＜0.5mL/kg/時（12時間以上持続） |
| 3 | 基礎値の3.0倍以上，または≧4mg/dLの増加，または腎代替療法の開始，または18歳未満の患者ではeGFR＜35mL/min/1.73m²の低下 | ＜0.3mL/kg/時（24時間以上持続），または12時間以上の無尿 |

文献11）より引用

急性を判断し，速やかにAKIの原因（腎前性・腎性・腎後性）探索へと進むことができる。

- 腎前性は心疾患，脱水，ショック，薬剤性（非ステロイド性抗炎症薬，降圧剤）など腎血流量の減少を引き起こすさまざまな疾患に起因する。腎実質の障害である腎性には急性尿細管障害，急性糸球体腎炎や造影剤使用に伴う薬剤性などがある。尿路閉塞に起因する腎後性は前立腺肥大，両側の尿路結石，神経因性膀胱などが原因となる。

- 腎前性と腎性（急性尿細管障害）の鑑別には急性腎不全の鑑別診断指標（**表8**）が，腎後性の精査には膀胱超音波検査，尿細管障害の精査には尿沈渣が有用である。

### 表8 急性腎不全の鑑別診断指標

| | 腎前性 | 腎性 |
|---|---|---|
| 尿浸透圧[mOsm/kgH₂O] | ＞500 | ＜350 |
| 尿Na濃度[mEq/L] | ＜20 | ＞40 |
| 尿中/血漿中尿素窒素比 | ＞8 | ＜3 |
| BUN/Cr | ＞20：1 | 10〜15：1 |
| 尿/血漿浸透圧比 | ＞1.5 | ＜1.1 |
| Na排泄分画（FENa）[%] | ＜1 | ＞2 |
| 腎不全指数（RFI） | ＜1 | ＞2 |

FENa＝（尿Na×血清Cr/血清Na×尿Cr）×100
RFI＝尿Na÷（尿Cr/血清Cr）

文献12）より引用

＊KDIGO：Kidney Disease: Improving Global Outcome　＊RFI：renal failure index

- 明らかな誘因がなくCKDとの鑑別が必要な場合は超音波検査を実施する．AKIでは腎臓のサイズは**正常～やや大**を認める．
- 血圧，電解質異常，酸塩基バランス，アシドーシス，心不全などの腎不全症状の程度を血液検査から把握する．

## CKDの診断と検査

### 診断と病期分類

CKDは①**GFR低下**（<60 mL/分/1.73 m²），②**腎臓障害**を示唆する所見（**タンパク尿，形態異常**など）のいずれか，または両方が**3カ月以上**持続するものと定義されており，原疾患にかかわらずこの条件を満たせばCKDと診断される．CKDの重症度分類を**表9**に示す．腎機能が不可逆的に著しく低下した状態がESKDであり，CKDステージのG5にあたる．重症度が高いほど，CVDによる死亡および全死亡の双方のリスクとも高くなる（**図10**）[7, 14]．

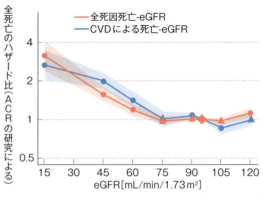

**図10** eGFRと全死亡・心血管死のリスク

文献7）より引用

### 検査

確定診断には腎臓の障害を示唆する所見とGFRの精査が行われ，重症度の評価により治療方針が決定される．

■ 糸球体濾過量（GFRまたはeGFR）
- 60 mL/分/1.73 m²未満

■ 腎臓の障害を示唆する所見

■ 尿検査：タンパク尿の存在

■ 超音波検査：腎の形態学的な異常（**腎萎縮**）

■ 血液検査：腎不全症候の存在

**表9** 慢性腎臓病の重症度分類

| 原疾患 | タンパク尿区分 | | A1 | A2 | A3 |
|---|---|---|---|---|---|
| 糖尿病 | 尿アルブミン定量[mg/日]<br>尿アルブミン/Cr比[g/gCr] | | 正常 | 微量アルブミン尿 | 顕性アルブミン尿 |
| | | | 30未満 | 30～299 | 300以上 |
| 高血圧<br>腎炎<br>多発性嚢胞腎<br>移植腎<br>不明<br>その他 | 尿タンパク定量[g/日]<br>尿タンパク/Cr比[g/gCr] | | 正常 | 軽度タンパク尿 | 高度タンパク尿 |
| | | | 0.15未満 | 0.15～0.49 | 0.50以上 |
| GFR区分<br>[mL/分/1.73 m²] | G1 | 正常または高値 | ≧90 | | | |
| | G2 | 正常または軽度低下 | 60～89 | | | |
| | G3a | 軽度～中等度低下 | 45～59 | | | |
| | G3b | 中等度～高度低下 | 30～44 | | | |
| | G4 | 高度低下 | 15～29 | | | |
| | G5 | ESKD | <15 | | | |

CKDの重症度は原疾患・GFR区分・タンパク尿区分を合わせたステージにより評価する．死亡，末期腎不全，心血管死亡発症のリスクは　　のステージを基準にしたとき，　　，　　，　　の順にステージが上昇するほど高くなる

文献13）より改変引用

■腎生検（病理検査）：腎組織障害

## 血液検査

AKI，CKDともに，腎機能障害の程度や腎機能低下に伴う腎不全症候の存在や程度を血液検査により把握する（**表10**）。

### 臨床に役立つアドバイス

**心不全徴候**
病期の進行に伴い心不全が高頻度に合併する。そのため，心不全徴候（BNP，心胸郭比，心電図）についても把握しておくとよい。

### 表10 腎不全に関連した血液検査

| 種類（正常範囲） | 特徴 |
| --- | --- |
| クレアチニン：Cr<br>（男性0.65～1.09 mg/dL，女性0.46～0.8 mg/dL） | ・GFRの低下に遅れて値が上昇する<br>・AKIでは毎日進行性に増加することがある |
| 尿素窒素：BUN（9～21 mg/dL） | ・高窒素血症の指標（尿毒症の評価）<br>・手術や外傷などによるタンパク異化亢進に反応して上昇するため注意 |
| カリウム：K（3.6～5.0 mEq/L） | ・高K血症の評価 |
| ナトリウム：Na（136～147 mEq/L） | ・高Na血症，低Na血症の評価<br>・低Na血症では，血漿浸透圧を測定する |
| カルシウム：Ca（8.5～10.5 mEq/L） | ・低カルシウム血症の評価 |
| リン：P（2.5～5 mg/dL） | ・高リン血症の評価 |
| 重炭酸イオン：$HCO_3^-$（22～26 mEq/L） | ・代謝性アシドーシスの指標 |
| ヘモグロビン：Hb<br>（男性：14～18 g/dL，女性：12～16 g/dL） | ・AKIでは中程度の貧血は典型的<br>・CKDでは基準値が異なるため，腎性貧血の頁を参照 |
| アルブミン：Alb（3.8～5.2 g/dL） | ・栄養状態の指標 |

### 補足

**電解質異常**
- **高K血症**：細胞膜の興奮性異常から致死性不整脈を呈する。心電図所見と合わせて，緊急性を評価する。
- **高Na血症**：血漿が高張となることから細胞内脱水（細胞萎縮）が生じ，脳萎縮による神経症状が出現する。
- **低Na血症**：水分過剰に関連する。急性の低Na血症では，細胞外液の浸透圧低下から細胞内浮腫となり，脳浮腫が生じると重篤な中枢神経症状を呈する。
- **低Ca血症**：テタニー症状（筋痙攣，手指・口唇の痺れ）や心電図異常（QT延長）を呈する。
- **高P血症**：CKDにおける高P血症は，副甲状腺機能亢進症や異所性（血管）石灰化を惹起する。急性の高P血症は高度の低Ca血症によりテタニー症状を引き起こすことがある。

4章 各論―代謝・腎疾患―

# 3 医師による治療

## POINT

**AKI治療**

- 原因に対する治療は，腎前性・腎性では補液・輸血による腎血流量増加や原因薬剤の中止，腎後性では腎瘻や膀胱瘻などがある。
- 輸液や利尿薬・昇圧薬の投与による体液量・電解質・血圧管理，重炭酸ナトリウム投与によるアシドーシス補正，および栄養管理が行われ，重篤な場合は急性血液浄化が行われる。

**CKD治療**

- ESKDやCVDへの進展抑制が治療の目的であり，それぞれの古典的な危険因子の治療と腎障害に対する治療が行われる。
- 降圧療法はCKDの進行抑制，心血管合併症を予防する観点からきわめて重要となる。
- ステージごとの運動強度の目安や食事療法の基準（特に透析期との違い）と調理方法などで工夫するポイントをおさえておく。

**透析療法**

- 透析療法には医療機関で実施される血液透析と在宅で可能な腹膜透析がある。両者の特徴をおさえておこう。

## AKI治療

　治療は主に，「原因に対する治療」と「腎不全症状の管理」が並行して行われる。特に生命の危機に直結する高窒素血症，水・Na貯留による心不全，高K血症，代謝性アシドーシスなどは迅速な対応が必要となる。

### 原因に対する治療

　腎前性，および腎性のなかでも急性糸球体腎炎，間質性腎炎では，原疾患の治療や補液・輸血による腎血流量増加により早期に腎機能の回復が期待できる。腎後性では，腎瘻や膀胱瘻により閉塞を解除し，原因疾患の治療を行う。腎性のなかでも，急性尿細管壊死（ATN）では原因を除去してもすぐに腎機能は回復しないが，原因を除去しておくことで腎機能の自然回復が期待できる。

> **補足**
>
> **ATN**
>
> 　腎性AKIのなかで最も頻度が高い。原因は腎前性AKIから移行する虚血性と，薬物，造影剤，横紋筋融解症，溶血性疾患などで生じる腎毒性がある。尿沈渣では，剥離した尿細管上皮細胞や上皮円柱，顆粒円柱がみられる。

### 腎不全症状の管理（図11）

- **高K血症**では，程度に応じた治療が行われる。緊急的な致死的不整脈の予防にはCa製剤を用いる。Ca製剤では血清K濃度低下作用はないため，グルコース・インスリン（GI）療法やループ利尿薬（腎機能が保たれている場合）を実施する。インスリンはカリウムを細胞内に取り込む作用がある。

- **高Na血症**では低張液の輸液が基本となる。慢性の場合は，急激な補正により脳浮腫をきたす可能性があるため，補正は緩徐に行う必要がある。

- **低Na血症**では，血漿浸透圧と細胞外液量の評

---

**用語解説** **腎瘻と膀胱瘻**　腎瘻は腎盂に，膀胱瘻は膀胱にカテーテルを留置することで尿を体外へ直接排泄する治療である。理学療法では偶発的な抜去に注意が必要となる。

262 ＊ATN：acute tubular necrosis

## 図11　腎不全症状に対する治療

| 体液量の管理 | 血圧(腎還流圧)の維持 | 電解質異常管理 | 酸・塩基平衡管理 | 栄養管理 |
|---|---|---|---|---|
| • 血圧，尿量，体重などの変化から輸液量の調整や利尿薬を投与 | • 体液量の調整<br>• 昇圧薬投与 | • 高K血症の補正<br>• 高Na血症の補正<br>• 低Na血症の補正 | • 代謝性アシドーシスの是正(重炭酸ナトリウム投与，重度では急性血液浄化) | • エネルギー(25〜30kcal/kg・標準体重/日)<br>• タンパク質(0.8g/kg・標準体重/日) |

価を行い，重症(中枢神経症状がある場合)，進行性の場合は高張液(生理食塩水・3％食塩水)を補液する。細胞外液が増加している場合，水分制限を実施し，利尿薬により過剰な水を排泄させる。急性の場合は緊急に治療(12mEq/L/日未満)する必要があるが，慢性の場合は急激な補正により神経細胞の脱髄(橋中心髄鞘崩壊症)を発症する可能性があるため緩徐に補正(6〜8mEq/L/日未満)する。

• **代謝性アシドーシス**が高度な場合は，重炭酸ナトリウムや急性血液浄化による是正を実施する。

### 急性血液浄化

腎機能障害が高度な場合には，ダブルルーメンカテーテルを内頸静脈や大腿静脈に留置し，急性血液浄化を実施する(**表11**)。AKIでは，利尿薬を使用せずに尿量が安定する頃を目安として血液浄化療法から離脱する。

### 表11　AKIにおける急性血液浄化の適応

1) 治療抵抗性の体液過剰(溢水，肺水腫，心不全)
2) 急激な高カリウム血症(K＞6mEq/L)
3) 重症の代謝性アシドーシス(HCO₃⁻＜15mEq/L)
4) 尿毒症症状(意識障害，出血傾向，心膜炎，BUN＞80mg/dLまたは10mg/dL/日以上の上昇)
5) 腎機能障害(Cr＞5mg/dLまたは1mg/dL/日以上の上昇)

## CKD治療

治療の目的は，**ESKDや心血管CVDへの進展を抑制**することであり，以下の3つに対する治療が行われる。

①高血圧や糖尿病などのCKDのリスクファクターに対する治療
②CKDの原因・タンパク尿などの腎障害に対する治療
③合併症に対する治療

ESKDやCVDへの進展抑制に直接的に寄与するのは①，②であり，**降圧療法，食事療法，生活指導**が治療の基本となる。

### 降圧療法

血圧管理はCKDの進行抑制，および心血管合併症を予防する観点からきわめて重要となる。CKDに合併する高血圧は難治性で単剤では十分な降圧を得られないことが多く，**RA系阻害薬**〔ACE阻害薬，アンジオテンシンⅡ受容体拮抗薬(ARB)〕，カルシウム拮抗薬，利尿薬が適宜使用される。

• **RA系阻害薬**：糸球体内高血圧の軽減，尿細管周囲血管への血流増加により腎臓の慢性虚血を改善することから強力な腎保護作用を有し，ESKD進展・全死亡を抑制する[15]。

• **利尿薬**：腎機能低下が進むとザイアサイド系利尿薬(遠位尿細管でのNa・水再吸収抑制)の単独使用では無効となり，ループ利尿薬(ヘンレループでの水再吸収抑制)が用いられる。

## 腎性貧血の管理

治療には赤血球造血刺激因子製剤（ESA製剤）が使用され、必要に応じて鉄剤も投与される。Hbの目標値は、保存期CKD患者で11 g/dL以上13 g/dL未満（重篤なCVDの既往や合併のある患者では12 g/dL未満），血液透析患者で10 g/dL以上12 g/dL未満とされ、各々これを超過する場合に休薬や減量を実施する[16]。腎性貧血は生命予後やQOLの重要な規定因子である一方，過度の造血は心血管病変や血栓症のリスクを増加させ、死亡リスクを増大させる可能性がある[17,18]。

#### 補足
**エリスロポエチン低反応性貧血**
ESAを大量に投与しても目標Hb値が達成できない病態をESA低反応性貧血といい，CKD患者の心血管予後および生命予後の不良因子である。鉄欠乏，出血・失血や感染症・透析不足などによる造血障害が原因とされる。

## CKD-MBDの管理

血清リン値，血清カルシウム値，PTH，および骨代謝マーカーとして血清アルカリホスファターゼ（ALP）を定期的に評価して基準値内に管理する。リン吸着薬，活性型ビタミンD3製剤，カルシウム受容体作動薬などが投与される。

## 代謝性アシドーシスの治療

CKD患者における慢性的な代謝性アシドーシスは腎機能予後の悪化と関連することから，重炭酸イオン（$HCO_3^-$）が21 mEq/Lを下回るようであれば，重炭酸ナトリウムによる治療を開始することが推奨されている[5]。透析期の患者では毎回の透析の際に，透析液から生体内に$HCO_3^-$が補充される。

## 電解質の管理

AKIの治療「腎不全症状の管理」を参照のこと。

## 食事療法

各CKDステージにおける食事療法基準を**表12**に示す。食事療法の基準は個々の残腎機能により異なる。

- **エネルギー量**：必要量は標準体重と身体活動レベルの積から推定する。過度な低タンパク食は栄養状態・体力の低下を招くため，タンパク制限とエネルギーの適正摂取は同時に達成される必要がある。
- **タンパク質制限**：尿タンパク量減少（腎障害進行抑制），BUN低下（尿毒症改善），代謝性アシドーシスの改善が目的であるが，タンパク質制限により同時にカリウム，リンの摂取も抑制される。目標エネルギー量が摂取できない場合，タンパク制限はしないほうがよい。

### 表12 CKDステージによる食事療法基準

| CKDステージ（GFR）[mL/分/1.73 m²] | エネルギー[kcal/kgBW/日] | タンパク質[g/kgBW/日] | 食塩[g/日] | カリウム[mg/日] |
|---|---|---|---|---|
| ステージ1（GFR≧90） | 25〜35 | 過剰な摂取をしない | 3≦ <6 | 制限なし |
| ステージ2（GFR 60〜89） | | 過剰な摂取をしない | | 制限なし |
| ステージ3a（GFR 45〜59） | | 0.8〜1.0 | | 制限なし |
| ステージ3b（GFR 30〜44） | | 0.6〜0.8 | | ≦2000 |
| ステージ4（GFR 15〜29） | | 0.6〜0.8 | | ≦1500 |
| ステージ5（GFR<15） | | 0.6〜0.8 | | ≦1500 |
| 5D（透析療法中） | その他 | | | |

注）エネルギーや栄養素は，適正な量を設定するために，合併する疾患（糖尿病，肥満など）のガイドラインなどを参照にして，病態に応じて調整する。性別，年齢，身体活動度などにより異なる。
注）体重は基本的に標準体重（BMI＝22）を用いる。
注）kgBWは体重1 kg当たりを表す

文献19）より引用

- **塩分制限**：降圧（腎障害進行抑制），細胞外液増大抑制（浮腫軽減，心不全予防）が目的である。
- **カリウム制限**：高カリウム血症の改善と不整脈予防が期待できる。野菜，果物，芋類，海藻類に多く含まれる。
- **リン制限**：保存期CKDでは具体的な基準値は設定されていない。高リン血症の改善，血管石灰化抑制が目的である。
- **透析期**では，尿毒症，タンパク異化亢進，炎症，透析によるアミノ酸流出などの複数の要因により栄養障害がきわめて生じやすい。そのため，**タンパク質（0.9〜1.2 g/kgBW/日）の制限が緩和**される。一方で，水分制限，リン制限には厳格な管理が必要となる。

> **栄養指導の工夫**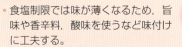
> - 食塩制限では味が薄くなるため，旨味や香辛料，酸味を使うなど味付けに工夫する。
> - 野菜は水にさらしたり，ゆでこぼしたりすることでカリウム含有量を減らす。
> - 無機リンは食品添加物として広く用いられているため，加工食品や清涼飲料水などの過剰摂取を避ける。

### 生活習慣

メタボリックシンドロームの是正や禁煙，飲酒指導に加え，血圧・血糖・脂質管理のために症状に合わせた適度な運動を行う。BMI25〜30 kg/m² 程度の比較的軽度の肥満は，必ずしもCKD進展やCVDのリスク因子とはならない。

### ■ CKDと運動指導

CKD患者では，これまで腎機能を悪化させるという懸念から運動は推奨されてこなかった。しかし，中強度以下の運動であれば腎血流量の低下による一時的なGFRの低下があっても，長期的に腎機能を低下させるというエビデンスはない。最近では運動療法によりGFRが改善することが報告されている（**図12**）。従って，合併

### 図12 運動介入前後のeGFRの変化

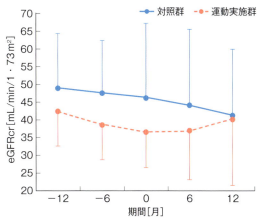

**保存期CKD患者に対する1年間の運動介入効果**
CKDステージ3〜4の18例（運動実施群8例，対照群10例）に対する無作為化比較試験。介入方法は，運動実施群は1年間，中等度の有酸素運動（80% heart rate reserve）とレジスタンス運動（80% 1RM）を実施。運動実施群のeGFRの低下スロープが改善した。

文献20）より引用

症などの身体状況が許す限り定期的な運動の施行が推奨されている[5]。運動強度はCKD診療ガイドラインを参考に作成された **各CKDステージの推奨運動強度** が示されているため参考にするとよい（**表13**）。運動は定期的なリスク評価の下に実施されることが望ましく，運動開始前のセルフチェックについても指導する（**図13**）。CKD患者では合併症などの程度により運動耐容能に個人差が大きいことから，実際には心肺運動負荷試験（CPX）などの評価により個々の運動耐容能を考慮したうえで強度を設定することが望ましい。

### 表13 各CKDステージの推奨運動強度

| CKDステージ | 運動強度 |
|---|---|
| ステージ1 | 5〜6メッツ以下 |
| ステージ2 | |
| ステージ3a | 4〜5メッツ以下 |
| ステージ3b | |
| ステージ4 | 3〜4メッツ以下 |
| ステージ5 | |

文献21）より引用

＊CPX：cardiopulmonary exercise test

## 図13 セルフチェックリスト

### 運動開始前のセルフチェックリスト

健康づくりのための運動に取り組むときには，体調の確認が大切です。
自分でチェックする習慣をつけましょう。

| | チェック項目 | 回答 | |
|---|---|---|---|
| 1 | 足腰の痛みが強い | はい | いいえ |
| 2 | 熱がある | はい | いいえ |
| 3 | 体がだるい | はい | いいえ |
| 4 | 吐き気がある，気分が悪い | はい | いいえ |
| 5 | 頭痛やめまいがする | はい | いいえ |
| 6 | 耳鳴りがする | はい | いいえ |
| 7 | 過労気味で体調が悪い | はい | いいえ |
| 8 | 睡眠不足で体調が悪い | はい | いいえ |
| 9 | 食欲がない | はい | いいえ |
| 10 | 二日酔いで体調が悪い | はい | いいえ |
| 11 | 下痢や便秘をして腹痛がある | はい | いいえ |
| 12 | 少し動いただけで息切れや動悸がする | はい | いいえ |
| 13 | 咳やたんが出て，風邪気味である | はい | いいえ |
| 14 | 胸が痛い | はい | いいえ |
| 15 | （夏季）熱中症警報が出ている | はい | いいえ |

昭和63年度 日本体育協会「スポーツ行事の安全管理に関する研究」より引用改変

運動を始める前に1つでも「はい」があったら，今日の運動は中止してください。

すべて「いいえ」であれば，無理のない範囲*で運動に取り組みましょう。

※運動中に「きつい」と感じる場合は，運動強度が強すぎるかもしれません。適切な運動強度を知るためにも，自分で脈拍数を確認する習慣をつけましょう。（例）あなたは40〜50代で脈拍数が145拍/分以上になるようなら，その運動は強すぎる可能性があります。
※無理は禁物です。運動中に「異常かな」と感じたら運動を中止し，周囲に助けを求めましょう。

（注）このセルフチェックリストでは，わかりやすくするために「運動」としていますが，生活活動（運動以外の身体活動）の場合も，強度が強い場合は同様の注意が必要になります。

文献21) より引用

---

### 補足

**小児CKDと運動**

症状が安定していれば中等度の運動まで許容されている。中等度の運動とは同年齢の平均的児童生徒にとって少し息が弾むが，息苦しくはない程度の運動であり，パートナーがいれば楽に会話ができる程度の運動である。血清Cr値が各年齢正常値の2倍以下では運動制限は不要とされている。

## 透析療法

透析療法は半透膜を介して血液と透析液を接触させ，**拡散**や**限外濾過**の原理（**図14**）により不要な物質を除去し，体内に不足している物質を補充して，体液の恒常性を維持する治療である。透析療法には**血液透析**と**腹膜透析**がある（**表14**）。

### 透析療法の種類

透析療法には血液透析と腹膜透析の2種類があ

る（**表14**）。

### 血液透析の種類

- 血液透析（HD）：拡散の原理による方法であり，小分子量物質の除去に優れる。
- 血液濾過（HF）：限外濾過の原理による方法であり，中分子量物質〜低分子量タンパク質の除去に優れる。
- 血液濾過透析（HDF）：HDとHFの両方の長所を生かした透析手法。透析中の循環動態を安定させるほか，小分子〜低分子量タンパク質・水分の除去に優れる。低分子量タンパク質周辺の分子量領域に原因物質があるとされる**透析アミロイドーシス，レストレスレッグ症候群，**

---

266 ＊HD：hemodialysis ＊HF：hemofiltration ＊HDF：hemodiafiltration

### 図14 拡散と限外濾過

拡散：物質は濃度の低いほうへと移動する。透析液は補充したい物質の濃度を高く，除去したい物質の濃度は低くすることで物質の移動が生じる。主に小分子の除去に優れる。

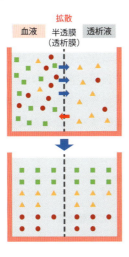

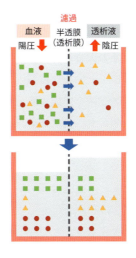

限外濾過：透析液側への陰圧による膜間圧力差と，浸透圧の高い透析液の使用，血液から水分と物質の移動が起こる。孔を通過できれば分子量に関係なくほぼ一定の濃度で除去される。

### 表14 透析療法の種類

| | 血液透析 | 腹膜透析 |
|---|---|---|
| 方法 | 血液を体外に取り出し，ダイアライザー（透析器）のなかで透析を行い返血する<br>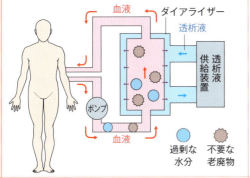 | 患者の腹腔内に透析液を注入し，腹膜を半透膜として用いて体内で透析を行う<br>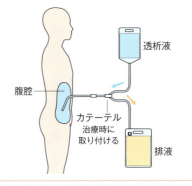 |
| 特徴 | ・医療機関で施行される<br>・1回4時間を週に3回行う<br>・透析効率が高い<br>・残腎機能の低下が早い | ・在宅で患者自身が施行する<br>・通院は少なくすむが，厳密な自己管理が必要である<br>・透析効率が低い<br>・残腎機能は比較的長く保たれる<br>・透析は体内で常時行われ，1日数回の透析液交換を行う<br>・腹膜が劣化するため，治療期間は5〜8年が限度である |

**透析アミロイドーシス**

長期間透析を受けている患者に多く，$\beta_2$-ミクログロブリンが生体内のさまざまな組織に沈着することで起こる。続発して起こる代表的な疾患としては，手根管症候群や破壊性脊椎症がある。

**臨床に役立つアドバイス**

**レストレスレッグ症候群と運動**

レストレスレッグ症候群は$\alpha_1$-ミクログロブリン（分子量33,000）の周辺領域の分子量に原因物質があるといわれており，透析中の運動療法が原因物質の除去量を増加させ[22]，症状を改善させることが報告されている[23]。

4章 各論—代謝・腎疾患—

掻痒症に対する効果が期待できる。

## ブラッドアクセス

血液透析では150〜300 mL/分の大量の血液を体外循環へ取り出す必要があり，十分な血流量を確保するためにブラッドアクセスを作成する。ブラッドアクセスには，内シャント，人工血管，動脈表在化，長期留置カテーテルがあるが，多くの場合内シャントが用いられる。内シャントは，血流は強いが穿刺しにくい動脈と，血流は弱いが穿刺しやすい静脈のそれぞれの利点を生かした方法であり，動脈と静脈を吻合することで穿刺しやすく大量の血流が確保可能となる。非利き手の前腕に造設することが多く，術後はおおむね2週間程度で静脈血管が発達して太くなり，血液透析に適した血管となる。

### 臨床に役立つアドバイス

**運動と静脈サイズ**
シャント側上肢の把握運動は前腕静脈の発達を促進することができる。そのため，術後は手関節や手指の運動が積極的に指導される。狭窄や閉塞などのシャントトラブル予防にも期待される。

## 透析関連低血圧（IDH）

透析中の急な血圧低下，透析後の起立性低血圧は透析関連低血圧といわれる。透析の制限となることから透析困難症ともよばれ，透析患者の予後規定因子の1つである。最大の原因は除水に伴う循環血液量の低下であり，低栄養，心機能低下や自律神経障害，動脈硬化なども関与している。

### 臨床に役立つアドバイス

**IDHと運動療法**
運動耐容能や自律神経の指標である運動後心拍数減衰応答が低下しているとIDHが生じやすいこと[24]，透析中の低強度での有酸素運動によりIDHが予防されることが報告されている[25]。

＊IDH：intradialytic hypotension

# 4 理学療法評価

**POINT**

**情報収集**
- AKIの急性期では、バイタル、尿量、中枢神経症状、アシドーシスなどの重症度と過去24時間の変化や治療状況を把握する
- AKI・CKDともに腎機能低下に伴って生じる尿毒症症状、代謝性アシドーシス、心不全、栄養障害、腎性貧血、心血管合併症の有無と程度を把握する

**身体機能評価**
- CKD患者では病期進行に伴い身体機能は低下し、フレイルやADL低下を有する患者の予後は不良である
- 早期に身体機能低下を反映する評価としては、CPX指標、フレイル、SPPB、ADL困難感などがある

## 情報収集（表15）

### 急性腎障害における情報収集

AKIは重篤な基礎疾患に合併する頻度が多く、緊急かつ集中的な医学的管理を要することが多い。従って、医学的な治療状況・経過を把握することが重要となる。乏尿・無尿、腎機能（血清Cr）、尿毒症症状（BUN・中枢神経症状）、アシドーシス（pH、$HCO_3^-$）が改善傾向にあるか・変化がないか・増悪しているか、などの継時的変化を把握することは病状経過の把握と今後の予測をするうえで有用である。

血圧の変動が著しい場合、中枢神経症状がある場合、尿量の著しい減少、重度のアシドーシ

スがある場合は原則積極的運動を実施せず、医学的治療を優先する。

- 血圧の変動が著しい場合
- 中枢神経症状がある場合
- 尿量が0.5〜1.0mL/kg/h以下
- pH7.35未満のアシドーシス

禁忌項目と情報を照らし合わせ、必要かつ可能な理学療法評価を実施していく。上記の禁忌項目に該当しない場合でも、病状の増悪がある場合なら運動療法は禁忌となることがある。過去24時間のバイタルや治療状況を確認し、適宜医師への確認が必要となる。

### 表15 情報収集の項目

| 基本情報 | 病前ADL、運動習慣、生活習慣、職業、家族構成、生活管理能力、患者のニーズなど |
|---|---|
| 疾患 | 心血管疾患、整形外科疾患、生活習慣病（高血圧、糖尿病、脂質異常、肥満など） |
| 自覚症状 | 胸痛、胸部不快感、動悸、息切れ、めまい、痛み、間欠性跛行、関節症状（脊椎も含む） |
| その他 | 意識レベル〔〔Japan Coma Scale（JCS）、鎮静スケール（RASS）〕、バイタルサイン、うつ症状、投薬内容、腎機能（Cr値、GFR）、尿毒症（BUN、電解質異常）、貧血（Hb）、アシドーシス（pH、$HCO_3^-$）、栄養状態〔Alb、geriatric nutritional risk index（GNRI）〕、心機能（左室駆出率、E/e'）、心電図（Lown分類、ST低下などの虚血性変化）、心不全〔心胸郭比（CTR）、脳性ナトリウム利尿ペプチド（BNP）〕、末梢動脈疾患（Fontaine分類、足関節上腕血圧比など） |

**用語解説** **RASS** 人工呼吸中の鎮静レベルの評価法。+4〜−5の10段階で評価される。0：意識清明、プラスになるほど興奮状態、マイナスになるほど意識レベルが低下していることを示す。
**PEEP** 呼気終末に大気圧以上の圧力をかけることで、肺胞虚脱を防ぎ肺酸素化を改善する呼吸管理法。

＊RASS：Richmond agitation-sedation scale ＊CTR：cardio thoracic ratio ＊BNP：brain natriuretic peptide
＊PEEP：positiveend-expiratory pressure ＊SPPB：short physical performance battery

## 臨床に役立つアドバイス

**評価の進め方**

後述する運動の開始基準（表21）を満たさない場合でも関節可動域（ROM）や可能な範囲の自動運動の評価は体位が許す限りは禁忌とはならない。治療と評価は病状の経過とともに表裏一体に進められ，適宜安全基準と照らし合わせながら，筋力，バランス機能，ADL，歩行（100ｍ歩行，200ｍ歩行，6分間歩行）などの理学療法評価を段階的に進めていく。

## CKDにおける情報収集

CKDでは多岐にわたる合併症が生じ，個々の患者によりその程度や運動耐容能が大きく異なる。一般的にはCKDステージが進むほど合併症の重症度が重くなるが，その程度は原疾患や年齢などによっても大きく異なることから一概にCKDステージだけでは判断できない。従って，個々の合併症の程度，年齢や運動耐容能を考慮して個別にリスクの層別化を図る必要がある。CKD患者に対するリスク層別化基準は今のところ明示されておらず，米国心臓協会（AHA）と米国心血管・肺リハビリテーション協会（AACVPR）のリスク層別化基準を参考にするとよい。CKD患者特有のリスクとしては，保存期CKD患者では微量アルブミン尿やタンパク尿が陽性だと心血管疾患発症のリスクが高いことや，病気の進行したCKD患者では腎不全症状への配慮が必要となる。また，糖尿病を有するCKD患者では合併症（網膜症，神経障害，足病変など）の程度により運動内容を調整する必要があるため，重症度を確認しておく必要がある。

こうした情報収集によるリスクの把握や運動機能評価については，**3～6カ月ごとに再評価**を実施することが推奨されている[25]。

### ■腎不全症状

CKDの病期が進むと，水分貯留，高カリウム血症，高血圧，全身浮腫，心不全，易疲労性などの腎機能低下に伴う症状の出現頻度が高くなる。病態が短期間に変化することもあるため，バイタルサイン，体重変化，浮腫，疲労感・呼吸苦などの自覚症状は運動療法開始前に毎回確認が必要な項目である（図15）。心電図，CTR，BNPを定期的に確認しておくことで，心不全徴候の経過を客観的に把握することが可能である。

### 図15 留意すべき腎不全症状

**水分貯留・心不全**
➡体重増加・高血圧・浮腫
➡呼吸苦・疲労感

**尿毒症・アシドーシス**
➡意識障害・ボーッとする
➡疲労感・倦怠感
➡消化器症状：
　食欲不振・悪心・嘔吐

**腎性貧血**
➡疲労感・倦怠感

**高カリウム血症**
➡不整脈

### ■腎性貧血

CKD患者のHb値の管理目標は保存期CKDで11～13 g/dL，透析患者で10～12 g/dLであり，一般的な基準値よりも低く管理されている。従って，良好に管理されている場合においても慢性的に**貧血症状（倦怠感，脱力感，動悸など）**を抱えていることもあり，管理目標値を下回る場合は特に貧血症状の出現に留意する。

### ■栄養障害

栄養状態の評価としては**主観的包括的評価（SGA）**が使用されることが多く，protain energy weigthing（PEW）の診断基準となっている血清アルブミン値（＜3.5g/dL），総コレステロール値（＜100mg/dL）や意図しない体重減少（3カ月で5%

---

**用語解説**
**SGA** ①年齢・性別，②身長・体重・体重変化，③食物摂取状況，④消化器症状，⑤ADL自立度，⑥疾患と栄養必要量との関係などで評価される。
**GNRI** 血清Alb値と理想体重比より算出し，重度リスク（GNRI＜82），中等度リスク（82≦GNRI＜92），軽度リスク（92≦GNRI＜98）で評価される。［GNRI＝（14.89×血清Cr(g/dL)）＋41.7×（現体重(kg)/標準体重(kg)）］
**PEW** PEWは腎疾患患者における栄養障害を示し，尿毒症に伴うさまざまな症状に起因する病態である。血液検査（Alb，総コレステロール），BMI，筋肉量，タンパク質またはエネルギー摂取量の4項目で診断される。

---

＊ROM：range of motion　　＊SGA：subjective global assessment　　＊AHA：American Heart Association
＊AACVPR：American Association of Cardiovascular and Pulmonary Rehabilitation

以上）なども参考になる。特に透析患者では低栄養が問題となりやすく，GNRIが用いられることが多い。CKD患者では，GNRIで中等度栄養障害リスクありと判定されることが多い。また，重度と判定されて栄養状態を改善しなければ積極的な運動療法を開始できない場合もある。

## 臨床に役立つアドバイス

### 栄養状態の評価の注意点
血清Alb値は2〜3週間前からの平均的な栄養状態を反映するためタイムラグがあることや，炎症により低値を示すことに留意する。短期間に病状が変化する状況では，血清Alb，喫食率や疾患の経過などからリアルタイムでの栄養状態を予測する。

### ■心血管合併症

CKD患者では心血管疾患のリスクが高く，心臓リハビリテーションに準じたリスクの把握が必要である。高齢や糖尿病を背景にもつCKD患者や透析患者などでは，末梢神経障害などによる痛覚閾値上昇や自律神経障害に伴う**無症候性心筋虚血**の頻度が高いことから注意を要する。このようなリスクが想定される場合，**負荷心電図検査**により運動時の心電図の虚血性変化（ST低下）の有無を確認しておく必要がある。また，特に末期腎不全では末梢動脈疾患の合併頻度も高いことからスクリーニングとして**フォンテイン分類**を用い，必要に応じて足関節上腕血圧比（ABI），皮膚灌流圧（SPP）などを把握する。フォンテイン分類のステージⅢ以上，またはABI0.7未満の状態は**重症下肢虚血**（CLI）であり，運動により病状が増悪することもあるため，医師と相談のうえ安静度を設定する必要がある。

## 身体機能評価

CKD患者では，**CKDステージが進行するにつれて身体機能は低下**し，透析患者や高齢者ではその低下は顕著である。従って，早期から運動耐容能や各種身体機能の把握に努める必要がある。**表16**に各種身体機能指標の身体機能低下のカットオフ値[25,26)]を示したので参考にするとよい。

### 運動耐容能

運動耐容能はCKD患者においても生命予後と強い関連を示す重要な因子である[27)]。運動耐容能はCKDステージが進むにつれて低下し[28)]，末期腎不全患者では健常者の半分程度まで低下する[29)]ことから早期に把握することが重要である。

### 表16 身体機能低下のカットオフ値

| 快適歩行速度 | ＜1.0m/秒 |
|---|---|
| 最大歩行速度 | 男性：＜1.48m/秒<br>女性：＜1.42m/秒 |
| SPPB | ＜12点 |
| Timed up and go test | ≧12秒 |
| 等尺性膝伸展筋力 | ＜40％ドライウェイト |
| 5 sit-to-stand test | ＞14.5秒（着座まで） |
| 握力 | 男性：＜26kg<br>女性：＜18kg |
| 片脚立位時間 | ＜5秒 |
| 6分間歩行距離 | ＜300m |
| 運動耐容能（peak VO₂） | ＜17.5mL/分/kg |

文献25)より引用

### ■評価方法

CKD患者の運動耐容能の評価には，嫌気性代謝閾値（AT）や最高酸素摂取量（PeakVO₂）などの客観的な指標が得られる**CPX**の実施が最も推奨される。CPXは自転車エルゴメータやトレッドミルを用いた方法が一般的であるが，定量的な負荷調節が可能であり，転倒リスクの少ないサイクルエルゴメータを用いた方法が多く実施さ

---

**用語解説** フォンテイン分類：閉塞性動脈硬化症の重症度分類（5段階）　Ⅰ：無症候　Ⅱa：軽度跛行　Ⅱb：中等度から高度跛行　Ⅲ：安静時疼痛　Ⅳ：潰瘍・壊疽

＊CLI：critical limb ischemia　＊AT：anaerobic threshold

れている．**6分間歩行**はCKDステージG4-G5の
CKD患者の運動耐容能を評価するうえで広く用
いられている簡便かつ実際的な方法である．最
大負荷に耐えられないような重症患者において
行えることも利点として挙げられる．

■ 運動処方と運動耐容能

CKD患者に対する運動処方には，簡易に実施
できる点から **Borg scale** が広く用いられており，
**ボルグスケール11～13程度** が推奨されている
[30]．しかし，CKD患者ではさまざまな合併症に
伴って実際の運動強度とボルグスケールが一致
しないことがあり，ボルグスケール11以下で
ATに到達するケースが少なくない（図16）．
従って，ボルグスケール12であってもATを超
える強度となってしまう可能性があるため，運
動処方には客観的な指標であるATを測定して
決定することが望ましい．

また，高齢または虚弱なCKD患者のなかには，
身体機能低下によりCPXが実施できないことや
実施できてもウォーミングアップレベルの運動
強度よりもATが低く，測定ができない患者も
少なくない．このような場合，歩行程度の負荷
ですでにATレベルであるか，それを超えてい

る可能性もある．こうしたケースでは，維持ま
たは獲得すべきADL動作での自覚症状（ボルグ
スケール，ADL困難感など），他覚所見（脈拍，
血圧など）を注意深く観察し，その時点の所見を
強度の基準としていく方法が現実的である．

**臨床に役立つアドバイス**

**低体力者に対する運動療法**
運動耐容能低下が著しい場合，ADL動作時の自覚・
他覚所見を強度の基準として，まずはレジスタンス
トレーニングや動作練習を主体とした運動療法を優
先的に実施し，有酸素運動や身体活動向上へと繋げ
ていく．

### 筋力

CKD患者においては，**握力** や **等尺性膝伸展筋
力** などの定量的に表される評価方法が広く用い
られており，CKDステージが進行するにつれて
低下する[31]（図17）．

等尺性膝伸展筋力の測定には徒手筋力計
（HHD）を用いた評価法が広く実施されている．
一定のプロトコルに従って実施することで高い
再現性が得られ（図18），測定値を体重で除し
た値が指標として用いられる．

また，1RMを測定することはレジスタンスト
レーニングにおける強度の設定において有用で
あるが，正確な測定には非常に高価な等速性筋
力強化トレーニング機器が必要である．こうし
た機器がない場合は，重錘バンドを用いて1RM
を測定する方法が実用的である．また，強度の
調整が可能な筋力強化機器を用いて1RMを推定
する方法もある．実際には1RMの測定はリスク
が伴うことから，3RM以上のテストから1RM
を推定する方法が推奨されている[30]．

フレイルなど有する身体機能が低下したCKD
患者では，徒手筋力検査（MMT）を用いた詳細
な筋力評価が個別の運動プログラムを作成する
うえでは重要となる．

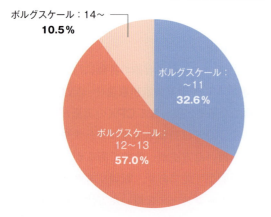

**図16　透析患者のAT到達時のボルグスケール
　　　の分布**
N＝86（外来透析患者）

約3割強の患者がボルグスケール11以下でATに到達する．

---

＊HHD：hand held dynamometer　　＊MMT：manual muscle testing

### 図17 CKDステージと筋力・歩行速度

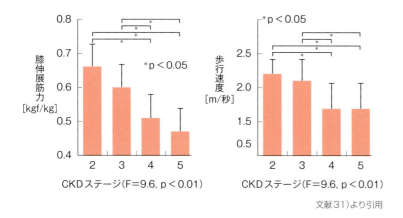

文献31)より引用

### 図18 等尺性膝伸展筋力の評価

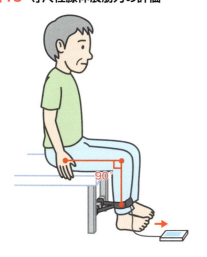

付属の専用のベルトを使用する。3回計測し，最大値を採用するのが一般的である。測定値を体重で除した膝伸展筋力体重比が指標として用いられる。

### 歩行速度

歩行速度の評価には10mの歩行路を用いて測定することが一般的であるが，近年はフレイルの判定に用いる4〜5mの歩行路を用いた方法も実施される。いずれも前後に1〜3mの助走路を設けて実施する。歩行速度は**通常歩行速度**と**最大歩行速度**の2つの条件が最も用いられ，特に最大速度歩行は再現性に優れる方法である。通常歩行速度はCKDステージの進行とともに低下し（**図17**），死亡率とも関連することが明らかにされている[32]。

### 身体的フレイル

フレイルは加齢とともにさまざまな臓器における予備能が減少し，外的なストレス因子に対する脆弱性が高まった状態である。要介護状態や死に至るリスクが高い一方で，適切な介入により改善可能な状態であることから[33]，フレイルへの対策は近年重要視されている。

身体的フレイルの評価には，Fried らのCHS基準[34]が最も広く使用されている（**表17**）。筋力や歩行速度がCKDステージの進行につれて低下することから，当然身体的フレイルの有病率も

### 表17 日本版CHS基準

| 体重減少 | 6カ月で2kg以上の体重減少 |
|---|---|
| 筋力低下 | 握力低下<br>（男性：26kg未満，女性：17kg未満） |
| 疲労 | 「（ここ2週間）わけもなく疲れた感じがする」に「はい」と回答 |
| 歩行速度低下 | 通常歩行速度：1.0m/秒未満 |
| 身体活動の低下 | 「軽い運動・体操または定期的な運動・スポーツをしているか？」の問いに「していない」と回答 |

3項目以上該当でフレイル，1〜2項目でプレフレイルと評価される。

文献35)より改変引用

＊CHS：Cardiovascular Health Study

ステージの進行に伴い増加する（**図19**）[36,37]。

身体的フレイルはCKD患者の予後と強く関連する因子であり、早期からその予防・改善にどおり組む必要がある。

### 図19 CKDステージとフレイル有病率

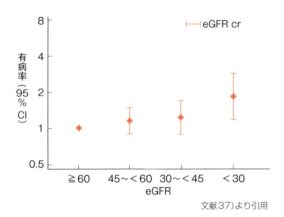

文献37)より引用

### 表18 SPPBの評価方法

| 項目 | 採点方法 |
|---|---|
| バランステスト<br>A　B　C | A：閉脚立位<br>B：セミタンデム立位<br>（1点：10秒可、0点：10秒未満・実施不可）<br>C：タンデム立位<br>（2点：10秒可、1点：3〜9.9秒、0点：3秒未満・実施不可） |
| 4m歩行時間 | 4点：4.82秒未満<br>3点：4.82〜6.20秒<br>2点：6.21〜8.70秒<br>1点：8.70秒以上<br>0点：実施不可 |
| 椅子立ち上がり動作時間<br>腕組み | プレテストを1回実施<br>4点：11.2秒未満<br>3点：11.2〜13.69秒<br>2点：13.7〜16.69秒<br>1点：16.7秒以上<br>0点：60秒以上・実施不可 |

各項目0〜4点、合計12点満点で評価される。

## SPPB（表18）

SPPBの評価項目は、バランステスト、快適歩行時間、立ち上がり動作時間により構成され、下肢機能を包括的に評価する指標である。身体的フレイルとの関連も確認されており、フレイル同様入院や死亡と関係することが示されている[38]。

SPPBの低下を認めた場合は、さらに筋力や歩容などの詳細な機能評価によりその原因を追究していく。フレイルを有する高齢者では、運動介入によりSPPBが改善することが明らかであり、アウトカム指標としても有用である[39]。

## 身体活動量

身体活動量の評価には質問紙や歩数計を使用する方法がある。歩数計を用いた方法が客観的であり、運動量を数値で示せることから、運動の動機付けが得られやすく有用なツールである。

具体的な評価方法として、普段の生活で1週間歩数計を装着してもらい、1日の平均歩数を算出する方法がある。透析患者では、週3回の透析療法に伴う時間的な制約から透析日と非透析日の活動量が異なるため、それぞれ評価を実施する。一般的に透析日の身体活動量が低下していることが知られている。

## 移動能力

CKD患者のADLに介助を要する割合は脳血管疾患などに比較すると少なく、運動耐容能が低いにもかかわらず基本的ADLは比較的保たれている[40]。これは、楽に動作を行えているわけではなく、ADL動作を不完全ながらも工夫して何とか自立している状況であると推察される。特に、透析導入に至るとADLは低下しやすく、ADLの低下した患者の予後は不良である[41,42]（**図20**）。

腎機能低下は入院期リハビリテーションの進行を遅延させる要因であることからも[43]、CKD

患者は入院などのイベントにより容易にADL低下をきたしやすいきわめて虚弱な状況にあると考えられる。

評価方法の1つとして，透析患者では特に困難さを感じる頻度が多いとされる階段昇降や歩行[45]の項目で構成された**自覚的困難さ**を5段階で評価するADL評価法（**表19**）がある。

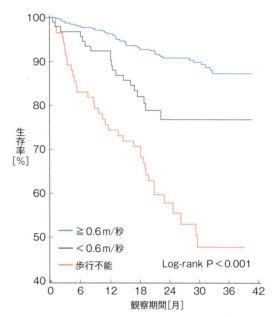

**図20　透析患者の歩行速度・自立度と生命予後**

文献42)より引用

### 表19　血液透析患者の疾患特異的ADL評価表

| 項目 | 回答 |
|---|---|
| **基本動作** | |
| 1　椅子から立ち上がる | □1 できない　□2 かなり困難　□3 やや困難　□4 やや楽　□5 かなり楽 |
| 2　床から立ち上がる | □1 できない　□2 かなり困難　□3 やや困難　□4 やや楽　□5 かなり楽 |
| 3　床へ座る | □1 できない　□2 かなり困難　□3 やや困難　□4 やや楽　□5 かなり楽 |
| **歩行動作** | |
| 1　歩行100m | □1 できない　□2 かなり困難　□3 やや困難　□4 やや楽　□5 かなり楽 |
| 2　歩行300m | □1 できない　□2 かなり困難　□3 やや困難　□4 やや楽　□5 かなり楽 |
| 3　歩行600m | □1 できない　□2 かなり困難　□3 やや困難　□4 やや楽　□5 かなり楽 |
| 4　歩行1km | □1 できない　□2 かなり困難　□3 やや困難　□4 やや楽　□5 かなり楽 |
| 5　早歩き20m | □1 できない　□2 かなり困難　□3 やや困難　□4 やや楽　□5 かなり楽 |
| **階段動作** | |
| 1　階段を昇る（2階まで） | □1 できない　□2 かなり困難　□3 やや困難　□4 やや楽　□5 かなり楽 |
| 2　階段を昇る（3階まで） | □1 できない　□2 かなり困難　□3 やや困難　□4 やや楽　□5 かなり楽 |
| 3　階段を降りる（2階から） | □1 できない　□2 かなり困難　□3 やや困難　□4 やや楽　□5 かなり楽 |
| 4　階段を降りる（3階から） | □1 できない　□2 かなり困難　□3 やや困難　□4 やや楽　□5 かなり楽 |

12項目それぞれについて，できない（1点）からかなり楽（5点）までの5段階で問診にて評価する。それぞれの項目の得点を合計し，12～60点でADLの困難さを評価する。

文献46)より引用

# 5 理学療法士による治療

**POINT**

**AKIの理学療法**

● 段階的に運動プログラムを進めるなかで，次の段階に進むか，維持するか，中止するかを開始基準や安全基準などの客観的な基準に基づき判断する

**CKDの理学療法**

● 運動療法は食事療法，薬物療法と同様に疾患管理の一環として行われる

● レジスタンストレーニング，有酸素運動，柔軟体操が標準的なプログラムであり，透析患者では透析中に実施されることもある

● 特に高齢・虚弱CKD患者では，合併症の程度と身体機能を考慮した個別の運動処方が求められる

## AKIの理学療法

### 理学療法の開始基準

　前述のとおり，AKIはさまざまな疾患に続発するので，基礎疾患や原因疾患を考慮した理学療法が必要となる。腎臓が弱ったAKI患者に対する運動負荷は，生命維持に無関係な余計な代謝産物の処理を負わすこととなる。従って，急性期においては安静の潜在的な効果（**表20**）を意識しつつ，運動療法を進めていく必要がある。早期離床や早期からの積極的な運動の開始基準を**表21**に示す。急性期においては，これらの基準を参考に運動療法を進める。

### 表20 安静の潜在的効果

| |
| --- |
| **1** 回復と回復のために利用する代謝資源の節約 |
| **2** 筋酸素消費量の軽減：より多くの酸素を必要とする損傷組織や臓器への酸素運搬 |
| **3** 換気需要の軽減：人工呼吸器関連肺損傷のリスク減少 |
| **4** 高い$FIO_2$の必要性の減少：酸素毒性の減少 |
| **5** 中枢神経系への血流の改善 |
| **6** 転倒リスクの軽減 |
| **7** 心臓へのストレス減少：虚血や不整脈の予防 |
| **8** 損傷している身体の部分への痛みと追加の損傷の回避 |

文献47）より引用

### 理学療法の実際

　早期理学療法は，欧米においてはearly mobilizationなどと表現され，発症早期から行われる他動運動や自動介助運動，自動運動，ヘッドアッ

### 表21 早期離床や早期からの積極的な運動の開始基準

| | |
| --- | --- |
| 意識 | RASS：−2〜1 ＊30分以内に鎮静が必要であった不隠はない |
| 疼痛 | NRS≦3 もしくは VAS≦3 |
| 呼吸 | 呼吸回数：＜35/minが一定時間持続，経皮的酸素飽和度($SpO_2$)：≦90％が一定時間持続<br>吸入酸素濃度($FiO_2$)：＜0.6(リザーバー付マスク：＜6L/min，酸素マスク：＜7L/min) |
| 人工呼吸器 | 呼気終末陽圧(PEEP)：＜10cmH$_2$O |
| 循環 | 心拍数(HR)：≧50/minもしくは≦120/minが一定時間持続<br>平均血圧(MAP)：≧65mmHgが一定時間持続<br>新たな重症不整脈の出現や新たな心筋虚血を示唆する心電図変化がない<br>24時間以内にドパミンやノルアドレナリン投与量に増量がない |
| その他 | 出血傾向がない，動くときに危険となるラインがない |

文献48）より改変引用

＊HR：heart rate

プ座位，端座位や立位での重力負荷やバランス練習，起立，歩行の再教育などの運動プログラムである[49]。

近年，早期理学療法はADL改善のみならず，急性期における予後悪化の医原性リスクとされる人工呼吸器装着日数を短縮，せん妄を予防する可能性が示されている[50]。

一方で，早期からの運動は，酸素飽和度の低下，心拍数・血圧の変動，カテーテル・ドレーン類の偶発的な抜去，落下などの合併症の発生が想定される。バイタルサインを注意深く観察しながら運動プログラムを段階的に進めていく必要がある。前述した運動の開始基準を満たさない場合でも，状態に影響を与えないベッド上でのROM運動や動かせる範囲の自動運動は禁忌とはならない。

また，人工呼吸や急性血液浄化治療中でも，適切な管理の下に実施すれば，端座位または椅子座位，ベッド上の自動運動も可能である。ただし，透析カテーテルや動脈/静脈ラインの固定が適切か，十分な長さが確保できてきるかなどの確認により，偶発的な抜去が生じないよう配慮が必要である。十分な知識と経験を有する療法士と多職種のチームによる管理の下に実施することが望ましい。

AKIでは，CKDや末期腎不全に移行する場合もあり，そのような場合，後述するCKDの理学療法を参考に長期的な管理へと理学療法の方針を転換していく。

## CKDの理学療法

### 腎臓リハビリテーションの定義

「腎臓リハビリテーションガイドライン」によれば，「腎臓リハビリテーションは，腎疾患や透析医療に基づく身体的・精神的影響を軽減させ，症状を調整し，生命予後を改善し，心理社会的ならびに職業的な状況を改善することを目的と

して，運動療法，食事療法と水分管理，薬物療法，教育，精神・心理的サポートなどを行う，長期にわたる包括的プログラムである」[25]。

### 運動療法の位置付け

CKD治療の目的は，末期腎不全への進行予防や心血管合併症予防を図ることでQOL・生命予後を改善することであり，さまざまなリスク因子に対して包括的な疾患管理が求められる。

CKD患者はさまざまな合併症を有し，さらに身体機能はCKDステージが進行するほど低下している。身体的フレイルはCKD患者の予後を規定する重要な因子であり[36, 51]，その構成要素である身体活動量，運動耐容能，下肢筋力，栄養障害の管理はきわめて重要となる。

一方で，腎臓リハビリテーションの中心となる運動療法は，運動機能の改善に加え，高血圧，PEW，炎症，貧血，自律神経機能，さらには腎機能自体をも改善するなど，CKD進行予防や心血管疾患予防の重要なファクターに対するさまざまな効果を有する（**表22**）。従って，CKD患者に対する運動療法の目的は，単なるADLや身体機能の回復ではなく食事療法，薬物療法と同様に疾患管理をすることである。

### 表22　CKD患者に対する運動療法の効果

1　高血圧改善
2　血糖値，インスリン抵抗性感受性改善
3　自律神経機能改善
4　MIA症候群改善（炎症，栄養障害，動脈硬化）
5　酸化ストレス改善
6　貧血改善
7　最大酸素摂取量の増加
8　GFRの改善
9　うつ・睡眠の質・QOLの改善
10　ADL改善
11　死亡率低下

### 運動療法の実際

CKD患者に対する運動療法については，米国スポーツ医学会（ACSM）の運動処方の指針によ

＊ACSM：The American College of Sports Medicine

**表23** CKD患者に推奨される運動処方

| | 有酸素運動<br>(aerobic exercise) | レジスタンス運動<br>(resistance exercise) | 柔軟体操<br>(flexibility exercise) |
|---|---|---|---|
| 頻度 | 3～5日／週 | 2～3日／週 | 2～3日／週 |
| 強度 | 中等度の有酸素運動<br>• 酸素摂取予備能の40～59%<br>• ボルグスケール：12～13 | • 1RMの65～75%<br>• 3RM以上のテストで1RMを推定することを推奨 | 抵抗を感じたりややきつく感じるところまで伸張する |
| 時間 | • 持続的な有酸素運動：20～60分/日<br>• 運動の持続が難しければ3～5分間の間欠的運動を計20～60分/日 | 10～15回反復を1セットとして，患者の耐容能と時間に応じて何セット行ってもよい | 関節ごとに60秒の静止<br>（10～30秒はストレッチ） |
| 種類 | ウォーキング，サイクリング，水泳などのような持続的なリズミカルナな有酸素運動 | マシーン，フリーウェイト，重錘，バンドを使用する。大筋群を動かすための8～10種類の異なる運動を選ぶ | 静的筋運動 |
| その他 | 1) **透析患者**：動静脈シャントに直接体重をかけない限りは，動静脈接合部のある腕で運動を行ってよい。透析中には動静脈接合部のある腕の運動は避ける。血圧測定は動静脈シャントのない側で行う<br>2) **腹膜透析患者**：腹腔内に透析液があるうちに運動を試みてもよいが，不快な場合は運動前に透析液を除去して行うことが進められる<br>3) **腎移植後の患者**：拒絶反応期間中は，運動自体は継続して実施してよいが，運動の強度は軽くする | | |

文献30）より引用

り詳細が示されている（**表23**）。現在，ここで示されている運動プログラムを非監視下で実施できる患者は，理学療法士による監視下運動療法の対象にはならない可能性が高く，実際には定期的な診察の際に生活指導としてかかわることが一般的である。

臨床では合併症や加齢に伴って身体機能が低下し，自己で身体活動量を保つことが困難なCKD患者が監視下運動療法の対象となることが多い。このような患者では，特に筋力，バランス能力，運動耐容能，およびADL動作の自立度や動作様式を考慮した個別の運動処方が好ましく，理学療法士による専門的な管理が必要となる。

■ **レジスタンストレーニング**

• **種類**

大筋群を使って複数の関節を同時に動かす運動が推奨される。定量的な強度設定が可能な筋力強化機器を使用した方法は，1RMが推定でき効率的な運動が可能である。

一方で，スクワットやフォワードランジ・サ

イドランジなどの自重を用いた方法は踏み込む深さや上肢支持により負荷量の調整が可能である。また運動速度を意識して実施することで筋パワーのトレーニングも可能であり，バランス能力の向上も期待できることや，セルフエクササイズにもつながりやすいといった利点がある（**図21**）。

補足

**筋パワー**

筋パワーとは単位時間当たりの筋力と速度の積で表され，等尺性筋力よりも運動パフォーマンスと関連が深い。CKD患者の生命予後に関する研究では，フレイルやサルコペニアの評価項目のなかで歩行速度などの運動パフォーマンスがより重要とされていることからも，筋パワーとして筋機能をとらえることが重要である。

• **強度，頻度，時間**

理学療法の対象となるCKD患者は，ACSMの推奨する運動強度が実施可能な場合は少ないと考えられるため，まずは低強度より開始し，これらの設定強度は，段階的に進めていくうえでの目標値として捉えておくとよい。

理学療法の対象となることが多い高齢または虚弱なCKD患者では**表24**の強度[52]を目安として段階的に強度を増加させていく。高齢透析患

**図21 レジスタンストレーニングの一例**

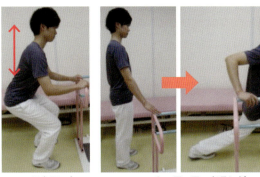

a スクワット　　b フォワードランジ

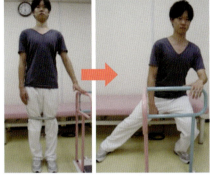
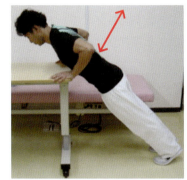

c サイドランジ　　d プッシュアップ（強度：低）

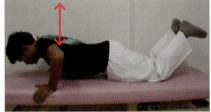
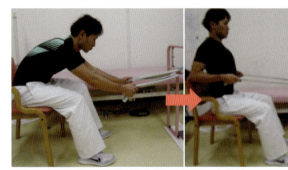

e プッシュアップ（強度：高）　　f ローイング（広背筋，背筋群，大殿筋）

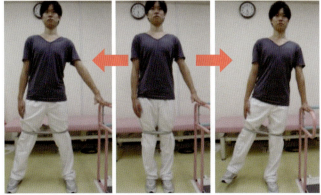

g ヒップアブダクション（cが困難な場合など）

4章 各論─代謝・腎疾患─

表24 レジスタンストレーニングの運動処方

| 対象 | %RM | ボルグスケール | 回数 |
|---|---|---|---|
| 高齢者・虚弱者 | 下肢：40～60％RM<br>上肢：30～40％RM | 12～13 | 10～15回/セット<br>*少なくとも15回できる負荷 |
| 後期高齢・虚弱者以外 | 50～80％RM | 12～16 | 10～15回/セット |
| その他の配慮 | ・息を止める，力むことを避ける．<br>・求心性収縮は息を吐きながら（呼気）2～3秒かけて，遠心性収縮は息を吸いながら（吸気）2～4秒かけて実施する．<br>・上半身と下半身の運動を交互に行い，十分な休憩を入れる．<br>・毎日ではなく，中1～3日の休養を入れて，週2～3回行う． | | |

*筋力を増強するためには，40～60％RM以上の強度で実施する．

者は，低強度でもレジスタンストレーニングで身体機能が改善し，身体活動量を増加させることが可能である[53]．

・**機能評価に基付いた運動**

ACSMのガイドラインは大原則であるが，理学療法士が対象とすることが多い後期高齢者や虚弱なCKD患者では，運動の種類や強度ともにそのまま適用するだけでは不十分である．

従って，例えば歩行速度やSPPBなどの身体機能評価に低下を認めた場合，さらに詳細な理学療法評価により原因を探索し，原因に対するレジスタンストレーニング，静的・動的バランス練習などのプログラムを作成していく．

**実践!! 臨床に役立つアドバイス**

**運動の速さ**
より早い運動のほうが多くの筋線維が動員される．自重運動やADL動作を意識した運動では，求心性収縮は早く，遠心性収縮はゆっくりと実施することを意識してもらおう．

■**有酸素運動**

・**種類**

CKD患者に推奨される有酸素運動には，**歩行（トレッドミル歩行，ウォーキング），エルゴメータ運動**などがある．

エルゴメータ運動は転倒リスクや下肢荷重関節への負担が少ないこと，また歩行はセルフエクササイズとして実施しやすい点が利点として挙げられる．

近年広く使用されている負荷可変式上下肢交互屈伸運動機器は，下肢だけでなく全身の運動が効率的に実施でき，運動負荷やスピードの調整を行うことで有酸素運動から筋パワーを意識したレジスタンストレーニングまで適用範囲が広い（**図22**）．

また，歩行などの身体活動を増加させる介入であっても，実施回数が多いほどCKD患者の死亡リスクが低減することが報告されている[54]．末梢動脈疾患により間欠性歩行の症状を呈する

**図22 上下肢の交互屈伸運動機器**

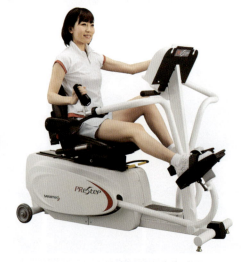

（酒井医療株式会社より許諾を得て掲載）

患者では，トレッドミル歩行により反復的な下肢虚血を誘発することで**末梢の側副血行路の発達促進や血管内皮機能の改善**が期待できる。

・**強度**（表25）

CKD患者ではCPXを実施し，ATを強度の基準とすることが最も推奨される。具体的には，AT到達時の**心拍数**や**血圧**，**ボルグスケール**，**AT到達1分前の仕事率（WR）**を基準とした運動処方が一般的である。

CPXが実施できない場合は，年齢別予測最大心拍数を用いた%HRmax，Karvonen法（%HRR）やボルグスケールを用いる方法がある。しかし，ATが低い患者では運動時の心拍数応答も低下している傾向があり，低体力者の心拍数による運動処方は過負荷とならないように慎重に行う必要がある。特に透析患者や虚弱・後期高齢CKD患者では，運動強度の指標として心拍数の信頼性は低いことから（**図23**），ACSMガイドラインではボルグスケールを用いることが推奨されている[30]。また，腎臓リハビリテーションガイドラインでは実測最大心拍数の50～70％で実施する方法が紹介されているが，CPXが実施できない環境での実測最大心拍数の測定は現実的ではないことが多い。従って，運動耐容能が低いと考えられる透析患者や虚弱・高齢CKD患者おいては，年齢別予測最大心拍数を用いる場合は低強度（40～50％HRmax，30～40％HRreserve），ボルグスケールでは軽度（9～11）から開始し，反応をみながら段階的に強度の増加を考慮していく。

・**頻度・時間**

ACSMの運動処方で示されているとおり，1回20～60分，1日1～2回，週3～5回が推奨され

### 表25　有酸素運動の強度設定

| 嫌気性代謝域値（AT） | 目標：AT到達1分前のwork rate，AT到達時の心拍数・血圧・ボルグスケール以下 |
|---|---|
| ボルグスケール | 軽度（9～11）から中等度（12～13），透析患者・虚弱・後期高齢CKD患者では軽度から開始する<br>＊安静時HR＋30拍（虚弱・高齢CKD患者では＋20拍）を超えないにようにする |
| %HRmax | 目標運動強度：50～70％<br>＊目標心拍数＝（220－年齢）×運動強度 |
| カルボーネン法（%HR reserve） | 目標運動強度：K＝0.4～0.6（40～60％）<br>＊目標心拍数＝[（HRmax-HRrest）×目標運動強度]＋HRrest |

### 図23　年齢別予測最大心拍数からみたAT時のHRの分布

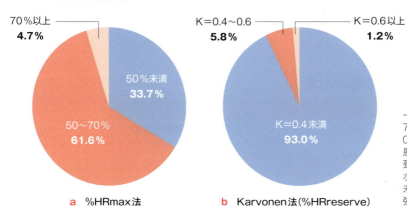

一般にATはHRmax50～70％，カルボーネン法はK＝0.4～0.6程度とされるが，透析患者ではより低いHRでATに到達する傾向がある。特にカルボーネン法では9割以上が0.4未満でATに到達することから，強度の指標として信頼性が低い。

＊WR：work rate　＊HRR：heart rate reserve

る。実際には，セルフエクササイズ（非監視下運動療法）と合わせて，目標とする頻度と運動時間を目指す。

・ **運動中のモニタリング項目**

有酸素運動中のモニタリング項目と運動の中止基準を**表26**に示す。心電図のモニタリングは必須ではなく，心血管合併症の状態やCPXの結果により医師と相談し，装着の有無を判断する。

**表26 モニタリング項目と中止基準**

| 自覚症状 | ・同負荷におけるボルグスケール2以上の増加<br>・運動中の著明な息切れや倦怠感（ボルグスケール14以上） |
|---|---|
| 心拍数 | ・同負荷における心拍数10拍以上の上昇<br>・運動中の心拍数低下（徐脈の出現） |
| 血圧 | ・運動中の収縮期血圧（SBP）20mmHg以上の低下（LOS） |
| その他 | ・発汗，顔面蒼白，意識混濁 |
| 心電図 | ・心房細動出現，Lown分類4b以上*<br>*頻発する（多形性）PVC30%以上，PVC2連発（2回/分以上），PVC3連発（ショートラン），R on T |

■ **透析中運動療法**

透析中に実施する運動療法と透析以外の時間に実施する運動療法の比較を**表27**に示す。透析中運動療法は，透析時間を有効活用でき，継続率が高いことが利点として挙げられる。一方で，運動は低強度に限られ積極的な運動療法は実施しづらいという点がある。ATレベルでの積極的な有酸素運動は透析以外の時間に実施することが望ましい。

・ **種類**

透析中運動療法では，背臥位でのエルゴメータ運動やチューブや自重を用いたレジスタンストレーニング，運動前後のストレッチが主なプログラムとなる（**図24**）。透析カテーテルの管理を適切に行えば，端座位での運動も可能である。

・ **強度・時間**

透析終盤になるほど循環動態は不安定となるため，運動は透析治療の前半に実施することが推奨される。強度・運動時間はレジスタンストレーニング，有酸素運動ともに各項目で示した内容を順守すればよいが，いずれも低強度から開始し，自覚症状や血圧，脈拍をみながら徐々に負荷量を増強する。

有酸素運動における，運動強度と循環血液量の関係を**図25**に示す。低強度の運動は透析終盤の循環動態を安定させて透析効率を向上（リン，カリウム，BUN，$\alpha_1$-MGの除去量増加）させる[22]。一方で，AT以上の運動中は循環血液量が減少し[55]，循環動態が不安定となり透析効率が低下（リン，BUNの除去量低下）してしまうため[22]，負荷量の増加は慎重に実施する必要がある。心拍数は運動強度と関係なく透析による除水の影響で代償的に変化することから透析中はAT到達時のボルグスケールを基準として，AT未満の運動強度とすることが望ましい。

**表27 透析中と非透析時の運動療法の比較**

| 透析中 | 非透析時（非透析日または透析前） |
|---|---|
| ・実施可能な運動が限定される<br>・運動耐容能改善効果が限定される<br>・除水に伴い循環動態が不安定になりやすい<br>・透析効率が向上する<br>・時間が有効活用でき，継続率が高い<br>・医療従事者の監視下で安全に実施可能 | ・バリエーションに富んだ運動が可能<br>・運動耐容能改善効果が高い<br>・循環動態が安定している<br>・脱落率が高い<br>・ADL練習が可能 |

＊SBP：systolic blood pressure ＊LOS：low output syndrome ＊PVC：premature ventricular contraction

### 図24 透析中運動療法の風景

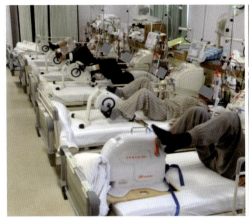

a 背臥位エルゴメータを用いた有酸素運動

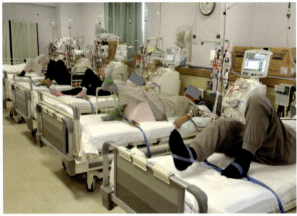

b チューブを用いた筋力強化運動

（医療法人社団嬉泉会嬉泉病院提供）

### 図25 透析中の運動強度と循環血液量

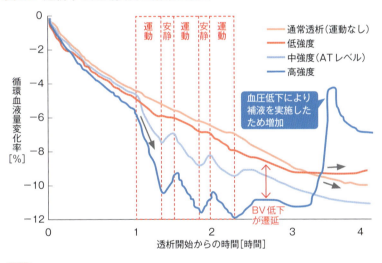

透析中は除水に伴い循環血液量（BV）が徐々に減少する。中強度以上の運動ではBVが減少し，運動後もBV低下は遷延するため循環動態が不安定となりやすい。低強度ではBVの変化は少なく，透析終盤のBV低下が緩やかとなる。

文献55)を基に作成

> **補足**
> 腹膜透析では血液透析よりも循環動態への影響はむしろ少ないとされており，運動療法実施に問題はない。留意点は**表23**を参照のこと。

> **実践!! 臨床に役立つアドバイス**
>
> **各実施タイミングでの留意点**
> 透析前は水分・尿毒素が体内に最も貯留しているが，心不全徴候（透析間体重増加率，息切れ，血圧など）に留意すれば積極的な運動療法は可能である。逆に透析後は循環動態が不安定なため積極的な運動療法は避けたほうがよい。中強度（ATレベル）での積極的な有酸素運動は透析前か非透析日に実施することが望ましい。

### ■非監視下運動療法

身体機能・身体活動量が比較的保たれている保存期CKD患者では，非監視下運動療法（home based exercise）に対する月1回程度の生活指導が中心となる。また，個別理学療法を実施している場合も，当然リハビリテーションを実施しない日の運動習慣について考慮する。2～3カ月に1回の指導を中心として理学療法でも，歩数計を用いた身体活動量の管理とセルフエクササイズを中心とした指導なら，身体機能を改善することが可能である[56)]。

---

＊BV：blood volume

ただし，非監視下運動療法は監視下運動療法と比較すると離脱率が高いので，個々の生活習慣や特性を考慮した指導と，定期的に身体機能や身体活動量の評価により動機付けにつなげる必要がある。**表13**で示した「各CKDステージの推奨運動強度」は日常生活における運動強度をわかりやすく説明するうえで参考にするとよい。

### ・身体活動量

1日の目標とすべき身体活動量は**6000〜10000歩**，特に透析患者では**非透析日に4000歩以上あるいは1回30分以上の散歩を週5日以上**とされている[25]。実際には身体活動量を評価し，個々のベースライン歩数より500〜1000歩増加させることを目標として段階的に進めていく。歩数計を所持するだけでも身体活動量に意識が高くなり活動量が増加することがある。さらに血圧手帳などを利用して歩数をセルフモニタリングするのも習慣化ための1つの方法である。

### ・リスク管理

非監視下運動療法は，多少でも普段とは異なる自覚症状や他覚症状がある場合は，無理に実施すべきではない。運動前に運動を実施しない基準や，運動中に中断する基準となる体調，疲労感などの自覚症状や脈拍，血圧，体温などの他覚症状についてよく教育しておく必要がある。

### ・その他

セラバンドや自重でのレジスタンストレーニング，バランス運動も適宜指導する。種目が増えると継続が難しく，患者にとって少し難易度の高いADL動作を反復するような方法は単純明快であり実施しやすい。

また，水中での運動は運動速度により負荷量を管理できることから，有酸素運動から全身のレジスタンストレーニングまで簡便かつ効率的に実施可能である。水中運動を10年間観察した検討では，腎機能や心肺機能が改善し[57]，さらに末期腎不全や死亡に至るリスクが低減することが報告されている[58]。

## まとめ

- 腎臓のもつ4つの機能とはどのようなものか（☞p.248，253，254）。 `実習` `試験`
- ネフロンでの尿生成の過程で行われる濾過，再吸収，分泌とはどのようなものか（☞p.251，252）。 `試験`
- AKIとCKDで異なる3つ（発症の経過・可逆性・形態学的変化）の特徴とは何か（☞p.255，256）。 `試験`
- 透析導入の原因疾患として最も多いのは何か（☞p.255）。 `試験`
- CKDの病期分類とはどのようなものか（☞p.260）。 `実習` `試験`
- CKDの治療の2つの目的は何か（☞p.263）。 `実習` `試験`
- CKDの食事療法の病期ごとの特徴および生活指導にはどのようなものがあるか（☞p.264）。 `実習` `試験`
- CKDに対する降圧療法で使用される薬剤と期待される効果はどのようなものか（☞p.266）。 `試験`
- CKD患者の運動耐容能の評価にCPXの実施が推奨される理由は何か。（☞p.265） `実習`
- 透析療法の種類にはどのようなものがあり，またその特徴は何か（☞p.267）。 `実習` `試験`
- CKD患者の身体機能評価にはどのような項目があり，病期との関連にはどのような特徴があるか（☞p.271）。 `実習`
- 腎臓リハビリテーションの定義はどのような内容か（☞p.277）。 `試験`
- CKD患者に推奨される運動処方（種類・強度・時間・頻度）とはどのような内容か（☞p.278）。 `実習` `試験`
- 透析時間外に行う場合と比較した，透析中に行われる運動療法の利点とは何か（☞p.282）。 `試験`

**4章 各論 —代謝・腎疾患—**

### 【引用文献】

1）玉木　彰 監修：リハビリテーション運動生理学. メジカルビュー社, 2016.

2）J.E.Hall: Guyton & Hall Textbook of Medical Physiology, 13th ed, ELSEVIER, 2016.

3）日本腎臓学会編集委員会：初学者から専門医までの腎臓学入門改訂第2版, 東京医学社, 2009.

4）Case J, et al.: Epidemiology of acute kidney injury in the intensive care unit. Crit Care Res Pract : 479730, 2013.

5）日本腎臓学会 編：エビデンスに基づくCKD診療ガイドライン2018. 東京医学社, 2018.

6）Hallan SI, et al.: Age and association of kidney measures with mortality and end-stage renal disease. JAMA 308(22): 2349-2360, 2012.

7）Chronic Kidney Disease Prognosis Consortium, et al.: Association of estimated glomerular filtration rate and albuminuria with all-cause and cardiovascular mortality in general population cohorts: a collaborative meta-analysis. Lancet 375(9731): 2073–2081, 2010.

8）日本透析医学会　統計調査委員会：図説 わが国の慢性透析療法の現況. 2016.

9）Mittalhenkle A, et al : Increased risk of mortality associated with hip fracture in the dialysis population. Am J Kidney Dis 44(4): 672-679, 2004.

10）Keith DS, et al.: Longitudinal follow-up and outcomes among a population with chronic kidney disease in a large managed care organization. Arch Intern Med 164(6): 659-663, 2004.

11）Kidney disease: Improvement Global Outcomes(KDIGO) Acute Kidney Injury Work group: KDIGO Clinical Practice Guideline for Acute Kidney Injury. Kidney int Suppl2(1), 2012.

12）和田隆志: 疾患概念の変化. 特集 急性腎障害：診断と治療の進歩. 日本内科学会雑誌103(69: 1049-1054, 2014.

13）KDIGO 2012 clinical practice guideline for the evaluation and management of chronic kidney disease. Kidney Int 2013; Suppl 3:1-150.

14）Go AS, et al.: Chronic kidney disease and the risks of death, cardiovascular events, and hospitalization. N Engl J Med 351(13): 1296-1305, 2004.

15) Brenner BM, et al.: Effects of losartan on renal and cardiovascular outcomes in patients with type 2 diabetes and nephropathy. N Engl J Med 345(12):861-869, 2001.

16) 日本透析医学会 編: 2015年版 慢性腎臓病患者における腎性貧血治療ガイドライン. 日本透析医学会雑誌49(2): 89-158, 2016.

17) Akizawa T, et al.: Low hemoglobin levels and hypo-responsiveness to erythropoiesis-stimulating agent associated with poor survival in incident Japanese hemodialysis patients. Ther Apher Dial 18(5): 404-413, 2014.

18) Akizawa T, et al.: Japanese haemodialysis anaemia management practices and outcomes(1999-2006): results from the DOPPS. Nephrol Dial Transplant 23(11): 3643-53, 2008.

19) 日本腎臓学会: CKDに対する食事療法基準2014年版. 日本腎臓学会誌56(5): 553-599, 東京医学社, 2014.

20) Greenwood SA, et al.: Effect of exercise training on estimated GFR, vascular health, and cardiorespiratory fitness in patients with CKD: a pilot randomized controlled trial. Am J Kidney Dis 65(3): 425-434, 2015.

21) 日本腎臓学会 監, 腎疾患重症化予防実践事業生活・食事指導マニュアル改訂委員会 編: 医師・コメディカルのための慢性腎臓病生活・食事指導マニュアル. 東京医学社, 2015.

22) 臼井直人ほか: 透析中運動療法の運動強度が溶質除去量に及ぼす影響. 日本透析医学会雑誌, 52(2): 101-108, 2019.

23) Song YY,et al.: Effects of Exercise Training on Restless Legs Syndrome, Depression, Sleep Quality, and Fatigue Among Hemodialysis Patients: A Systematic Review and Meta-analysis.J Pain Symptom Manage.

24) 臼井直人, ほか: 透析関連低血圧と運動負荷試験より得られる推定最高酸素摂取量および心拍数減衰応答の関連. 日本透析医学会雑誌51(3): 203-209, 2018.

25) Ookawara S, et al.: Blood Volume Changes Induced By Low-Intensity Intradialytic Exercise in Long-Term Hemodialysis Patients. ASAIO J 62(2): 190-196, 2016.

25) 日本腎臓リハビリテーション学会 編: 腎臓リハビリテーションガイドライン. 南江堂, 2018.

26) Matsuzawa R, et al.: Management of Physical Frailty in Patients Requiring Hemodialysis Therapy. Contrib Nephrol. 196: 101-109, 2018.

27) Sietsema KE. et al.: Exercise capacity as a predictor of survival among ambulatory patients with end-stage renal disease. Kidney Int. 65(2): 719-724, 2004.

28) 斎藤正和ほか: 慢性腎臓病(CKD)ステージ分類からみた心臓手術後リハビリテーションの安全性と効果の検討. 心臓リハビリテーション16(2): 202-206, 2011.

29) Painter P: Determinants of exercise capacity in CKD patients treated with hemodialysis. Adv Chronic Kidney Dis 16(6): 437-448, 2009.

30) American Collage of Sports Medicine: ACSM's Guidelines for Exercise Testing and Prescription, 10th Ed, LWW, 2017.

31) 瀧康 洋, ほか: 保存期CKD患者におけるサルコペニア・フレイルの実態. 臨床透析31(8): 33-38, 2015.

32) Roshanravan B, et al.: Association between physical performance and all-cause mortality in CKD. J Am Soc Nephrol 24(5): 822-830, 2013.

33) Xue QL: The Frailty Syndrome: Definition and Natural History. Clin Geriatr Med 27(1): 1-15, 2011.

34) Fried LP, et al: Frailty in older adults: evidence for a phenotype. J Gerontol A Biol Sci Med Sci 56(3): M146-M156, 2001.

35) Satake S, et al: Prevalence of frailty among community-dwellers and outpatients in Japan as defined by the Japanese version of the Cardiovascular Health Study criteria. Geriatr Gerontol Int 17(12): 2629-2634, 2017.

36) Roshanravan B, et al: A prospective study of frailty in nephrology-referred patients with CKD. Am J kidney dis. 60(6): 912-921, 2012.

37) Ballew SH, et al.: Frailty, Kidney Function, and Polypharmacy: The Atherosclerosis Risk in Communities (ARIC) Study. Am J Kidney Dis. 69(2): 228-236, 2017.

38) Volpato S, et al: Predictive value of the Short Physical Performance Battery following hospitalization in older patients. J Gerontol A Biol Sci Med Sci 66(1): 89-96, 2011.

39) Giné-Garriga M, et al.: Physical exercise interventions for improving performance-based measures of physical function in community-dwelling, frail older adults: a systematic review and meta-analysis.

Arch Phys Med Rehabil 95(4): 753-769, 2014.

40) 上月正博：透析患者における運動療法の重要性. 臨床透析27(10): 1291-1298, 2011.

41) Kurella Tamura M, et al: Functional status of elderly adults before and after initiation of dialysis. N Engl J Med 361: 1539-1547, 2009.

42) Kutner NG, et al: Gait Speed and Mortality, Hospitalization, and Functional Status Change Among Hemodialysis Patients: A US Renal Data System Special Study. Am j kidney dis 66(2): 297-304, 2015.

43) 北村匡大, ほか：高齢心不全患者における歩行自立度の予後不良な集団特性と移動能力の回復過程に関する検討. 理学療法学 43(1): 47-55, 2016.

44) 小澤哲也, ほか：維持血液透析患者に対する自覚的困難さに着目した移動動作評価表の信頼性と妥当性の検討. 理学療法学 37(1): 9-16, 2010.

45) Farrokhi F, et al.: Routine use of an abbreviated 4-item scale to assess dependence in essential activities of daily living amongst elderly hemodialysis patients: a validation study. Int Urol Nephrol 45(1); 259-264, 2013.

46) 松沢良太, ほか：血液透析患者の日常生活活動を管理する意義. 腎と透析80(2):245-248, 2016.

47) Brower RG: Consequences of bed rest. Crit Care Med 37(10): S422-S428, 2009.

48) 日本集中治療医学会早期リハビリテーション検討委員会 編：集中治療における早期リハビリテーション ～根拠に基づくエキスパートコンセンサス～. 日本集中治療医学会雑誌 24:255-303, 2017.

49) Cameron S, et al. Early mobilization in the critical care unit: A review of adult and pediatric literature. J crit care 30(4): 664-672, 2015.

50) Schweickert WD, et al.: Early physical and occupational therapy in mechanically ventilated, critically ill patients: a randomised controlled trial. Lancet 373(9678):1874-1882, 2009.

51) Yamada M, et al.: Chronic kidney disease(CKD) is an independent risk factor for long-term care insurance(LTCI) need certification among older Japanese adults: a two-year prospective cohort study. Arch Gerontol Geriatr. 57(3): 328-332. 2013.

52) Piepoli MF, et al.: Exercise training in heart failure: from theory to practice. A consensus document of the Heart Failure Association and the European Association for Cardiovascular Prevention and Rehabilitation. Eur J Heart Fail 13(4): 347-357, .2011.

53) Chen JL, et al.: Effect of intra-dialytic, low-intensity strength training on functional capacity in adult haemodialysis patients: a randomized pilot trial. Nephrol Dial Transplant 25(6): 1936-1943, 2010.

54) Chen IR, et al.: Association of walking with survival and RRT among patients with CKD stages 3-5. Clin J Am Soc Nephrol. 9(7): 1183-1189, 2014.

55) 泉　朋子ほか：透析中のベッド上有酸素運動が溶質除去および骨代謝に与える影響. 日本透析医学会雑誌51(1): 99-102, 2018.

56) Hiraki K, et al.: Effects of home-based exercise on pre-dialysis chronic kidney disease patients: a randomized pilot and feasibility trial. BMC Nephrol 18(1): 198, 2017.

57) pechter U, et al.: Beneficial effects of water-based exercise in patients with chronic kidney disease. Int J Rehabil Res 26(2): 153-156, 2003.

58) pechter U, et al.: Regular aquatic exercise for chronic kidney disease patients: a 10-year follow-up study. Int J Rehabil Res 37(3): 251-255, 2014.

# 4章 各論 ―代謝・腎疾患―

# 3 がんの理学療法

## 1 概論

- がんは全身のさまざまな臓器や血液に起こる
- 約半数の日本人ががんに罹患する
- 日本人における死亡原因の第1位である
- がん発症により身体的，精神的障害が生じる
- がん治療に伴い，さらなる身体的，精神的障害が生じる
- 最終的には基本動作能力や日常生活活動が低下する

### 概要および病態

がんは「がん」，「癌」，「悪性腫瘍」，「悪性新生物」とよばれ，細胞の遺伝子の変異によって起こる，遺伝子の病気である。がんは悪性の細胞が体内で発生し，その臓器内で増殖するとともに，リンパ節や血管を介し，臓器に転移を起こす(図1)。そして，最終的に死に至る可能性のある重篤な疾患である。

がんの罹患者数は年々増加しており，生涯でがんに罹患する確率は男性で60％，女性で45％とほぼ2人に1人となっている[1]。特に男性では前立腺がん，肺がん，胃がんが増えており，女性では乳がんが増加傾向となっている(図2)[1]。

日本における死亡原因の第1位は「がん」であり，高齢社会の到来とともに死亡者数も増大傾向にある。2016年のデータをみると，人口10万人当たり，がん患者の死亡者数は約300人であり，心疾患や肺炎，脳卒中と比べても多い(図3)[2]。

以前はがんは不治の病という印象が強かったが，現在では診断から5年後に生存している患者の

### 図1 がん発生の仕組み

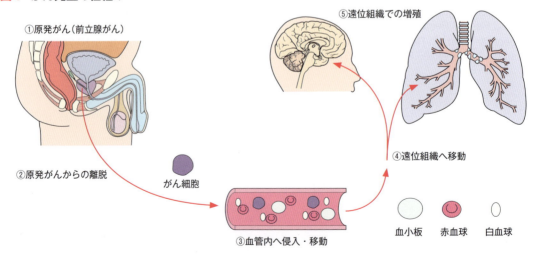

図2 がん罹患数の推移（1980～2013年）

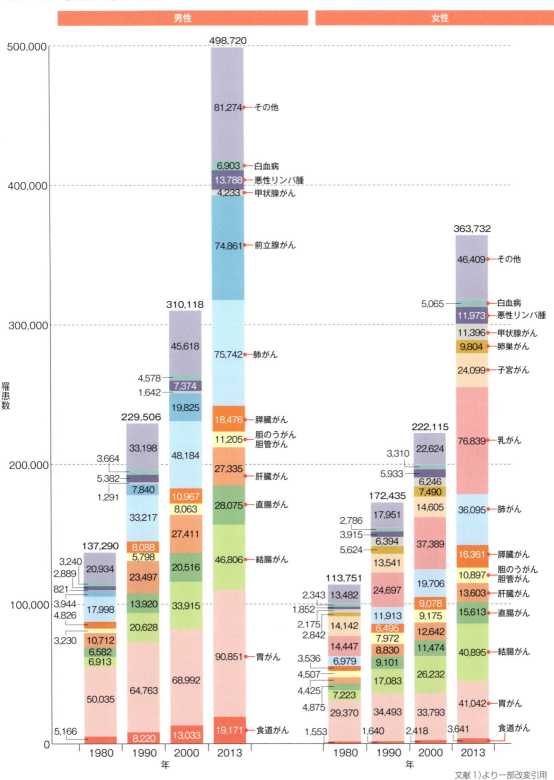

文献1）より一部改変引用

**図3 主な死因別にみた死亡率の年次推移**

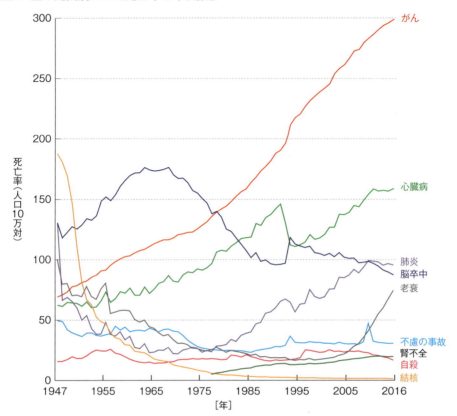

文献2)より引用

比率(**5年生存率**)は増大しており，がん患者の半数以上が治癒もしくは治療しながら日常生活を送っている。

## 症候(症状)・障害

　がんを発症すると痛み，胸やけ，**倦怠感**，体重減少，**食思不振**，腹部膨満，下血，吐血，呼吸困難，口内炎・口内の乾燥，味覚の変化・異常などの症状が出現する。また，化学療法や放射線治療などの治療経過とともに不安・うつ，**疼痛**，倦怠感，筋力低下，関節可動域低下，心肺機能低下，リンパ浮腫，骨密度の減少，うっ血性心不全などがみられる(**図4**)[3]。そのほかにも食思不振，体重減少，脱毛，腹部膨満感，吐き気なども出現し，基本動作能力，日常生活活動(ADL)や生活の質(QOL)の阻害因子となる。

**図4 がん治療中，治療後の身体徴候**

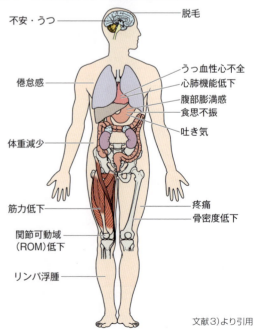

文献3)より引用

＊ROM：range of motion ＊ADL：activities of daily living ＊QOL：quality of life

## 2 医学的検査

- がんの診断では血液検査，画像検査・診断，内視鏡検査，病理検査などを行い総合的に判断する
- がんにはTNM分類と病期分類（atage）がある
- 遠隔転移しているがんほど重篤ながんである

### がんの診断

#### 診断基準

がんの診断には血液検査，画像検査・診断，内視鏡検査，病理検査などがある。

#### 血液検査

がん患者は健常者にはみられない特有のがん細胞物質を有しており，この物質を**腫瘍マーカー**という。腫瘍マーカー検査とはこの腫瘍マーカーを検出する方法である。

#### 画像検査・診断

X線検査，CT，MRI，PET，超音波検査などが代表的な検査法である。これらの画像検査を用いることにより，病気の種類(組織診断)を推察したり，腫瘍の形・位置・広がり・正常組織との関係を調べることができる。また，骨腫瘍を特定するために骨シンチグラフィーも用いられる。

#### 内視鏡検査・診断

喉，消化管（食道，胃，十二指腸，大腸など），気管，膀胱などを体内から観察する検査である。病変を直接観察したり，病変の一部をつまみ取り（生検，病理診断），病理検査を行うことができる。

#### 病理検査・診断

組織を採取して，細胞の性質を調べる検査法である。がんが疑われている病変から細胞や組織を採取し，病理医が顕微鏡で観察して，がんかどうか，がんの場合にはどのような種類かを調べる。

### がんの進行と病期・stage

がんには**TNM分類**と**病期分類（stage）**が用いられる。世界的にはTNM分類がよく使われており，①Tはがんを表すtumorの頭文字でがんの進行度を示し，②Nはリンパ節を表すlymph nodeのnodeの頭文字でリンパ節転移の有無を示し，③Mは転移を表すmetastasisの頭文字でリンパ節転移以外の遠隔転移のことを示す。TNM分類は以上の3つの因子から成り立っており（**表1**）[4]，T1N0M0のように表記する。また，がんは進行度に応じて，基本的にstageⅠ～Ⅳまでの4段階に分類されている。実際には臓器により多少の違いはあるがTNM分類では一貫性を期すよう努めており，上皮内がんは病期0（stage 0），原発臓器に限局するがんは病期Ⅰ，Ⅱ（stageⅠ，Ⅱ），局所進展するがん，特にリンパ節転移陽性のがんは病期Ⅲ（stageⅢ），遠隔転移性のがんは病期Ⅳ（stageⅣ）として分類される[4]。

#### 表1 がんのTNM分類

| | | |
|---|---|---|
| T | T0 | がんを認めない |
| | T1～4 | がんの大きさや局所進展の程度により順次表記する |
| N | N0 | リンパ節への転移なし |
| | N1～4 | リンパ節への転移あり。転移の程度により順次記載 |
| M | M0 | 遠隔転移なし |
| | M1 | 遠隔転移あり |

文献4)より引用

## 3 医師による治療

**POINT**
- がんの治療には手術療法，放射線療法，化学療法（抗がん剤）があり3大療法とよばれる
- 手術や放射線療法，化学療法を行うと身体機能障害が生じる

### がんの治療

がんの治療には，**手術療法**，**放射線療法**，**化学療法**（抗がん剤）があり，3大療法とよばれる（**図5**）。しかし，いずれか1つをもってがんを十分に治療することは難しいとされている。そのため，これらの治療法を組み合わせて行う。これにより，高い治療効果を得ることができる。このような，2つ以上の治療方法を組み合わせて行う治療は**集学的治療**とよばれる。

### 手術療法

手術療法は，がんの病巣を切除して取り去る治療法である。

がんの病巣を切除し，その臓器の周辺組織やリンパ節に転移があれば，一緒に切り除かれる。早期のがんや，ある程度進行しているがんでも，切除可能な状態であれば，手術療法が積極的に行われる。がんの塊を一度に取り除くことができるため，検査ではわからないごく小さな転移（微小転移）がなければ完治の可能性が高い。しかし，創部の治癒や全身の回復にある程度時間がかかり，切除した部位によっては臓器や体の機能が失われることもある。

### 放射線療法

がんの病巣部に放射線を照射して，がん細胞を死滅させる局所療法である。治療前の検査技術や照射方法の進歩によって，がんの大きさや位置を正確に測り，その部分だけに集中的に照射することが可能になった。そのため，治療効果は格段に向上している。

また，体の外側から放射線を照射する**外部照射**だけでなく，放射線を出す物質を密封したカプセルを病巣部に挿入する**密封小線源治療**，放射性物質を注射や内服で投与する**放射性ヨード内用療法**もある。照射する部位によっては，一時的に皮膚や粘膜の炎症症状などの，副作用が現れることもある。

### 化学療法

化学療法とは抗がん剤によってがん細胞を死滅させたり，増殖を抑えたりする治療方法であり，

**図5 手術療法，放射線治療，化学療法**

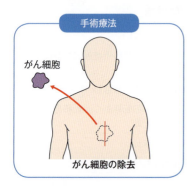
がん細胞の除去

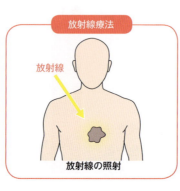
放射線の照射

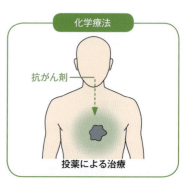
投薬による治療

比較的よく使用される。抗がん剤の投与方法は，点滴や注射，内服である。血液を介して全身を巡るため，ごく小さな転移にも効果がある。

一方，副作用として脱毛，吐き気，倦怠感，しびれ感，骨髄抑制などがみられる。また，化学療法は肝臓や腎臓，造血器官などへの障害が併発する場合もあり，患者にとっては重篤となることもある。

このほかに，乳がんや子宮がん，前立腺がん，甲状腺がんなど，ホルモンが密接にかかわっているがんに対しては，**ホルモン療法（内分泌療法）**が行われる。特定のホルモンの分泌や作用を抑制することで，がん細胞の活動を抑えて腫瘍を小さくしたり，転移や再発を抑える。副作用は比較的少なめだが，長期間治療を続ける必要がある。

また，免疫本来の力を回復させることによってがんを治療する免疫療法も近年注目を浴びている。ただし，科学的に効果が証明されている免疫療法は一部に限られている。

## 4 理学療法評価

- がん患者における理学療法評価には基本情報，バイタル，全身状態，ADL，運動機能，身体症状，QOLがある
- 病態の把握，使用している治療内容・薬剤，腫瘍の進行，予後，合併症を考慮しつつ評価を進めることが重要となる
- がん患者特有の評価法もあるので覚えておく

### 概要

がん患者における理学療法では基本情報，バイタルサイン，全身状態，ADL，運動機能，身体症状，QOLを評価する（**表2**）。病態の把握，使用している治療内容・薬剤，腫瘍の進行，予後，合併症を考慮しながら評価を進めることが重要となる。国際生活機能分類（ICF）を作成しつつ評価を進めると，がん患者の問題点を抽出しやすい（**図6**）。

### バイタルサイン

化学療法や放射線療法，がんの進行などにより全身状態が変化する。従って，理学療法士にとって定期的なバイタルサインのチェックは必須となる。特に化学療法後は**血圧低下，不整脈，頻脈，呼吸困難感，発熱**などが起こりやすい（**図7**）。そのため，運動療法の前後で血圧，脈拍，呼吸数，体温のバイタルチェックをしなければならない。また，周術期・術後患者も同様であり，術後管理としての一般的なバイタルチェックは理学療法を行ううえで必須となる。

> **臨床に役立つアドバイス**
> 
> **わからないことは必ず主治医に尋ねる**
> 
> がん患者に理学療法を行う際には，まず疾患および病態を把握する。さらにカルテから治療内容などを情報収集する。しかし，聞いたことのないカタカナやアルファベットが多数出てくるだろう。その際には主治医に積極的に尋ねること。どのような治療をしているのか，理学療法を行ううえでどのようなリスクがあるのか，わからない点を理解することが患者の理学療法にプラスになる。わからなかったら必ず聞くこと。

**用語解説　骨髄抑制**　化学療法や放射線療法により，白血球・好中球，血小板，赤血球が減少すること。その結果，感染（発熱），出血傾向，貧血症状が出現しやすくなる。

＊ICF：international classification of functioning, disability and health

**表2 理学療法評価項目一覧**

| 評価項目 | 評価ツール |
|---|---|
| 基本情報 | 年齢，身長，体重，body mass index (BMI)，病名，がんstage，転移の有無，化学療法・放射線療法の内容，血液データ〔赤血球，白血球 (WBC)，血小板 (Plt)，C反応性タンパク (CRP)，アルブミン，総タンパク，ヘモグロビン (Hb)〕，食事摂取状況 |
| バイタル | 血圧，脈拍，呼吸数，体温 |
| 全身状態・活動量 | ECOGのPerformance status (PS)，Karnofsky Performance Scale (KPS) |
| ADL | Barthel index (BI) や機能的自立度評価法 (FIM) |
| 運動機能・身体能力 | ROM，筋力（握力，膝伸展筋力），バランス機能〔TUGテスト，functional reach test (FRT)，片脚立位テスト，重心動揺検査，cFAS〕，筋量〔体組成計，骨密度検査 (DEXA法)〕，運動耐容能：6分間歩行テスト，シャトル歩行試験，心肺運動負荷試験〕，身体活動量（歩数計） |
| 身体症状 | 疼痛（NRS，VAS，FPS，マクギル疼痛質問票，STAS-J），倦怠感〔CFS (Cancer Fatigue Scale日本語版)，BFI (Brief Fatigue Inventry日本語版)〕 |
| QOL | EORTC QLQ-C30，FACT-G，SF-36 |

**図6 ICFによる評価**

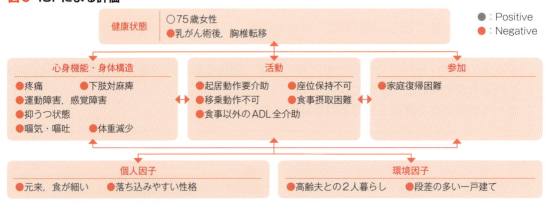

**図7 化学療法終了後の全身状態の変化**

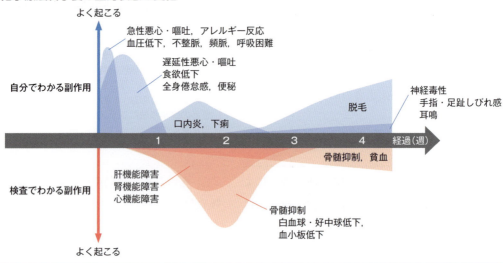

＊WBC：white blood cell ＊ECOG：Eastern Cooperative Oncology Group
＊FIM：functional independence measure ＊TUG：timed up & go ＊cFAS：cancer functional assessment set
＊NRS：numerical rating scale ＊VAS：visual analogue scale ＊FPS：faces pain scale
＊STAS：spread through air spaces ＊EORTC QLQ-C30：The European Organization for Research and Treatment of Cancer quality of life questionnaire core 30 ＊FACT-G：functional assessment of cancer therapy-general
＊SF-36：36-item short form health survey

## 全身状態・活動性

　がん患者の活動性を表す評価法として，ECOGのPSがよく用いられる（**表3**）[5]。このPSは0〜4までのスコアになっており，0が日常生活を問題なく活動できることを示し，4がまったく動けない状態を示している。また，国際的にはKPSもよく用いられている（**表4**）[6]。この評価法は100％から0％までのスコアとなっており，100％が臨床症状もなく正常活動可能な状態を示し，0％が死を示している。わが国では前者のPSがよく用いられている。

## ADL

　がん患者のADL評価にはBIやFIMがよく用いられる。

## 運動機能・身体能力

### ■関節可動域

　日本整形外科学会と日本リハビリテーション医学会の協議により，1995年に改訂された「関節可動域表示ならびに測定法」を用いる[7]。がん患者は長期臥床に伴いすべての関節に可動域制限が生じる可能性があるため，定期的な評価を行う必要がある。また，乳がん患者では肩関節，大腿骨の骨軟部腫瘍では股関節，膝関節といったようにがんの種類に応じた部位のROMの評価が必要となる。

### 表3　ECOGのPS

| スコア | 定義 |
|---|---|
| 0 | まったく問題なく活動できる。発症前と同じ日常生活を制限なく行える |
| 1 | 肉体的に激しい活動は制限されるが，歩行可能で，軽作業や座っての作業は行うことができる<br>例：軽い家事，事務作業 |
| 2 | 歩行可能で，自分の身のまわりのことはすべて可能だが，作業はできない。日中の50％以上はベッド外で過ごす |
| 3 | 限られた自分の身のまわりのことしかできない。日中の50％以上をベッドか椅子で過ごす |
| 4 | まったく動けない。自分の身のまわりのことはまったくできない。完全にベッドか椅子で過ごす |

文献5)より引用

### 表4　KPS

| スコア | 症状 | 介助の要，不要 |
|---|---|---|
| 100％ | 正常，臨床症状なし | 正常な活動可能，特別のケアを要していない |
| 90％ | 軽い臨床症状があるが，正常の活動可能 | |
| 80％ | かなりの臨床症状があるが，努力して正常の活動可能 | |
| 70％ | 自分自身の世話はできるが，正常の活動・労働は不可能 | 労働不可能，家庭での療養可能，日常の行動の大部分に症状に応じて介助が必要 |
| 60％ | 自分に必要なことはできるが，ときどき介助が必要 | |
| 50％ | 症状を考慮した看護および定期的な医療行為が必要 | |
| 40％ | 動けず，適切な医療および看護が必要 | 自分自身のことをすることが不可能，入院治療が必要，疾患が急速に進行していく時期 |
| 30％ | まったく動けず入院が必要だが，死は差し迫っていない | |
| 20％ | 非常に重症，入院が必要で精力的な治療が必要 | |
| 10％ | 死期が切迫している | |
| 0％ | 死 | |

文献6)より引用

### ■筋力

がん診断後，身体活動量低下，悪液質の進行，抗がん剤や放射線療法などの影響により筋力は低下する。従って，筋力を評価することは重要となる。臨床場面では握力や徒手筋力計（HHD）を用いた膝伸展筋力の評価がよく用いられている。また，徒手筋力検査（MMT）もよく行われる。

### ■バランス

がん患者には治療による末梢神経障害や長期臥床から，バランス機能が低下している症例も多いためバランス評価も行う。TUGテスト，FRT，片脚立位テストなどがよく用いられる。

患者のバランス機能を詳細に評価するためには重心動揺検査も行う場合もある。重心動揺検査では開眼，および閉眼での患者の重心動揺の軌跡（総軌跡長や外周面積など）を計測する。

### ■複合機能評価

がん患者はROM，筋力，バランスなどが複合的に低下している症例が多い。そのような患者を評価する際にcFASが用いられる（**表5**）[8]。cFASはがん患者に特化した身体評価の複合機能スケールであり，24項目で構成される。cFASはROM・筋力・感覚・バランス・動作能力・活動性に関する項目について評価し，最高点は102点となる。点数が高いほど高い身体機能を有していることを示す。

cFASの特徴は，簡便であり短時間で患者の評価が可能な点である。

### ■運動耐容能

6分間歩行試験（6MWT）やシャトル歩行試験（SWT）などが運動耐容能を評価するためのフィールドテストとしてよく利用されている。

これらのテストは最終歩行距離をmで表し，歩行距離が大きいほど運動耐容能が高いことを示す。

### ■心肺運動負荷試験

トレッドミルや自転車エルゴメータを用いた心肺運動負荷試験（CPX）が行われる。運動負荷様式には，一段階（一定）負荷，多段階負荷，ランプ（ramp）負荷などがある。最大酸素摂取量（$VO_2$ max）や嫌気性代謝閾値（AT）などの客観的な指標を得ることができ，それを用いてより正確な運動処方を行うことができることがメリットである。

## 身体症状

### 疼痛

がん患者には**がん性疼痛**や周術期の創部痛，骨腫瘍の疼痛などさまざまな疼痛が発生する。そのため，理学療法においても疼痛の評価は重要となる。臨床の場でよく用いられているものがNRS，VAS，FPSである。がんの痛みは，侵害受容体性，神経障害性疼痛などが複雑に関連して混在しているため，痛みの部位や強さの評価のみならず，痛みの性質を評価するマクギル疼痛質問票（MPQ）も用いられる。緩和ケアを行ううえでのがん患者の包括的疼痛評価のツールとしてSTAS-J（STAS日本語版）もよく用いられている[9,10]。STAS-Jは，「1. 痛みのコントロール」，「2. 痛み以外の症状コントロール」，「3. 患者の不安」，「4. 家族の不安」，「5. 患者の病状認識」，「6. 家族の病状認識」，「7. 患者と家族のコミュニケーション」，「8. 医療専門職間のコミュニケーション」，「9. 患者・家族に対する医療専門職とのコミュニケーション」の9項目から構成されている。各項目は0～4の5段階からなり，得点が高いほど悪い身体状態を示す。

---

＊HHD：hand neld dynamometer　＊MMT：manual muscle testing　＊6MWT：6-minute walk test
＊SWT：shuttle walking test　＊CPX：cardiopulmonary exercise testing　＊$VO_2$ max：maximal oxygen uptake
＊AT：anaerobic theshold　＊MPQ：McGill pain questionnaire

**表5 cFAS**

| 評価項目 | 点 | 0 | 1 | 2 | 3 | 4 | 5 |
|---|---|---|---|---|---|---|---|
| 起き上がり | | | | | | | |
| 立ち上がり | | | | | | | |
| 移乗 | | 全介助〜最大介助 | 中等介助 | 軽介助 | 見守り | 補助具を要する | 自立 |
| 50m歩行 | | | | | | | |
| 階段昇降（1階分） | | | | | | | |
| 握力（座位・肘伸展） | 右 | <10 kg | 10 ≦，<15 kg | 15 ≦，<20 kg | 20 ≦，<25 kg | 25 ≦，<30 kg | 30 kg ≦ |
| | 左 | | | | | | |
| 腸腰筋力 | 右 | MMT0 | MMT1 | MMT2 | MMT3 | MMT4 | MMT5 |
| | 左 | | | | | | |
| 大腿四頭筋力 | 右 | | | | | | |
| | 左 | | | | | | |
| 前脛骨筋力 | 右 | | | | | | |
| | 左 | | | | | | |
| 開眼片脚立位 | 右 | 不可 | 1〜2 秒 | 3〜4 秒 | 5〜6 秒 | 7〜9 秒 | 10 秒 ≦ |
| | 左 | | | | | | |
| 閉眼閉脚立位（1分間） | | 不可 | 体幹動揺10cm ≦ | 体幹動揺5 ≦，<10cm | 体幹動揺< 5cm | | |
| 体幹筋力 | | 45 °傾斜座位からの起き上がり不可 | 45 °傾斜座位から抵抗がなければ起き上がり可 | 45 °傾斜座位から弱い抵抗では起き上がり可 | 45 °傾斜座位から強い抵抗でも起き上がり可 | | |
| 他動的肩関節外転可動域 | 右 | <140° | 140 °≦，<165° | 165 °≦，<175° | 175 °≦ | | |
| | 左 | | | | | | |
| 他動的足関節背屈可動域（膝関節屈曲位） | 右 | <5 ° | 5°≦，<15 ° | 15 °≦，< 25 ° | 25 °≦ | | |
| | 左 | | | | | | |
| 上肢感覚機能 | 左右問わず | 重度の障害 | 中等度の障害（動作に支障あり） | 軽度の障害（動作に支障なし） | 正常 | | |
| 下肢感覚機能 | 左右問わず | 重度の障害 | 中等度の障害（動作に支障あり） | 軽度の障害（動作に支障なし） | 正常 | | |
| 主な活動範囲 | | ベッド上 | 居室内 | 自宅内/病棟内 | 院内/屋外 | | |
| 合計点 | | | | | | | |

最高点：102点，最低点：0点

文献8）より引用

### 倦怠感

がん患者は倦怠感を訴える症例が多い。そのため理学療法士は倦怠感の評価を行う。具体的には Cancer Fatigue Scale 日本語版，Brief Fatigue Inventory 日本語版で評価する。これらの評価は質問紙形式となっており，自己記入形式で10分程度で終了する。

### QOL

がん患者の理学療法評価では，QOLの評価は必須である。よく利用されているがん患者に特化した評価法として，EORTC QLQ-C30 が挙げられる[11]。EORTC QLQ-C30は30項目で構成される質問紙表である。総括的なQOLと5つの活動性尺度，8つの身体症状尺度，経済状態から構成される。総括的なQOLと活動性尺度は高得点であるほどQOLが高いことを示し，身体症状尺度，経済状態は高得点であるほどQOLが低いことを示す[9]。そのほかFACT-GやSF-36も用いられている。

---

**実践!!** 臨床に役立つアドバイス

**問題点の抽出，優先順位**

理学療法評価をする際には優先順位の高い評価から始めよう。患者も理学療法士も時間は有限である。患者にとって最も問題となっている点を早めにみつけ出すことが重要だ。先輩理学療法士「この患者さんの理学療法の問題点は？」，新人（学生）「この患者さんの問題点は1・・・，2・・・が挙げられます」といったように，患者の問題点を頭の中で常に整理しておくこと。

---

## 5 理学療法士による治療

**POINT**

● 理学療法では治療に伴い低下した身体機能の維持向上などが目標となる

● がん患者に対する理学療法介入は段階に応じ「予防的」，「回復的」，「維持的」，「緩和的」に実施する必要がある

● 「緩和的」介入は終末期のみに適応されるのではなく，がん診断から死までのすべての期間を指す

● レジスタンストレーニング，有酸素運動，柔軟体操など，運動療法を行う際にはFITTに基づいたトレーニングを行う

● 骨髄抑制が働いている血球減少期に理学療法を行う際はリスク管理に努める

● がんの種類によってそれぞれ異なる問題点が生じているため各疾患に応じて理学療法を行う

### がんの治療において生じる障害と理学療法

手術や放射線療法，化学療法，免疫療法，ホルモン療法，ステロイド療法を行うことにより，身体機能障害として肺機能低下，心機能低下，運動耐容能低下，筋量低下，脂肪量増大，体重増大，筋力低下，炎症上昇，免疫機能低下，骨密度低下，リンパ浮腫増大などが生じる（**表6**）[12]。また同時に活動量は減少し，疼痛増大やうつ増大なども起こり，移動能力は著しく低下する。その結果ADLや手段的日常生活動作（IADL）が低下する[5]。そのため，**運動療法**を主体とした理学療法が重要となる。がん患者における理学療法の役割として，治療に伴い低下した身体機能の維持・向上，全身持久力の維持・向上，心

---

＊IADL：instrumental activities of daily living

### 表6 がん治療において生じる障害

| 体の変化 | 心理および行動の変化 |
|---|---|
| 肺機能↓ | 活動量↓ |
| 心機能↓ | 疼痛↑ |
| 運動耐容能↓ | うつ↑ |
| 筋量↓ | 認知機能↓ |
| 脂肪量↑ | QOL↓ |
| 筋力↓ | |
| 炎症↑ | |
| 免疫機能↓ | |
| 骨密度↓ | |
| リンパ浮腫↑ | |

文献12)より改変引用

### 図8 がん患者に対する理学療法の役割

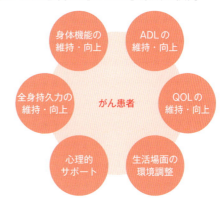

理的サポート、生活場面の環境調整、ADL、QOLの維持・向上などが挙げられる(図8)。

#### 臨床に役立つアドバイス 実践!!

**血液検査のチェック**

手術後早期の患者、放射線療法・化学療法を受けている、もしくは受けてすぐの患者に対しては血液検査を頻繁にチェックしよう。前日もしくは前回の理学療法時と比べ違いが生じていないか、また、基準値よりも大きく逸脱した値になっていないかなどを確認したい。代表的な血液検査は基準値も覚えておこう。

## 段階に応じた理学療法介入

がん患者に対する理学療法介入は介入時期により異なり、段階に応じて「**予防的介入**」、「**回復的介入**」、「**維持的介入**」、「**緩和的介入**」理学療法介入を実施する必要がある。**図9**にはがん理学療法の流れとフレームワークを示す[13,14]。

- **予防的介入**：がんの治療により将来的に起こりうる機能障害を軽減するため、ベースライン時の機能レベルを確立することである。がんの診断から治療開始までの間に行われる。これは最近ではリハビリテーションとも定義されている[15]。一次予防として近年、144万人

### 図9 がん理学療法の流れとフレームワーク

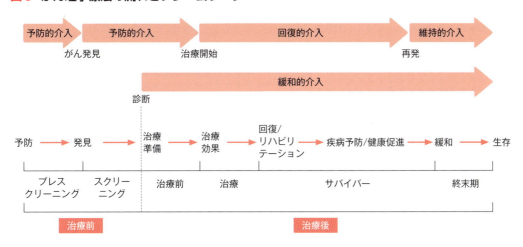

を対象とした大規模な研究にて，ウォーキングなどの運動を毎日行うと，食道がん，肝臓がん，肺がん，子宮体がんなど13種類のがんの発症リスクを低下させることができると報告されている[15]。そのため，診断前の理学療法も予防的に入ると考えられる。

- **回復的介入**：がんの治療によって低下した患者の身体的，心理的，社会的機能を以前のレベルまで回復させることである。がん治療後や発症から再発もしくはがんの悪化時までが期間となる。
- **維持的介入**：がんの進行および再発から起こりうる機能障害や能力障害を最小限にすることである。
- **緩和的介入**：緩和ケア期の介入は終末期のみに適用されると誤解されることが多い。緩和的介入はがん診断から死までのすべての期間を指す。がん患者が日々快適に過ごせるように合併症を最小化もしくは除去することを示している。すべてのがん患者のすべての時期に起こりうる合併症に対して理学療法介入を行う。

## 理学療法

　実際の介入に際しては，個々のがんの部位・種類や患者の機能障害の程度に合わせ，理学療法士はレジスタンストレーニング，有酸素運動，柔軟運動，バランス練習，呼吸練習，リラクゼーション，物理療法，装具療法，徒手療法，基本動作練習，ADL練習などを行う。がん患者にはレジスタンストレーニング，有酸素運動，柔軟体操が多く実施される。これらはFITTに基付いたトレーニングを行うとよい[16]。FITTとは，**Frequency（頻度），Intensity（強度），Time（時間），Type of exercise（トレーニングの種類）** の頭文字を取って付けられたトレーニング原則である。

### 有酸素運動

- Frequency：週に3〜5回行う。
- Intensity：中等度（最大心拍数の64〜75％，Borg scale12〜13）から高強度（最大心拍数の75〜95％，ボルグスケール14〜17）まで増加させる。
- Time：週に75分から150分まで増加させていく。1回の運動が20〜30分である。
- Type：歩行やサイクリングが含まれる。大きな筋肉を用いたリズミックな運動を行う。

### レジスタンストレーニング

- Frequency：週に2〜3回行う。セッション間で休息を挟むようにする。
- Intensity：低強度〔1RM（1回の最大挙上重量）の＜30％〕から始める。少しずつ強度を増加させる。
- Time：1セット8〜12回の反復運動を行う。3セット行う。
- Type：大きな筋肉をターゲットとした運動を重錘ベルト，チューブ，マシーン，スクワットなどを用いて負荷を加えつつ行う。

### 柔軟運動

- Frequency：週に2〜3回以上行う。毎日行うことが好ましい。
- Intensity：ROMを動かした際に，耐えられる範囲とする。外科手術および放射線治療後のROM制限に留意して行う。
- Time：10〜30秒の静的ストレッチを行う。
- Type：ストレッチングやROM練習を大きな筋群に対して行う。特に，ステロイドや放射線治療，手術によって筋の短縮や可動域の制限が起こりやすい。それらが起こりやすい筋を中心に実施する。

### 運動の進行

ゆっくりと回数，時間，強度を上げていく。倦怠感や誤用・過用症候群が出現しないように注意深く負荷量を上げていく。

### リスク管理

がん患者においてHbが **7.5 g/dL 以下**，Pltが **50,000/μL 以下**，WBCが **3,000/μL 以下** の場合，運動療法を行う際には十分に注意し**リスク管理**をしなければならない（**表7**）[17]。Plt値が低値の場合，**易出血性**となるため運動療法の種類と強度を適宜調整する必要がある（**表8**）[18]。特に10,000/μL以下の場合は主治医と理学療法を行うか否かを相談してから，理学療法を行うのが望ましい。さらに理学療法実施前，実施中，実習後に出血が起こっていないかを評価する。

#### 臨床に役立つアドバイス

**理学療法を始める前に**

当たり前だが，理学療法を行う前，患者のバイタルチェックをする前にも実施すべきことがある。担当看護師には「昨日の理学療法から本日の理学療法までの間，変わったことはなかったか」，患者には「昨日は眠れたか」，「朝ごはん（昼ごはん）は食べられたか」，「今日の体調はどうか」などと質問することが大切である。いつもと違うときは特に注意が必要となる。色々な情報を収集したうえで理学療法を始めよう。

### 表7　がん患者におけるリハビリテーション中止基準

①Hb：7.5g/dL 以下，Plt：50,000/μL 以下，WBC：3,000/μL 以下
②骨皮質の50％以上の浸潤，骨中心部に向かう骨びらん，大腿骨の3cm以上の病変などを有する長管骨の転移所見
③有腔内臓，血管，脊髄の圧迫
④疼痛，呼吸困難，運動制限を伴う胸膜，心囊，腹膜，後腹膜への浸出液貯留
⑤中枢神経系の機能低下，意識障害，頭蓋内圧亢進
⑥低・高K血症，低Na血症，低・高Ca血症
⑦起立性低血圧，160/110mmHg以上の高血圧
⑧110回/分以上の頻脈，心室性不整脈

文献17)より引用

### 表8　血小板数による理学療法プログラム

| 血小板数[/mm³] | 推奨リハビリテーションプログラム |
|---|---|
| 150,000以上 | 制限なく普通の活動 |
| 50,000〜150,000 | 漸増抵抗運動，水泳，自転車 |
| 30,000〜50,000 | 中等度活動運動，ROM，低負荷での筋力増強（約0.5〜1kg，重くない抵抗），歩行，水中運動，エルゴメータ |
| 20,000〜30,000 | セルフケア，低負荷（自動・他動），基本動作 |
| 20,000以下 | 主治医からの許可のもと歩行練習やADL練習，注意深く活動をみる |

文献18)より引用

## 疾患による理学療法の特異性

がん患者の理学療法では個々の病態により理学療法内容が異なるため，がんの部位，種類，治療内容に合わせ理学療法アプローチを行う（**表9**）。

### 乳がん

乳がんは女性に発症する代表的ながん疾患であり，女性がんでは第1位となっている。乳がん発症後は化学療法に伴う倦怠感や活動量低下，運動耐容能低下，筋力低下などが起こる。

また，乳がん患者は手術を行うと，術側肩関節の**ROM制限**や**筋力低下**といった上肢の機能障害を呈する。日常生活上では家事動作や衣服の着脱（ブラジャーやジッパー）などが問題となりやすい。

また，リンパ節を郭清することにより上肢の**リンパ浮腫**も起こりうる。その際はスキンケア，医療リンパドレナージ，圧迫療法，運動療法といった**複合的理学療法**を行う。

### 血液がん

「白血病」，「悪性リンパ腫」，「多発性骨髄腫」といった血液がんは化学療法（抗がん剤治療）が

**表9 各疾患における起こりうる問題点と理学療法**

| | 乳がん術後 | 血液がん | 造血幹細胞移植後 | 開胸・開腹術後 | 脳腫瘍 | 原発性骨軟部腫瘍 |
|---|---|---|---|---|---|---|
| 心身機能身体構造 | • 疼痛<br>• 倦怠感<br>• 手術側，肩関節のROM低下<br>• 手術側，肩関節を中心とした上肢の筋力低下<br>• 運動耐容能低下<br>• リンパ浮腫 | • 倦怠感<br>• 体重減少<br>• 四肢筋肉量低下<br>• 四肢筋力低下<br>• 運動耐容能低下 | • 倦怠感<br>• 体重減少<br>• 四肢筋肉量低下<br>• 四肢筋力低下<br>• 運動耐容能低下<br>• 血液がん治療後よりも低下の度合いは大きい | • 疼痛<br>• 呼吸機能低下<br>• 四肢筋肉量低下<br>• 四肢筋力低下<br>• 運動耐容能低下 | • 頭蓋内圧亢進<br>• 認知障害<br>• 運動麻痺<br>• 感覚麻痺<br>• 構音障害 | • 患側肢の筋量低下<br>• 患側肢の筋力低下<br>• 大腿長もしくは下腿長の短縮<br>• 疼痛<br>• 幻肢痛（切断の場合）<br>• 感覚障害 |
| 活動 | • ADL能力低下（特に上肢を伴った運動）<br>• 洗髪<br>• 更衣<br>• 家事動作 | • ADL能力低下（ごく軽度） | • ADL能力低下（重度）<br>• 階段昇降<br>• 床上動作<br>• 連続歩行困難 | • 基本動作能力低下（術後早期）<br>• 起居動作，歩行 | • 基本動作能力低下<br>• ADL能力低下 | • 基本動作能力低下<br>• ADL能力低下 |
| 参加 | • 外出困難，頻度減少<br>• 仕事復帰困難 | • 外出困難，頻度減少<br>• 仕事復帰困難 | • 外出困難，頻度減少<br>• 仕事復帰困難<br>• 公共交通機関の使用（感染のおそれ） | • 外出困難，頻度減少<br>• 仕事復帰困難 | • 外出困難，頻度減少<br>• 仕事復帰困難 | • 外出困難，頻度減少<br>• 仕事復帰困難 |
| 理学療法 | • ROM練習<br>• 有酸素運動<br>• 筋力増強練習<br>• リンパドレナージ，圧迫療法など<br>• ヨガ，ピラティスなど | • 有酸素運動<br>• レジスタンストレーニング<br>• 柔軟運動 | • 有酸素運動<br>• レジスタンストレーニング<br>• 柔軟運動 | • 呼吸練習（深呼吸含む）<br>• 有酸素運動<br>• レジスタンストレーニング<br>• 柔軟運動 | • 神経生理学的アプローチ<br>• 促通反復法<br>• レジスタンストレーニング<br>• 柔軟運動<br>• 動作練習<br>• ADL練習 | • レジスタンストレーニング<br>• ROM練習<br>• 歩行練習（T型杖，松葉杖使用含む）<br>• 装具装着練習，装具装着下歩行練習<br>• 義足装着練習，義足装着下歩行練習 |

中心的治療となる。

化学療法後は全身倦怠感により身体活動量が減少しやすい。また，食欲不振，栄養状態の低下による体重減少も起こりうる。理学療法士は体重や栄養状態を評価しつつ，身体機能の向上に努める必要がある。

### 造血幹細胞移植

血液がん患者で化学療法により寛解が得られない場合は造血幹細胞移植が行われる。造血幹細胞移植は，大量の化学療法や全身への放射線治療などの移植前処置の後に，自分またはドナーから事前に採取した造血幹細胞を投与する方法である。化学療法や放射線治療により，身体機能が低下しやすい。

また，一定期間は無菌室に滞在する必要があり，それにより起こる活動量低下も問題である。移植後に起こりやすい移植片対宿主病（GVHD）により皮膚や消化管の障害が起こる。造血幹細胞移植後は血液がんに対する化学療法後よりもはるかに身体機能が低下する。そのため，理学療法士が介入する必要性が高く，需要も高い。

大量の化学療法により骨髄の機能が抑制されるため，白血球の減少（病原体などに感染する），赤血球の減少（貧血が起こる），血小板減少（出血が起こる）に注意を払いながら，理学療法を進める。

寛解とはがんの分野でよく使用される医学用語で一時的あるいは永続的に，がん（腫瘍）が縮小または消失している状態のことである。

### 開胸・開腹術後

5大がんのうち乳がんを除く肺がん，胃がん，肝がん，大腸がんや，食道がんや他の消化器がんに対し，根治的治療目的で開胸・開腹手術が行われる。

肺がん患者には開胸手術，食道がん患者には右開胸下手術，消化器がん患者には開腹手術が行われる。

開胸・開腹手術患者は麻酔の影響や術創部の影響により呼吸機能が低下する。また，創部痛により動作の制限も伴いやすい。

### 脳腫瘍

脳腫瘍患者は腫瘍の脳実質の圧迫による神経症状を有する。これには，認知障害，運動麻痺，感覚麻痺，構音障害，嚥下障害などが含まれる。これらの障害は重複することが多い。

脳腫瘍患者の理学療法の際は，頭蓋内圧亢進症状と主病変に伴う神経症状に注意する。治療内容は脳卒中患者に対する理学療法に準ずればよいが，病巣（がん）の進行および生命予後にも注意を払う必要がある。

### 原発性骨軟部腫瘍

原発性骨軟部腫瘍とは骨および軟部組織（筋肉，脂肪，神経，血管など）にできる原発性の腫瘍のことである。通常，骨軟部腫瘍には手術，化学療法，放射線治療を組み合わせた集学的治療が行われる。

手術では悪性骨軟部腫瘍の広範囲切除が基本となる。広範囲切除では切除する筋肉も大きくなるため，筋力は著しく低下する。

患肢が温存できないような場合は切断術を施行する。理学療法では術前から患側下肢の免荷方法の指導（松葉杖歩行，移乗動作など）を行い，術後は患側下肢を中心とした機能向上を図る。

### 脊髄腫瘍

硬膜内および硬膜外に腫瘍が発生した場合，放射線療法や化学療法が行われる。理学療法は外傷性脊髄損傷患者に対する理学療法と同様になるが，脊髄病変の進行および治療法による副作用に留意する。

---

＊GVHD：graft versus host disease

## 転移性骨腫瘍

転移性骨腫瘍は，がん患者においてよくみられる疾患である。特に，乳がん患者，前立腺がん患者，肺がん患者では，骨転移の頻度が高い。転移性骨腫瘍は身体の中心部に近い骨（脊椎，肋骨，骨盤，大腿骨，上腕骨）に起こりやすい。理学療法士はがん患者をみる際には，転移性骨腫瘍の存在を念頭に置く。

また，疼痛を軽減させるために放射線治療や鎮痛薬も使用される。

理学療法はADL向上のための運動療法が主体となるが，病的骨折などの骨関連事象（SRE）に対するリスク管理を徹底しなければならない。脊椎転移の場合は寝返りや起き上がり時の体幹の過度の回旋や，立位からの着座時の脊椎の衝撃に注意する。骨折のリスクが高い場合や疼痛を訴えている場合はコルセット装着を考慮する。運動療法では基本動作練習や筋力増強練習を行う。

## 小児がん

小児がんは乳幼児から15歳までに罹患する悪性腫瘍の総称である。小児がんでは成人とは異なり，消化器がんは少なく，白血病，脳腫瘍・脊髄腫瘍，神経芽細胞腫，リンパ腫，悪性骨腫瘍（骨肉腫，Ewing肉腫など），腎臓の悪性腫瘍（Wilms腫瘍など）などが多くみられる。

小児がんでも成人と同様に手術治療，薬物療法（抗がん剤治療），放射線治療，造血幹細胞移植などを組み合わせて治療する。

また，成人と同様に治療後の身体機能の低下もみられる。

小児がん患者は入院期間が長く，同級生との活動，遊び，通学，クラブ活動，体育などの機会が減少すると同時に，院内での移動範囲の制限も生じる。そのため，身体活動量低下，身体機能の低下が起こる。

理学療法士は入院中の小児がん患者にかかわる場面が多い。小児期を乳幼児期（0〜5歳），学童期（6〜12歳），思春期（13歳以上）の3期に分けて方法を変えると介入しやすい。

乳幼児期（0〜5歳）は患児の発達や発育に留意しながら理学療法を進める。身体機能向上を目的とした理学療法は拒否する場面も多く，理学療法介入は困難な場面も多い。玩具を用いながら，親とともに運動療法を楽しめる種目を選択し，行っていく必要がある。

学童期（6〜12歳）になると理学療法の内容を理解できるため，進めやすくなる。しかし単一的な種目を選択するのではなく，遊びやレクリエーションも混ぜながら，楽しくできる種目を選択する。

思春期（13歳以上）になると理学療法の内容や必要性も十分に把握できる年齢となり，成人と同じような種目を選択しても差し支えはない。しかし，この時期は自我が発達し，自主性や自律性が増大するため，親や医療スタッフなどの大人に対して反抗的になる場面もあるので注意する。

## 高齢者がん

わが国では高齢化に伴い，高齢がん患者も増加している。高齢がん患者を取り巻く問題点として，フレイルの問題やサルコペニアの問題が併発する。

フレイルは心身機能，社会機能を含めた虚弱を表し，サルコペニアは加齢に伴う筋肉の萎縮と機能低下を指す。

高齢がん患者はフレイルやサルコペニアといった問題点に加え，がん治療後の身体機能低下の問題も加わる。そのため，身体機能向上を目的とした理学療法が重要となる。

理学療法は早期からの介入を必要とし，廃用予防および身体機能の向上を図る。理学療法士としてがん治療による機能低下なのか，高齢に

---

＊SRE：skeletal related events

よるものなのか，長期入院による廃用症候群によるものなのか，もしくはそれらが組み合わさっているのかなど，問題点を整理する必要性がある。

## 緩和ケア

緩和ケアとは，「生命を脅かす疾患による問題に直面する患者とその家族に対して，痛みやその他の身体的問題，心理社会的問題，スピリチュアルな問題を早期に発見し，的確なアセスメント対処（治療・処置）を行うことによって，苦しみを予防し，和らげることで，クオリティ・オブ・ライフを改善するアプローチ」と定義されている[19]。

緩和ケアはホスピスやエンドオブライフのように終末期のみを指すのではなく，診断早期から終末期までがん治療と並行して行われるアプローチといえる（図10）。

緩和ケアにおける理学療法の目的は「患者とその家族の要求を十分に把握したうえで，その時期におけるADLを維持，改善することによって，できる限り最高のQOLを実現すること」である。

理学療法士が行う手段として，**がん性疼痛**に対する**物理療法**，**呼吸困難**に対する**呼吸練習**，**安楽姿勢**を保つための**ポジショニング**などがある。理学療法は余命期間により介入方法が異なる。

### ■身体症状安定期

疼痛もなく，がんの病巣も変化がない。また，吐き気や発熱などもなく食欲も保たれている時期である（図11a）。この時期にはADL能力や基本動作能力の向上に努め，QOLの改善を図る。
- 例：治療後の臥床により一時的にADLが低下した乳がん患者。

### ■症状悪化期（緩やか）

脳の腫瘍や脊椎の腫瘍など病状の進行により身体機能が日々低下している時期である（図11b）。

この時期は身体機能の回復のための理学療法ではなく，動作指導や環境設定によりADLの維持，QOLの改善を図る。
- 例：転移性脳腫瘍により右片麻痺が起こり，脳腫瘍の増大傾向にある。そのため，少しずつ麻痺の進行もある場合。

### ■症状悪化期（速い）

この時期は原発部位だけでなく，多発性の骨腫瘍もみられ，さらに原発巣のがんも増大しており，全身状態が刻々と悪化していく時期である（図11c）。

この時期は症状の増悪によりADLの低下は避けられないが，ポジショニング，呼吸練習などにより快適に1日が過ごせるように努める。また，

### 図10 緩和ケアの概念

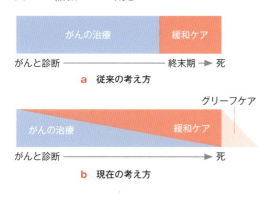

### 図11 病期に合わせた理学療法

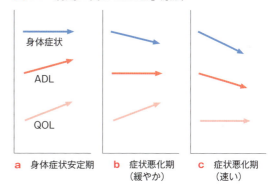

a 身体症状安定期　　b 症状悪化期（緩やか）　　c 症状悪化期（速い）

**用語解説　グリーフケア**　身近な人（親族など）を亡くし，深い悲しみに暮れている人をサポートする，遺族に対するケアのこと。

疼痛に応じた理学療法を実施する（**表10**）。

・例：原発巣以外にも脊椎や大腿骨などにがんが転移しており，疼痛を常に訴えている場合。

**表10　がん性疼痛に応じた理学療法**

| 第一段階：痛みにより睡眠が障害される |
|---|
| ・安楽な呼吸<br>・身体のポジショニング<br>・ベッドおよびクッションの選択<br>・ベッド周りの物品配置<br>・リラクゼーション |
| **第二段階：安静時の痛みがない** |
| ・体位変換方法指導<br>・四肢のゆっくりとした運動（自動・他動） |
| **第三段階：動作時の痛みがない** |
| ・自動運動<br>・動作練習（起き上がりや座位など） |

## まとめ

● がんとはどのような病気か（☞ p.288～290）。 試験
● がんが起こす症状，障害にはどのようなものがあるか（☞ p.290）。 実習 試験
● がんの3大治療法とはどのようなものか（☞ p.292，293）。 試験
● がん患者に対する理学療法評価とは何か（☞ p.293～296）。 実習 試験
● がん患者に対する理学療法の役割とは何か（☞ p.298，299）。 実習 試験
● がん患者に対する理学療法士の治療は介入時期により実施する内容が異なる。がん患者に対する介入時期にはどのようなものがあるか（☞ p.299～300）。 実習 試験
● がん患者に対するレジスタンストレーニング，有酸素運動を行う際のFITTの法則とは何か（☞ p.300）。 実習 試験
● がん患者に対する理学療法を行う際のリスク管理とは何か（☞ p.301）。 実習 試験
● 各がん疾患における問題点と治療アプローチの違いを述べよ（☞ p.301～305）。 実習 試験
●「緩和的ケア」とはいつからいつまでを指すか（☞ p.305，306）。 実習 試験

**【引用文献】**

1）がんの統計編集委員会 編：がんの統計'17. p 47, 公益財団法人がん研究振興財団, 2018.

2）厚生労働省政策統括官（統計・情報政策担当）編：平成30年 我が国の人口動態. p18, 2018.

3）Silver JK, et al.: Cancer rehabilitation with a focus on evidence-based outpatient physical and occupational therapy interventions. Am J Phys Med Rehabil, 90(5Suppl1)：S5-15, 2011.

4）日本臨床腫瘍学会 編：新臨床腫瘍学 改訂第5版. 南江堂, 2018.

5）Oken MM, et al: Toxicity and response criteria of the Eastern Cooperative Oncology Group. Am J Clin Oncol, 5(6): 649-655, 1982.

6）Karnofsky DA, et al.: The clinical evaluation of chemotherapeutic agents in cancer. Evaluation of chemotherapeutic agents. 1s ted(Edited by: MacLeod CM), 191-205, Columbia University Press, 1949.

7）日本整形外科学会 日本リハビリテーション医学会：関節可動域表示ならびに測定法. リハビリテーション医学, 32: 207-217, 1995.

8）Miyata C,et al.: Cancer Functional Assessment Set: a new tool for functional evaluation in cancer. Am J Phys Med Rehabil, 93(8): 656-664, 2014.

9）Higginson IJ, et al.: Validity of the support team assessment schedule : do staffs' ratings reflect those made by patients or their families? Palliat Med, 7(3): 219-228, 1993.

10）Miyashita M, et al.: Reliability and validity of the Japanese version of the Support Team Assessment Schedule(STAS-J). Palliat Support Care, 2(4): 379-385, 2004.

11）Aaronson NK, et al.: The European Organization for Research and Treatment of Cancer QLQ-C30: a quality-of-life instrument for use in international clinical trials in oncology. J Natl Cancer Inst, 85(5): 365-376, 1993.

12）Schmitz KH, et al,: The intersection of cancer and aging: establishing the need for breast cancer rehabilitation. Cancer Epidemiol Biomarkers Prev, 16(5): 866-872, 2007.

13）Silver JK, et al.: Cancer rehabilitation and palliative care: critical components in the delivery of high-quality oncology services. Support Care Cancer, 23(12): 3633-3643, 2015.

14）Courneya KS, et al.: Physical activity and cancer control. Semin Oncol Nurs 23(4): 242-252, 2007.

15）Silver JK, et al.: Cancer prehabilitation: an opportunity to decrease treatment-related morbidity, increase cancer treatment options, and improve physical and psychological health outcomes. Am J Phys Med Rehabil, 92(8): 715-727, 2013.

16）American College of Sports Medicine: ACSM's Guidelines for Exercise Testing and Prescription. 10th ed, LWW, 2017.

17）Vargo MM, et al.: Rehabilitation for patients with cancer diagnosis. Physical Medicine and Rehabilitaiton: Principles and Practice, 5th ed(ed. Frontera WR,et al.), p1151-1178, Lippincott Williams and Wilkins, 2010.

18）Michael Stubblefield: Cancer Rehabilitation: Principles and Practice 1st Edition. Demos Medical Publishing, 2009.

19）WHO: WHO Definition of Palliative Care, (http://www.who.int/cancer/palliative/definition/en/).

# 症例集

# 心不全

## ■ 慢性心不全急性増悪で入院となった高齢虚血性心疾患症例

　症例は70代男性。2階建て一軒家に妻と2人暮らし。仕事は退職済み。10年以上前から高血圧（HT），糖尿病（DM），慢性腎臓病（CKD）で通院加療。1年前に他院に心不全入院歴があり，検査にて冠動脈病変を指摘され，内服にて経過観察となっていた。かかりつけ医から食事内容に気を付けるよう指導を受け，妻は減塩やカロリーに配慮した食事を作るようにしていたが，本人は調味料の追加や間食を行っており，食事療法の実施状況としては不十分であった。また，定期的に運動するようにも指導されていたが，外を歩く機会は週1回の妻との買い物程度であった。

　某年，夜間トイレ歩行を契機に呼吸苦が出現したため，当院へ緊急搬送。慢性心不全急性増悪の診断にて集中治療室に入室。非侵襲的陽圧換気（NPPV），血管拡張薬および利尿薬投与による急性期治療が開始となったが，尿量が乏しいためドブタミン（DOB）3μg/kg/分（γ）の投与も開始となった。以降，徐々に尿量は増加し，入院2日目にNPPVを離脱後も安静時呼吸苦の増悪はなく，入院3日目にリハビリテーション依頼があった。

### 主治医からの処方箋

- 虚血性心疾患を基礎疾患とする慢性心不全急性増悪症例である。左室駆出率（LVEF）は30％で，低心機能である。
- NPPVは離脱したが，尿量が乏しく体重が増加傾向のため，DOBを開始した。安静による廃用症候群の進行が懸念されるため，ベッドサイドより慎重にリハビリテーション開始をお願いしたい。

### 入院前日常生活活動（ADL）

- Barthel Index（BI）：100点

### 入院時身体所見

- 血圧（BP）：134/70 mmHg
- 心拍数（HR）：70拍/分（洞調律）
- 経皮的酸素飽和度（SpO$_2$）：91％（room air）
- NYHA分類：Ⅳ
- Nohria-Stevenson分類：Profile B（wet & warm）

### 胸部単純X線画像

- 心胸郭比（CTR）：58％（**図1**）

### 図1 入院時胸部単純X線画像

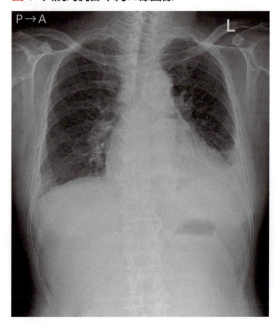

### 入院時心臓超音波検査

- 左房径（LAD）：48 mm
- 左室拡張末期径（LVDd）/左室収縮末期径（LVDs）：63/59 mm
- LVEF：30％，全周的な左室収縮運動低下あり
- 大動脈弁逆流（AR）：なし
- 僧帽弁逆流（MR）：軽度
- 三尖弁閉鎖不全（TR）：軽度

---

*HT：hyper tension　*DM：diabetes mellitus　*CKD：chronic kidney disease
*NPPV：noninvasive positive pressure ventilation　*LVEF：left ventricular ejection fraction
*ADL：activities of daily living　*BP：blood pressure　*HR：heart rate
*NYHA：New York Heart Association　*CTR：cardiothoracic ratio　*LAD：left atrial dimension
*LVDd：left end-diastolic dimension（diameter）　*LVDs：left end-systolic dimension

## 血液生化学検査

- ヘモグロビン(Hb):10.3 g/dL
- アルブミン(Alb):3.9 g/dL
- アスパラギン酸アミノトランスフェラーゼ(AST)〔グルタミン酸オキサロ酢酸トランスアミナーゼ(GOT)〕:31 U/L
- アラニンアミノトランスフェラーゼ(ALT)〔グルタミン酸ピルビン酸トランスアミナーゼ(GPT)〕:16 U/L
- 乳酸脱水素酵素(LDH):219 U/L
- $\gamma$-グルタミルトランスペプチダーゼ(GTP):44 U/L
- クレアチニン(Cre):1.96 mg/dL
- 糸球体濾過量(GFR):26.8 mL/min/1.73 m²
- 尿素窒素(BUN):38.3 mg/dL
- ナトリウム(Na):139 mEq/L
- 総ビリルビン(T-bil):0.4 mg/dL
- 中性脂肪:150 mg/dL
- 高比重リポタンパク(HDL)コレステロール:28 mg/dL
- 低比重リポタンパク(LDL)コレステロール:85 mg/dL
- HbA1c:7.9 %
- N末端プロ脳性ナトリウム利尿ペプチド(NT-proBNP):6575.0 pg/mL

## 入院前内服薬

- カルベジロール(心不全治療薬),フロセミド(利尿薬),アスピリン(抗血小板薬),ビルダグリプチン(糖尿病治療薬),グリメピリド(糖尿病治療薬),プラバスタチン(脂質異常症治療薬),フェブキソスタット(高尿酸血症治療薬)

## 身体機能

- 筋力:上下肢筋力軽度低下〔徒手筋力検査(MMT)4〜5レベル〕
- 関節可動域(ROM):四肢関節にROM制限なし

## 生活機能分類(ICF)

- 図2参照

## 本症例における治療経過とリハビリテーション状況

症例における入院後経過を図3に示す。本症例は,虚血性心疾患を基礎疾患にもつ心不全症例である。今回の入院前にも心不全入院歴があり,LVEF30 %と左室収縮能が低下した心不全(HFrEF)症例であった。

入院時は肺うっ血,胸水貯留により酸素化が不良であったことから,入院直後から利尿薬と血管拡張薬投与が開始となった。しかし,尿量が増加せず肺うっ血と胸水の減少が乏しいことから,入院2日目より点滴強心薬(DOB)によるサポートが開始となった。同日,主治医より身体機能低下予防を目的としたリハビリテーション開始の指示が出たが,この時点では,血行動態が安定化の傾向にないことから,リハビリテーションはベッドアップでの低負荷の下肢運動と端座位までで終了とした。

その後尿量が増加し,入院3日目朝までに体重減少ならびに肺うっ血と胸水の減少が認められたことから,同日リハビリテーションではバイタルサインに注意しながら,段階的に立位,室内歩行へと離床を進行した。入院4日目に一般病棟に転棟となった後も,酸素流量や点滴薬

---

\* AST:aspartic aminotransferase \* GOT:glutamic oxaloacetic transaminase
\* ALT:alanine aminotransferase   \* GPT:glutamic pyruvic transaminase   \* LDH:lactate dehydrogenase
\* GTP:glutamyl transpeptidase \* GFR:glomerular filtration rate   \* BUN:blood urea nitrogen
\* HDL:high density lipoprotein \* LDL:low density lipoprotein   \* MMT:manual muscle testing
\* ROM:range of motion   \* ICF:international classification of functioning, disability and health
\* HFrEF:heart failure with reduced EF

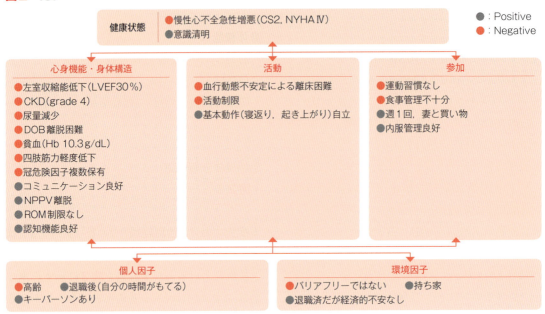

図2 ICF

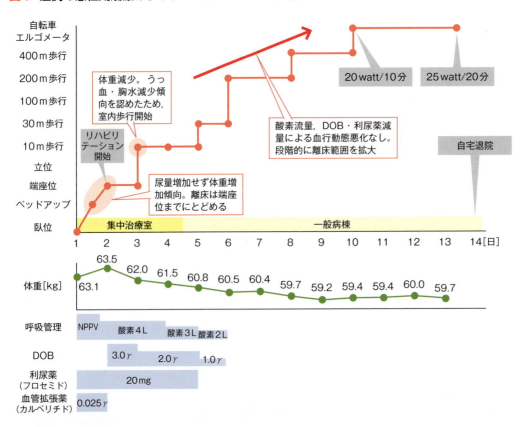

図3 症例の急性期治療およびリハビリテーションの経過

＊CS：clinical scenario

減量に伴う心不全増悪所見は認めなかったことから，リハビリテーションでも段階的に離床範囲を拡大し，入院10日目から心臓リハビリテーションテーション（心臓リハビリテーション）室での自転車エルゴメータによる有酸素運動を開始し，入院14日目に自宅退院となった。

　本症例は，入院中の冠動脈造影検査にて冠動脈病変の進行が認められ，退院後に血行再建術（冠動脈バイパス術）の方針となった。また，併存疾患に高血圧症，糖尿病，脂質異常症があり，糖尿病については内服治療中にもかかわらずHbA1cが7.9％とコントロールが不良である。これらの冠危険因子の不十分な管理により，冠動脈病変が進行して左室収縮能の低下と左室のリモデリングをきたし，労作を契機とした急性心不全発症に繋がった可能性があった。従って，今後は心不全の増悪予防，ならびに冠動脈病変の進行予防を目的とした，運動療法を含む疾患管理が重要と考えられた。

　本症例は血行再建術の後，外来での回復期心臓リハビリテーションに参加する方針となり，現在週2回の外来での有酸素運動と週2回の在宅運動療法（ウォーキング）を継続中である。

　また，外来では妻も同席のもと，食事療法などの生活指導も実施され，疾患管理能力向上に向けた取り組みが行われている。

# 急性心筋梗塞

■急性心筋梗塞発症後に急性期治療，回復期治療を経て維持期療法を行い現職復帰に至った症例

症例は60代男性で妻と2人暮らしである。仕事は駐輪場での誘導，整理を行っている。夕食中の前胸部違和感にて発症し，当院へ救急搬送された。患者は現職への復帰を希望している。

## 初回受診時の医師からの処方箋

- 既往に糖尿病，脂質異常症があるが未治療。喫煙歴は25本/日，40年間続いている。
- 夕食中に前胸部違和感で発症し，その後嘔吐と前胸部背部痛が続いたため，救急要請となった。
- 入院時12誘導心電図ではⅡ，Ⅲ，$aV_F$でST上昇を認めた。
- 心臓カテーテル検査ではセグメント#2の完全閉塞を認め，生化学検査結果よりpeak CKセグメント#2は4207，peak CKMBは188であった。トロポニンTは2.860を示した。
- 65歳以上，リスクファクター保因者であることから2週間クリニカルパスでの理学療法開始となった。

## 初回評価時の理学療法評価

- バイタル：安静時の心拍数72回/分，血圧138/105であった。前胸部および背部の違和感や疼痛は認めない。
- 呼吸状態：室内気にて$SpO_2$ 100%維持。呼吸数14回/分，呼吸音は仰臥位にて後肺底区で肺胞呼吸音減弱，腹式呼吸にて捻髪音とともに肺胞呼吸音の増大が確認された。水泡音は聴取されない。
- 問診にて自宅環境（家屋はマンション，エレベーターあり，自宅周辺は整地平坦），同居者（妻），職業等社会的背景（駐輪場係員，現職復帰を希望）を聴取。未治療の既往疾患や喫煙習慣についての聴取（病院へ通う時間がない，症状がないので治療の必要性がわからない，煙

草はやめられない，などと回答）。
- 運動機能：筋力評価では発症初期のため徒手抵抗は加えずに評価施行。ベッド上臥位にてMRCスコアが36点あることを確認。随意性評価では腱反射は正常，その他錐体路症状および錐体外路症状は認めない。
- 問題点：有痛性症状の不顕性（糖尿病による痛覚閾値の上昇により痛みが減弱），心筋虚血に伴う心拍出量の低下，代償性の交感神経活動の亢進，リスクファクターへの理解不足，安静期間中の呼吸器合併症。
- 機能的自立度評価法（FIM）：73点（運動項目38点，認知項目35点）
- 問題点：運動耐容能低下，労作制限，病識の低下

## 生活機能分類（ICF）

- 図1参照

## 理学療法プログラム

- クリニカルパスに準じた安静度の拡大を主として実施。移動動作の評価を行うなかで筋力やバランス能力を適宜評価。ただし，糖尿病由来の狭心痛の欠如があり，胸部症状には細心の注意を要する。

① 歩行距離延長による運動持続時間の延長
② 歩行速度増加による運動負荷量の増加
③ 外来期にかけての長期的な心肺機能の強化と評価
④ 生活習慣の是正に向けた長期的な生活指導と教育

＊MRC：medical research council　＊FIM：functional independence measure
＊ICF：international classification of functioning, disability and health

### 図1 ICF

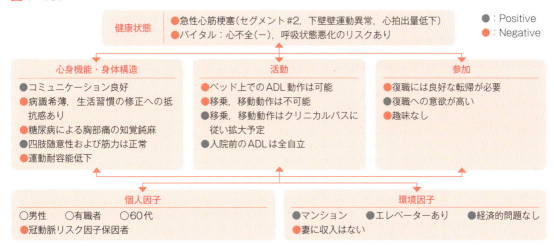

## 入院期プログラム

- クリニカルパスに沿って起居動作，ポータブルトイレ移動，立位，歩行（50〜800 mへ順次拡大）。
- クリニカルパス拡大のなかでシャワー浴，入浴動作が運動負荷検査として組み込まれており，これらについても評価を実施。
- 歩行は50 m，100 m，200 m，400 m，800 mと日ごとに延長が図られる。200 m歩行負荷までは心機能の保護を優先し緩徐な速度（約11〜13秒/10 m）にて実施。400 m，800 m施行時には入院前の生活動作での速度（8〜9秒/10 m）に近付けて行うよう指導。
- シャワー浴では洗髪・洗体動作は愛護的に実施。入浴負荷では自宅生活での動作に沿った方法で実施。
- 主治医と相談し，クリニカルパス最終日に階段昇降負荷を追加実施。
- 患者教育では糖尿病，脂質異常症に対する近医診療所への通院，加療の必要性について説明。また，糖尿病に伴う胸部症状の乏しさが心筋虚血の自覚を遅延させるリスクについて，理学療法士のみでなく看護師，医師など多職種が繰り返し説明し理解を促した。患者本人のみでなく妻へも同様の説明を行い，退院後の生活において，支援いただくよう求めた。

## 外来期プログラム

- 初回評価時には心肺運動負荷試験を実施。検査結果を表1に示す。検査実施中および終了後において，胸部症状ならびに12誘導心電図において有意な変化は認めなかった。
- 運動療法プログラムとしては嫌気性代謝閾値（AT）相当負荷の58 Wattにて実施。
- また，$\Delta \dot{V}O_2/\Delta LOAD$の結果から骨格筋機能の低下が示唆されたため，上下肢への筋力

### 表1 外来初回および最終時の検査結果

| 検査項目 | | 外来初回 | 外来最終時 |
|---|---|---|---|
| 体重[kg] | | 75.7 | 77.5 |
| AT時 | $\dot{V}O_2$[mL/分] | 887 | 964 |
| | $\dot{V}O_2$/体重[mL/分/kg] | 11.7 | 12.4 |
| | HR[拍/分] | 107 | 102 |
| peak時 | $\dot{V}O_2$[mL/分] | 1472 | 1510 |
| | $\dot{V}O_2$/体重[mL/分/kg] | 19.4 | 19.5 |
| | HR[拍/分] | 175 | 141 |
| $\Delta \dot{V}O_2/\Delta LOAD$[mL/分/Watt] | | 5.25 | 8.07 |

＊AT：anaerbic threshold

強化トレーニングを追加して実施した。

- 筋力強化トレーニングは反復回数8回，自覚的運動強度がBorg scaleで11（楽である）から開始し，徐々に運動強度を増加させた。最終的には反復回数12回，ボルグスケール13（ややつらい）となるように負荷量を設定した。

- 外来プログラムでは看護師による生活指導プログラムも行われた。

- 外来通院プログラムを週1回，8週間に渡り実施した結果の心肺運動負荷試験結果を**表1**に示す。

- 結果，ATレベルの酸素摂取量は増加した。peak時の酸素摂取量は微増であったが，心拍数の上昇は抑えられていた。骨格筋機能にも改善を認めた。

- 外来期での加療を経て身体機能については復職が可能なレベルとなり，現職復帰を果たした。

## 今後の展開

- 目標であった現職復帰を果たしたことは，運動療法の有効性によるものと考えられる。

- 一方で冠危険因子のコントロールについては服薬や外来通院など，本人の意志によるところが大きい。妻の指導を含め本人へは十分に指導したが，定期的に観察できることが望ましい。

- 理学療法の主体は運動療法による身体運動機能の改善である。また，リハビリテーションの視点においては患者自身が自己の疾病について，必要な治療や予防策を含めて自ら理解し，適切に対処できる知識，方策を身に付けられること，理学療法士としてそのための支援を行うことが重要である。

# 末梢動脈疾患

## ■脊柱管狭窄症の手術後も間欠性跛行（IC）の症状が改善せず，末梢動脈疾患を指摘され入院となった症例

症例は70代の男性である。20代から喫煙していた。妻と2人暮らし。無職で趣味もなく，自宅で過ごすことが多い。経済状況は年金暮らしである。6年前から下肢の疼痛が出現した。整形外科にて脊柱管狭窄症のため，手術を施行した。いったん改善したが，数年後，ICの症状が再度出現し，屋外に出かける機会も徐々に減少した。日常生活活動（ADL）は自立しているが，年々歩くと足の痛みが強くなり，歩行距離も短くなったため，循環器科を受診し，治療を受けることとなった。

### 初回受診時の医師からの処方箋

- 20代から喫煙しており，運動習慣はなし。
- 6年前から両下肢にICの症状があり，整形外科にて脊柱管狭窄症と診断され，手術を受けた。
- 脊柱管狭窄症の手術後もICの症状が改善しないため循環器内科を受診し，末梢動脈疾患と診断され入院となった。
- Fontaine分類Ⅱ度，Rutherford分類3群
- 合併症：脊柱管狭窄症，高血圧症，糖尿病，脂質異常症
- 血管造影検査では右総腸骨動脈・左膝窩動脈の狭窄があり，血行再建術を施行した。
- 足関節上腕血圧比（ABI）は入院時右：0.5，左：0.47であり，治療後は右：0.96，左：0.41であった。
- 入院時歩行距離は100m程度であった。
- 医師より運動療法で歩行距離の拡大が可能になるような指導・介入を依頼された。

### 理学療法評価

■バイタルサイン
- 血圧：140/70mmHg，心拍数：90回/分

■フットチェック
- 皮膚の性状：乾燥
- 色：安静時は問題なく歩行，歩行後は足趾先端白色
- 爪の色・形状：歩行後は白色
- 筋の萎縮の程度：両下腿軽度の萎縮あり
- 脈診：左右後脛骨動脈，足背動脈触知可

### ■最大歩行距離
- 100mで両殿部に疼痛出現

### ■NRS
- 歩行時に両殿部から下腿にかけて6程度の疼痛

### ■関節可動域（ROM）
- 背屈（右/左）：−5°/−5°，その他可動域制限なし

### ■徒手筋力検査（MMT）
- 大殿筋：2，中殿筋：2，下腿三頭筋：2，大腿四頭筋：4

### ■知覚検査
- 問題なし

### ■ADL
- Barthel Index（BI）：100点

### ■問題点
- 最大歩行距離100mで両殿部，下腿に疼痛出現。下肢の筋力低下が顕著である。

### 運動療法プログラム
- 運動前後にバイタルサインの確認
- フットチェック
- ストレッチ（アキレス腱，大腿四頭筋に対して実施）
- 歩行を中心とした運動療法（歩行練習，トレッドミル）
- フットチェックを行い，歩行距離を増やしていく

---

* IC：intermittent claudication  * ADL：activities of daily living  * ABI：ankle brachial index
* NRS：numerical rating scale  * ROM：range of motion  * MMT：manual muscle testing

図1 ICF

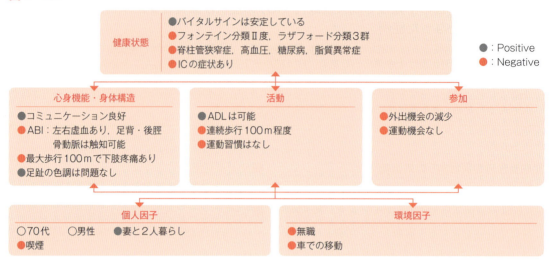

## 理学療法経過

- 下肢の疼痛部位や疼痛範囲，程度を確認しながら，歩行距離の拡大とセット数の増加を行うように進めていった．
- 1日1回，週6回介入した．
- 平地歩行から下肢の疼痛が出現するまで歩行練習を実施した．
- 120 m程度で左下腿の疼痛が出現したため，2分程度休憩後，疼痛が消失した時点で再度歩行を開始した．
- 介入前後で足趾の色，脈診，靴擦れの有無などを確認し，終了とした．
- 入院1週間で200 m程度歩行可能となったため，トレッドミルでのトレーニングに移行し退院となった．
- 外来は週1回での介入で，トレッドミル中心の運動療法に切り替えた．
- トレッドミルの設定は3.0 km/h，傾斜1.0％から開始した．同時に活動量計を使用し，日常生活での活動量を増やしていくよう管理した．
- 活動量は3,000歩程度のため，4,000歩程度までの向上を指導した．
- 理学療法を開始して2週間後にはトレッドミル3.0 km/h，傾斜2.0％，最大歩行距離400 mまで可能となった．

## 現在の理学療法プログラム

- 3カ月間外来で継続的に介入し，現在は最大歩行距離450 mまで歩行可能となった．
- 自宅での活動量向上のため目標値の設定を6,000歩に設定した．
- 週1回での外来通院でトレッドミルは4.5 km/h，傾斜2.0％で連続歩行時間15分，3セットを継続している．

## 今後の展開

- 3カ月の経過で歩行距離の拡大は得られており，運動の習慣の継続が求められる．
- 血行再建後も左下肢のABI改善は認められていないため，歩行時の疼痛の変化や，定期的なフットチェックを行いながら経過をみていく必要がある．
- 喫煙歴や脂質異常症，糖尿病があるため，生活習慣の是正に対して妻を含めて指導を継続して行う必要がある．
- ICは痛みを我慢しながら運動を継続していく

＊ICF：international classification of functioning, disability and health

ことが歩行距離の拡大や血流の改善につながる。そのため，自宅においてもリハビリテーションと同様に習慣的に運動を行うことで，治療効果が得られると考える。また，趣味活動や屋外に出る機会を増やすことも重要である。

# 重症下肢虚血

## ■透析通院中に右趾が黒色化し，痛みが増すとともに少しずつ歩行困難となり入院となった症例

症例は70代の男性である。日常生活活動（ADL）は屋内歩行自立しているが，屋外は杖を使用し妻の介助で歩行していた。糖尿病と腎不全により，透析のために週3回通院していた。下肢の疼痛が数カ月前から出現しており，徐々に足趾の黒色化が進行し，歩行障害や生活動作の制限が出現していた。透析病院の看護師からの指摘によって治療を要することとなり，入院となった。介護保険は申請していない。

### 初回受診時の医師からの処方箋

- 透析通院中，徐々に右第1〜3趾が黒色化し，痛みが強くなるとともに，少しずつ歩行困難となり入院となった。
- 右重症虚血肢（Fontaine分類Ⅳ度，Rutherford分類6群）と診断。
- 併存疾患は糖尿病，慢性腎不全，高血圧症である。
- 皮膚組織灌流圧（SPP）は足背32 mmHg，足底70 mmHgであった。
- 血行再建術を施行し，SPP足背は60 mmHg程度まで改善された。
- 右第1〜3趾の壊死部分に感染徴候はないが，足趾は免荷管理するように指示あり。
- 右下肢は，免荷装具として除圧サンダルを医師より処方された。足趾への免荷を行いながら，まずは車椅子管理を行う。
- 入院中にADLの低下がないようにリハビリテーションが依頼された。

### 理学療法評価

#### ■バイタルサイン
- 血圧：180/60 mmHg，心拍数：60回/分

#### ■創部評価
- 右第1〜3趾黒色壊死，感染徴候なし

#### ■疼痛
- NRS：5（安静時），疼痛部位は右足趾付近

#### ■関節可動域（ROM，右/左）
- 足背屈：−5°/−5°，膝伸展：−15°/−10°，股関節伸展：−5°/−5°

#### ■徒手筋力検査（MMT，右/左）
- 膝伸展：2/3，股関節伸展：2/3，外転：2/2

#### ■ADL
- Barthel Index（BI）：80点（平地歩行，階段昇降，入浴動作に介助を要する）

### 生活機能分類（ICF）
- 図1参照

### 運動療法プログラム

- 医師からの指示で右足趾への免荷管理のため，除圧サンダルでの移乗動作の確認を行う。
- ベッド上でのポジショニングやADL（トイレやベッド移乗の方法など）の確認を行う。
- 健側下肢筋力トレーニング
- 健側下肢のROM練習
- 患側の足部以外の筋力トレーニング
- 患側の足部以外のROM練習
- 患肢は壊死の範囲と悪化の有無，血流の確保，疼痛の程度・範囲を医師と確認する。
- 荷重練習（除圧サンダル装着下で足趾の免荷を確認しながら実施）
- 医師からの許可があれば，歩行練習（患側前型歩行の確認）を行う。
- 自宅の生活を想定したADL（フットチェック，管理方法を妻に指導）を確認する。

### 経過

- 入院初期は，廃用症候群予防のため健側の筋力トレーニングやROM練習を実施した。

---

*ADL：activities of daily living ＊SPP：skin perfusion pressure ＊NRS：numerical rating scale
*ROM：range of motion ＊MMT：manual muscle testing
*ICF：international classification of functioning, disability and health

## 図1 ICF

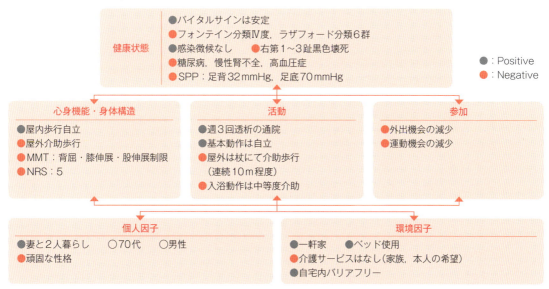

- 右足趾壊死には荷重がかからないように，除圧サンダルを装着し，荷重練習を開始した．
- 疼痛範囲や炎症の程度を確認しながら，車椅子での移乗練習を開始した．
- 患側は足部以外に対してROM練習，筋力トレーニングを開始した．
- トレーニング前後で，患側下肢の疼痛や足部の色調などを確認しながら実施した．
- ROM練習，筋力トレーニングは高血圧に留意しながら，息こらえをしない程度での軽負荷から開始した．
- 炎症が軽快し，医師からの歩行許可が出た後は，除圧サンダル装着下で患側優位歩行を指導した．
- 歩行練習は監視下で行い，疼痛の増悪炎症がないことを確認し，病棟内移動歩行を開始した．
- 歩行介助や下肢の管理について，妻と透析病院に対して指導を実施した（**図2**）．

### 現在の理学療法のプログラム
- フットチェック
- 患側のROM練習
- 患側の筋力トレーニング

## 図2 CLIの症例

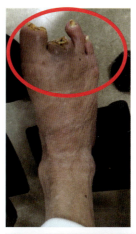
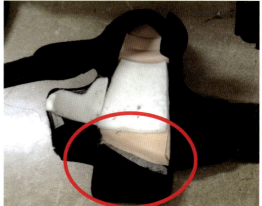

免荷デバイス（除圧サンダル）：足趾に荷重がかからないように，足趾の部分を除圧して使用．除圧サンダルを使用しながら，歩行は患側優位型歩行を指導した．

- 活動量や血流低下により再発リスクがあるため，生活状況の確認および状態に応じたADLの指導
- 介護保険サービス使用の提案（ADL低下に伴い，妻への介護負担を考慮した情報の提供）

### 今後の展開

- 症例は足趾の壊死があるため，血流悪化や壊死部分への荷重ストレスがかかることで容易に創部悪化につながる。そのため，継続的なフットチェックと装具着用，歩き方の維持が重要である。
- ADL維持のため，足部に負担のかからない生活指導を行う。
- 足趾の壊死に関しては透析病院を含めたスタッフ間での情報共有が求められる。
- ADL低下が出現しやすいため，介護保険を利用したサービスの検討も必要である。その際，症例にかかわる介護スタッフが足趾の創傷管理に対して共通認識をもてるよう指導を行う。

# 慢性閉塞性肺疾患

■ 10年前に初回慢性閉塞性肺疾患（COPD）の診断を受け，急性増悪を6回繰り返している症例

症例は70代男性であり，在宅では妻の介護をしながら生活していた．自宅から50mの距離の場所へ買い物に行っていたが，労作時に呼吸困難が強く生じ，外出する機会が少なくなった．労作時の呼吸困難増悪にて外来受診し，入院となった．

## 初回介入時評価

【基本情報】

■ 身体所見
- 身長：158 cm，体重：43.8 kg，BMI：17.5 kg/m²

■ 呼吸機能
- %肺活量：93％，一秒率：34.4％，拡散能力（DLCO）：82.9％

■ 心機能
- 左室駆出率：67.7％，E/e'：9.5，右室収縮期圧：39.2 mmHg

■ 血液データ
- C反応性タンパク：0.23 mg/dL，Alb：4.4 g/dL，Hb：15.1 g/dL

■ 胸部単純X線画像
- 肺野の透過性亢進，横隔膜平低化，肋間腔の拡大がみられる（図1）

■ CT
- 低吸収領域の増大がみられる（図2）

■ 服薬
- 気管支拡張薬エクリラ®400μg（抗コリン薬），フルティフォーム®125（β刺激薬・ステロイド），メプチンエアー®（β刺激薬）

【理学療法評価】

■ 主訴
- 呼吸困難を起こさずに妻の介護を行ったり，買い物をしたい

■ 6分間歩行試験
- 安静時
- 血圧：128/64 mmHg，脈拍：78回/分，酸素飽和度：95％，呼吸数：28回/分，下肢修正Borg scale 2，呼吸修正Borg scale 2

### 図1 胸部単純X線画像

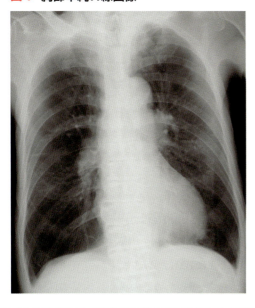

### 図2 CT画像

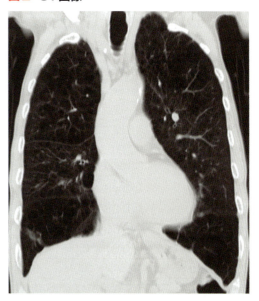

＊COPD：chronic obstructive pulmonary disease　＊BMI：body mass index

- 1回目（220 m）
- 血圧：138/58 mmHg，脈拍：88回/分，酸素飽和度：92％，呼吸数：38回/分，下肢修正Borg scale 7，呼吸修正Borg scale 7
- 2回目（50 m）
- 血圧：132/58 mmHg，脈拍：84回/分，酸素飽和度：93％，呼吸数：34回/分，下肢修正Borg scale 5，呼吸修正Borg scale 5
- 歩行試験（5 m，至適速度：0.68 m/秒，最大0.81 m/秒）

■下肢筋力（右/左）：膝伸展筋力21.0 kg/16.7 kg，体重支持指数（WBI）：0.48/0.38

■改訂長谷川式簡易知能評価スケール（HDS-R）：27点

■その他の初回理学療法評価は**表1**参照

■視診・触診・聴診

- チアノーゼなし，口すぼめ呼吸，呼気延長，胸鎖乳突筋が発達，胸郭可動域性の低下，呼吸音はやや減弱，ラ音（wheeze）あり

### 表1　呼吸理学療法の経過

| | 初回 | 2週 | 5週（退院時） |
|---|---|---|---|
| 体重[kg] | 43.9 | 46.1 | 46.3 |
| BMI[%] | 17.5 | 18.5 | 18.5 |
| 6分間歩行距離[m] | 220 | 270 | 330 |
| SpO$_2$[%] | 92 | 93 | 94 |
| RR[回/分] | 36 | 32 | 32 |
| HR[bpm] | 88 | 87 | 97 |
| 呼吸Borg scale | 7 | 4 | 4 |
| 下肢疲労Borg scale | 7 | 5 | 4 |
| 右膝伸展[kg] | 21 | 16.9 | 28.3 |
| 左膝伸展[kg] | 16.7 | 13.5 | 25 |
| 右WBI | 0.48 | 0.37 | 0.61 |
| 左WBI | 0.38 | 0.29 | 0.54 |
| 5 m歩行 至適[m/秒] | 0.68 | 0.76 | 0.96 |
| 5 m歩行 最大[m/秒] | 0.81 | 0.92 | 1.38 |
| 全身筋肉量[kg]* | 35.05 | 37.15 | 37 |

※体組成計インナースキャン（TANITA社製）を用いて測定

■Medical Research Council（MRC）息切れスケール
- Grade Ⅳ

■基本動作能力
- 自立

■ADL
- Barthel Index（BI）：100点

【他部門情報】
■看護師
- 食事はゆっくり時間をかけている。息切れが生じているときでも，休息をとりながらトイレなどの日常生活活動（ADL）は実施できている。

■薬剤師
- 吸入コンプライアンスは良好でしっかり実施できている。

■管理栄養士
- 常食で1日，1,800 kcal（タンパク質65 g，脂質45 g）の食事を提供，完食している。

### 生活機能分類（ICF）
- **図3**参照

### 初回理学療法評価から理学療法プログラムの立案
- 酸素飽和度の低下がみられるが，90％以上保たれている。
- 肺活量が93％であり，一秒率が34.4％であることから，閉塞性換気障害と考えられ，COPD病期分類ではⅢ期となる。
- 10年前よりCOPDの診断を受けている。今回炎症所見がないことから慢性安定期COPDととらえることができる。
- COPD病期別管理では呼吸リハビリテーションや長時間作用型気管支拡張薬の定期使用が推奨される。
- 栄養状態はBMIが17.5％，かつ下腿周囲長が31 cmを下回るため低栄養や筋肉量の低下が示

*WBI：weight bearing index　*BI：Barthel index　*ADL：activities of daily living
*ICF：international classification of functioning, disability and health

### 図3 ICF

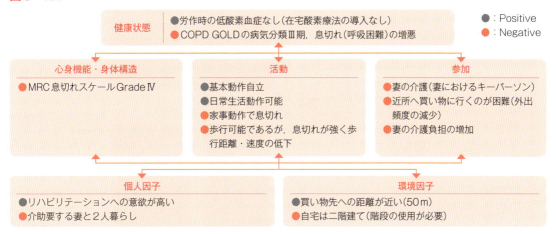

- 唆される。そのため摂取カロリーも理学療法を進めるうえで注意を要する。
- 理学療法評価では，220m歩行後の酸素飽和度は95％から92％まで低下し，呼吸数が28回から38回へ増加することで呼吸困難感の増大を認めた。
- 下肢の筋力低下（WBIが基準値の0.6以下）や下肢疲労感と呼吸困難感の訴えが同時に生じている。そのため，下肢筋力低下の影響による換気亢進も，呼吸困難が生じる原因の1つだと推察できる。
- 口すぼめ呼吸をしており気道閉塞が疑われること，胸鎖乳突筋が発達していることから，運動時に動的肺過膨張が生じやすい状態であると推察される。
- 動的肺過膨張があるので気管支拡張薬の吸入や，呼気時気道閉塞現象に対する口すぼめ呼吸の指導は効果的である。
- 下肢筋力強化は高いエビデンスがある。そのため，このケースでも下肢筋力強化トレーニングは必須と考えられている。
- また，安静時から頻呼吸があるため，呼吸筋の疲労や胸郭可動性の低下が考えられる。そのため，コンディショニングとして胸郭を中心とした可動域練習や呼吸筋ストレッチも併用する必要性もある。
- 呼吸器疾患患者は呼吸筋仕事量が高く1日消費カロリーが高いため，理学療法場面でも食事摂取量を確認することは必須である。
- 全量摂取できていない場合は原因を探索し（満腹，食思不振，味，味覚など），場合によっては医師や管理栄養士と相談して高カロリー・高タンパクの補助食品を検討してもらう必要がある。

### 実際の呼吸理学療法プログラム

- 頻呼吸，呼吸筋の筋機能不全が原因となるため，呼吸筋を中心としたストレッチや胸郭可動域練習を実施する。
- 運動療法では呼気を意識し動作と呼吸を合わせて実施する。
- 下肢筋力トレーニングには，自重を用いた起立練習に加え，歩行効率性（重心の左右動揺の抑制：推進力の増大）を目的にカーフレイズを実施した。呼吸困難や下肢疲労がBorg scale 3～4になるように，座面の高さや回数や頻度を調整しながら実施する。
- 以上から，下記の呼吸理学療法プログラムを立案した。
①理学所見の評価（バイタル測定，聴診：ラ音の

増悪がないか)
②コンディショニング(胸郭可動域練習, 呼吸筋ストレッチ)
③運動療法(自重を用いた下肢筋力強化練習)
　初回運動負荷量の設定
　1. 座面40cm椅子からの立ち上がり5回(図4)
　2. 踵挙げ10回
　3. その後25m歩行(図5)
　1〜3を3セット繰り返す
④ADL練習
　重りを持った歩行練習(買い物袋を想定)

### 呼吸理学療法の運動負荷量の増加とその結果および考察

- 運動負荷量を立ち上がり練習は回数(初回:5回→10回と座面の高さ(初回:40cm→30cm), 踵上げ回数(初回:10回→30回)を体力の向上とともに漸増的に増加させることができた。
- 運動療法での歩行距離についても25m→50mと負荷量を増加させることができた。
- HOPEである50m歩行時の呼吸困難はBorg scale5→3と, 歩行距離が伸びたにもかかわらず大幅に減少した。また, 呼吸数も同様に減少した。
- 6分間歩行距離は2週間で270m, 退院時には330mと順調に改善し, その改善幅は110mにも及んだ。
- 運動負荷量増加に伴い, 医師・栄養士と相談し食事提供量を2,000kcalへ増量し(タンパク質:100g, 脂質:80g), 全量摂取していた。
- 体重・骨格筋量の増加を認め, それに伴い下肢筋力も大幅に増加した。
- COPDでは, 骨格筋の有酸素系代謝機能が低下することでATが低下し, その結果, 低強度でもATを超えてしまい, 換気亢進が起こる。これにより, 呼吸困難が出現しやすい。
- 本症例では, 下肢筋力トレーニングと歩行練

**図4　立ち上がりの注意点**

Point1 立つときは早く
Point2 しゃがむときはゆっくり

**図5　踵挙げの注意点**

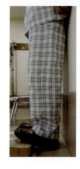 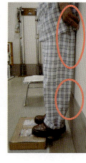

Point1 5cm台につま先を置く
Point2 腰と背中は壁につける
Point3 ふくらはぎを意識

習を中心としたプログラムが, 下肢筋の有酸素系代謝機能の改善と運動中の換気量の低下をもたらし, その結果, 呼吸困難が減少したと考えられた。
- 栄養士との連携により, 摂取カロリーを増加させ栄養状態を管理していたことも効率的な下肢筋力強化の要因の1つと考えられた。

### 本症例の転機

- 呼吸困難がBorg scale3となり, HOPEであった自宅から50mほどのスーパーマーケットに買い物に行くことが可能となった。
- しかし, 今後も入院前と同様の生活を送れば同じことが繰り返されると予想される。そのため, ソーシャルワーカーと連携を図り, 自宅生活において週2回ヘルパーを使用し, 生活の一部を手伝ってもらった。
- また, 訪問リハビリテーションを併用し, 買い物の実際の評価を実施してもらうことや, 呼吸理学療法の継続ができるよう, 当院における運動療法や目標活動量, コンディショニング内容を共有した。

*AT:anaerobics threshold

症例集

# 外科周術期

## ■食道全摘出術のために入院した食道がん患者の症例

症例は70代男性。同年代の妻との2人暮らしで，息子（40代）と娘（40代）はともに県外で生活している。仕事は退職しており，現在は年金暮らしである。自宅を所有しており，経済的な問題はない。4カ月前ぐらいから食事の際につかえ感が出現し近医を受診。食道がんを指摘され，手術目的で大学病院に紹介された。日常生活活動（ADL）・身辺動作は自立しており，自動車も運転している。

### 初回受診時のリハビリテーション科医からの処方箋

- 食道がんはstage Ⅱと比較的早期である。
- 現在ADL・身辺動作は自立しており，身体機能に問題はないと考えられる。
- タバコを20歳から70歳まで毎日20本吸っていた。肺機能検査ではそれに伴うと考えられる閉塞性換気障害が認められた。

### 初診時（術後1日目）の理学療法評価

#### ■バイタルサイン

- GCS：E4，V5，M6
- 意識清明
- 血圧：141/82 mmHg
- 脈拍：98 bpm
- 経皮的酸素飽和度（SpO$_2$）：94％（酸素5 L鼻カヌラで投与）
- 呼吸回数：24 bpm

#### ■疼痛

- フェイススケール：4

#### ■関節可動域（ROM）

- 制限なし

#### ■徒手筋力テスト（MMT）

- 上肢：4，股関節屈曲：4，膝伸展：4，足関節背屈：5

#### ■MRC sum score

- 46点

#### ■基本動作

- 寝返り・起き上がり・端座位まで介助が必要

#### ■Barthel index（BI）
（バーセル）

- 30点

### ■問題点

- 疼痛の増悪
- 疼痛に伴う筋力の発揮困難
- 酸素化の悪化
- 基本動作時に介助が必要

### ICF

- 図1参照

### 理学療法プログラム

- 術後手術侵襲を原因とした疼痛増悪と呼吸機能の低下，それに伴う基本動作障害に対してプログラムを立案。
- 十分な疼痛管理を併用のうえ，基本動作や呼吸状態の改善を図る。
  - （1）四肢筋力強化（ベッド上での四肢挙上運動などのOKC）
  - （2）離床運動（介助下でのベッド上ギャッジアップ座位から端座位獲得）

### 現在（術後10日目）の理学療法評価

- 術後10日目になり，徐々に創部痛を中心とした疼痛は軽減がみられる。それに伴い，呼吸状態の改善や基本動作の改善もみられる。
- 現在，酸素投与は終了しており，起居動作やトイレ歩行などの棟内歩行は自立している。また，経口摂取も開始している。
- 本人の訴えとして，咳をする際に力が入りにくく痰を出しにくい，長い距離を歩いたりすると疲れやすいなどがある。

---

＊ADL：activities of daily living ＊GCS：Glasgow Coma Scale ＊ROM：range of motion
＊MMT：manual muscle testing ＊MRC：medical research council scale ＊OKC：open kinetic chain

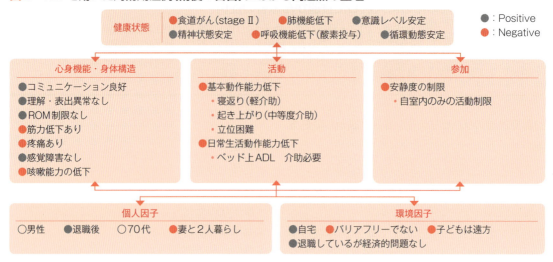

**図1** ICFを用いた周術期症例（術後1日目）における問題点の整理

■バイタルサイン
- GCS：E4，V5，M6
- 意識清明
- 血圧：124/65 mmHg
- 脈拍：73 bpm
- $SpO_2$：96％（room air）
- 呼吸回数：19 bpm

■咳嗽能力
- cough peak flow：250 mL/分（ピークフローメータ使用）

■疼痛
- フェイススケール：2

■ROM
- 制限なし

■MMT
- すべて5まで改善

■MRC sum score
- 60点

■基本動作
- 自立

■歩行
- Borg scale 6（150 m程度の歩行で疲労感あり）

- 最低$SpO_2$：95％
- 最高脈拍：106 bpm

■BI
- 90点
- 入浴動作のみ介助

■問題点
- 咳嗽能力の低下
- 持久力の低下

**現在の理学療法プログラム**
- 疼痛は徐々に軽減している。酸素投与も終了し呼吸状態は改善傾向にあるが，手術侵襲が原因と思われる咳嗽能力の低下がみられる（初期評価においてcough peak flow測定の必要があった）。
- 早期離床介入により基本動作や棟内ADLは自立しつつある。しかし，活動範囲が院内に及ぶと易疲労性がみられており，引き続き退院後の生活に向けた運動療法継続が必要と判断した。

症例集

**今後の展開**

- 現在，酸素投与はなく，労作時低酸素もみられない。呼吸状態は改善の傾向にあるが，咳嗽能力の低下は遅延している。今後，食事の経口摂取量を増やす際は誤嚥の可能性なども視野に入れ，評価を継続する。

- 症例は70代と高齢で，同じく高齢の妻と2人暮らしである。自宅退院後は自立した生活が求められることから，棟内・院内のADL自立のみではなく，持久力の改善やADL・生活関連活動（APDL）向上なども視野に入れたアプローチを退院までに設定し，継続することが望ましい。

＊APDL：activities parallel to daily living

# 糖尿病(教育入院)

## ■運動習慣がなく，2型糖尿病と診断され教育入院となった症例

症例は50代の男性（会社員）である。妻と2人暮らし。2型糖尿病と診断され，教育入院となった。合併症として高血圧症，脂質異常症があり，肥満（腹部肥満）体型である。両足に感覚異常あり，ときどき，しびれ感がある。運動習慣がなく，休日はテレビを見て過ごす。

### 初回受診時の医師からの処方箋

■症例：50代男性，会社員，妻と2人暮らし（2人の子供は会社員，別居）。

■身長：165cm，体重：76kg，body mass index（BMI）：28kg/m²，腹囲：95cm

■運動習慣はなく，休日は主にテレビを見て過ごしている。40代後半は，週末にサイクリング（約5km）をしていたが，面倒なので止めてしまった。

■飲酒：週3回（ビール：500mL/回），喫煙：20歳から喫煙（20本/日）していたが40代後半のときに禁煙した。

■病歴：40代後半のときから健診で高血糖を指摘されるが，放置していた。50代後半のときに体重減少，倦怠感があり，内科受診にて2型糖尿病と診断され，糖尿病教育入院となった。

■食事療法：1,700kcal/日，薬物療法：スターシス（速効型インスリン分泌促進薬），グルコバイ（α-グルコシダーゼ阻害薬），ミカルディス（降圧薬），リピトール（脂質異常症治療薬）。

■生化学的検査

• 空腹時血糖値：140mg/dL

• HbA1c：7.6%

• 総コレステロール：260mg/dL

• 中性脂肪：300mg/dL

• LDLコレステロール：140mg/dL

• HDLコレステロール：60mg/dL

• 血圧：145/90mmHg

• 安静時心拍数：70回/分

### 理学療法評価

■感覚障害

• 両側内果振動覚低下，両側足底触圧覚軽度鈍麻，ときどき両側足底にしびれ感あり。

■足部

• 両側足趾変形なし，外傷なし，右足爪白癬あり，両側足関節背屈：両側15°

■筋力

• 徒手筋力検査（MMT）：4～5レベル

■歩行

• 6分間歩行距離：450m

• 速度：4.5km/h

• 歩容問題なし

■FRT

• 35cm

### 生活機能分類（ICF）

• 図1参照

### 理学療法プログラム

■運動療法の実施内容

• 最大酸素摂取量の50%の有酸素運動から開始する（目標心拍数：116回/分，Borg scale：12程度）。

• 週3～5回，1回20分以上（10分×2回），可能であれば食後に実施する。

• レジスタンス運動としてスクワットなどを週2～3回実施する。

• 運動前後にストレッチを実施する。

• 日常生活での活動量（非運動性熱産生：NEAT）を上げる（階段の使用，電車では座らないなど）。

■運動療法を実施する際に必要なリスク管理

• 運動療法：感覚障害があるため，足病変を予

---

＊MMT：manual muscle testing ＊FRT：functional reach test
＊ICF：international classification of functioning, disability and health
＊NEAT：non-exercise activity thermogenesis

### 図1 ICF

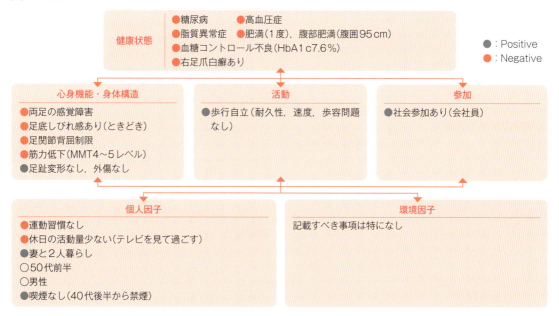

防する。運動前後に足の観察を行い，発赤や浸出液，外傷，変形などがないか確認する。足に合った運動靴を使用する。運動前後のストレッチを十分に行う。

- 薬物療法：低血糖の副作用のある，速効型インスリン分泌促進薬や低血糖時はブドウ糖の服用が必要なα-グルコシダーゼ阻害薬を服用しているため，低血糖症状とその対処方法について理解しているか確認する。

■運動習慣のない症例に運動への動機付けを高める働きかけ

- 症例は糖尿病教育入院を経験し，以前は運動を実施していたが中断している。そのため，運動療法の重要性は理解できていると思われる。
- しかし，運動療法を実施する自信が低い可能性がある。
- 運動を中止してしまった原因（バリア）を同定し，対処する。例えば，バリア要因が，運動が億劫，効果が感じられないといった内容であれば，通勤時間を利用する，血糖測定を行い，血糖値の変動を自覚するなどの対処方法を患者との話し合いのなかで検討する。
- さらに，実行する自信が高い内容の運動から始めることで，中断を予防する。

**今後の展開**

- 運動療法を継続することにより，HbA1cの変化や合併症の進展予防などの効果が実感される。
- 足病変を予防しながら安全に運動療法を継続させる。
- 糖尿病患者は筋力が低下しやすく，将来フレイルになるリスクが高い。有酸素運動に加えて，レジスタンス運動も継続して実施することで，フレイルや転倒を予防する。

# 急性腎障害（入院患者）

## ■急性腎障害（AKI）により透析導入となった症例

症例は50代男性，独居，サービス業に従事。腎不全での通院歴なし。入院1週間前より下痢が続いており，その後，呼吸苦を自覚。症状は日に日に増悪し，呼吸困難，嘔気・嘔吐が出現し救急搬送される。来院時，胸水貯留，下肢浮腫，腎機能低下を認め，うっ血性心不全，AKIとの診断で入院となる。降圧薬，利尿薬による治療を開始するも腎機能の改善がなく，利尿薬も十分な効果が得られず3日目に腎臓内科に転科となる。

### 入院時の所見と経過

■自覚症状：呼吸困難，倦怠感，食欲不振，嘔気

■他覚所見

- 意識レベル：JCS I -2
- 血圧：179/107 mmHg
- 脈拍：92 bpm
- $SpO_2$：95％（$O_2$：3L投与）
- 両下肢浮腫著明

- CT：両肺胸水貯留・腎萎縮
- 心エコー：LVEF50％
- E/e'：8.08
- IVS：13.8 mm（左室肥大）
- IVC：23 mm（呼吸性変動低下）

### 治療経過

入院後，ループ利尿薬，Ca拮抗薬，アンジオテンシンII受容体拮抗薬（ARB）により血圧管理と体液・電解質の管理を実施する。

### 表1　検査所見の経過

| 項目 | 入院時 | 3日目 | 10日目 |
|---|---|---|---|
| 体重[kg] | 91.5 | 89.2 | 85.1 |
| 血圧[mmHg] | 179/107 | 165/99 | 144/88 |
| 尿量[mL/日] | 150 | 420 | 650 |
| 血液検査 | | | |
| Cr[mg/dL] | 11.60 ↑ | 12.09 ↑ | 10.32 ↑ |
| Hb[g/dL] | 8.5 ↓ | 8.7 ↓ | 9.4 ↓ |
| BUN[mg/dL] | 85 ↑ | 92 ↑ | 56 ↑ |
| K[mEq/L] | 7.5 ↑ | 7.6 ↑ | 4.7 |
| P[mg/dL] | 8.1 ↑ | 8.5 ↑ | 6.5 |
| Alb[g/dL] | 2.1 ↓ | 2.7 ↓ | 2.9 ↓ |
| BNP[pg/mL] | 474 ↑ | 410 ↑ | 251 ↑ |
| $PCO_2$ | 36.1 | — | — |
| $HCO_3^-$ | 15.5 ↓ | 15.1 ↓ | 19.8 ↓ |
| pH | 7.24 ↓ | 7.21 ↓ | 7.36 |
| 推算GFR | — | 4.11 | 4.88 |
| BUN/Cr比 | — | 7.7 | — |
| 尿検査 | | | |
| 尿タンパク | — | 3+ | — |
| 尿潜血 | — | 2+ | — |
| $\beta_2$-MG[mg/L] | — | 54217 ↑ | — |
| NAG[U/L] | — | 50.1 ↑ | — |

* ARB：angiotensin II receptor blocker

治療により自覚症状の軽減は認めるも十分な利尿は得られず，腎機能の改善もなく，3日目に腎臓内科に転科となる．既存の治療に加え，即日内頸動脈にダブルルーメンカテーテルを留置し，急性血液浄化が開始となる．急性血液浄化により自覚症状の改善が得られた5日目よりベッドサイドから理学療法開始となった．

### 理学療法初期評価（入院5日目）

- 既往：高血圧，脂質異常症
- 職業：サービス業（預貯金なし）
- 生活習慣：喫煙歴30年，運動習慣なし，仕事以外の外出ほとんどなし
- 住居：アパート2階（手すり付きの階段あり）
- 体格：BMI 32.5
- 意識清明：JCS I-1
- コミュニケーション：良好
- バイタルサイン
  - 血圧：162/93，脈拍：86 bpm，$SpO_2$：97％（$O_2$：1 L/min）
- 自覚症状：倦怠感，軽労作で呼吸苦あり．食欲低下
- 起立性低血圧：軽度（自覚症状：めまい）
- 関節可動域（ROM）：異常なし
- 徒手筋力検査（MMT，右/左）
  - 股関節：屈曲3/3，伸展3/3
  - 膝関節：屈曲3/3，伸展3/3
  - 足関節：屈曲3/3，伸展3/3
  - 腹筋3
- 等尺性膝伸展筋力：22.8％weight
- 握力（右/左）：19.8 kg/16.4 kg
- 立位バランス：閉脚立位不可
- 基本動作
  - 起居：軽介助（柵使用），起立：軽介助（手すり使用）
- サークル歩行：軽介助，10 mで疲労・呼吸苦出現

### 生活機能分類

- 図1参照

### その後の治療経過

急性血液浄化により高窒素血症，アシドーシス，うっ血性心不全など症状，および酸素化の改善

### 図1　ICF

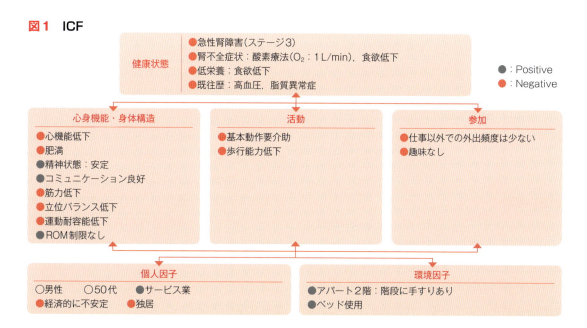

\* ROM：range of motion　　\* MMT：manual muscle testing

を認めたが，週3回の血液浄化療法を継続するも腎機能の改善は認めなかった。

16日目に内シャント造設術を施行し，維持透析導入となる。31日目に内シャント血管の十分な発達が得られ，内シャントからの透析が可能となり退院となる。

### 理学療法の経過

開始当初，下肢浮腫は強いものの循環動態は安定し，7日目にはベッド周りの歩行，10日目には100m歩行，また14日目には300m歩行が可能となる。介入当初，下肢粗大筋力はMMT3程度であったが，浮腫の改善とともに10日目にはMMT4レベルに改善がみられた。

9日目までは日常生活活動（ADL）練習と低強度での筋力強化を中心としたプログラムを実施していたが，10日目より積極的な筋力強化を開始した。全身状態が安定しADL動作全般の自立が得られたため，18日目にはCPXを実施し，peakVO$_2$は15.6mL/kg/minであった。医師からの運動処方は自転車エルゴメータ47Watt，HR105bpm以下，Borg scale11以下，1回20分以上であり，ATレベルを目標とした有酸素運動を開始した。

退院時の身体機能は，歩行速度1.11m/s，握力29.7kg/21.7kg，等尺性膝伸展筋力33％weightであった。

退院後は，週3回の外来リハビリテーション継続とし，一定期間フォローを実施することとなる。

### 病態の解釈

血清クレアチニン11.6mg/dL，尿量は0.07mL/kg/dayでありAKIの病期分類ではステージⅢと最も重症度が高い。高窒素血症は中程度～高度でそれに伴う軽度の意識障害と消化器症状などの尿毒症状を認めている。代謝性アシドーシス

や高カリウム血症などの電解質異常，低アルブミン血症，腎性貧血，うっ血性心不全などの高度な腎不全症状を認めており，急性血液浄化の適応である。

本症例ではAKIにもかかわらず腎萎縮を認め，腎機能低下，尿タンパク・尿潜血は高度であったことから，糸球体・尿細管の障害が進行した未治療の慢性糸球体腎炎がもともと存在したと考えられる。

尿毒症症状はかなり以前より出現していたが，医療機関は受診しておらず，下痢に伴う脱水を契機に腎不全が急性増悪したものと推察される。

尿検査では$\beta_2$-MG，NAGが高いことから尿細管における尿の濃縮・希釈能が高度に障害されており，利尿薬には治療抵抗性を示したと考えられる。

心不全については，心収縮・拡張能は比較的保たれており，AKIを起点とした溢水によるうっ血性心不全と考えられた。左室肥大の所見からも，慢性糸球体腎炎がかなり以前より存在したことが推測でき，腎障害は不可逆的である可能性が高く，透析を離脱できる可能性は低いと考えられる。

### 早期理学療法の留意点

理学療法開始当初は著明な体液貯留を認め，利尿および透析療法により日に日に体重が減少している。降圧療法も実施していることから，体液量減少に伴う血圧低下には十分に留意が必要な時期である。

特に，中強度以上の持続的な運動では循環血液量低下が生じて血圧低下のリスクが高いことから，無理のない範囲でのADL練習や低負荷高頻度での筋力強化に留めることが望ましい。

また，血清カリウム濃度は運動強度依存的に上昇することや，高強度の運動では乳酸蓄積による代謝性アシドーシスが生じる可能性がある

---

＊ADL：activity of daily living　＊CPX：cardio pulmonary exercise test　＊HR：heart rate
＊AT：anaerobic threshold　＊AKI：acute kidney injury　＊NAG：N-acetyl-$\beta$-D-glucosaminidase

点にも注意する。中強度以上の積極的運動療法は高カリウム血症，アシドーシスの是正を確認した10日目から開始をしている。

本症例では，体液過剰と低アルブミン血症から下肢の浮腫を認めているが，特に著明な浮腫を呈するネフローゼ症候群などでは筋力低下，ADL低下が著明となり，この時期に積極的な筋力強化を実施しても効果は得づらい。浮腫の軽減に伴い筋力も著明な改善を認めることが多いので，病状の経過と筋出力の改善に合わせて負荷量を調節していくべきである。

また，内シャントからの透析が可能となるまでは頸部にカテーテルが留置された状態でのリハビリテーションとなる。そのため運動中はカテーテル挿入部への負担や偶発的な抜去に注意する。

### 回復期・維持期

順調にADLは改善し，本人は入院前の数カ月間よりも運動時の疲労感が少なくなっていることを自覚している。しかし，運動耐容能は低く，退院時の下肢筋力も基準値を下回っており，疾患管理として退院後も監視下運動療法を一定期間継続することが望ましいと考えられた。

また，Borg scale11でATに到達していたため過負荷になりやすいといった視点からも理学療法による指導・管理が必要である。

本症例では，退院時も軽度の高窒素血症やうっ血所見〔心胸郭比（CTR）：56％〕，基準値以下の貧血を認めていた。透析導入初期は透析効率を抑えて透析を実施することが多く，今後の管理によりさらに全身状態の改善が期待でき，運動耐容能もより向上することが予想される。従って，退院後比較的早期（1〜2カ月程度）にCPXの再評価を実施し，運動処方を見直すことが望ましいと考えられる。病状の経過と運動耐容能の改善に合わせて強度の増加やセルフエクササイズの

指導を実施し，自己管理につなげていくとよい。

＊CTR：cardio thoracic ratio

# 末期腎不全(外来，長期透析)

## ■長期透析に関連した合併症により著明な運動耐容能低下をきたした症例

症例は60代，男性（身長170cm，体重61.5kg，BMI 21.4），無職。歩行は独歩自立。13年前に慢性糸球体腎炎にて透析導入し，自家用車で週3回の透析に通院。安静時・労作時ともに胸部症状なし。年1回の冠動脈CTによるスクリーニング検査の結果，高度の冠動脈狭窄が発見され冠動脈形成術を施行。退院後，当院での通院透析が再開となり，同時に心臓リハビリテーションが開始となる。

### 主訴

今回入院する以前から，歩くと足がすぐに疲れてしまい長く歩けない。病院内も休み休み移動している状況である。

### 患者情報

• **表1**参照

### 医師からの理学療法処方

有酸素運動は自転車エルゴメータ10 Watt（HR85 bpm以下，ボルグスケール11以下），1回20分以上，週3回以上を目標とする。しかし，運動耐容能がきわめて低いため，まずはレジスタンストレーニングを中心としたプログラムを実施し，筋力・筋の酸素利用能改善を図ること。

### 理学療法初期評価

■職業：大工(自営業，現在休止中)

■転倒歴：なし

■関節可動域（ROM）：異常なし

■等尺性膝伸展筋力：36％ weight

■握力（右/左）：27.8kg/24.2kg

■運動耐容能（peak$\dot{V}O_2$）：9.2 mL/kg/min

■基本動作：自立

■歩行：独歩，自立

■歩行速度：0.86 m/s

■連続歩行可能距離：200 m

■フレイル判定：フレイル

• 該当項目：疲労感，歩行速度，身体活動

■short physical performance battery（SPPB）：8点

• 減点項目：バランステスト，立ち上がり動作時間

■ADL困難感：43点

• 主な減点項目：300 m以上の歩行不可，階段昇降（3階）やや困難

### 表1　患者情報（医学的情報・身体機能）

| 既往 | 両下肢閉塞性動脈硬化症により血行再建術後（2年前），慢性心不全（拡張型心筋症） |
|---|---|
| 自覚症状 | 間欠性跛行（下肢疲労），NYHA分類：Ⅲ度 |
| 心エコー | LVEF（左室駆出率）：30.3％，E/e'：14.06，LVDd（左室拡張末期径）：70mm，LVDs（左室収縮末期径）：61mm，MR（僧帽弁閉鎖不全）：Ⅲ$^+$ |
| CPX | peak$VO_2$：9.2 mL/kg/min，VE/VCO$_2$ slope：42.2，心電図虚血性変化判定不能<br>AT到達時：VO$_2$ 5.7 mL/kg/min，14 Watt，HR85 bpm，Borg scale11 |
| その他生理検査（右/左） | 心電図：著明なST低下・陰性T波，心胸郭比（CTR）：49％，足関節上腕血圧比（ABI）：1.60/1.24　，脈波伝搬速度（baPWV）：3998/4265 |
| 血液検査（透析前採血） | Hb：13.2g/dL，BUN：58.3mg/dL↑，BNP：475pg/mL↑，P：6.3mg/dL，Alb：3.8g/dL，HDL-コレステロール：27mg/dL↓，LDL-コレステロール：79 mg/dL↓ |
| その他 | GNRI：95.6，透析困難症（透析後半の血圧低下著明） |
| 主な投薬 | β遮断薬，抗血小板薬（2剤），エチレフリン塩酸塩（透析低血圧に対して） |

＊ ROM：range of motion　＊ PWV：pulse wave velocity　＊ ABI：ankle-brachial-index
＊ ADL：activity of daily living

## 生活機能分類

- 図1参照

## 非透析日の運動療法

本症例は週3回4時間の透析を午前中に実施している。理学療法介入は非透析日に週3回通ってもらうこととし、運動前後のストレッチ、低強度（ボルグスケール12〜13，上肢：30〜40％RM，下肢40〜60％RM）のレジスタンストレーニング（レッグプレス，レッグエクステンション，チェストプレス，ヒップリフト，および運動処方であるHR85bpm未満，ボルグスケール11以下でのトレッドミル歩行を跛行症状が出現するまで反復的に実施した。また、バランストレーニングとして、タンデム立位やタンデム歩行も実施した。開始当初は、低強度のレジスタンストレーニングでも15回反復すると著明な筋疲労を呈し、各2セットずつ実施するだけでも翌日に疲労感が残存した。トレッドミル歩行も3分程度で症状が出現していたが、開始後4週で低強度でのレジスタンストレーニングが3セット、トレッドミル歩行も1回の運動時間と反復回数が増加を認め、翌日の疲労感も軽減を認めた。

## 透析日の運動療法

透析日は透析室医師、看護師、臨床工学技士と連携を図り、透析開始1〜2時間の間に、背臥位用自転車エルゴメータを使用した有酸素運動を30分（HR安静時+10拍以下，ボルグスケール11以下，10分×3〜5回，インターバル3分）に取り組んでもらった。

## 病態解釈

本症例では血管スティフネスの指標である脈波伝播速度（PWV）がきわめて高値を示し、冠動脈CTにおいても高度な血管石灰化を認めたことから、長年の骨ミネラル代謝異常に伴い全身の血管石灰化がきわめて高度な状態である。

足関節上腕血圧比（ABI）の低下は認めないが、高度な石灰化が生じた状態ではABIの結果は偽

### 図1　ICF

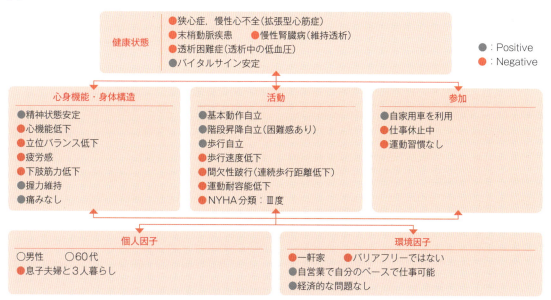

陰性となりやすく，むしろ高値を示すことが多い。

左室拡大に伴う心収縮能低下と僧帽弁閉鎖不全をきたした拡張型心筋症を認め，心拡張能も低下している。透析患者は心疾患の古典的な危険因子に加えて血管石灰化をはじめとしたCKD特有の危険因子を有し，長年の経過により高度な心筋の変性と心機能低下をきたしたと考えられる。

運動耐容能はきわめて低く，透析治療に伴う循環血漿量低下により著明な血圧低下を呈するなど心予備能および末梢血管機能がきわめて不良な状態である。NYHA分類Ⅲ度，BNPやVE/VCO$_2$slopeは高値を示し，重症度の高い心不全状態である。病態は短期間に変化する可能性も高く，バイタルサイン，体重変化，浮腫，疲労感・呼吸苦などの自覚症状は運動療法開始前に十分に確認が必要となる。また，留意すべき自覚症状の教育や，運動中は心拍数，血圧，心電図などの十分なモニタリングが必要である。

### 理学療法の解釈(非透析日)

合併症に伴いさまざまなディコンディショニングが生じており，等尺性膝伸展筋力や歩行速度はCKD患者の基準値を下回っており，下肢機能には低下を認めている。

ADLは自立しているものの，運動耐容能はきわめて低く（AT値：5.7 mL/kg/min＝1.6 METs），日常の歩行動作でもATを超えてしまう状態と思われる。従って，現状の運動機能では持続的な有酸素運動は困難と考えられ，まずは骨格筋機能改善を目的としたレジスタンストレーニングやADLレベルでの歩行運動の反復的な実施から開始となった。

栄養状態は良好で上肢筋力も比較的保たれている。しかし，フレイルに該当し，運動耐容能の著明な低下や間欠性跛行を認めるため，SPPBを使用した，より詳細な下肢機能評価やADL困

難感の評価を実施した。本症例はきわめて虚弱な状態にあり，レジスタンストレーニングは低強度かつ高頻度な運動から少しずつ開始し，翌日に疲労感が残らない程度の運動強度・運動量を1つの目安とした。バランス機能の低下も認めたため，バランストレーニングも実施した。

### 理学療法の解釈(透析日)

運動耐容能の低下からADL動作でもATより強い負荷がかかってしまうため，セルフエクササイズの指導は安全面から難しい状況であった。これを考慮し，透析日には透析中の時間帯を利用した背臥位エルゴメータを用いた有酸素運動を提案した。医療者の監視下で安全かつ確実に実施できることが利点である。この際，運動中のモニタリング項目は透析室のスタッフにも教育をする必要がある。

本症例は，低心機能であり持続的な運動により循環血漿量の減少が生じた場合，血圧低下を容易にきたしやすいと考えられるが，背臥位は静脈還流量が維持しやすい姿勢であり，循環動態が安定しやすいことも利点である。

また，透析中の有酸素運動でも末梢血管のスティフネスや内皮機能の改善が期待できる。一方で，肢位の違いなどから座位で行った運動負荷試験の結果をそのまま背臥位エルゴメータの運動処方に適用させることは困難であり，Borg scaleに頼らざるをえない。従って，現状では運動中の循環血漿量の変化が少なく，透析終盤の血圧低下を予防することが確認されている，安静時心拍＋10拍以下，ボルグスケール11以下の強度から開始した。本症例では有害事象がなく継続可能であった。

目標運動時間は30〜60分として，身体的および精神的な負担とならないように，本人が実施しやすい時間配分でのインターバルトレーニングを採用した。

**効果判定とその後（表2）**

　基礎研究では運動療法が腎不全の心筋症を改善することが報告されているが，本症例における心収縮能の改善は，冠動脈形成術や$\beta$遮断薬などの治療効果と考えるのが現在のところ妥当である。心機能改善に加えて筋力，歩行速度などの下肢機能改善が得られており，運動耐容能やADL動作の自覚症状の改善につながったと考えられる。

　連続歩行距離の増加が得られたが，跛行出現までの歩行運動の反復は血管内皮機能改善や血管側副路発達を促進することが知られている。

　日常生活の活動範囲も拡大しており，5カ月間のリハビリテーション終了後は非透析日の自重でのレジスタンストレーニングとADLレベルでの活動量増加を指導した。透析中の運動療法は透析室スタッフの協力を得て継続としている。

**表2　5カ月後の再評価**

| 心機能 | LVEF：38.2%，E/e'：15.20 |
|---|---|
| 身体機能 | peak$\dot{V}O_2$：11.4mL/kg/min<br>連続歩行距離：400m<br>歩行速度：0.91m/s<br>等尺性膝伸展筋力：41%weight<br>SPPB：11点 |
| ADL | ADL困難感：48点（階段昇降の困難感改善） |

# 血液がん

■ 治療（化学療法・放射線療法）と並行して疼痛や病的骨折を考慮したリハビリテーションにより自宅退院を果たした多発性骨髄腫患者の症例

症例は今回の入院まで日常生活活動（ADL）が自立していた70代女性である。背部痛と股関節痛を主訴に他院を受診した際，多発性骨髄腫が疑われたため当院を紹介され受診した。リハビリテーション開始時には疾患による強度の骨痛や骨の脆弱性のため，床上安静の状態であった。今後の治療も踏まえ，自宅退院に向けたADL向上が必要である。

### 担当医師からの処方箋

- 骨髄腫により全身の骨病変，急性腎不全，高カルシウム血症などを呈している。
- 今後，化学療法および放射線療法を開始予定である。
- 疼痛のため床上安静状態であり，ADL低下を認めている。
- 骨病変を配慮した動作指導と廃用症候群の進行予防を目的にリハビリテーションを依頼したい。

### リハビリテーション医（整形外科医）からの指示

- 疼痛が強いため，ベッド上での動作指導から開始する。
- 疼痛が軽減すればコルセットを装着して動作練習を考慮する。
- 第3胸椎に脊柱管へ突出する腫瘍が存在するため，麻痺症状には注意が必要である。（図1）

### 画像所見

- 単純X線画像：第7，8，10，12胸椎，第1，3腰椎で椎体圧壊あり。
- MRI画像：第5，7頸椎，第3，4，7，8，11，12胸椎，第1，3腰椎，右仙腸関節，右寛骨臼で腫瘍病変（第3胸椎では脊柱管の圧排あり）。右恥骨病的骨折，左腸骨骨折あり。

### 理学療法評価（初診時）

- 全体像：リハビリテーションの受け入れは良好。発症前までは家事や夫の仕事のサポートも行っており，自尊心は高い。
- コミュニケーション：問題なし。
- 運動機能：神経圧迫による麻痺症状は認めず。疼痛により筋力の正確な評価は困難。
- 感覚：表在・深部感覚ともに問題なし。
- 疼痛：安静時（−），体動時（＋＋＋）
- 基本動作
  寝返り：疼痛に応じて物的支持で可能
  起き上がり：困難
- Barthel Index（BI）：10点（食事，排泄で一部介助，そのほか全介助あるいは未実施）。

### 治療経過

- リハビリテーション開始翌日から第3～4胸椎に対して腫瘍縮小目的に放射線療法開始（20回）。
- リハビリテーション開始1週間後から放射線療法と併せて化学療法開始（Bd療法）。また，

### 図1 頸胸椎MRI画像

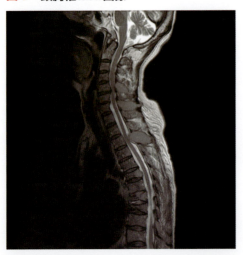

*ADL：activities of daily living

同時期より疼痛の軽減が得られたため，コルセットを作成し離床も開始。
- 第3～4胸椎への放射線照射により，背部痛は自制内にまで軽減。一方で，左腸骨付近に疼痛の増悪あり。疼痛緩和目的に左腸骨に対し，放射線療法開始(10回)。

## 生活機能分類(ICF)
- 図2参照

## 理学療法プログラム
- 病的骨折や麻痺の進行予防のための動作指導（頸部や体幹の過度な前後屈や回旋は禁忌）
- 筋力強化（ベッド上での下肢運動から開始して，離床状況に応じて座位・立位での運動を開始）
- 基本動作練習
- 歩行練習（平行棒内→歩行器→押し車→杖）
- ADL練習（入浴，掃除，食事準備など）

## 理学療法評価(退院時)
- 運動機能：運動麻痺は出現せず。下肢粗大筋力(右：4/左：4)
- 6分間歩行距離：230m
- 感覚：問題なし。
- 疼痛：安静時(－)，体動時(±)
  日によって動作時に腰部にだるさが出現する程度。
- 基本動作：すべて自立。
- 歩行：押し車を使用して自立。短距離であれば杖歩行も可能
- ADL：すべて自立。家事動作も可能。
- BI：100点

## 退院時の問題点
- 外出などの屋外生活を考慮すると体力向上が必要である。

## 退院後の生活
- 退院時に福祉用具など家屋環境の調整を行い，リハビリテーション開始から約2カ月で退院を果たした。現在は屋内生活は自立し，外来で化学療法を継続している。

### 図2 ICF

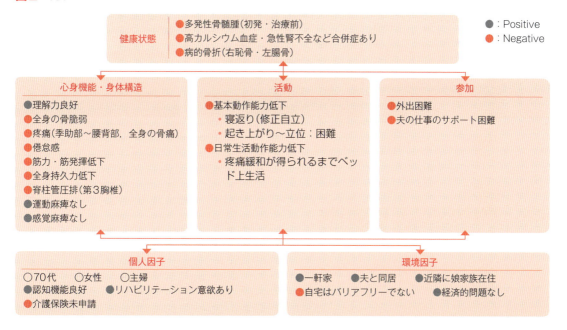

*ICF：international classification of functioning, disability and health

### 入院中の工夫点

- 多職種連携を積極的に行い，円滑な退院を目指した（動作指導内容を看護師と共有，自宅退院にあたり介護保険や福祉用具の利用を社会福祉士に相談など）。
- 動作指導は患者・家族や看護師にも共有しやすいように，図表を用いたパンフレット（図3）を作成して説明した。
- ADL向上を目的に，看護師によって病棟でも歩行などのリハビリテーションを促してもらった。

- 退院前には，退院後の生活をサポートするケアマネジャーを含めた多職種カンファレンスを開催。退院後の生活の具体的なイメージを患者にも実感してもらった。

### 今後の展望

- 退院後のフォローが行えていないため，今後は生活状況の確認や屋外生活に必要な身体機能の向上を外来にてフォローできるようになることが望ましい。

**図3　当院の骨転移パンフレット（一部抜粋）**

**寝返り**

- 寝返りは身体全体をゴロンと横向きにして行いましょう

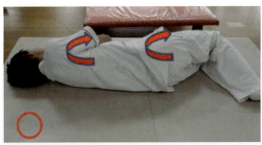

肩から腰を同時に回す

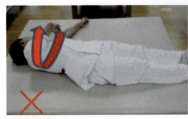
上半身の捻れ

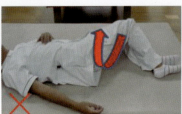
下半身の捻れ

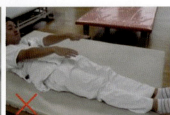
腹筋での起き上がり

症例集

# 乳がん

## ■周術期におけるリハビリテーション介入の乳がん患者の症例

50代女性，一人娘（20代）と夫の3人暮らし。入院前日常生活活動（ADL）は自立レベル。家事全般を行い，職業は店舗で販売員の仕事をしている。右利き。娘と温泉に行き，乳房のしこりに気付く。当院を受診し，右乳房に3cmの腫瘤を指摘された。細胞診の結果，浸潤性乳管がんと診断され，病期stage2b，ホルモン受容体は，ER（陽性），PgR（陽性），HER2（陰性），遠隔転移（−）。その後，外来で術前化学療法を施行した後，手術目的で当院に入院し，右乳房全摘出術，腋窩リンパ節郭清術（Level2）施行。リハビリテーションは，術前日より開始され，約2週間の退院時までかかわることになる。

### 医師からの処方箋

- 創部は術後トラブルなく順調。術後合併症予防と，術直後より肩関節の関節可動域（ROM）制限は設けず肩関節機能改善
- 続発性リンパ浮腫発症予防

### 理学療法評価

【術前】
- コミュニケーション良好。
- バイタルサイン：異常なし。
- 上肢機能評価：肩ROMは制限なし，握力は右24kg，左18kg，上肢は徒手筋力検査（MMT）4~5レベルで筋力低下はみられない。両上肢周径計測（7カ所計測）。
- 基本的事項：肩関節疾患などの既往はなし。身長159cm，体重63kg，BMI25kg/m²
- Barthel Index（BI）：100点

【術後1日目（側胸部にドレーン留置）】
- バイタルサイン：異常なし。
- 関節可動域（ROM）：右肩関節自動屈曲90°，外転80°（伸長痛++）
- MMT：4~5レベル
- 握力：著変なし
- BI：85点（減点項目：着替え，入浴，階段昇降）

### 生活機能分類（ICF）

- 図1参照

### 理学療法プログラム

【術前】
- オリエンテーション（練習の必要性および内容の説明）
- 術前評価

【術後~自主トレ指導】
- 術後1日目：安静時のポジショニング指導，上肢遠位の自動運動開始，肩関節運動は疼痛を生じない範囲で制限なく自動運動開始。
- 術後2日目~：リハビリテーション室で滑車を用いた肩関節自動介助運動の開始，羽ばたき運動指導（図2）。
- 個別介入（ドレーン抜去前より）：ROM改善が不十分なので，徒手的なストレッチを開始。段階的なROM練習を継続（段階1~3，図3）。

【退院時】
　両上肢の周径計測，肩ROMの確認，リンパ浮腫予防指導（Axillary Web syndromeに備えた知識の指導を含む），継続したセルフストレッチ・家事動作を含めた日常生活の指導。

### 理学療法評価〔退院時（術後約2週間）〕

- ROM：右肩関節自動屈曲180°（術前同様）
- BI：100点

### 治療のポイント

　乳がんの周術期リハビリテーションのポイントは以下の3点である。

---

* ADL：activities of daily living　* ROM：range of motion　* MMT：manual muscle testing
* BMI：body mass index　* ICF：international classification of functioning, disability and health

**図1** ICF

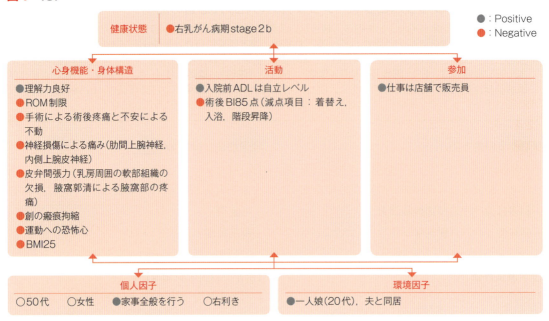

### 1) 体表の軟部組織の伸張性の変化（皮弁張力などによる）に対応したROMエクササイズの実施

乳房全摘出術，腋窩リンパ節郭清術の外科的介入により，胸壁の軟部組織の伸張性は低下する。軟部組織の伸張性低下や，その後の瘢痕形成は，肩関節運動のインバランスの要因となりやすく，数カ月間は二次的な機能障害が生じる危険性がある（**図4**）。術後の運動は肩関節挙上を目標にするのではなく，不必要な肩関節と筋へのストレスを避けつつ，軟部組織を伸長し肩関節の運動を促して行うことが必要である。この症例は，利き手側の手術であったが，ADL動作を含め，活動制限なく上肢運動を促すことで，長期的な上肢機能障害を予防することが重要である。

### 2) リンパ浮腫予防の自己管理指導

リンパ浮腫発症のリスク因子として，体重増加と患側の創傷からの感染症が明らかになっている。そのため，術後早期より肥満予防（体重管理），感染症予防の注意喚起を促す。

入院時と病理結果説明（術後1カ月程度）の外来診療時にリンパ浮腫予防指導，浮腫スクリーニングを行い早期発見に努める。長期的には，定期的（3，6，8，10，12カ月，2，3年）に浮腫のスクリーニングと体重管理を継続していく。

### 3) 術前からの化学療法による体力低下への対応

今後の治療は，術前に行った化学療法に加え，鎖骨上窩・腋窩リンパ節周囲への放射線療法を行う。長期的なホルモン療法が予定されている。がんの診療ガイドラインでは，有酸素運動や抵抗運動を指導し実施することは，身体活動性の拡大，心肺機能の改善を図れるため推奨されている。また，術後から継続した運動療法は体重増加を予防し，QOLの維持向上に繋がる可能性がある。

＊QOL：quality of life

**図2** 羽ばたき運動指導

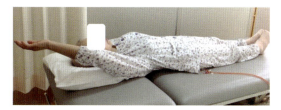

**図4** 術創部（術後2カ月）

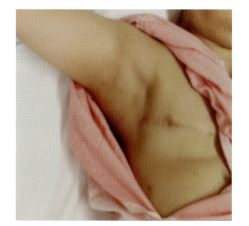

**図3** 段階的なROM練習

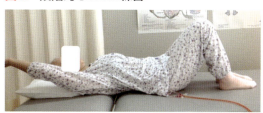

a　段階1　膝立て位

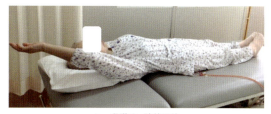

b　段階2　膝伸展位

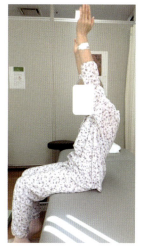

c　段階3　座位

# 肺がん

## ■周術期リハビリテーション介入を行い，自宅退院に至った肺がん患者の症例

　症例は60代男性，既往歴合併症なし。一軒家で妻，次男夫婦との4人暮らし。営業職でもともと健康であった。X年5月，咳を主訴に近医受診し，単純X線画像およびCTで右上葉肺がんを指摘された。6月，他院を紹介され受診し検査により小細胞肺がんと診断され，7月にさらなる原因精査および手術目的に当院呼吸器外科に入院となった。手術後は体力の低下が予想されるため，リハビリテーション介入が必要と考えられた。

## 主治医，リハビリテーション医（整形外科医）からの処方箋

- 右肺上葉に腫瘍があり，さらに肺化膿症を合併している。人工呼吸器を装着して右肺をすべて摘出する手術を行う予定。手術前後の呼吸理学療法を依頼したい。
- 右肺全摘術施行予定のため，術前から十分な深呼吸練習，排痰練習が必要。また術後は呼吸困難感やバイタルサインの変動に注意して早期の離床運動を実施。

## 術前理学療法評価

- 全体像：意識晴明，リハビリテーションに対する受け入れ，理解は良好。
- 基本動作：ベッド上起居動作自立。
- 運動機能：四肢筋力MMT5，膝伸展筋力0.62kgf/kg，握力28.3kgf，6分間歩行距離422m
- 肺機能検査：肺活量（%VC）84.2%　1秒率（FEV1.0%）76.0%
- ADL：機能的自立度評価（FIM）126/126点
- その他：喫煙歴20本/日×46年，飲酒歴ビール350mL/2日

## 術前理学療法プログラム

　術後に困難になることが多い排痰動作や起居動作をあらかじめ指導する。患者との関係性を構築する目的もある。

- 深呼吸，排痰練習
- 起き上がり練習

## 治療経過

　右肺がんに対し，右肺全摘術施行。手術翌日より，集中治療室（ICU）でベッド上リハビリテーション開始。人工呼吸器管理から離脱してからは，起き上がり練習，座位練習，立ち上がり練習などの基本動作練習を実施した。その後一般病棟に移り，歩行練習を中心に実施。徐々に歩行距離を増大させた。リハビリテーション室では，自主練習指導や自転車運動などの持久力運動を中心に行い，術後15日で自宅退院となった。

## 術後理学療法プログラム

　呼吸状態や循環動態に注意して早期の基本動作獲得目的に離床運動を進める。

- 呼吸リハビリテーション：排痰を促すための深呼吸反復や咳嗽，無気肺を予防するための体位ドレナージや良肢位の保持
- 基本動作練習：起き上がり→端座位→立位
- 歩行練習：歩行器歩行→点滴台歩行→手放し歩行（徐々に歩行距離を増やす）
- ADL練習：階段動作指導など
- 持久力運動：自転車エルゴメータ

## 術後理学療法評価（退院時）

- 基本動作：ベッド上起き上がり動作自立，歩行安定
- 疼痛：安静時なし，動作時に我慢できる範囲内の創部痛あり
- 関節可動域（ROM）：右肩関節外転120°
- 運動機能：四肢筋力MMT5，膝伸展筋力

---

＊MMT：manual muscle testing　＊ADL：activities of daily living　＊FIM：functional independence measure
＊ICU：intensive care unit　＊ROM：range of motion

0.51 kgf/kg，握力 28.3 kgf，6 分間歩行距離 198 m
- 労作時呼吸困難あり（修正 Borg scale 4～5）
- ADL：FIM 125/126 点（階段手すり使用のため減点）

### 生活機能分類（ICF）
- 図 1 参照

### 入院中の工夫
- 手術後数日間は人工呼吸器のチューブや点滴のルート，各種ドレーン類などが多くつながっているため，リハビリテーション時はチューブ抜去などの事故が起こらないよう ICU の看護師と協働し介入を進めた．
- 疲れやすさを感じる間は長時間のリハビリテーションを避け，短時間のリハビリテーションを 1 日に複数回行った．
- リハビリテーション以外の時間の活動性を高めるため，日中の歩行練習の促しなど病棟看護師にも協力をお願いした．

### 今後の展開
当院では退院後のリハビリテーションフォローを行っていないため，日常生活に戻ってからの活動性や身体機能の改善度などを評価する体制を整える必要がある．

### 図 1　ICF

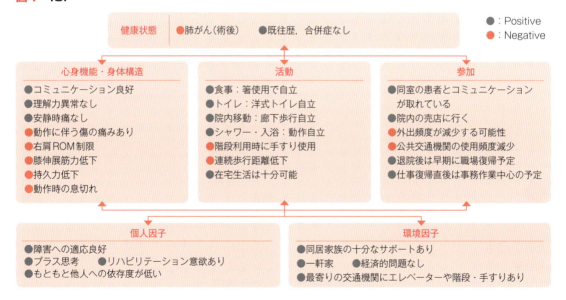

# 索 引

## あ

アイントーベンの三角形 ……………… 10
アキレス腱反射検査 …………………… 239
アクティブサイクル呼吸法 …………… 105
アシデミア ……………………………… 24
アシドーシス ……………………… 25, 253
アセスメント …………………………… 219
アセチルコリン ………………………… 12
アダムキュービッツ動脈 ……………… 107
圧触覚検査 ……………………………… 240
アデノシン三リン酸 ………………… 3, 30
アテローム動脈硬化 …………………… 110
アトロピン ……………………………… 12
アラニンアミノトランスフェラーゼ … 76
アルカリ血症 …………………………… 24
アルカレミア …………………………… 24
アルカローシス …………………… 25, 253
アルドステロン …………………… 44, 253
アンジオテンシン ……………………… 44
──Ⅱ ………………………………… 253

## い

維持的介入 ……………………………… 300
異常呼吸パターン ……………………… 148
移植片対宿主病 ………………………… 303
一次救命処置 …………………………… 59
一秒率 …………………………………… 133
一秒量 …………………………………… 133
一回換気量 ……………………………… 132
一回拍出量 ……………………………… 11
移動能力 ………………………………… 274
いびき様音 ……………………………… 152
インスリン ……………………………… 230
──製剤 ……………………………… 238

## う

ウィーニング …………………………… 214
ウェンケバッハ型Ⅱ度房室ブロック … 58
ウォーキング …………………………… 280
右心室 …………………………………… 2
右心不全 …………………………… 44, 91
右心房 …………………………………… 2
うっ血 …………………………………… 42
──による症状 ……………………… 45
──の胸部単純Ⅹ線画像 …………… 48
運動強度 …………………………… 36, 37

## え

運動時間 ………………………………… 38
運動処方 ………………………………… 37
運動耐容能 ……………………………… 154
運動中の肺気量分画の変化 …………… 32
運動頻度 ………………………………… 39
運動負荷試験 ……………………… 28, 30
──の禁忌 …………………………… 29
──の中止基準 ……………………… 29

## え

エアブロンコグラム …………………… 139
エビデンス ……………………………… 182
エルゴメータ …………………………… 280
エルブ領域 ……………………………… 55

## お

横隔膜 …………………………… 20, 154
──呼吸 ……………………… 161, 183
──の平低化 ………………………… 136

## か

開胸手術 ………………………………… 193
外呼吸 …………………………………… 21
咳嗽能力 ………………………………… 206
階段昇降 ………………………………… 189
回復期心臓リハビリテーション ……… 63
──におけるレジスタンストレーニング … 65
回復的介入 ……………………………… 300
解剖学的死腔 …………………………… 22
開放式吸引 ……………………………… 216
外肋間筋 ………………………………… 20
下顎呼吸 ………………………………… 148
化学療法 ………………………………… 292
下気道 …………………………………… 14
拡散 ……………………………………… 21
──障害 ……………………………… 128
喀痰 ……………………………………… 174
拡張期 …………………………………… 7
学童期 …………………………………… 304
下肢筋力トレーニング ………………… 169
ガス交換 ………………………… 2, 20, 21
──障害 ……………………………… 175
下腸間膜動脈 …………………………… 6
カテーテル検査 ………………………… 75
カテコラミン …………………………… 50
カルベジロール ………………………… 12
カロリー ………………………………… 36

## 索引

| | |
|---|---|
| がん | 288 |
| 換気 | 15 |
| ──血流比不均等 | 129 |
| ──障害 | 24 |
| 間欠性跛行 | 112 |
| 冠血流量 | 3 |
| 間質性肺炎 | 16, 131 |
| がん性疼痛 | 306 |
| 感染性心内膜炎 | 92 |
| 感染対策 | 218 |
| 冠動脈 | 3 |
| ──造影検査 | 75 |
| ──バイパス術 | 77 |
| 陥没呼吸 | 149 |
| 冠攣縮性狭心症 | 70 |
| 緩和ケア | 305 |
| 緩和的介入 | 300 |

### き

| | |
|---|---|
| 期外収縮 | 54 |
| 機械弁 | 98 |
| 気管 | 154 |
| ──音 | 152 |
| ──吸引 | 216 |
| ──支 | 15 |
| ──支音 | 152 |
| 偽腔 | 102 |
| ──内血栓 | 102 |
| 起座呼吸 | 45, 150 |
| 喫煙 | 173 |
| 気道 | 14 |
| ──の構造 | 15 |
| ──の偏位 | 139 |
| 機能的残気量 | 132 |
| 逆流性雑音 | 8 |
| 逆流性弁膜症 | 93 |
| ギャロップリズム | 55 |
| 吸引カテーテル | 221 |
| 急性冠症候群 | 69 |
| 急性血液浄化 | 263 |
| 急性呼吸不全 | 143 |
| 急性心筋梗塞 | 314 |
| ──のクリニカルパス | 81 |
| 急性腎障害 | 332 |
| 吸入ステロイド薬 | 177 |
| 胸郭 | 19 |
| ──可動域拡大運動 | 184 |

| | |
|---|---|
| ──可動性 | 154 |
| ──伸張法 | 163 |
| ──の変形 | 131, 149 |
| 胸腔 | 19 |
| 狭窄症 | 91 |
| 狭心症 | 69 |
| ──の重症度分類 | 69 |
| 強心薬 | 50 |
| 胸水 | 139, 153 |
| ──の胸部単純X線画像 | 48 |
| 胸部柔軟性 | 164 |
| 胸部大動脈 | 6 |
| 胸壁 | 19 |
| 虚血性心疾患 | 68 |
| キリップ分類 | 79 |
| 気流閉塞 | 174 |
| 近位尿細管 | 251 |
| 禁煙 | 176 |
| 筋パワー | 278 |

### く

| | |
|---|---|
| 区域気管支 | 17 |
| 駆出期 | 7 |
| 駆出性雑音 | 8 |
| クスマウル大呼吸 | 148 |
| 口呼吸 | 148 |
| 口すぼめ呼吸 | 148, 161, 179 |
| クリニカルシナリオ分類 | 49 |
| クリニカルパス | 211 |
| グルコース輸送体 | 228 |
| クレアチンキナーゼ | 75 |
| クロージング・ボリューム | 143 |
| クロフォードの分類 | 101 |

### け

| | |
|---|---|
| 経口血糖降下薬 | 236 |
| 頸静脈怒張 | 53 |
| 経皮的冠動脈インターベンション | 77 |
| 経皮的酸素飽和度 | 141 |
| 経皮的心肺補助装置 | 49 |
| 外科的バイパス術 | 117 |
| 血圧 | 54 |
| ──の左右差 | 104 |
| 血液ガス | 23 |
| ──分析 | 141, 199 |
| 血液がん | 301, 340 |
| 血液検査 | 199 |

| | | | |
|---|---|---|---|
| 血液再配分 | 5 | 混合性換気障害 | 131 |
| 血液透析 | 266 | コンディショニング | 183 |
| 血液濾過 | 266 | | |
| ――透析 | 266 | **さ** | |
| 血管拡張薬 | 50 | サードスペース | 194 |
| 血管硬化性病変 | 68 | 細気管支 | 15 |
| 血管と平均血圧の関係 | 5 | 再吸収 | 251 |
| 血管の構造 | 5 | 最高酸素摂取量 | 34 |
| 血球計算 | 199 | 最大呼気流速 | 133 |
| 血糖コントロール目標 | 235 | 最大酸素摂取量 | 34 |
| 血糖値 | 228, 233 | 在宅酸素療法 | 178 |
| 血液検査 | 75 | 細動脈 | 4, 6 |
| 原発性骨軟部腫瘍 | 303 | ――硬化 | 111 |
| | | サイトカイン | 173 |
| **こ** | | 左室拡張能 | 11 |
| 降圧療法 | 263 | 左室拡張末期容量 | 11 |
| 更衣動作 | 190 | 左室駆出率 | 44 |
| 抗がん剤 | 292 | 左室収縮能 | 11 |
| 交感神経 | 12 | 左室収縮末期容量 | 11 |
| 口腔吸引 | 222 | 左心室 | 2 |
| 抗血小板薬 | 78 | 左心不全 | 42, 91 |
| 高血糖 | 229 | 左心房 | 2 |
| 交互脈 | 54 | サチュレーションモニタ | 141 |
| 拘束性換気障害 | 131 | サルコペニア | 62 |
| 行動変容理論 | 245 | 酸塩基平衡 | 24, 142, 253 |
| 高二酸化炭素血症 | 24 | 残気量 | 132 |
| 後負荷 | 11 | 酸血症 | 24 |
| 高齢者がん | 304 | 三尖弁 | 2 |
| 誤嚥性肺炎 | 138 | 酸素運搬 | 22 |
| 呼気延長 | 179 | 酸素解離曲線 | 23, 141, 206 |
| 呼吸介助 | 183 | 酸素摂取量 | 27, 36 |
| ――法 | 162 | ――に影響する因子 | 28 |
| 呼吸筋 | 20, 154 | ――による処方 | 37 |
| ――ストレッチ体操 | 164 | 酸素飽和度 | 141 |
| ――トレーニング | 187 | 酸素マスク | 144 |
| ――力 | 143, 180 | 酸素療法 | 144, 177 |
| 呼吸困難 | 145 | | |
| ――感 | 179, 204 | **し** | |
| 呼吸細気管支 | 15 | 自覚的運動強度 | 38, 64, 145, 272 |
| 呼吸性アシデミア | 24 | ――による処方 | 38 |
| 呼吸パターン | 147, 179 | 自覚的困難さ | 275 |
| 呼吸不全 | 128 | 持久性トレーニング | 169 |
| 呼吸補助筋 | 154 | 糸球体 | 249 |
| 呼吸練習 | 161, 183 | ――濾過 | 251 |
| 骨性胸郭 | 19 | ――濾過量 | 251 |
| 固有受容器性神経筋促進法 | 160 | 死腔 | 22 |
| 固有心筋 | 3 | 刺激伝導系 | 4 |

## 索引

| | |
|---|---|
| 自己効力感 | 246 |
| 四肢筋力 | 180 |
| 思春期 | 304 |
| 自然歴 | 92 |
| 持続性心室頻拍 | 56 |
| 膝伸展筋力 | 241 |
| 失調性呼吸 | 148 |
| 自転車エルゴメータ | 63, 184 |
| 自発呼吸トライアル | 214 |
| シャトルウォーキング試験（テスト） | 30, 156, 180 |
| 斜裂 | 17 |
| シャント | 129 |
| 集学的治療 | 292 |
| 収縮期 | 7 |
| 周術期 | 192, 327 |
| 重症下肢虚血 | 320 |
| 重炭酸イオン | 23 |
| 柔軟運動 | 300 |
| 周皮細胞 | 6 |
| 自由壁破裂 | 70 |
| 終末期 | 305 |
| 充満期 | 8 |
| 粥腫 | 68 |
| 粥状動脈硬化 | 110 |
| 術前呼吸リハビリテーション | 105 |
| 除圧サンダル | 122 |
| 上下肢筋トレーニング | 187 |
| 上気道 | 14 |
| 上行大動脈 | 5 |
| 上室性期外収縮 | 56 |
| 症状悪化期 | 305 |
| 上腸間膜動脈 | 6 |
| 小児がん | 304 |
| 小児期 | 304 |
| 上腹部手術 | 192 |
| 静脈 | 4 |
| ──の特徴 | 6 |
| 徐脈性不整脈 | 58 |
| シルエットサイン | 135 |
| 心エコー | 80 |
| 心音 | 8, 54 |
| ──を聴取する部位 | 55 |
| 心拡大の胸部単純X線画像 | 48 |
| 腎機能検査 | 258 |
| 心胸郭比 | 48 |
| 心筋 | 3 |
| ──虚血 | 69 |

| | |
|---|---|
| ──傷害 | 70 |
| ──の自動能 | 4 |
| 心筋梗塞 | 70 |
| ──後の不整脈 | 73 |
| ──の合併症 | 70 |
| ──の分類 | 70 |
| 神経筋疾患 | 131 |
| 心係数 | 46 |
| 神経体液性因子 | 44 |
| 神経伝達速度検査 | 240 |
| 心原性ショック | 49 |
| 人工血管置換術後リハビリテーションプログラム | 105 |
| 人工呼吸器 | 212 |
| 人工弁の特徴 | 98 |
| 心雑音 | 8 |
| 心室拡張期 | 8 |
| 心室細動 | 56, 73 |
| 心室収縮期 | 7 |
| 心室性期外収縮 | 56, 74 |
| 心室性不整脈 | 73 |
| 心室頻拍 | 56, 73 |
| 心室リモデリング | 44, 70 |
| 心周期 | 7 |
| 浸潤影 | 139 |
| 腎小体 | 249 |
| 腎性貧血 | 270 |
| 心臓 | 2 |
| ──型脂肪酸結合タンパク | 76 |
| ──超音波検査 | 93, 201 |
| ──の解剖 | 2 |
| ──の周期的活動 | 7 |
| ──弁膜症 | 90 |
| 腎臓 | 248 |
| ──リハビリテーション | 277 |
| 身体活動量 | 274 |
| 身体症状安定期 | 305 |
| 心停止 | 9 |
| 心電図 | 8, 71 |
| 振動覚検査 | 239 |
| 腎動脈 | 6 |
| 心肺運動負荷試験 | 64, 243, 296 |
| 心拍出量 | 11, 27 |
| 心拍数 | 11, 36, 54 |
| ──による処方 | 37 |
| 心不全 | 42, 310 |
| ──症例における離床のコツ | 63 |

351

| | |
|---|---|
| ——徴候 …………………………… 91 | 前傾起座位 …………………………… 150 |
| ——における急性期治療とリハビリテーション | 前弛緩期 ………………………………… 7 |
| …………………………… 60 | 全身持久性トレーニング …………… 184 |
| ——における自覚症状の評価 …… 53 | 全身性炎症 …………………………… 173 |
| ——におけるフィジカルアセスメント … 53 | 全身性の浮腫 ………………………… 44 |
| ——に対する運動療法の効果 …… 63 | 全身麻酔 ……………………………… 192 |
| ——の運動処方 …………………… 64 | 漸増負荷運動 ………………………… 29 |
| ——の運動療法の禁忌 …………… 61 | ——時の呼吸代謝反応 ………… 31 |
| ——の心臓リハビリテーション標準プログラム | 喘息 …………………………………… 131 |
| …………………………… 60 | 浅速呼吸 ……………………………… 179 |
| ——のステージ …………………… 42 | 洗濯物干し動作 ……………………… 190 |
| ——の理学療法評価 ……………… 52 | 全肺気量 ……………………………… 132 |
| ——のレジスタンストレーニング … 63 | 洗髪動作 ……………………………… 190 |
| 腎不全 ………………………………… 336 | 前負荷 ………………………………… 11 |
| ——症状 …………………………… 270 | |

## そ

| | |
|---|---|
| 心房細動 ……………………… 58, 74, 91 | 双極肢誘導 …………………………… 10 |
| 心房性期外収縮 ……………………… 56 | 早期離床運動 ………………………… 210 |
| 心房粗動 ……………………………… 58 | 装具療法 ……………………………… 125 |
| 心房性ナトリウム利尿ペプチド …… 253 | 造血幹細胞移植 ……………………… 303 |
| | 臓側胸膜 ……………………………… 19 |
| | 総腸骨動脈 …………………………… 6 |
| | 僧帽弁 ………………………………… 2 |

## す

| | |
|---|---|
| 推算糸球体濾過量 …………………… 47 | ——狭窄症 ………………………… 92 |
| 水平裂 ………………………………… 17 | ——疾患 …………………………… 98 |
| 水泡音 ………………………………… 152 | ——閉鎖不全症 …………………… 92 |
| 睡眠時無呼吸症候群 ………………… 148 | 足関節上腕血圧比 …………………… 114 |
| スターリングの心臓の法則 ………… 11 | 足趾血圧 ……………………………… 115 |
| スタンダードプリコーション ……… 218 | 足趾上腕血圧比 ……………………… 115 |
| ステント ……………………………… 77 | 足底圧評価 …………………………… 124 |
| スパイロメータ ……………………… 201 | 足部の変形 …………………………… 241 |
| スパイロメトリ ……………………… 132 | 速効型インスリン分泌促進薬 ……… 237 |
| スパズム ……………………………… 70 | |
| すりガラス陰影 ……………………… 139 | |
| スワンガンツカテーテル検査 ……… 75 | |

## た

| | |
|---|---|
| | 体位排痰法 …………………………… 167 |
| | 大血管疾患 …………………………… 99 |

## せ

| | |
|---|---|
| 生化学検査 …………………………… 199 | ——リハビリテーション進行の中止基準 … 106 |
| 生体弁 ………………………………… 98 | 大血管術後のプログラム進行例 …… 106 |
| 生理学的運動強度 …………………… 36 | 代謝性アシデミア …………………… 24 |
| 生理学的死腔 ………………………… 22 | 代謝当量 ……………………………… 34 |
| 脊髄腫瘍 ……………………………… 303 | 体循環 ………………………………… 2 |
| 節後線維 ……………………………… 12 | 代償機転 ……………………………… 42 |
| 節前線維 ……………………………… 12 | 大動脈 ………………………………… 5 |
| 絶対性不整脈 ………………………… 54 | ——解離 …………………………… 100 |
| 切迫破裂 ……………………………… 102 | ——解離の症状 …………………… 102 |
| セミファーラー位 …………………… 160 | ——解離の分類 …………………… 101 |
| セラーズ分類 ………………………… 93 | |
| セルフエフィカシー ………………… 246 | |

## 索引

―― 解離保存療法におけるリハビリテーション
　　プログラム ……………………………… 104
―― 弓 ……………………………………………… 5
―― バルーンパンピング ……………………… 49
―― 瘤 …………………………………………… 99
―― 瘤の画像 ………………………………… 103
―― 瘤の症状 ………………………………… 102
―― 瘤の破裂リスク ………………………… 102
―― 瘤の病理学的分類 ………………………… 99
―― 裂孔 …………………………………………… 6
大動脈弁 …………………………………………… 2
―― 狭窄症 ……………………………………… 92
―― 狭窄症の検査 …………………………… 93
―― 狭窄症の自然歴 ………………………… 92
―― 狭窄症の重症度評価 …………………… 94
―― 疾患 ………………………………………… 98
―― 閉鎖不全症 ……………………………… 92
打診 ……………………………………………… 152
脱調整 …………………………………………… 91
単極肢誘導 …………………………………… 10

### ち

チアゾリジン薬 ……………………………… 237
チアノーゼ …………………………………… 147
致死的不整脈出現時の対応 ………………… 59
注射血糖降下薬 ……………………………… 238
中膜硬化 ……………………………………… 110
聴診 …………………………………………… 8, 150
鎮静薬 ………………………………………… 196
鎮痛薬 ………………………………………… 196

### て

抵抗血管 ………………………………………… 5
低酸素血症 …………………………………… 24
低心拍出 ……………………………………… 42
―― による症状 ……………………………… 45
―― 量症候群 ………………………………… 44
低髄圧症候群 ………………………………… 107
滴状心 ………………………………………… 136
笛様音 ………………………………………… 152
転移性骨腫瘍 ………………………………… 304

### と

洞結節 …………………………………………… 4
導子 ……………………………………………… 9
糖質コルチコイド …………………………… 228
動静脈酸素較差 ……………………………… 27

洞性徐脈 ……………………………………… 74
透析中運動療法 ……………………………… 282
透析療法 ……………………………………… 266
等速性筋力測定器 …………………………… 240
疼痛 …………………………………………… 206, 296
動的肺過膨張 ………………………………… 174
糖尿病 ………………………………………… 228, 330
―― 神経障害 ………………………………… 231
―― 腎症 ……………………………………… 232
―― 足病変 ………………………………… 124, 241
―― 網膜症 ………………………………… 232
動脈 ……………………………………………… 4
―― 血酸素分圧 …………………………… 141
―― 血酸素飽和度 ………………………… 141
―― 血二酸化炭素分圧 …………………… 141
―― 硬化性疾患 …………………………… 110
―― 硬化の機序 …………………………… 110
―― の三層構造 …………………………… 68
等容性弛緩期 …………………………………… 8
等容性収縮期 …………………………………… 7
特殊心筋 ………………………………………… 3
徒手的換気促進法 …………………………… 168
ドパミン ………………………………………… 50
ドブタミン ……………………………………… 50
努力呼気曲線 ………………………………… 133
努力性呼吸 …………………………………… 148
努力性肺活量 ………………………………… 133
トレッドミル ……………………………… 64, 184, 280
トロポニンT …………………………………… 76

### な

内呼吸 …………………………………………… 21
内皮細胞 ………………………………………… 4
内分泌療法 …………………………………… 293

### に

ニコチン貼付薬 ……………………………… 177
二次救命処置 ………………………………… 59
乳がん ………………………………………… 301, 343
乳幼児期 ……………………………………… 304
ニューヨーク心臓協会心機能分類 …………… 42
入浴動作 ……………………………………… 190
尿細管 ………………………………………… 250
尿毒症 ………………………………………… 256

353

## ね

| | |
|---|---|
| ネフローゼ症候群 | 255 |
| ネフロン | 249 |
| 捻髪音 | 152 |

## の

| | |
|---|---|
| 脳腫瘍 | 303 |
| 脳性ナトリウム利尿ペプチド | 47 |
| ノリア-スティーブンソン分類 | 46 |
| ノルアドレナリン | 12, 50 |

## は

| | |
|---|---|
| 肺 | 14 |
| ――の胸部単純X線画像 | 48 |
| ――の弾性収縮圧 | 20 |
| 肺うっ血 | 42, 91 |
| 肺音 | 150 |
| 肺活量 | 132 |
| 肺がん | 346 |
| 肺間質 | 16 |
| 肺機能検査 | 200 |
| 肺気量分画 | 132 |
| 肺区域 | 17 |
| 肺区画 | 17, 151 |
| 肺高血圧症 | 202 |
| 肺細葉 | 16 |
| 肺実質 | 16 |
| 肺循環 | 2 |
| 肺小葉 | 16 |
| 肺水腫 | 91, 194 |
| 排泄動作 | 190 |
| 肺動脈楔入圧 | 46, 75 |
| 肺動脈弁 | 2 |
| 肺不全 | 130 |
| 肺胞管 | 15 |
| 肺胞換気量 | 22 |
| 肺胞呼吸音 | 150 |
| 肺胞低換気 | 128 |
| 肺胞嚢 | 15 |
| 廃用症候群 | 197 |
| バソプレシン | 253 |
| ばち指 | 147 |
| 鼻カヌラ | 144 |
| パニックコントロール | 183, 188 |
| バルーン | 77 |
| バルサルバ効果 | 65 |

## ひ

| | |
|---|---|
| ピークフロー | 133 |
| ――メータ | 206 |
| 非運動性熱産生 | 244 |
| 非監視下運動療法 | 283 |
| ビグアナイド薬 | 237 |
| 鼻腔吸引 | 222 |
| 膝伸展筋力 | 272 |
| 非持続性心室頻拍 | 56 |
| 微小血管 | 2 |
| ヒス束 | 4 |
| 左回旋枝 | 3 |
| 左冠動脈 | 3 |
| 左鎖骨下動脈 | 5 |
| 左前下行枝 | 3 |
| 左総頸動脈 | 5 |
| 皮膚組織灌流圧 | 115 |
| 標準予防策 | 218 |
| 標準12誘導心電図 | 55 |
| 鼻翼呼吸 | 148 |
| 非連続型内皮細胞 | 6 |
| 非ST上昇型急性冠症候群 | 69 |

## ふ

| | |
|---|---|
| 不安定狭心症 | 71 |
| ――の分類 | 71 |
| フィジカルアセスメント | 179 |
| フィックの理論式 | 27 |
| フェイススケール | 206 |
| フォレスター分類 | 46, 75 |
| フォンテイン分類 | 112 |
| 腹腔動脈 | 6 |
| 副交感神経 | 12 |
| 副雑音 | 152, 205 |
| 腹式呼吸 | 161 |
| 腹部大動脈 | 6 |
| 腹膜透析 | 266 |
| 不整脈 | 56, 73 |
| フットチェック | 118 |
| 物理的運動強度 | 36 |
| ――による処方 | 38 |
| プラーク | 68 |
| ブラウンワルドの分類 | 71 |
| ブラッドアクセス | 268 |
| プルキンエ線維 | 4 |
| フレイル | 62, 273 |

## 索引

| | |
|---|---|
| フローボリューム曲線 | 133 |
| プログラム構成 | 182 |
| フロセミド | 50 |
| 分時換気量 | 22 |

### へ

| | |
|---|---|
| ベアメタルステント | 77 |
| 平滑筋細胞 | 4 |
| 米国心臓協会の冠動脈分類 | 75 |
| 閉鎖式吸引 | 216 |
| 閉鎖不全症 | 91 |
| 閉塞性換気障害 | 131 |
| 壁側胸膜 | 19 |
| ヘモグロビン | 22 |
| ヘルスリテラシー | 246 |
| ヘンダーソン-ハッセルバルヒの式 | 24 |
| 弁膜疾患 | 90 |
| ヘンレループ | 250 |

### ほ

| | |
|---|---|
| 房室結節 | 4 |
| 房室ブロック | 74 |
| 放射線療法 | 292 |
| 棒体操 | 164 |
| ボーマン嚢 | 249 |
| 歩行 | 184 |
| ──指導 | 189 |
| 発作性呼吸困難 | 45 |
| ボルグ指数 | 64 |
| ボルグスケール | 38 |
| ホルター心電図 | 55 |
| ホルモン療法 | 293 |
| 奔馬調律 | 55 |
| ポンプ不全 | 130 |

### ま

| | |
|---|---|
| マクギル疼痛質問票 | 296 |
| 麻酔 | 195 |
| 末梢循環障害 | 242 |
| 末梢動脈疾患 | 317 |
| 末梢閉塞性動脈疾患 | 110 |
| ──のリスク要因 | 111 |
| ──の臨床分類 | 112 |
| マルピーギ小体 | 249 |
| マン肢位 | 241 |
| 慢性気管支炎 | 131 |
| 慢性呼吸不全 | 144 |

| | |
|---|---|
| 慢性心不全 | 42 |
| 慢性閉塞性肺疾患 | 131, 172, 323 |

### み

| | |
|---|---|
| 三日月様陰影 | 139 |
| 右冠動脈 | 3 |
| 脈診 | 118 |
| 脈の種類 | 54 |
| 脈拍数 | 54 |
| ミルキングアクション | 6 |

### む

| | |
|---|---|
| 無気肺 | 139, 153, 193 |
| 無酸素性作業閾値 | 31 |
| ──の判定 | 32 |
| 無症候性虚血肢 | 113 |
| 無症候性心筋虚血 | 69 |
| ムスカリン受容体 | 12 |

### め

| | |
|---|---|
| メイズ手術 | 98 |
| メサンギウム | 250 |
| 免荷デバイス | 122 |
| メンケベルグ型硬化 | 110 |

### も

| | |
|---|---|
| 毛細血管 | 4 |
| モービッツ型II度房室ブロック | 58 |
| モニタ心電図 | 55, 73 |
| ──の基本波形 | 56 |
| モノフィラメント | 240 |

### ゆ

| | |
|---|---|
| 有酸素運動 | 64, 280, 300 |
| ──におけるプログラムの調整方法 | 66 |
| 有窓型内皮細胞 | 6 |

### よ

| | |
|---|---|
| 容量血管 | 5 |
| 予測最大心拍数 | 37 |
| 予備吸気量 | 132 |
| 予備呼気量 | 132 |
| 予防的介入 | 299 |

### ら・り

| | |
|---|---|
| ラザフォード分類 | 112 |
| ラッチョウテスト | 243 |

355

| | |
|---|---|
| 利尿薬 | 50, 252 |
| リフィリング | 194 |
| リフティング | 190 |
| リラクゼーション | 160, 183 |
| リンパ浮腫 | 301 |

### る・れ

| | |
|---|---|
| ルソスの呼吸不全 | 130 |
| レジスタンス運動 | 244 |
| レジスタンストレーニング | 65, 278, 300 |
| レニン | 44 |
| 連合弁膜症 | 91 |
| 攣縮 | 70 |
| 連続型内皮細胞 | 6 |

### ろ

| | |
|---|---|
| 労作時呼吸困難 | 174 |
| 労作性狭心症 | 69 |
| 肋骨横隔膜角 | 202 |
| ——の鈍化 | 139 |
| 肋骨捻転法 | 163 |

### わ

| | |
|---|---|
| ワッサーマンの歯車 | 26 |
| ワット | 36 |
| 腕頭動脈 | 5 |

### A

| | |
|---|---|
| active cycle breathing technique(ACBT) | 105 |
| acute coronary syndrome(ACS) | 69 |
| acute kidney injury(AKI) | 255, 259, 276, 332 |
| acute myocardial infarction(AMI) | 92 |
| Adamkiewicz動脈(AKA) | 107 |
| adenosine triphosphate(ATP) | 3, 30 |
| advanced cardiac life support(ACLS) | 59 |
| alanine aminotransferase(ALT) | 76 |
| American Heart Association(AHA)の冠動脈分類 | 75 |
| anerobic threshold(AT) | 31 |
| ——の判定 | 32 |
| angina pectoris(AP) | 69 |
| angiotensin converting enzyme(ACE)阻害薬 | 78 |
| angiotensin II receptor blocker(ARB) | 78 |
| ankle brachial index(ABI) | 114 |

| | |
|---|---|
| aortic aneurysm | 99 |
| aortic dissection | 100 |
| aortic regurgitation(AR) | 92 |
| aortic stenosis(AS) | 92 |
| aspartate aminotransferase(AST) | 76 |
| atrial fibrillation(AF) | 58, 92 |
| atrial flutter(AFL) | 58 |
| atrial natriuretic peptide(ANP) | 253 |

### B

| | |
|---|---|
| bare metal stent(BMS) | 77 |
| basic life support(BLS) | 59 |
| Biot呼吸 | 148 |
| blood gas analysis(BGA) | 199 |
| Borg指数 | 64 |
| Borg scale | 38 |
| brain natriuretic peptide(BNP) | 47 |
| Braunwaldの分類 | 71 |

### C

| | |
|---|---|
| Ca拮抗薬 | 78 |
| cardiac index(CI) | 46 |
| cardio thoracic ratio(CTR) | 48 |
| cardiopulmonary exercise testing(CPX) | 64, 243 |
| Cardiovascular Health Study(CHS)基準 | 273 |
| Cheyne-Stokes呼吸 | 148 |
| chronic kidney disease(CKD) | 255, 260, 277 |
| chronic obstructive pulmonary disease(COPD) | 131, 172, 323 |
| clinical scenario(CS)分類 | 49 |
| coarse crackles | 152 |
| coronary angiography(CAG) | 75 |
| coronary artery bypass grafting surgery(CABG) | 77 |
| cough peak flow(CPF) | 206 |
| Crawfordの分類 | 101 |
| creatine kinase(CK) | 75 |
| critical limb ischemia(CLI) | 112 |
| cuffing sign | 48 |

# 索引

## D

DeBakey 分類 ……… 101
deconditioning ……… 91
dobutamine(DOB) ……… 50
dopamine(DOA) ……… 50
DPP-4 阻害薬 ……… 237
drug eluting stent(DES) ……… 77

## E

eGFRcre ……… 47
eGFRcys ……… 47
Einthovenの三角形 ……… 10
ejection fraction(EF) ……… 92
Enhanced Recovery After Surgery(ERAS)
……… 198
Erb 領域 ……… 55

## F

forced expiratory volume in one second
（FEV₁） ……… 133
fine crackles ……… 152
Fontaine 分類 ……… 112
Forrester 分類 ……… 46, 75

## G

gallop rhythm ……… 8
Glasgow coma scale(GCS) ……… 203
glomerular filtration rate(GFR) ……… 251

## H

heart type fatty acid-binding protein
（H-FABP） ……… 76
hemodiafiltration(HDF) ……… 266
hemodialysis(HD) ……… 266
hemofiltration(HF) ……… 266
hemoglobin(Hb) ……… 22
Henderson-Hasselbalchの式 ……… 24
His 束 ……… 4
Hold Relax ……… 160
Hoover 徴候 ……… 147

## I・J

incremental shuttle walking test(ISWT)
……… 156
infective endocarditis(IE) ……… 92
intermittent claudication(IC) ……… 112

intra-aortic balloon pumping(IABP)
……… 49, 50
Japan coma scale(JCS) ……… 203

## K・L

Killip 分類 ……… 79
Kussmaul 大呼吸 ……… 148
left ventricular ejection fraction(LVEF)
……… 44
low output syndrome(LOS) ……… 44
Lown 分類 ……… 56, 59

## M

Mann 肢位 ……… 241
metabolic equivalent(MET) ……… 34
mitral regurgitation(MR) ……… 92
mitral stenosis(MS) ……… 92
Mobitz 型Ⅱ度房室ブロック ……… 58
modified Medical Research Council
dyspnea scale(mMRC) ……… 179
── 息切れスケール ……… 145
MRC sum score ……… 207

## N

n-terminal pro brain natriuretic peptide
（NT-proBNP） ……… 47
NASA 誘導 ……… 56
New York heart association(NYHA)
心機能分類 ……… 42, 52
Nohria-Stevenson 分類 ……… 46
non-exercise activity thermogenesis
（NEAT） ……… 244
nonsustained ventricular tachycardia
（NSVT） ……… 56

## P

PaCO₂ ……… 141
PaO₂ ……… 141
patella tendon bearing(PTB)式免荷装具
……… 122
percutaneous cardiopulmonary support
（PCPS） ……… 49, 50
percutaneous coronary intervention(PCI)
……… 77
peripheral arterial disease(PAD) ……… 110
── のリスク要因 ……… 111
── の臨床分類 ……… 112

357

phosphodiesterase(PDE)阻害薬 50
premature atrial contraction(PAC) 56
premature ventricular contraction(PVC) 56, 74
Prukinje 線維 4
pulmonary capillary wedge pressure (PCWP) 46, 75

## R

rating of perceived exertion(RPE) 38, 272
removable cast walker(RCW) 122
renin-angiotensin-aldosterone system (RAAS) 44
rhonchi 152
Richmond agitation-sedation scale(RASS) 196
Roussos の呼吸不全 130
Rutherford 分類 112

## S

SaO$_2$ 141
self-efficacy(SE) 246
Sellers 分類 93
SGLT2 阻害薬 238
short physical performance battery(SPPB) 274
short run 型 56
skin perfusion pressure(SPP) 115
SpO$_2$ 141
spontaneous breathing trial(SBT) 214
ST 上昇型心筋梗塞 69
Stanford 分類 101
Starling の心臓の法則 11
SU 薬 237
supraventricular tachycardia(SVT) 56
Swan-Ganz カテーテル検査 75
systolic blood pressure(SBP) 104

## T・U

TLC 132
TNM 分類 291
toe brachial pressure index(TBI) 115
toe pressure(TP) 115
total contact cast(TCC) 122

transcatheter aortic valve implantation (TAVI) 92
troponin T(TnT) 76
ulcer-like projection(ULP) 102

## V

ventricular brillation(VF) 56, 73, 74
ventricular tachycardia(VT) 56, 73
visual analogue scale(VAS) 204
VO$_2$ max 34
VO$_2$ peak 34

## W

Wasserman の歯車 26
Watt 36
Wenckebach 型 II 度房室ブロック 58
wheezes 152
white blood cell(WBC) 76

## その他

I 型呼吸不全 128
I 型肺胞上皮細胞 16
II 型呼吸不全 128
II 型肺胞上皮細胞 16
III 度房室ブロック 58
5 年生存率 290
6-minute walk test(6 MWT) 154, 180
12 誘導心電図 9, 71
α-グルコシダーゼ阻害薬 237
α 受容体 12
β 遮断薬 78
β 受容体 12
％肺活量 132

Crosslink 理学療法学テキスト
# 内部障害理学療法学

2019年10月10日　第1版第1刷発行
2022年　8月20日　　　　第4刷発行

- ■ **編　集**　解良武士　けら　たけし
　　　　　　椿　淳裕　つばき　あつひろ

- ■ **発行者**　吉田富生

- ■ **発行所**　株式会社メジカルビュー社
　　　　　　〒162-0845 東京都新宿区市谷本村町2-30
　　　　　　電話　03(5228)2050(代表)
　　　　　　ホームページ https://www.medicalview.co.jp

　　　　　　営業部　FAX　03(5228)2059
　　　　　　　　　　E-mail　eigyo@medicalview.co.jp

　　　　　　編集部　FAX　03(5228)2062
　　　　　　　　　　E-mail　ed@medicalview.co.jp

- ■ **印刷所**　シナノ印刷株式会社

ISBN 978-4-7583-2004-7　C3347

©MEDICAL VIEW, 2019.　Printed in Japan

- ・本書に掲載された著作物の複写・複製・転載・翻訳・データベースへの取り込みおよび送信
（送信可能化権を含む）・上映・譲渡に関する許諾権は，（株）メジカルビュー社が保有しています．
- ・ **JCOPY** 〈出版者著作権管理機構 委託出版物〉
本書の無断複製は著作権法上での例外を除き禁じられています．複製される場合は，
そのつど事前に，出版者著作権管理機構（電話 03-5244-5088, FAX 03-5244-5089,
e-mail：info@jcopy.or.jp）の許諾を得てください．

- ・本書をコピー，スキャン，デジタルデータ化するなどの複製を無許諾で行う行為は，著作
権法上での限られた例外（「私的使用のための複製」など）を除き禁じられています．大学,
病院，企業などにおいて，研究活動，診察を含み業務上使用する目的で上記の行為を行う
ことは私的使用には該当せず違法です．また私的使用のためであっても，代行業者等の第
三者に依頼して上記の行為を行うことは違法となります．

基礎科目の知識と **結びつけながら** 専門科目を学習し
臨床に必要な知識を **リンク** させて理解を深め
臨床現場へと **橋渡し** する
広く長く活用できる新しいテキスト

# Crosslink [クロスリンク]
## 理学療法学テキスト

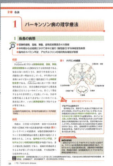

理学療法学専門科目に対応し，国家試験合格を最終目標とするだけではなく，臨床実習またはその先の臨床の場でも活用できる内容で，広く長く使えるテキストシリーズです。

単なる丸暗記するための知識ではなく，なぜその評価法・治療法を選ぶのか，もしくは選んではいけないのか（禁忌）など根拠を示しながら，臨床につなげられるよう具体的に解説。

● さまざまな角度からの情報を盛り込んだ囲み記事が充実！
本文の内容とリンクさせて学ぶことができ，
深く正しい理解につなげます。

● オールカラーで，視覚的にも理解しやすい紙面構成。
文字だけの解説ではなく，対応したイラストや写真・図表を豊富に掲載。

● 巻末付録として「症例集」をまとめて掲載。臨床実習の際に活用できます。

## シリーズの構成

### 理学療法評価学
編集　中山 恭秀　東京慈恵会医科大学附属病院
　　　　　　　　　リハビリテーション科技師長

### 運動器障害理学療法学
編集　加藤 浩　山形県立保健医療大学大学院保健医療学研究科教授
定価7,150円（本体6,500円＋税10％）B5判・692頁・写真1,300点，イラスト600点

### 神経障害理学療法学Ⅰ
脳血管障害，頭部外傷，脊髄損傷
編集　鈴木 俊明　関西医療大学大学院保健医療学研究科教授
　　　中山 恭秀　東京慈恵会医科大学附属病院リハビリテーション科技師長
定価4,400円（本体4,000円＋税10％）B5判・280頁・写真100点，イラスト200点

### 神経障害理学療法学Ⅱ　神経筋障害
編集　中山 恭秀　東京慈恵会医科大学附属病院
　　　　　　　　　リハビリテーション科技師長
　　　鈴木 俊明　関西医療大学大学院保健医療学研究科教授
定価4,400円（本体4,000円＋税10％）B5判・220頁・写真100点，イラスト150点

### 内部障害理学療法学
編集　解良 武士　高崎健康福祉大学保健医療学部理学療法学科教授
　　　椿 淳裕　新潟医療福祉大学リハビリテーション学部理学療法学科教授
定価5,280円（本体4,800円＋税10％）B5判・376頁・写真100点，イラスト200点

### 運動療法学
編集　対馬 栄輝　弘前大学大学院保健学研究科
　　　　　　　　　総合リハビリテーション科学領域教授
定価5,720円（本体5,200円＋税10％）B5判・516頁・写真300点，イラスト250点

### 物理療法学
編集　吉田 英樹　弘前大学大学院保健学研究科
　　　　　　　　　総合リハビリテーション科学領域准教授
定価5,280円（本体4,800円＋税10％）B5判・376頁・写真270点，イラスト130点

### 小児理学療法学
編集　藪中 良彦　大阪保健医療大学保健医療学部リハビリテーション学科教授
　　　木元 稔　秋田大学大学院医学系研究科保健学専攻理学療法学講座
　　　坂本 仁　秋田県立医療療育センター センター長
定価5,280円（本体4,800円＋税10％）B5判・488頁・写真150点，イラスト400点

### 高齢者理学療法学
編集　池添 冬芽　京都大学大学院医学研究科
　　　　　　　　　人間健康科学系専攻理学療法学講座准教授
定価5,280円（本体4,800円＋税10％）B5判・404頁・写真90点，イラスト200点

### 日常生活活動学
編集　臼田 滋　群馬大学大学院 保健学研究科 リハビリテーション学講座 理学療法学 教授
定価5,280円（本体4,800円＋税10％）B5判・384頁・写真250点，イラスト200点

### 地域理学療法学
編集　浅川 康吉　首都大学東京健康福祉学部理学療法学科教授
定価4,950円（本体4,500円＋税10％）B5判・320頁・写真100点，イラスト100点

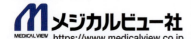

※ご注文，お問い合わせは最寄りの医書取扱店または直接弊社営業部まで。
〒162-0845　東京都新宿区市谷本村町2番30号
TEL.03（5228）2050　FAX.03（5228）2059
E-mail（営業部）eigyo@medicalview.co.jp

スマートフォンで
書籍の内容紹介や目次が
ご覧いただけます。